Giovanni Maio / Tobias Eichinger /
Claudia Bozzaro (Hg.)

Kinderwunsch und Reproduktionsmedizin

VERLAG KARL ALBER A

Während früher die ungewollte Kinderlosigkeit als Schicksal angesehen wurde, verspricht die moderne Reproduktionsmedizin heute technische Abhilfe und suggeriert damit eine Machbarkeit, die auch neue Begehrlichkeiten weckt. Die Möglichkeiten, ungewollt kinderlosen Menschen zu eigenen Kindern zu verhelfen, haben sich in den letzten Jahren erheblich erweitert. So versprechen Kinderwunschbehandlungen heute nicht nur heterosexuellen Paaren, die unter Unfruchtbarkeit leiden, medizinische Hilfestellung. Auch Alleinstehende, gleichgeschlechtliche Paare und Frauen nach der Menopause können sich durch die Inanspruchnahme von Samen- und Eizellspende, Leihmutterschaft oder Verfahren der Einfrierung von unbefruchteten Eizellen den Wunsch nach einem eigenen Kind erfüllen. Damit reagiert die Reproduktionsmedizin mit ihren Angeboten nicht nur effektiv auf das Leiden der Betroffenen, sondern trägt auch dazu bei, dass sich ganz neue Formen der Elternschaft etablieren. Zudem gewinnen persönliche Bedürfnisse und individuelle Wünsche innerhalb der Gestaltung der Fortpflanzung einen immer größeren Stellenwert.

Doch damit werden zugleich tiefgreifende Überzeugungen vom Selbstverständnis des Menschen, vom Wert der Natürlichkeit sowie von Familien- und Beziehungsmodellen berührt. Wie ist damit umzugehen, dass der Einsatz reproduktionsmedizinischer Techniken und Verfahren zu ganz neuen Elternkonstellationen führen kann? Haben Kinder einen Anspruch auf junge Eltern? Auf heterosexuelle Eltern? Auf eindeutige Abstammung? Was bedeuten die neuen technischen Verfahren für den Begriff der Familie und den Wandel von Beziehungsformen?

Die Herausgeber:

Giovanni Maio, Dr. med. M.A., ist Professor für Bioethik und Direktor des Instituts für Ethik und Geschichte der Medizin der Albert-Ludwigs-Universität Freiburg.

Tobias Eichinger, M.A., ist wissenschaftlicher Mitarbeiter am Institut für Ethik und Geschichte der Medizin der Albert-Ludwigs-Universität Freiburg.

Claudia Bozzaro, Dr. phil., ist wissenschaftliche Mitarbeiterin am Institut für Ethik und Geschichte der Medizin der Albert-Ludwigs-Universität Freiburg.

Giovanni Maio / Tobias Eichinger /
Claudia Bozzaro (Hg.)

Kinderwunsch und Reproduktionsmedizin

Ethische Herausforderungen der technisierten Fortpflanzung

Verlag Karl Alber Freiburg / München

Originalausgabe

© VERLAG KARL ALBER
in der Verlag Herder GmbH, Freiburg / München 2013
Alle Rechte vorbehalten
www.verlag-alber.de

Satz: SatzWeise, Föhren
Herstellung: AZ Druck und Datentechnik, Kempten

Gedruckt auf alterungsbeständigem Papier (säurefrei)
Printed on acid-free paper
Printed in Germany

ISBN 978-3-495-48539-2

Inhalt

Vorwort 9

Giovanni Maio
Wenn die Technik die Vorstellung bestellbarer Kinder weckt . . . 11

I. Aktuelle Entwicklungen der Reproduktionsmedizin

Stephanie Friebel
Umbrüche in der Reproduktionsmedizin 41

Franz Geisthövel, Birgit Wetzka
Aspekte des ovariellen Alterns:
Evolution, Endokrinologie, Reproduktion und Demographie . . . 49

II. Kinderwunsch und Reproduktionsmedizin: Anthropologische und ethische Überlegungen

Tobias Eichinger
Entgrenzte Fortpflanzung – Zu ethischen Herausforderungen
der kinderwunscherfüllenden Medizin 65

Rainer Anselm
Kinderlosigkeit als Krankheit.
Anthropologische und ethische Aspekte 96

Inhalt

Ulrich Körtner
Wunsch: Kind – Ethisch-theologische Überlegungen zu aktuellen
Tendenzen der Reproduktionsmedizin 114

Martina Schmidhuber
Veränderungen im Selbstverständnis personaler Identität durch
die Reproduktionsmedizin 137

Markus Patenge
›Menschenwürde‹ und ›verantwortliche Zeugung‹ als Leitkriterien
für die ethische Bewertung reproduktionsmedizinischer
Maßnahmen 150

Barbara Stroop
Vorgeburtliche Wohlergehenstests? Diagnostische Verfahren vor
der Geburt und die Antizipation des zukünftigen Wohls 168

Tobias Fischer
Blut oder Liebe? Die Basis der elterlichen Verantwortung bei der
Donogenen Insemination 193

Clemens Heyder
Die normative Relevanz des Natürlichkeitsarguments.
Zur Rechtfertigung des Verbots der heterologen Eizellspende . . 214

Claudia Bozzaro
Ein Kind ja, aber erst irgendwann …
Überlegungen zum Einsatz von Egg- und Ovarian-Tissue Freezing . 233

Oliver Müller
Natürlichkeit und Kontingenz. Zu zwei Begriffen und deren
Orientierungsfunktion bei reproduktionsmedizinischen
Anwendungsfragen 250

Hille Haker
Eine Ethik der Elternschaft 269

III. Neue Formen von Elternschaft: Soziologische, kultur- und rechtswissenschaftliche Perspektiven

Yve Stöbel-Richter, Annekathrin Sender, Kerstin Weidner, Elmar Brähler
Elternschaft – Planung oder Schicksal?
Fortpflanzung zwischen individuellen Erwartungen, gesellschaftlichen Mustern und Versprechungen der Reproduktionsmedizin . 295

Stefan Bär
Zum Spannungsverhältnis von Familie, Medizin und Reproduktion . 320

Elisabeth Beck-Gernsheim
Kinderwunsch ohne Grenzen? Globalisierte Fortpflanzungsmedizin und neue Formen der Elternschaft 337

Julia Helene Diekämper
Das Liebes-Kind. Anerkennung zwischen staatlichem Paternalismus und Fortpflanzungsautonomie 355

Petra Thorn
Gleichgeschlechtliche Familien mit Kindern nach Samenspende –
ein Überblick über die Studienlage und aktuelle Diskussionen . . 381

Christian Haag
Zum Kinderwunsch homosexueller Männer und Frauen 400

Andrea Buschner
Die Umsetzung des Kinderwunsches bei gleichgeschlechtlichen Paaren und deren anschließende Übernahme von
elterlichen Rollen 426

Marlene Steininger
Die rechtliche Regelung der Fortpflanzung zu dritt –
Das Verhältnis des Samenspenders zu dem mit seinem Samen gezeugten Kind im Rechtsvergleich 448

IV. Reproduktionsmedizin in der Literatur

Solveig Lena Hansen
›Und was lernt man aus dieser Geschichte?‹
Literarische Werke als Szenarien zur Bewertung von
Fortpflanzungstechnologien 475

Karoline Harthun
Der Däumelinchen-Komplex. Kinderwunsch und künstliche
Zeugung in vormoderner Literatur 500

Autorenverzeichnis 523

Vorwort

Dieser Sammelband dokumentiert die vom Bundesministerium für Bildung und Forschung geförderte interdisziplinäre Klausurwoche »Kinderwunsch und Reproduktionsmedizin – Ethische Herausforderungen der technisierten Fortpflanzung« (Förderkennzeichen 01 GP 1188), die von den Herausgebern im März 2011 an der Katholischen Akademie Freiburg durchgeführt wurde. Der Großteil der Beiträge geht auf Vorträge zurück, die in diesem Rahmen von Nachwuchswissenschaftlerinnen und Nachwuchswissenschaftlern sowie geladenen Expertinnen und Experten gehalten und diskutiert wurden. Daneben konnten weitere renommierte Autorinnen und Autoren gewonnen werden, den Band mit auf die Fragestellung der Veranstaltung zugeschnittenen Texten zu ergänzen.

Wir danken dem BMBF für die großzügige Unterstützung, die diese umfassende und intensive Beschäftigung ermöglicht hat, und für die konstruktive Zusammenarbeit in der Organisation und Abwicklung des Projektes, insbesondere Frau Dr. Schindel und Frau Eray beim Projektträger im DLR. Der Katholischen Akademie Freiburg, die mit ihren Räumlichkeiten und der Verpflegung aller Teilnehmenden beste Bedingungen für die Durchführung der Projektwoche bereit gestellt hat, sei ebenfalls gedankt – hier namentlich Herrn Jonas Pavelka für die verlässliche Koordination. Allen Autorinnen und Autoren danken wir für die fruchtbare und unkomplizierte Zusammenarbeit sowie Herrn Lukas Trabert vom Verlag Karl Alber für die Aufnahme und Betreuung des Bandes. Ein besonderer Dank gilt schließlich Herrn Raphael Rauh, der sämtliche Manuskripte in bewährter Weise genau und zuverlässig für die Veröffentlichung redaktionell bearbeitet hat.

Freiburg im Februar 2013

Giovanni Maio   Tobias Eichinger   Claudia Bozzaro

Wenn die Technik die Vorstellung bestellbarer Kinder weckt

Giovanni Maio

Viele Paare, die gestern noch schmerzhaft auf eigene Kinder verzichten mussten, können heute mithilfe der Technik eigene Kinder bekommen. Dies ist unbezweifelbar ein großer Fortschritt und ein Segen für viele Menschen. Angesichts dessen, dass vier Millionen Menschen unter uns leben, die es ohne die Reproduktionsmedizin nicht gäbe, können wir von der Reproduktionsmedizin als eine Erfindung im Dienste des Menschen sprechen. Und doch ist das nur die eine Sicht der Dinge. Die andere Sicht ist die, dass sehr viele Paare auch mithilfe der Technik nach wie vor ungewollt kinderlos bleiben. Diese Paare sind die echten Verlierer. Und zwar nicht nur Verlierer, weil die Technik bei ihnen nicht »funktioniert«, sondern Verlierer, weil die Medizin in der Aufwartung der Technik und in dem Versprechen, das in der Technik mitschwingt, gerade ihnen nicht wirklich gerecht werden kann.

Eine Medizin – und auch eine Reproduktionsmedizin – kann sich nicht nur als technische Medizin begreifen. Das Gefährliche an dem rein technologischen Blick ist die Tatsache, dass die Technik in gewisser Hinsicht eine grundsätzliche Machbarkeit suggeriert. Viele Paare werden über das Versprechen der Technik in die Situation gebracht, dass sie sich dem so entstandenen technologischen Imperativ und dem übertölpelnden Sog der Technik kaum entziehen können. Das Schwangerwerden ist – so das implizite technologische Credo – jeder Frau eröffnet, und wenn man dennoch kinderlos bleibt, dann hat man eben nicht genug investiert oder es nicht oft genug versucht.

Der Gedanke, dass die technische Lösung möglicherweise nicht immer die adäquate sein könnte, kommt vielen Paaren viel zu spät. Die Technik schafft also einen Sog, einen Machbarkeitssog, dem man sich nur schwer entziehen kann. Die Medizin muss diese Technik aufwarten, aber sie sollte sich der Grenzen der technologischen Lösung immer bewusst bleiben und von Anfang an offen mit den Paaren über das mögliche Scheitern sprechen. Nur wenn man früh genug und offen genug auch das mögliche Scheitern thematisiert, gibt man den Paaren die Chance, sich auch auf alternative Lebensentwürfe einzustellen. Wenn man den Paaren von vornherein suggeriert, dass man mit der Technik in jedem Fall alles schaffen wird, geraten die Paare in eine besondere Abhängigkeit und versteifen sich so sehr auf die technische Lösung, dass sie gar nicht mehr aufgeschlossen bleiben für die Überlegung, dass im Falle des Scheiterns man sich auch damit anfreunden könnte.

Das Ziel der Reproduktionsmedizin müsste es also nicht nur sein, die Herbeiführung einer Geburt zu gewährleisten – der medizinische Erfolg wäre von daher nicht nur in der baby-take-home-rate zu beziffern, sondern das übergeordnete Ziel müsste es doch sein, die Leiderfahrung ungewollt kinderloser Paare zu lindern, ihnen eine Hilfe zur Bewältigung des Leidens anzubieten. Dort wo die Technik lindern kann, ist sie die geeignete Lösung, dort wo die Technik nicht gelingt, ist es Aufgabe der Medizin, Hilfe zur psychischen Bewältigung der ungewollten Kinderlosigkeit anzubieten – beide Hilfskategorien sind Kernelemente ärztlicher Behandlung.

Die moderne Medizin suggeriert Machbarkeit, sie vermittelt implizit die Vorstellung, heutzutage könne man sich mit dem Kinderkriegen Zeit lassen, weil es ja die Techniken gibt. Das ist die große Gefahr. Die technologische Lösung birgt aber noch eine andere Gefahr, wenn sie nicht in einen größeren Kontext eingebettet wird. So kennt die Technik keine Grenze; sie schreitet voran in noch nie beschrittene Gefilde, sie kennt keine Scheu vor dem Neuen, kein Innehalten vor dem Seienden; sie ist stets auf Veränderung und Dynamik ausgerichtet. Mit diesem Grunddenken aber sorgt die Technik dafür, dass innerhalb der Medizin keine Grenze mehr für vernünftig angesehen wird und dass es keinen Zustand gibt, der nicht auch noch einer technischen Optimierung oder Veränderung zugeführt werden könnte. Beispiele für die Sinnlosigkeit von Grenzen aus einer singulär technologischen Sicht: Mutter werden mit 64 (Eizellspende), Mutter werden mithilfe der Samenzellen des bereits verstorbenen Ehemannes (postmortale Samenspende), Mutter werden ohne genetischen Vater (heterologe Samenspende), Mutter werden ohne das Kind austragen zu müssen (Leihmutterschaft), und so weiter und so fort.

Es kann hier nicht darum gehen, alle diese technischen Zugänge pauschal zu verurteilen. Hierfür müsste man jede Technik auch für sich genau anschauen und ergründen. Aber man kann nicht bei der Ergründung der je einzelnen Technik stehenbleiben, weil man die Problematik nur dann wirklich erfassen kann, wenn man all diese Lösungen in einen größeren Rahmen stellt und den größeren Kontext, den größeren Horizont hier immer mit im Auge behält.

Das Grundproblem der modernen Reproduktionsmedizin besteht darin, dass sie sozusagen eine Fragmentierung der verschiedenen Aspekte der Fortpflanzung vornimmt. Die Entstehung von Menschen wird in einzelne Bestandteile aufgesplittet und diese Bestandteile werden neu miteinander kombiniert. Man kann die Herausforderungen der modernen Reproduktionsmedizin nicht verstehen, wenn man sie nicht vor diesem Hintergrund zu beleuchten versucht. Doch zunächst ein Schritt zurück.

Reproduktionsmedizin zwischen Ausnahmezustand und technischer Normalität

Nunmehr ist die Reproduktionsmedizin ein fest etablierter Bereich der Medizin, der vor allem in privaten Praxen und Kliniken betrieben wird. In Deutschland nehmen jährlich 200.000 Paare reproduktionsmedizinische Verfahren in Anspruch; knapp 2 % aller geborenen Kinder werden nach einer künstlichen Befruchtung geboren; das sind in den vergangenen zehn Jahren immerhin 100.000 Kinder.[1] Es gibt also eine Unzahl an Eltern, die ungewollt kinderlos waren; immerhin sind es in Deutschland 3 bis 10 % aller Paare, die ungewollt kinderlos sind, was einer Zahl von 0,5 bis 1,5 Millionen entspricht.[2] Viele dieser Paare haben dieser Technik die Erfüllung ihres Kinderwunsches zu verdanken. Aber wenn die Reproduktionsmedizin in den Medien und in den Hochglanzbroschüren der entsprechenden privaten Kliniken immer wieder als große Erfolgsgeschichte gepriesen wird, so ist das nur die eine Wahrheit. Die andere Wahrheit ist die, dass statistisch gesehen jedes Paar es fünf- bis sechsmal versucht haben muss, bis der Versuch der künstlichen Befruchtung tatsächlich zum geborenen Kind führt. Die allermeisten Embryonen, die im Reagenzglas gezeugt werden, nisten sich nicht ein, und selbst wenn sie sich einnisten, dann treten

---

[1] Revermann u. Hüsing (2011), S. 22.
[2] Ebd.

immer noch gehäuft Eileiterschwangerschaften und gehäuft Spontanaborte auf, so dass es viele Paare gibt, die es immer und immer wieder versuchen müssen, um oft am Ende doch noch kinderlos zu bleiben. Bei einer Erfolgsquote von 15,4 %[3] stellt sich somit schon die Frage, ob man hier von einer erfolgreichen Technik sprechen kann und ob man die technische Lösung nicht doch auch in ihrem Wert relativieren muss. Vor allem stellt sich die Frage, wie mit den Paaren umzugehen ist, die unter einer ungewollten Kinderlosigkeit leiden und wie ihnen ganzheitlich geholfen werden kann. Um die vielen Probleme, die mit der Reproduktionsmedizin verbunden sind, besser verstehen zu können, ist es notwendig, sich klarzumachen, was es heißt, für die ungewollte Kinderlosigkeit als eine alte Menschheitsfrage speziell die Technik als Lösung zu propagieren.

Bei der starken Allianz von Medizin und Technik wird zuweilen verkannt, dass die Technik ja nicht nur eine Methode ist, die gewählt wird, sondern sie ist zugleich auch ein Programm, das mit einem bestimmten Grunddenken verknüpft ist. Wie dieses Grunddenken einer technisierten Fortpflanzung genau beschaffen ist, möchte ich im Folgenden näher herausarbeiten, indem ich die der künstlichen Befruchtung zugrunde liegenden Denkkategorien kritisch beleuchte und nach den dahinterstehenden Verständnissen frage. Grob skizziert möchte ich im Folgenden diese impliziten Grundannahmen in drei Logiken zusammenfassen: die Logik des Herstellens, die Logik der Entpersonalisierung und die Logik der Modularisierung.[4]

1. Logik des Herstellens

Die künstliche Befruchtung ist so normal für uns geworden, dass wir gar nicht mehr merken, was sich dahinter verbirgt, wenn wir sagen, wir möchten mittels künstlicher Befruchtung ein Kind zeugen. Das zentrale ethische Problem der künstlichen Befruchtung liegt in der Tatsache begründet, dass es einen fundamentalen Unterschied gibt, ob ein Kind durch die Vereinigung von Mann und Frau gezeugt wird oder ob dieses Kind durch technisches Handeln »hergestellt« wird. Schon der Name

---

[3] A.a.O., S. 12.
[4] Siehe dazu auch Maio (2012).

der Disziplin Reproduktionsmedizin ist verräterisch. Etymologisch soll es in der Reproduktionsmedizin um die Wieder-Produktion von Menschen gehen. Damit wird der Mensch zu einem »beliebig wiederholbaren, auf Abruf herstellbaren Fakt«[5]. Was bedeutet es aber, wenn wir meinen, wir könnten Menschen in bestimmter Hinsicht herstellen? Im Folgenden sollen fünf Implikationen dieses Herstellungsdenkens herausgearbeitet werden, Implikationen, die bei genauerer Betrachtung für weite Teile der Reproduktionsmedizin gelten.

1.1. Herstellen heißt Beherrschen

Jedes natürlich gezeugte Kind existiert deswegen, weil es einfach gekommen ist. Selbst wenn die Eltern es sich gewünscht haben, so ließe sich nicht sagen, dass die Eltern durch den Beischlaf das Kind hergestellt oder bestellt hätten. Vielmehr ist der geschlechtliche Akt eine notwendige Bedingung seiner Existenz gewesen, aber aus der ehelichen Vereinigung ergibt sich nicht in logischer und deterministischer Weise seine Existenz. Ob ein Kind aus der Liebe seiner Eltern hervorgeht, entzieht sich eben dem Zugriff der Eltern. Deswegen können wir auch sagen, dass der natürlich gezeugte Mensch seine Existenz letztlich einer Schenkung verdankt. Rhonheimer verweist zu Recht darauf, dass jedes geborene Kind nicht betrachtet werden kann als »Produkt des Wollens und Tuns seiner Eltern«[6], weil es mehr ist als das. Und gerade weil das Kind eben mehr als das Produkt des Wollens seiner Eltern ist, kann sich ein Kind als gegeben begreifen. In diesem Gegebensein drückt sich immer etwas aus, was dem direkten Zugriff des Menschen entzogen ist. Daher kann sich dieser Mensch unhinterfragt einfachhin als Geschenk begreifen, als Geschenk in der Weise, dass er nicht produziert worden ist, aber auch in der Weise, dass er letzten Endes immer auch eine Überraschung war. Er mag zwar in den Köpfen seiner Eltern vorgedacht gewesen sein, aber seine faktische Existenz kommt nicht von seinen Eltern, weil man hier wie selbstverständlich anerkennt, dass sowohl seine Entstehung als auch sein Sosein grundsätzlich der Menschenhand entzogen bleiben.

---

[5] Petersen (1994), S. 90.
[6] Rhonheimer (1993), S. 53.

Diese Anerkenntnis der Überraschung, des einfachhin Gegebenseins ist bei der künstlichen Befruchtung nicht mehr in dieser Weise da. Hier läuft man Gefahr, zu denken, dass der künstlich gezeugte Mensch Resultat einer technischen Anordnung sei und nicht ein Geschenk, das einfach kommt und gegeben ist. Man denkt wie selbstverständlich, dass es die Eltern und die Ärzte sind, die erst über diese Technik bewirkt haben, dass dieser Mensch existiert. Das heißt also, man denkt, dass dieses Kind nicht einfach aus unverfügbaren Vorgaben zur Welt gekommen ist. Stattdessen wird angenommen, das Kind sei deswegen und nur deswegen da, weil seine Eltern alle verfügbaren Mittel angewendet haben, um es zum Entstehen zu bringen.

Bei der künstlichen Befruchtung übersieht man grundlegend, dass auch hier der Mensch nicht einfach durch die Technik entsteht, sondern dass er aller Technik zum Trotz in einer Weise zum Werden kommt, die dem Menschen entzogen ist. Stattdessen läuft man Gefahr, sich als Macher der Menschwerdung zu wähnen, und durch dieses Wähnen verändert sich der Blick auf das vermeintlich hergestellte Leben: Man meint, dieses Leben im Griff zu haben und es tatsächlich bewusst, willentlich herbeiführen zu können. Nur vor dem Hintergrund dieses Gedankens entsteht die Einstellung, dieses Leben eben mit allen Mitteln zum Entstehen bringen zu wollen. Nur vor diesem Hintergrund entsteht eine Neigung zur Obsession.

Diese Obsession ist das Problem der technischen Kinderwunschbehandlung, wie sie die Reproduktionsmedizin oft anpreist. So kann man als Beispiel für viele andere auf einer Homepage einer Kinderwunschpraxis einen Slogan lesen, der über allen Informationen steht und lautet: »Glück ist kein Glück ohne Kinder«, und darunter ist das Versprechen formuliert »Wir sind stets bemüht, ihren Wünschen voll und ganz nachzukommen«. Kaum wird bemerkt, dass die Aussage »Glück ist kein Glück ohne Kinder« einer Irreführung der Paare gleichkommt und der Obsession Tür und Tor öffnet. Gleichzeitig ist das Versprechen, dass allen »voll und ganz« nachgekommen wird, mehr als trügerisch – angesichts dessen, dass 84,6 % der Versuche erfolglos bleiben. Umso problematischer wird es, wenn mit dem Herstellungsdenken ein Sich-verschließen vor der Möglichkeit verbunden ist, dass dieser Wunsch auch nicht in Erfüllung gehen kann.

Grundlage dieser Versteifung ist das der Technik inhärente Herrschaftsdenken, die Grundeinstellung einer Herrschaft über das Leben. Es wird dem Leben eben nicht einfach der Raum gelassen, sondern über das technische Denken wird das Leben selbst zu einem Herstellungsprodukt herabgestuft, das keinen Raum zu brauchen scheint, sondern nur eine ganz strikt festgelegte Prozessanordnung. Diese technische Prozessanordnung verstellt den Blick darauf, dass menschliches Leben gerade nicht hergestellt werden kann, sondern dass man ihm nur zum Entstehen verhelfen kann, wenn man nicht etwa einen Herstellungsmechanismus etabliert im Denken, sondern eine Grundhaltung des Dienstes am Leben mitbringt. Nicht das Machen von Leben ist die Grundlage, sondern das dem Leben dienen wollen, das dem Leben Zeit und Raum geben, was nichts anderes ist als zu ermöglichen, dass das Leben durch die Liebe geschenkt wird. Leben kann daher nur in der Grundhaltung des Wartens, des Zeitlassens und des Dienenwollens zum Entstehen gebracht werden und nicht in der Grundhaltung des absoluten Machenwollens, weil menschliches Leben sich nicht machen lässt, sondern nur empfangen und angenommen werden kann. Diese Grundeinsicht wird unter dem Herstellungsdenken der Technik immer fremder.

1.2. Herstellen heißt Denken in Zweck-Mittel-Relationen

Warum wird künstliche Befruchtung vorgenommen? Ein Reproduktionsmediziner würde sagen: Weil die Eltern sich ein Kind wünschen. Die künstliche Befruchtung dient also der Erfüllung eines Wunsches. Sie ist das Instrument zur Wunscherfüllung. Das heißt, dass die künstliche Befruchtung und ihr Resultat, nämlich der gezeugte oder geborene Mensch, nur dann gut ist, solange es einen Wunsch gibt, der damit erfüllt wird. Das heißt nichts anderes, als dass mit der künstlichen Befruchtung letztlich das zu »produzierende« Kind als Mittel benutzt wird zur Erfüllung eines Wunsches. Das auf diese Weise zum Entstehen zu bringende Kind ist also nicht etwa zwecklos und damit ganz sinnvoll, sondern das Kind ist nur so lange sinnvoll, wie es eben einen Zweck, nämlich den Wunsch der Eltern, erfüllt. Wenn wir in diesem Duktus sagen würden: »Es ist gut ein Kind zu bekommen, weil dadurch mein Wunsch, ein Kind zu haben, erfüllt wird«, so begäben wir uns auf eine schiefe Bahn, weil wir damit das Kind zu einem Instrument machen würden.[7] Mehr noch, wir würden das Kind dadurch herabstufen, weil

---

[7] Rhonheimer (1993).

wir nicht im Sein des Kindes einen Wert sähen. Vielmehr hätte das Sein nur insofern einen Wert als dieses Sein eine bestimmte Funktion erfüllte; es wäre also nichts anders als eine nur bedingte Anerkennung (ebd.). Daher muss darüber nachgedacht werden, ob eine adäquate Einstellung zum Kind doch eigentlich nur darin liegen kann, dass der Mensch sich jederzeit bereit zeigt, sich damit auch anzufreunden, wenn der Wunsch nach einem Kind nicht in Erfüllung geht. Insofern kann der Kinderwunsch nur solange ein vernünftiger und guter Wunsch bleiben, solange er als ein Ausdruck des Hoffens auf einen neuen Menschen gesehen werden kann. Ein Ausdruck des Hoffens und nicht eine Haltung der Bestellung. Diese Haltung der Bestellung ist das, was an der Reproduktionsmedizin kritikwürdig erscheint, weil in dieser Haltung letzten Endes eine Asymmetrie hergestellt wird zwischen Eltern und Kind. Und diese Haltung der Asymmetrie impliziert letztlich eine Haltung der Verfügung. Ein jedes menschliches Leben ist angemessen nur als eine Gabe zu verstehen, als etwas Gegebenes, das nicht dadurch gut ist, dass wir uns das neue Leben gewünscht haben, sondern das aus sich selbst heraus gut ist und daher selbst dann gut bleibt, wenn wir uns das entstandene Leben vorher gar nicht gewünscht haben.

Je mehr nun die Reproduktionsmedizin aus dem Gegebensein des menschlichen Lebens ein Bestellenkönnen des Lebens macht, desto mehr würdigt sie das menschliche Leben zu einem Instrument herab und nährt eine Grundeinstellung zum menschlichen Leben, die verhängnisvolle Folgen hat. Denn wenn wir sagen, dass die menschliche Existenz nur deswegen gut ist, weil sie gewünscht wurde, so müssten wir zugleich anerkennen, dass es dann eben auch menschliche Existenzen geben müsste, die – weil wir sie uns nicht gewünscht haben – dann eben auch überflüssig und nutzlos und deswegen als Last zu betrachten wären. Genau diesen Übergang vom Leben als Gabe zum Leben als Instrument zur Wunscherfüllung erleben wir heute, wenn mit umgekehrten Vorzeichen bei der Präimplantationsdiagnostik so getan wird, als wäre es das Selbstverständlichste, dass man ein menschliches Leben, das man sich nicht so gewünscht hat, im Vorhinein ausmustert. Hier sehen wir also, was eigentlich das Resultat der Herstellungslogik der Reproduktionsmedizin ist; wenn suggeriert wird, man könne menschliches Leben technisch »herstellen«, so wird damit zugleich das Leben selbst zu einem Produkt, das man sich bestellt und dessen Seinsqualitäten man im Vorhinein auch angeben kann.

1.3. Herstellen heißt Festlegung auf das Resultat

Das natürliche Zeugen eines Kindes ist letzten Endes ein Liebeshandeln, das nicht bloß auf ein bestimmtes Resultat ausgerichtet ist. Das Kind, es mag kommen, aber es ist nicht vollständig absehbar und auch letztlich nicht verfügbar, ob es kommen wird oder nicht. Vor allem aber ist nicht nur die Existenz selbst, sondern auch die Art seiner Existenz vollkommen unvorhersehbar und damit einer absoluten Offenheit anheimgestellt. Daher der Gedanke des Geschenks, die Vorstellung des Lebens als einer Gabe. Wenn wir nun nicht mehr von »Leben zeugen«, sondern nur noch von »Leben herstellen« ausgehen, dann gibt es hier keine Offenheit mehr, keine Unvorhersehbarkeit, keine Gabe mehr. Dann wird aus der Gabe ein Produkt, und mit dem Produkt werden neue Maßstäbe gesetzt. Keine Offenheit, sondern Festgelegtheit, keine Unvorhersehbarkeit, sondern Kontrollierbarkeit und Planbarkeit, kein Hoffen mehr, sondern die Erwartung der bestellten »Ware«. Daher müssen wir beim Herstellungsdenken anerkennen, dass das Resultat des Herstellens bereits in den Anfang der Produktion hineingewoben worden ist. Man stellt nicht etwas Blindes her, sondern der gesamte Prozess des Herstellens ist auf ein ganz bestimmtes Produkt ausgerichtet, das nicht offen, sondern von vornherein fest determiniert ist. Das Resultat bestimmt den gesamten Prozess des Herstellens.

Innerhalb dieser – der Reproduktionsmedizin implizit zugrunde gelegten – Logik erscheint es insofern als selbstverständlich, dass es bestimmte Kind-»Produkte« gibt, die die Eltern scheinbar zu Recht nicht gewollt haben können. Es erscheint geradezu logisch, dass das Produkt auf Qualitätskriterien abgeklopft wird, bevor es angenommen wird. Dass Eltern meinen, es gäbe Embryonen, die sie zurückgeben könnten, wenn sie ihnen nicht gefallen, ist genau die Konsequenz eines Herstellungsdenkens, wie es in die Reproduktionsmedizin von vornherein hineingelegt worden ist. So lässt sich sagen, dass die Ansprüche an ein Kind und die sich immer weiter etablierende Einstellung einer Rückgabegarantie letzten Endes Resultate einer Herstellungslogik sind. Das ist auch innerhalb der Herstellungslogik stimmig. Denn wenn gesagt wird, dass das Kind deswegen »hergestellt« wird, weil es der Erfüllung des Kinderwunsches dient, so ist es nur folgerichtig, dass das Kind eben dann zurückgegeben werden darf, wenn es dem Wunsch der Eltern doch nicht entspricht, wenn es also Eigenschaften hat, die die Eltern sich nicht gewünscht haben. Wenn also ein Kind deswegen lebt, weil die

Eltern es sich gewünscht haben, dann wird auch das Leben nicht leben dürfen, das nicht gewünscht ist. Durch die Herstellungslogik wird also nichts anderes eingeführt als die Aufgabe einer Grundhaltung der bedingungslosen Annahme eines Lebens aus sich selbst heraus, nur weil es ist und nicht weil es eine bestimmte Funktion erfüllt.

Die Vorstellung, dass jeder Mensch allein deswegen erwünscht ist, weil er existiert, wird durch die Herstellungslogik der Reproduktionsmedizin immer weiter in Frage gestellt, und immer wird ein Bewusstsein vorbereitet, nach dem ein Mensch eben nur deswegen existieren soll, und nur dann, wenn er auch gewünscht wurde.[8] Deswegen lässt die Reproduktionsmedizin letzten Endes vergessen, dass Kinder gezeugt werden müssen, damit sie ins Leben kommen, aber dass sie nicht »gemacht« werden können, nur weil man sie bestellt hat. Und vor allem lässt ein solches Denken, wie sie der Reproduktionsmedizin implizit zugrunde liegt, das Staunen verlernen. Wenn auf das ungeborene Leben mit der beschriebenen Einstellung zugegangen wird, dann wird das Wunderbare, das Staunenswerte übersehen und unterschätzt, das in jedem neuen Leben mit hineingelegt ist. Das Leben wird bewertet, gemessen, gerastert und damit einfach reduziert auf einen winzigen Teilaspekt. Es wird nicht mehr bestaunt, sondern gemustert. Und dabei gibt es doch nichts, was mehr Staunen erregen kann als der neue Mensch, wenn man ihn nur als neuen Menschen im Bauch und Kopf zuzulassen und anzunehmen sich traute.

Und noch etwas kommt hinzu. Wenn wir über die Denkkategorien des Herstellens das Kind zunehmend als ein herstellbares Produkt begreifen, dann hätte ja das Kind nicht nur das implizit zugeteilte Recht, die Eltern für sein Sosein verantwortlich zu machen und sie der Sorgfaltspflichtverletzungen zu bezichtigen, sondern auch im Gegenteil müsste dann ein geborener Mensch, wenn dieses Denken tatsächlich zum neuen Paradigma würde, erstmals seinen Eltern zu Dank verpflichtet sein, dass sie die Produktion »richtig« gemacht hätten. Erstmals wäre eben das Kind nicht einfach bedingungslos da, sondern mit seiner Geburt würde das Kind eine Dankespflicht als Hypothek mit aufnehmen.[9] Das Herstellungsdenken bedeutet also nicht nur eine Hypothek für die Eltern, die für Fahrlässigkeit belangt werden könnten, sondern es wäre auch eine Hypothek für die Kinder, die ihr Sosein der

---

[8] Rhonheimer (1993).
[9] A. a. O.

Wahl ihrer Eltern zu verdanken hätten und daher nicht einfach ohne das Gefühl einer notwendigen Gegenleistung leben dürften.

1.4. Herstellen heißt, eine Rücknahmepflicht eingehen

Verfolgen wir den Gedanken der Herstellungslogik weiter, so werden wir unweigerlich auf einen nächsten Punkt stoßen, und das ist die Vorstellung einer Reversibilität des Herstellungsprozesses. Diese Reversibilität ist ein Bestandteil des in den Produktionsprozess hineingelegten Kontrollierzwangs[10]. Herstellen heißt, zurücknehmen müssen, wenn das Produkt nicht den Produktionsvorgaben entspricht. Damit geraten wir eben in einen fundamentalen Widerspruch zur Zeugung. Zeugen als menschliches Handeln ist grundsätzlich, wie jedes Handeln, unumkehrbar. Gezeugt ist gezeugt; eine Rücknahme dieser Handlung ist nicht möglich. Man mag die Handlung bedauern, aber man kann sie nicht ungeschehen machen. Beim Herstellen ist es anders; in das Herstellungsdenken ist die Rücknahme geradezu hineingewoben, weil allein das Produkt zählt und nicht der Prozess des Herstellens. Wenn wir also aus der Zeugung eines Menschen eine Herstellung des Menschen machen, wie es die Reproduktionsmedizin schon vom Namen her suggeriert, dann führen wir damit unweigerlich die Vorstellung einer Umkehrbarkeit der Existenz von Menschen ein. Nur vor diesem Hintergrund kann überhaupt verstanden werden, warum die Präimplantationsdiagnostik als eine Verhinderung von Leben begriffen wurde, obwohl es ja keine Verhinderung, sondern eine Aussortierung von Leben ist. Dieser in den Herstellungsprozess hineingelegte Gedanke der Umtauschgarantie ist es, der die Präimplantationsdiagnostik salonfähig gemacht hat und der blind werden ließ für die Einsicht, dass menschliches Handeln nicht einfach ungeschehen gemacht werden kann, ohne Gewalt anzutun.

Wie weit dieses Denken bereits Einzug gehalten hat, zeigt sich daran, dass in letzter Zeit immer wieder diskutiert wird, ob es nicht Situationen geben könnte, in denen ein geborener Mensch nachträglich von seinen Eltern fordert, dass sie ihn nicht hätten auf die Welt bringen sollen. Allein dieser Gedanke macht in einer beunruhigenden Weise deutlich, wie sehr wir schon in diesem Herstellungsdenken behaftet

---

[10] Siehe auch Hofheinz (2008), S. 143f.

sind, dass wir gar nicht mehr merken, wie widersinnig ein solches Anliegen ist, die eigenen Eltern dafür verantwortlich zu machen, dass man selbst nicht abgetrieben wurde. Das zeigt eben auf, dass mit der Übernahme der Gedankenfigur des Herstellens man gleichzeitig eine Haltung des Garantieanspruchs an Eltern mit einnimmt; wenn Menschen nicht gezeugt, sondern technisch gemacht werden dürfen, dann übernehmen die »Macher« eine »Produktgarantie« und werden mit entsprechenden Anspruchsrechten konfrontiert. Ab dem Moment, da das Selbstverständlichste des Selbstverständlichen – nämlich dass ein Leben einfachhin da ist, ohne dass man fragen kann, wozu – außer Kraft gesetzt wird, kann es keine Ruhe mehr geben, keine angstfreies Ankommen eines neuen Menschen, weil man selbst dann, wenn man ja zu diesem Menschen sagt, man dennoch alles falsch gemacht haben könnte.

1.5. Herstellen heißt Verdinglichen

Wenn wir davon ausgehen, dass in der Reproduktionsmedizin nicht die Zeugung, sondern eher die Denkfigur des Herstellens vorherrschend ist, dann haben wir damit implizit bereits akzeptiert, dass das Produkt des Herstellens nicht etwas Unverfügbares ist, sondern zu einer verfügbaren Sache gemacht wird. Es gibt im Produktionsprozess einen Produzenten Mensch und ein Produkt Mensch und eine Beziehung der Herrschaft des Produzenten über das Produkt, und zwar eine Herrschaft, die als eine totale Verfügungsherrschaft bezeichnet werden muss. Das ist nur möglich, weil dem Produzieren selbst schon eine Tendenz zur Verdinglichung inhärent ist. Das Produkt wird zur bloßen Sache, zum Objekt der technischen Berechnung. Das, was vermeintlich hergestellt wird, verliert geradezu automatisch seinen inneren Wert und wird durch die gedankliche Überformung des Herstellungsdenkens zu einer Sache mit einem bloß instrumentellen Wert. Das Produkt menschliches Leben steht auf diese Weise dem Menschen sogar wörtlich zur Verfügung, in dem Sinne, dass es sowohl optimiert als auch ausgemustert werden darf, weil es im Kontext des Produzierens nichts gibt, was Staunen oder gar Ehrfurcht ermöglichen könnte. Die Ehrfurcht vor dem Leben wird ersetzt durch die Qualitätsprüfung. Und dies ist nur möglich, weil das Leben selbst durch den Produktionszusammenhang zur Sache erklärt worden ist.

Ein Grundproblem der Reproduktionsmedizin besteht somit darin, dass sie menschliches Leben nicht als Gegebenheit wahrnimmt, sondern dass sie menschliches Leben wie selbstverständlich zum Objekt macht. Wie sehr diese Tendenz vorhanden ist, können wir schon an der Sprachregelung erkennen. So teilen die Reproduktionsmediziner die Embryonen bezeichnenderweise in Güteklassen ein. Je nachdem wie überlebensfähig sie rein morphologisch erscheinen, werden sie eingeteilt in Güteklasse A bis D. Mit dem Begriff der Güteklasse bringt man nichts anderes zum Ausdruck, als dass diese Embryonen schon sprachlich nicht als Menschen betrachtet werden, sondern vielmehr als Waren, als Sachgegenstände, ja in gewisser Hinsicht zunehmend als produzierbare »Konsumgüter«. Nur vor dem Hintergrund einer derartigen Verdinglichung menschlichen Lebens kann man begreifen, dass die meisten Reproduktionsmediziner den Embryo als freie Verfügungsmasse betrachten, wenn es darum geht, die Wünsche ihrer Kunden, nämlich der Kinderwunschpaare, zu erfüllen. Und gerade weil der Reproduktionsmediziner in seiner Herstellungslogik den Embryo zu einer bloßen Sache macht, entwickelt er immer neue Arsenalien, die zwar der Geburtenratestatistik dienlich sind, die aber das Lebensrecht des Embryos in untragbarer Weise missachten.

Um die Schwangerschaftsrate zu erhöhen, plädieren in den letzten Jahren sehr viele Reproduktionsmediziner dafür, nicht nur drei, sondern 15, 20 Embryonen zu kultivieren, sie entwickeln zu lassen und dann den »besten« Embryo auszusuchen, weil mit dem besten, d.h. entwicklungsfähigsten Embryo die höchste Aussicht auf eine Schwangerschaft besteht. Die weniger aussichtsreichen Embryonen würde man vom Transfer ausschließen und verwerfen. Diese Vorschläge werden in Deutschland gemacht, mit dem Verweis darauf, dass man damit die effizienteste Methode parat hätte, eine moderne Methode, die im Ausland vollzogen wird und man könne den Paaren in Deutschland keine veraltete Methode zumuten, wenn es bessere gäbe.

Diese angepriesene Methode (sog. Single-Embryo-Transfer) ist jedoch unausweichlich mit dem Entstehen zusätzlicher »verwaister« Embryonen verbunden. Im Zuge einer Betonung des Elternwunsches nach hohen Schwangerschaftsraten wird hier die Lebensbedrohung für menschliche Embryonen nicht nur billigend in Kauf genommen, sondern bewusst herbeigeführt, indem absichtlich mehr Embryonen gezeugt als transferiert werden können. Dies stellt nichts anderes dar, als eine vorsätzliche und bewusste Opferung von Embryonen im Interesse einer höheren Schwangerschaftsrate. Das besonders Strittige an dieser Technik besteht also darin, dass das Zustandekommen überzähliger Embryonen geradezu systematisch einkalkuliert wird. Gerade diese problematische Methode ist ein deutlicher Hinweis auf die totale Verdinglichung des Embryos.

2. Logik der Entpersonalisierung

Neben der Herstellungslogik führt die Technisierung der Fortpflanzung auch noch ein zweites Denken ein, und das ist die Entpersonalisierung, die Ignorierung der Beziehungshaftigkeit der Fortpflanzung. Sobald man sich für die Reproduktionstechnik entscheidet, hat man sich zugleich für den Ersatz der Beziehung durch das technische Verfahren entschieden. Die Technik scheint die Beziehung geradezu unnötig werden zu lassen und sie erscheint der Beziehung geradezu übergeordnet und vorzugswürdiger, weil man über die Technik auf das gesamte Verfahren sehr viel mehr Einfluss nehmen kann als es möglich wäre, würde man die Fortpflanzung als ein Beziehungsgeschehen betrachten bzw. es als solches belassen.

Der technische Zugang auf die Fortpflanzung führt dazu, dass die Entstehung des Menschen zu einem bloß technischen Verfahren gemacht wird, das jeder Beziehungsstruktur entkleidet ist. Die technische Anordnung lässt den Beziehungscharakter der Zeugung so weit unberücksichtigt, dass man meint, man könnte die gesamte Fortpflanzung am Ende ohne Menschen machen, oder zumindest ohne darauf zu achten, dass die Menschen, die an diesem technologischen Menschwerdungsprozess beteiligt sind, in einer menschlichen Beziehung zueinander stehen. Diese für selbstverständlich erklärte Beziehungslosigkeit, innerhalb derer die Reproduktionsmedizin arbeitet, findet einen markanten Ausdruck in der Praxis der heterologen Samenspende, also der Samenspende, bei der nicht der Partner beteiligt ist, sondern eine fremde Person, die gegen Geld Samen »gespendet« oder vielmehr als Dienstleistung verkauft hat.

2.1. Samenspende: Vater werden ohne Beziehung

Die heterologe Samenspende ist nur mit einem freiwilligen Samenspender möglich, d. h., es wird unweigerlich ein Mensch gebraucht, der Samen abgibt ohne selbst Vater sein zu wollen. Hier stoßen wir auf ein ernsthaftes Problem, nämlich auf die Frage, ob es überhaupt empfehlenswert sein kann, bewusst Samen zu spenden, von denen zu erwarten ist, dass sie zu Kindern führen werden, ohne dafür irgendeine elterliche Verantwortung auf sich zu nehmen. In jedem Falle erscheint allein das Ansinnen, Samen sozusagen wie Blut zu spenden, ohne in irgendeiner Form sich für das daraus entstehende Kind verantwortlich zu fühlen, nicht unproblematisch. Allein aus der Überlegung heraus, dass das kommende Kind in jedem Falle danach fragen wird, wo es genetisch herkommt, wird deutlich, dass das Spenden von Samen nicht als reine Dienstleistung gegen Geld betrachtet werden kann. Das Grundproblem liegt hier darin, dass der Spender sich an einem zwar artifiziellen und nur mittelbaren »Zeugungsakt« beteiligt, ohne dass er für diese Zeugung irgendeine Beziehung herstellen oder auch nur zulassen will. Dies ist vom Grundlegenden her problematisch, weil hier ein Vorgang, der ursprünglich lediglich als ein Beziehungsgeschehen adäquat beschrieben werden konnte, aus der Beziehung vollkommen herausgelöst und nur noch als technisches Herstellen verstanden wird. Eine solche Reduzierung der Entstehungsbedingung des Menschen aus den relationalen Strukturen wird dem gezeugten Menschen nicht gerecht, weil sich dieser dadurch gerade als bloß »gemacht« begreifen wird. Was also im Zuge der heterologen Samenspende geschieht ist eine Umformung eines elementaren Beziehungsgeschehens in einen technischen Prozess. Bei dieser Umformung wird vollkommen ausgeblendet, was es für den Menschen bedeutet, in der Vorstellung zu leben, nicht aus einer zwischenmenschlichen Beziehung heraus entstanden, sondern lediglich »produziert« worden zu sein, und zwar mit »Bestandteilen« produziert worden zu sein, die in keiner menschlichen Beziehung zueinander standen, weil Samen und Eizelle von Personen stammen, die im Leben sich nicht begegnet sind. Es kommt nicht von ungefähr, dass Menschen, die durch Samenspende gezeugt wurden, beklagen, mit der Vorstellung leben zu müssen, in der beziehungslosen Kälte entstanden zu sein.[11] Dass sie das beklagen hängt nicht nur damit zusammen, dass

---

[11] Sehr anschaulich schildert dies Sibylle Steidl aus ihrer Betroffensicht in mehreren

die Samenspende tabuisiert ist. Diese Klagen machen deutlich, dass mit der Samenspende das grundlegende Selbstverständnis des Menschen tangiert ist, das durch die eher willfährige Etablierung neuer Befruchtungsmethoden allzu fahrlässig erschüttert wird, weil vollkommen außer Acht gelassen wird, dass der Mensch ein Grundbedürfnis danach hat, von Eltern abzustammen, die eine Beziehung zueinander haben.

2.2. Eizellspende: Mutter werden, ohne Mutter sein zu dürfen

Diese Entwicklung hin zur Ausblendung der Beziehung erleben wir auch bei der Eizellspende im Ausland. So gibt es Agenturen, die die Eizellen anpreisen und man sich genau aussuchen kann, welche Qualitäten die Spenderinnen haben sollen. Der Vorgang des Entstehens des Menschen wird auch bei der Eizellspende zu einem rein technischen, objektiven Vorgang, bei dem man die Beziehung der daran beteiligten Menschen von vornherein ausschließt, die sogar ausdrücklich und wunschgemäß ausgeschlossen bleiben sollen, wie etwa die Beziehung zwischen der Eizellspenderin und dem Kind. Dieser Ausschluss der Beziehung ist schon bei der Spenderin selbst problematisch, weil sie auf diese Weise zu einer bloßen Eizelllieferantin herabgestuft und damit instrumentalisiert wird. Der Ausschluss der Beziehung muss hier als Herausforderung gesehen werden für die Eizellspenderin, weil es doch naheliegend ist, dass diese sich Gedanken darüber machen wird, ob und welche genetisch von ihr abstammenden Kinder sie hat. Mit Fug und Recht könnte ja die Eizellspenderin durchaus sagen, dass die von einer anderen Frau geborenen Kinder in gewisser Weise auch ihre Kinder sind. Dass die Beziehung der genetischen Mutter zu ihren genetischen Kindern von vornherein ausgeschlossen wird, macht die Eizellspende ja erst möglich und operationalisierbar, aber sie verdeutlicht auch die Grundproblematik, die sich hinter dieser vermeintlich sachlichen Dienstleistung Eizellspende verbirgt. Fortpflanzung ohne Beziehung – ein Widerspruch in sich.

Medienberichten, siehe »Die Last des unbekannten Vaters. Anonym gezeugte Kinder auf der Suche nach ihrer Herkunft«, Radiofeuilleton Deutschlandradio vom 2.4.2009 (http://www.dradio.de/dkultur/sendungen/thema/944311/); siehe auch »Auf der Suche nach der halben Herkunft«, Sendung 37 Grad vom 14.1.2009, siehe ferner »Papa Mama Kind«, Südkurier vom 3.12.2009.

3. Logik der Modularisierung

Neben der Herstellungslogik und der Entpersonalisierung wäre als dritte Implikation des technologischen Zugangs auf die Fortpflanzung eine Logik der Modularisierung auszumachen. Im Zuge dieses Modularisierungsdenkens wird die gesamte Fortpflanzung vollständig fragmentiert, in einzelne Bestandteile aufgesplittet und diese Bestandteile neu miteinander kombiniert; schon bei der Samenspende ist das so, noch augenscheinlicher bei der Eizellspende, am augenscheinlichsten bei der Leihmutterschaft. Durch die Modularisierung der Fortpflanzung stoßen wir auf ein ernsthaftes Problem, und das ist die Etablierung neuer, bisher unbekannter Verwandtschaftsverhältnisse, die Etablierung von neuen Familienstrukturen, bei denen es mehr als nur zwei Eltern gibt. Durch die Etablierung eines Modularisierungsdenkens kommt es auch zu einer bewussten und intendierten Bescherung einer fremden Identität. Diese sei am Beispiel der heterologen Samenspende und der Eizellspende verdeutlicht.

3.1. Samenspende: Bescherung einer fremden Herkunft

Bei der heterologen Samenspende ist das Ansinnen verankert, für das eigene Kind einen genetischen Vater auszusuchen, der nicht Bestandteil der Lebenswelt des Kindes sein wird. Das bedeutet nichts anderes, als dem Kind ganz bewusst eine fremde Herkunft aufzuerlegen, die zu bewältigen eine große Herausforderung bedeuten wird. Das Problematische liegt hier daran, dass eine solche Fremdheit der eigenen Herkunft, die in anderen Kontexten, wenn z. B. der Vater früh stirbt, hingenommen werden muss, hier ganz bewusst und mutwillig direkt herbeigeführt und damit in gewisser Weise zugemutet wird. Es handelt sich also um das mutwillige Bescheren eines Defizits.[12] Zwar kann dieses Defizit durch entsprechende frühe Aufklärung und sensibles Behandeln des Themas besser aufgefangen werden, aber es stellt sich die Frage, ob denn ein solcher in sich defizitärer Weg tatsächlich um jeden Preis gegangen werden muss. Die Befürworter der heterologen Samenspende verweisen immer wieder darauf, dass nach »empirischen Studien« sich kein Anhalt dafür bietet, dass es den Samenspende-Kindern

---

[12] Vgl. Böckle (1979), S. 356–362.

schlecht ginge.[13] Ein genauerer Blick auf diese Studien zeigt aber, dass die Parameter, die hier als Beweis für das Wohlergehen dieser Kinder herangezogen werden, von fraglicher Aussagekraft sind. So wird nachgewiesen, dass die sprachmotorische Entwicklung der Samenspende-Kinder normal sei oder dass diese Kinder nicht gehäuft in psychiatrische Behandlung gehen würden; doch dies sagt überhaupt nichts darüber aus, inwiefern die fremde Identität eine Belastung für das Kind darstellt. Die Belastungssituationen, die aus dem Wissen um einen fremden genetischen Vater entstehen, schlagen sich nicht in solchen vermeintlich objektiven Kriterien wie Schulerfolg oder psychiatrische Behandlung nieder, weil sie vielschichtiger und subtiler sind als diese Studien voraussetzen. Ferner gilt es zu bedenken, dass bislang die meisten Studien an Kindern vor der Pubertät vorgenommen worden sind, nur sehr selten an älteren Kindern oder Erwachsenen. Dies schmälert die Aussagekraft dieser Studien in deutlichem Maße. Aussagekräftiger als der Schulerfolg wäre doch hier die Frage, wie diese Menschen mit ihrer Identität umgehen, wie sie sich später als Eltern sehen und welchen Einfluss diese Herkunft auf die eigene Familie haben wird.

3.2. Eizellspende: Wenn man von zwei Müttern abstammt

Diese Modularisierung und Neumischung der an der Fortpflanzung beteiligten genetisch-biologischen Gegebenheiten zeigt sich auch und gerade bei der Eizellspende, die deswegen in hohem Maße problematisch ist. Befürworter der Eizellspende verweisen nun darauf, dass es angesichts der Zulässigkeit der heterologen Samenspende nicht plausibel sei, die Eizellspende zu verbieten. Eine solche Argumentation verkennt zum einen, dass die heterologe Samenspende zwar rechtlich nicht verboten worden ist, dass sie aber moralisch problematisch bleibt. Aus dem rechtlichen Nicht-Verbot kann nicht geschlossen werden, dass sie moralisch wünschenswert ist. Vor allem aber verkennt diese Argumentation, dass die Eizellspende mit spezifischen Problemen einhergeht, die bei der Samenspende nicht bestehen. So ist es nicht überzeugend, die Co-Existenz eines genetischen Vaters (Samenspender) und eines sozialen Vaters mit der Co-Existenz einer genetischen Mut-

---

[13] Vgl. Brewaeys (2001).

ter (Eizellspenderin) und einer biologischen Mutter, die im Falle der Eizellenspende zugleich die soziale Mutter ist, zu vergleichen. Bei der Samenspende geht es im Grunde nicht um eine »dissoziierte« Vaterschaft, sondern wir haben es hier mit einer eindeutig fremden Vaterschaft zu tun. Das Kind hat nur einen Vater, von dem es abstammt, nämlich den Samenspender. Bei der Eizellspende hingegen hat das Kind de facto nicht nur eine, sondern zwei Mütter, von denen es abstammt. So hat nämlich nicht nur die Eizellspenderin etwas Wesentliches von sich, nämlich ihre Gene, mitgegeben, sondern auch die biologische Mutter hat in nicht unbeachtlicher Weise das Sosein des Kindes durch das Austragen epigenetisch mitbestimmt. Daher kann hier in adäquaterer Weise von »dissoziierter« Mutterschaft gesprochen werden, und es ist daher nur hier davon zu sprechen, dass das Kind sich von seiner Identität her beiden Müttern zugehörig fühlen wird.

Die ethischen Probleme der Eizellspende liegen somit dort, wo es um die Identität des Kindes geht. Im Zuge der heterologen Samenspende wird das Kind bewusst mit einer fremden Vaterschaft konfrontiert; bei der Eizellspende ist es nicht nur die Fremdheit der Eizellspenderin, sondern die Gleichzeitigkeit der eigenen Abstammung von zwei Frauen, die eine Herausforderung bedeutet. Damit wird ein Verwandtschaftsverhältnis kreiert, das es in dieser Form noch nicht gegeben hat, da bislang immer der Grundsatz galt, dass die Mutter immer sicher ist. Durch die Eizellspende wird ein Kind gezeugt, dessen Zuordnung erst einmal extern geregelt werden muss, weil sie sich eben nicht mehr selbstredend ergibt. Rechtlich ist das in der Bundesrepublik zwar gelöst, und es gilt hier der Grundsatz, dass das Kind nur der austragenden Frau »gehört«, aber dennoch hat es eines Gesetzes bedurft für einen Umstand, der bislang selbstredend war.

Diese Hinweise werfen die Frage auf, inwiefern es dem Menschen gestattet ist, dem Kind diese großen Herausforderungen, die auch die Form einer Zumutung annehmen können, bewusst aufzuerlegen. Auch wenn eine ähnliche Erfahrung, wenn sie im Kontext eines schicksalhaften Ereignisses gemacht werden müsste, durch günstige Bedingungen akzeptiert und möglicherweise auch bewältigt werden könnte, bedeutet die Bewältigbarkeit dieser Herausforderung nicht, dass eine solche dem Kind nunmehr auch bewusst und vorsätzlich auferlegt werden darf.

4. Kinder sind zunächst nur für sich da

All diese Probleme treten auf, weil die Fortpflanzung des Menschen im Zuge ihrer Technisierung wie selbstverständlich modularisiert worden ist und auf diese Weise eine Beliebigkeit der Verknüpfung von Keimzellen auf den Weg gebracht wird. Was technisch so einfach aussieht, hat enorme Auswirkungen auf das Selbstverständnis der kommenden Kinder. Die Interessen der kommenden Kinder werden bei einer marktwirtschaftlich motivierten Huldigung der Wünsche der Kinderwunschpaare zu leicht in den Hintergrund gedrängt. Die Kunden der Reproduktionstechnologien sind die Paare und deswegen machen Reproduktionsmediziner alles, was Paare sich wünschen. Aber die Leidtragenden sind die Kinder, an die mehr gedacht werden muss. Schon vom Ansatz her sollen die Kinder ja einen Zweck erfüllen, nämlich den Eltern bei ihrer Selbstverwirklichung dienen. Und diese Grundhaltung setzt sich fort. Die modernen Kinderwunschpaare sind eigentlich keine Kinder-wunsch-paare, weil sie nicht einfach etwas wünschen: sich wünschen bedeutet nämlich anzuerkennen, dass man am Ende keinen Einfluss darauf hat, ob man den Wunsch auch erfüllt bekommt. Viele Paare geraten aber durch die Versprechen der Reproduktionsmedizin in einen solchen Sog, dass sie sich oft nicht mehr einfach ein Kind wünschen, sondern dass sie vielmehr ein Kind wollen, und sie wollen ein Kind oft um jeden Preis. In diesem unbedingten Wollen werden sie von der Reproduktionsmedizin meist unterstützt. Vergessen wird hierbei, dass es eben nicht nur Wünsche der Eltern, sondern auch wichtige Wünsche der Kinder an ihre Eltern gibt. Kinder haben einen berechtigten Wunsch danach, dass die Eltern, von denen sie abstammen, sich persönlich kennen und bestenfalls lieben. Wenn in den Debatten nun so getan wird, als sei es gar nicht so wichtig, ob die eigenen Eltern sich überhaupt kennen, so ist das eher ein Wunschdenken der Kinderwunschpaare, aber sicher nicht der entstehenden Kinder. Mehr noch: Kinder dürfen sich doch berechtigterweise wünschen, dass sie von zwei Eltern abzustammen und auch nur zwei Eltern haben und nicht mehr. An diese berechtigten Wünsche der Kinder müsste eine humane Medizin neu erinnern, anstatt über die Etablierung neuer Technologien Elternwünsche willfährig zu bedienen, nur weil sich das für die Reproduktionsmedizinindustrie rentiert.

Und für die unfruchtbaren Paare stellt sich unweigerlich die Frage, ob sie im Angesicht all der dargelegten Probleme und im Hinblick auf einen oft sehr beschwerlich-langen Weg der technischen Versuche überhaupt diesen technischen Weg gehen wollen. Viele Kinderwunschpaare schlittern nach und nach hinein und sind sich am Anfang gar nicht im Klaren, auf welchen Weg sie sich da begeben. Daher muss man sich über die zu erwartenden Belastungen und über all die Folgeprobleme schon im Vorfeld genügend Gedanken gemacht haben, damit man nicht zu unvorbereitet, in einen Prozess hineinschlittert, den man dann kaum mehr durchbrechen kann, sobald man in ihm steckt.

5. Stärkung der Alternativen zur technisierten Fortpflanzung

Aus dem Dargelegten wird deutlich, dass es notwendig ist, die Alternativen der technischen Lösung stärker in den Blick zu nehmen. Solange nämlich die Geburt eines Kindes als einziges Ziel medizinischen Handelns gesehen wird, erscheinen alle Maßnahmen, die nicht zur Geburt führen, als sinnlos. Bedenkt man aber, dass man Menschen mit ungewollter Kinderlosigkeit auch anders helfen kann, so wird deutlich, dass nicht die Geburt, sondern vielmehr der Leidenszustand der Paare als zentraler Orientierungspunkt der Medizin (als Heilkunde) betrachtet werden müsste. Nicht also die »Herbeiführung« einer Geburt, sondern das Lindern einer Leiderfahrung oder die Hilfe zur Bewältigung des Leidens an der ungewollten Kinderlosigkeit müsste als adäquates Ziel einer humanen Medizin als Dienst am Menschen formuliert werden (s. o.). Mit dieser Zielsetzung könnte verhindert werden, dass die Medizin Hilfe mit der Anwendung technischer Apparaturen gleichsetzt. Bedenkt man, dass Paare mit ungewollter Kinderlosigkeit in eine Sinnkrise geraten, wird deutlich, wie einseitig es ist, wenn die Medizin auf diese Sinnkrise allein mit technischen Angeboten reagierte und damit suggerierte, dass die technische Lösung die einzig mögliche Antwort auf die Herausforderung wäre, die sich aus einer ungewollten Kinderlosigkeit ergibt.

Die moderne Medizin setzt Hilfe mit Anwendung technischer Apparatur gleich, sie reagiert auf die Sinnkrise vieler Menschen mit der Aufwartung von Technik. Mehr noch, implizit erklärt sie die technische Lösung als die einzig mögliche Antwort auf die Herausforderung, die sich aus einer ungewollten Kinderlosigkeit ergibt. Damit schafft eine sich so verstehende Medizin nicht nur ein Angebot, sondern sie schafft auch Normen, denen sich die Menschen, die sich mit ungewollter Kinderlosigkeit konfrontiert sehen, nur schwer entziehen können. Das Schwangerwerden ist – so das implizite Credo – jeder Frau eröffnet, und wenn sie dennoch kinderlos bleibt, dann hat man eben nicht gut genug investiert, ist nicht gut beraten gewesen oder hat es einfach nicht oft genug versucht. Diese Grundbefindlichkeit hat Monika Hey sehr eindrücklich auf den Punkt gebracht, indem sie in ihrem Selbsterfahrungsbericht festhielt: »Mit einem Mal schämte ich mich fast ein wenig dafür, kinderlos zu sein. Als sei das der sichtbare Beweis dafür, dass ich etwas falsch machte in meinem Leben.«[14]

Vor allem versäumt eine so verstandene Reproduktionsmedizin die Chance, die Paare früh genug auf das Potential alternativer Lebensentwürfe einzustimmen. Folge einer solchen Verabsolutierung der technischen Lösung ist die Verstetigung der Abhängigkeit infertiler Paare von den technischen Lösungsangeboten der Reproduktionsmedizinindustrie, anstatt sie aufzuschließen für die Einsicht, dass die Sinnkrise auch durch eine neue Sinnstiftung bewältigt werden kann, eine Sinnstiftung, die sich durch das Eröffnen neuer Lebensperspektiven ergeben kann.

Und doch wäre es wiederum zu einseitig, wollte man all die aufgezeigten Probleme allein der Medizin anlasten. Die Medizin reagiert in der ihr oft eigenen technologisch orientierten Weise, aber der viel grundlegendere Zusammenhang dieser Probleme ist ja die all diesen Problemen vorausgegangene Posteriorisierung der Familienplanung in der modernen Lebenswelt. Dass die Reproduktionsmedizin überhaupt in Anspruch genommen werden muss, liegt ja zu einem gewissen Teil überhaupt daran, dass heutigen Frauen kaum die Chance gegeben wird, in ihren jungen Jahren Kinder zu bekommen. Sie werden geradezu gezwungen, erst viele andere Ziele zu erreichen, bevor sie sich Zeit für das Kinderkriegen nehmen können, und sie denken natürlich auch oft, dass man sich heute im Zeitalter der hochpotenten Medizin getrost Zeit lassen kann, weil die Medizin effektiv nachhelfen könne. Vergessen wird dabei, dass die Erfolgsraten gerade bei später Mutterschaft nahezu gegen Null tendieren. Umso dramatischer ist es, dass die sozia-

---

[14] Hey (2012), S. 23.

len Verhältnisse so sind, dass viele Frauen oft keine andere Wahl zu haben glauben, als sich für eine späte Schwangerschaft zu entscheiden. In Deutschland waren 2005 immerhin 55,6 % der Frauen älter als 40 Jahre alt, als sie die Methoden der künstlichen Befruchtung in Anspruch nahmen.[15] All die aufgezeigten Probleme treten also letzten Endes zum Teil deswegen auf, weil die westliche Welt im Grunde familienfeindlich organisiert ist. Zu wenig wird bedacht, dass es viel sinnvoller wäre, die gesellschaftlichen Verhältnisse den biologischen Gesetzlichkeiten anzupassen, als dass man auf dem Rücken vieler Frauen Bypass-Techniken anpreist, nur damit die sozialen Verhältnisse weiterhin familienfeindlich bleiben können.

Abschließend: Das Kind als Gabe und Geheimnis

> »Demut öffnet das Geistesauge für alle Werte der Welt.
> Sie erst, die davon ausgeht, dass nichts verdient sei und
> alles Geschenk und Wunder, macht alles gewinnen.«
> Max Scheler

Die ungewollte Kinderlosigkeit ist eine alte Menschheitsfrage, und der Wunsch eines Menschen, Kinder zu haben, ist ein tief verankerter Wunsch, dessen Nichterfüllung große Schmerzen bereiten kann. So viele Paare gibt es, die sich in dieser Not befinden, und dass die Medizin Methoden entwickelt hat, um einigen von ihnen zu helfen, ist zunächst einmal zu begrüßen. Dies kleinzureden würde bedeuten, die Not der ungewollt kinderlosen Paare zu bagatellisieren. Gleichwohl darf man die Augen nicht davor verschließen, dass die Reproduktionsmedizin auch einen Preis verlangt. Sicher, die Paare, die mittels der Technik ein Kind bekommen können, das sie sonst nicht hätten, diese Paare haben eine Chance, glücklich zu werden. Genau das suggerieren ja viele Reproduktionszentren. Aber das ist nur die halbe Wahrheit. Die andere Wahrheit ist die, dass bei bestehendem Kinderwunsch das Kind nicht der alleinige Weg ist, noch glücklich zu werden. Und wenn man tatsächlich mit dem Kind glücklich werden will, so ist man doch auf eine bestimmte Einstellung zum Kind angewiesen. Vielleicht ist man sogar darauf angewiesen, in dem Kind von Anfang an eine verborgene Über-

---

[15] Revermann u. Hüsing (2011), S. 99.

raschung zu sehen und ein Geheimnis. Das ist etwas ganz Entscheidendes; das Kind wird nicht bestellt, geliefert und gemustert, sondern das Kind ist eine Überraschung, eine Gabe, ein unverdientes Geschenk.

Die moderne Medizin macht, wenn sie sich als reine Technik versteht, aus ungeborenen Menschen Objekte der Verfügung, Objekte der Kontrolle, Objekte der Qualitätsprüfung, Objekte eines Dienstleistungsvertrages. Das aber ist kein angemessener Umgang mit dem ungeborenen Leben. Kein Mensch ist unter uns, der mit dem Bewusstsein leben möchte, dass er seine Existenz oder gar sein Sosein der Entscheidung einer anderen Person zu verdanken habe. Es ist das Ungeplante, das Verborgene, das nicht Verfügbare, auf das wir alle in unserem Selbstverständnis als freie Menschen am Ende zentral angewiesen sind. Auch IVF-Kinder sind nicht als Produkt einer Technik entstanden. Die Technik mag geholfen haben, dass sie entstehen konnten, aber die Technik hat sie nicht gemacht. Und dieses Bewusstsein, dass der Mensch nicht gemacht, sondern gegeben ist, wird für die allermeisten Menschen von zentraler Bedeutung bleiben. So sind uns auch IVF-Kinder als Wesen gegeben worden, die erst einmal nur für sich da sind. Keine Werkzeuge, die da sind, weil Eltern Anspruch darauf haben, keine bestellbaren Einheiten, die man sich aussucht, um sich selbst zu verwirklichen, sondern Menschen, die selbstverständlich ihren Wert in sich tragen und zunächst einmal nur für sich da sind und nicht zur Erfüllung von Wünschen Dritter.

Anstatt eine absolute Kontrollierbarkeit und Machbarkeit des Lebens zu suggerieren, wäre es für das Gelingen eines Lebens ganz wesentlich, dass auch der Mensch im Angesicht des ungeborenen Lebens das zurückgewinnt, was er wohl am meisten verloren hat, nämlich eine Grundhaltung der Demut. Demut in dem Sinne, auch durch die technischen Versuche hindurch, jederzeit bereit zu sein, das Gegebene als Gegebenes und als Auftrag anzunehmen. Diese Grundhaltung der Demut ist von zentraler Bedeutung, weil nur so verhindert werden kann, dass Kinderwunschpaare sich geradezu verbissen an die technische Lösung ihres Lebensproblems der ungewollten Kinderlosigkeit klammern. Zu dieser technologischen Obsession der Paare trägt die Reproduktionsmedizin, die mit ihren Erfolgen wirbt, maßgeblich bei. Das Kind kann man eben nicht herstellen, nicht machen; man kann es allenfalls erwarten, man kann es einfach kommen lassen. Es geht also darum, eine Haltung der Entgegennahme einzuüben.

Wenn die Technik die Vorstellung bestellbarer Kinder weckt

Ein Kind kann man sich nur wünschen. Man kann es nicht bestellen. Der Kinderwunsch muss ein Wunsch bleiben, weil man einen neuen Menschen nur wünschend empfangen kann. Der Wunsch drückt aus, dass es nicht in unserer Macht liegt, ob der Wunsch in Erfüllung geht. Wir können hoffen und erwarten, aber wir können nicht einfach damit rechnen. Das müsste man den Kinderwunschpaaren auch in unserem technologischen Zeitalter jederzeit und ganz offen sagen. Auch im Zeitalter der Omnipräsenz von Technik ist es notwendig, dass wir jeden Anfang eines Menschen nicht mit rationalem Kalkül berechnen, sondern bei aller Berechnung die Grundhaltung des Staunens nicht ablegen. Denn bei aller Technik wohnt dem Anfang eines Menschen immer noch etwas Geheimnisvolles inne. Es gibt so etwas wie ein Geheimnis der Entstehung des Menschen, und gerade dieses Geheimnis des Anfangs eines jeden Menschen fordert auf zur Demut; sie fordert auf zur Einsicht, dass das Entstehen eines Menschen nicht als machbar, sondern immer und zu jeder Zeit als ein unverfügbares Ereignis anzusehen ist.

Diese Grundhaltung der Demut wird auch im Angesicht eines Kindes im Mutterleib, das man einer pränatalen Diagnostik unterzieht, weiterhelfen können. Auch hier wird man nicht glücklich werden können, wenn man dem ungeborenen Kind allein mit der Grundhaltung des Machens, des Aussortierens, des Verfügens begegnet. Je mehr das Kind als das zu Machende und das über ihn zu Befindende gesehen wird, desto mehr verkennen wir, was für ein Geheimnis ein jeder Mensch ist und was für ein Wunder sich hinter der Ankunft eines neuen Menschen verbirgt. Das ungeborene Leben, es kann uns berühren, weil ein jedes ungeborene Leben mit uns zu tun hat. Der Mensch hält den Atem an, wenn ein neuer Mensch kommt. Er staunt. Es wird ihm etwas Tiefes bewusst. Diese tiefe Berührung ist ein Fingerzeig darauf, wie wesentlich es für unser Selbstverständnis als Menschen ist, dem Anfang eines jeden neuen Lebens mit dieser Grundhaltung der Achtung und des Staunens zu beggenen. Die Medikalisierung von Schwangerschaft und Geburt, die Unterwerfung dieser Grenzsituationen des Menschen unter die Selbstgesetzlichkeiten einer durchrationalisierten und durchtechnisierten modernen Medizin haben diesen wichtigen Grenzsituationen ihren zentralen Gehalt geraubt. Immer mehr werden alle Bereiche aus Schwangerschaft und Geburt unter einem reinen Zweckmäßigkeitsdenken wahrgenommen, anstatt sie im ursprünglichen Kontext von Gefühlen zu belassen, die wir wieder neu erlernen müssen: Gefühle von Rührung, Achtung, Staunen und Ergriffensein. Gerade Paare, die sich sehnlich Kinder wünschen oder die Kinder erwarten, werden, um glückliche Menschen werden zu können, auf eine Gesellschaft und eine Medizin angewiesen sein, die ihnen diese Gefühle wieder zurückgibt. Die moderne Medizin ist im Angesicht dieser Grenzsituationen vielleicht genauso sprach- und hilflos wie unsere moderne, auf Effizienz und Erfolg ausgerichtete Gesellschaft. Diese Sprach- und Hilflosigkeit wird viel zu schnell maskiert hinter technischer Perfektion. Wenn es aber um solche Grundfragen des Menschseins geht, kann die Technik per se nicht die Antworten geben, nach denen viele Menschen suchen, gerade wenn sie mit Not, mit Entsagen, mit Verzicht, mit Ängsten konfrontiert werden. Daher kann es in Zukunft nur darum gehen, all die benannten Bereiche gerade nicht als rein technische Probleme zu betrachten, sondern als existentielle Nöte, als Situationen der Bedrängnis, in denen die Betroffenen mit den bloß technischen Angeboten nicht alleingelassen werden dürfen, sondern in denen sie Hoffnung haben dürfen auf ein System von Medizin und Gesellschaft, das sich für ihre Not ernsthaft interessiert und das ihnen, wenn die Technik nicht gelingt, noch Perspektiven jenseits der Technik vermitteln kann.

Literatur:

Böckle, Franz (1979): Biotechnik und Menschenwürde. Über die sittliche Bewertung extrakorporaler Befruchtung. In: Die neue Ordnung in Kirche, Staat, Gesellschaft, Kultur 33, S. 356–362.

Brewaeys, Anne (2001): Review: Parent-child relationships and child development in donor insemination families. In: Human Reproduction Update 7, S. 38–46.

Hey, Monika (2012): Mein gläserner Bauch. Wie die Pränataldiagnostik unser Verhältnis zum Leben verändert. München: DVA.

Hofheinz, Marco (2008): Gezeugt, nicht gemacht. In-vitro-Fertilisation in theologischer Perspektive. Münster: Lit.

Maio, Giovanni (2012): Mittelpunkt Mensch: Ethik in der Medizin. Stuttgart: Schattauer.

Petersen, Peter (1994): Reproduktionsmedizin – Herausforderung an die ärztlich-wissenschaftliche Haltung der Menschwerdung. In: Udo Benzenhöfer (Hrsg.): Herausforderung Ethik in der Medizin. Frankfurt: Peter Lang, S. 81–98.

Revermann, Christoph/Bärbel Hüsing (2011): Fortpflanzungsmedizin. Rahmenbedingungen, wissenschaftlich-technische Fortschritte und Folgen. Berlin: Edition Sigma.

Rhonheimer, Martin (1993): Die Instrumentalisierung menschlichen Lebens. Ethische Erwägungen zur In-vitro-Fertilisierung. In: Franz Bydlinski (Hrsg.): Fortpflanzungsmedizin und Lebensschutz. Innsbruck: Tyrolia, S. 41–64.

I.
Aktuelle Entwicklungen der Reproduktionsmedizin

Umbrüche in der Reproduktionsmedizin

Stephanie Friebel

Die gynäkologische Endokrinologie und Reproduktionsmedizin, also die Lehre der weiblichen Hormone und der Kinderwunschbehandlung ist eine der drei Säulen des Faches Gynäkologie und Geburtshilfe. Die Reproduktionsmedizin als jüngster Bereich der Frauenheilkunde unterliegt in den letzten Jahrzehnten einer rasanten Entwicklung, die in ihrer Tragweite auch gesellschaftlich relevant ist.

Nicht nur die aktuelle politische Debatte um die Präimplantationsdiagnostik hat die Reproduktionsmedizin Gegenstand gesellschaftlicher Diskussionen und ethischer Auseinandersetzungen werden lassen. Auch in der jüngeren Vergangenheit unterlag die Reproduktionsmedizin medizinisch und gesellschaftlich relevanten ›Umbrüchen‹.

In diesem Artikel soll anhand ausgewählter Eckpunkte eine Übersicht über dieses komplexe Themengebiet vermittelt werden.

Die ›Erfindung‹ der künstlichen Befruchtung

Im Jahr 2010 wurde der Nobelpreis der Medizin an Robert Edwards vergeben. Der 85-jährige Physiologe erhielt für seine Technik der künstlichen Befruchtung als alleiniger Preisträger die bedeutendste Auszeichnung für Mediziner. Die DPA titelte: Etwa vier Millionen Menschen verdanken seiner Technik ihr Leben. Damals war seine Tätigkeit keinesfalls unumstritten. So fand er zunächst keine Möglichkeit, an einer staatlichen Institution Frauen mittels einer künstlichen Befruchtung zu einem Kind zu verhelfen. Nach Gründung einer Privatklinik, der Bourn Hall Clinic in Cambridgeshire und der dortigen Aufnahme klinischer Tätigkeit in dem Bereich der *in-vitro-Fertilisation* kam 1978 Louise Brown auf die Welt, das erste Kind nach künstlicher Befruchtung. In Deutschland brauchte es noch bis 1984, dann wurde in Erlangen das erste ›Retortenbaby‹ geboren.

Stephanie Friebel

Wie funktioniert eine natürliche Befruchtung?

Zum Verständnis soll in aller Kürze der Fokus auf den weiblichen Zyklus gelenkt werden: Die Eierstöcke der Frau reagieren auf hormonale Impulse, die sogenannten Gonadotropinen FSH und LH, die in der Hypophyse, der Hirnanhangsdrüse produziert werden. Diese wiederum reagiert auf Impulse aus übergeordneten Hirnregionen und auf hormonelle Produkte aus den Eierstöcken, im Sinne eines Feed-backs. Diese ›hormonelle Achse‹ führt zu einer Eibläschenbildung mit Reifung einer Eizelle im Eierstock, gleichzeitig baut sich durch hormonelle Stimulation in der Gebärmutter die Schleimhaut auf. Über verschiedene Prozesse kommt es dann zum Eisprung, das Ei wird durch den Eileiter aufgefangen und Richtung Gebärmutterhöhle transportiert. Das zurückgebliebene Eibläschen wird zum Gelbkörper und produziert nun Progesteron, das Schwangerschaftsschutzhormon, um die Einnistung einer möglichen Schwangerschaft vorzubereiten. Kommt es nicht zu einer Befruchtung, ist die Lebensdauer des Gelbkörpers nach 14 Tagen überschritten und es kommt durch den fallenden Progesteronspiegel zur Menstruation.

Kommt es zu einer Befruchtung, geschieht dies in den ersten Stunden nach dem Eisprung, in der Regel ›warten‹ die Spermien am Eileiterende schon auf die Eizelle. Nach 24 Stunden ist das Stadium der ›befruchteten Eizelle‹ erreicht, bei der künstlichen Befruchtung unter dem Mikroskop erkennbar an den zwei Vorkernen, die das Genom von Vater und Mutter widerspiegeln. Wenige Stunden später verschmelzen die Vorkerne und es entsteht ein Embryo, zunächst aus zwei Zellen bestehend. Der Embryo wandert mehrere Tage durch den Eileiter und teilt sich weiter, bis er ca. am 5. Tag im Stadium der Blastozyste die Gebärmutterhöhle erreicht. Jetzt schlüpft der Embryo aus seiner Hülle und gräbt sich in die Gebärmutterschleimhaut ein, mütterlicher Organismus und Embryo nehmen Kontakt auf, eine Schwangerschaft entsteht.

Die Chance schwanger zu werden beträgt für ein gesundes junges Paar nicht mehr als 30 % pro Monat. In einem Jahr werden ca. 85 % aller Paare mit regelmäßig ungeschütztem Verkehr schwanger. Das heißt, dass in Deutschland ca. 10–15 % aller Paare ungewollt kinderlos sind.

Wie funktioniert eine künstliche Befruchtung?

Bei der künstlichen Befruchtung ist es, von Ausnahmen abgesehen, notwendig, mehrere Eibläschen heranwachsen zu lassen, um eine ausreichende Schwangerschaftschance zu ermöglichen. Dies wird erreicht, indem medikamentös temporär die hormonelle Achse von den Hirnstrukturen zum Eierstock unterbrochen wird und die Eierstöcke mit Gonadotropinen übernatürlich stark aktiviert werden. Bei regelmäßigen Ultraschallkontrollen wird das Eibläschenwachstum kontrolliert. Sind die Bläschen ausgewachsen, wird der Eisprung ausgelöst, damit sich die Eizellen von den Bläschenwänden lösen. Dann können die Eizellen über eine Punktion durch die Scheide gewonnen werden. Die Eizellen befinden sich nun im Reagenzglas und können dort je nach Qualität des männlichen Samens mit einer konventionellen *in-vitro-Fertilisation* – kurz IVF – oder unter Zuhilfenahme der *Intrazyplasmatischen Spermieninjektion* – kurz ICSI – befruchtet werden. Bei der IVF werden Eizellen und Samen für 24 Stunden unter speziellen Bedingungen inkubiert. Bei der ICSI-Methode wird ein einzelnes Spermium unter mikroskopischer Sicht in die Eizelle injiziert.

Seit 1994 ist es weiterhin möglich, bei Männern, die im Ejakulat keine Spermien haben, durch eine Hodenpunktion, genannt Testikuläre Spermienextraktion – kurz TESE – einzelne Spermien für eine ICSI zu gewinnen.

Die/Der Reproduktionsbiologe/in bzw. MTA beurteilt dann nach 24 Stunden Inkubation, ob eine Befruchtung stattgefunden hat.

Nach dem deutschen Embryonenschutzgesetz dürfen maximal 3 Embryonen an die Frau zurückgegeben werden. In der Realität werden in den meisten Fällen nur ein bis zwei Embryonen eingesetzt, um höhergradige Mehrlingsschwangerschaften zu vermeiden. Sind dann nach 24 Stunden Inkubation mehr als die 2 oder 3 Eizellen befruchtet, werden die überzähligen befruchteten Eizellen für einen späteren Versuch eingefroren oder verworfen. Die übrigen werden weiter kultiviert und an Tag 3 oder Tag 5 an die Patientin zurückgegeben. Dabei werden im Rahmen einer gynäkologischen Untersuchung mithilfe eines schmalen Katheters die Embryonen vorsichtig in die Gebärmutterhöhle platziert. Die Patientin benötigt dann für 14 Tage eine hormonelle Nachbehandlung und kann dann einen Schwangerschaftstest durchführen.

Hauptrisiken einer solchen Behandlung sind die sogenannte

Überstimulation, eine potentiell lebensbedrohliche Reaktion auf die Stimulationsmedikamente, die zu Wassereinlagerungen, extremer Vergrößerung der Eierstöcke und hohem Risiko für die Entwicklung einer Thrombose führen kann. Desweiteren kann es bei der Eizellpunktion zu Verletzungen von Blutgefäßen oder inneren Organen kommen. Weil in den meisten Fällen mehr als ein Embryo übertragen wird, kommt es in ca. 21 % der erzielten Schwangerschaften zu Zwillingsgeburten und in 0,68 % zu Drillingsgeburten. Dies ist aus geburtshilflicher Sicht ein hohes Risiko für Mutter und Kinder. Die erhöhte Frühgeburtsrate und die damit verbundene Morbidität belasten das Gesundheitssystem.

Es ist evident, dass sich keine Patientin einer solch anstrengenden und belastenden Behandlung mit unsicherem Erfolg unterzieht, die auch ohne Hilfe schwanger werden kann. Das deutsche IVF-Register verzeichnete dennoch im Jahr 2009 73.579 Behandlungen, 46.000 Patientinnen werden jährlich behandelt. Daraus resultieren 14.000 Schwangerschaften pro Jahr, die Geburtenrate pro Embryotransfer beträgt ca. 25 %.

Das Embryonenschutzgesetz besagt, dass ein Embryo nur zur Erzielung einer Schwangerschaft erzeugt werden darf und weder zu experimentellen Zwecken benutzt noch verworfen werden darf. Aus diesem Grund werden in Deutschland nicht, wie im fast kompletten übrigen Ausland, alle befruchteten Eizellen weiterkultiviert, um an Tag 3 oder 5 die am besten entwickelten Embryonen zu übertragen.

Der ›deutsche Mittelweg‹ allerdings ist eine sich immer mehr durchsetzende Auslegung des Embryonenschutzgesetzes, die unter der Erkenntnis, dass sich maximal 20–30 % der befruchteten Eizellen auch wirklich zur Blastozyste weiterentwickeln, die sogenannte Fünferregel favorisiert. Fünf befruchtete Eizellen werden dabei weiterkultiviert, um am Tag 5 die am besten oder vielleicht auch einzigen weiterentwickelten Embryonen zu übertragen. Überzählige Embryonen können wiederum eingefroren werden.

Das Gesundheitsmodernisierungsgesetz 2004 oder was kostet eine künstliche Befruchtung?

Vor 2004 wurden die Kosten einer Kinderwunschbehandlung für 4 Versuche komplett von der Krankenkasse übernommen. Seit 2004 ist die

Beteiligung der Krankenkasse an den Kosten an bestimmte Bedingungen geknüpft.

So muss das Paar verheiratet sein, die Frau muss ein Alter über 25 und unter 40 Jahre haben und es darf keine Sterilisation vorausgegangen sein. Dann werden nach Antrag für 3 Versuche 50 % der Kosten übernommen. Diese betragen je nach Medikamentenbedarf für eine künstliche Befruchtung zwischen 2500 und 6000 Euro, eine hohe finanzielle Belastung für die betroffenen Paare.

Verschiebung der Familienplanung in ein höheres Lebensalter

Unsere allgemeine Lebenserwartung steigt, die Lebensqualität ist häufig bis ins hohe Alter sehr hoch. Irrtümlich wird dabei angenommen, dass die fruchtbare Zeit einer Frau sich ebenfalls verlängert. Beruf und Karriere sind in Deutschland immer noch sehr schwer zu vereinbaren, somit entscheiden sich sehr viele Frauen, die Familienplanung nach hinten zu verschieben. Eine Umfrage des Allensbacher Instituts von 2007 erhob u. a. folgende Frage: »Ab welchem Alter wird es für Frauen schwieriger, schwanger zu werden?« 40 % antworteten, dass es ab einem Alter von 40 Jahren schwieriger wird, für 14 % gar erst ab 45 Jahren. Dass dies nicht der Realität entspricht, zeigen Daten aus dem deutschen IVF-Register. Dort sieht man bereits ab einem Alter von 30 Jahren einen leichten Rückgang der Schwangerschaftsraten auf ca. 30 % pro Versuch einer künstlichen Befruchtung. Ab einem Alter von 35 ist der Rückgang offensichtlich, die Fehlgeburtenrate steigt ab dem Zeitpunkt ebenfalls an und erreicht ab einem Alter von 42 Jahren deutliche 45 Prozent. Dies liegt neben anderen Faktoren an der ›Alterung‹ der Eizellen, die bei der Frau schon in der Embryonalperiode angelegt werden und sich bis zum Ende der fruchtbaren Zeit, der Menopause ›aufbrauchen‹.

Der Anstieg ungewollter Kinderlosigkeit kann zu einem Teil auf diese gesellschaftliche Fehleinschätzung zurückgeführt werden. Die Reproduktionsmedizin kommt dabei zum Einsatz, ohne dass sie wirklich einen Einfluss auf diese Sterilitätsursache hat. In einer Gesellschaft, in der die Vereinbarkeit von Karriere und Familie immer noch einen derart untergeordneten Stellenwert hat, sollte dringend ein Umdenken stattfinden.

Stephanie Friebel

Präimplantationsdiagnostik

Am 6. Juli 2010 entschied der Bundesgerichtshof, dass die Präimplantationsdiagnostik (PID) zur Entdeckung schwerer genetischer Schäden des extrakorporal erzeugten Embryos nicht strafbar ist. Damit endete eine lange Zeit der Rechtsunsicherheit, da im Embryonenschutzgesetz von 1990 die PID nicht explizit behandelt ist.

Eine teilweise hochemotionale Debatte in Politik und Gesellschaft bescherten diesem Thema im vergangenen Jahr eine große Öffentlichkeitswirkung. Gegner der PID beschworen einen ›Dammbruch‹ herauf, der aus einem Kinderwunsch Wunschkinder und ›Designerbabys‹ mache. Ängste über Diskriminierung behinderter Menschen wurden geäußert.

Auf der anderen Seite wurde die Mündigkeit der von einer Erbkrankheit betroffenen Eltern gefordert, die alleine entscheiden müssen, ob sie die Belastung einer Fehl- oder Totgeburt, eines behinderten Kindes oder eines kranken Kindes mit geringer Lebenserwartung tragen können. Die in Deutschland zugelassene Pränataldiagnostik, die während der Schwangerschaft durch verschiedene Methoden eine Erkrankung des Feten entdecken kann, bedeutet für entsprechende mit Erbkrankheiten belastete Familien die ›Tragik der Schwangerschaft auf Probe‹. Eine Gesellschaft, die einen für eine Frau körperlich und seelisch extrem belastenden Schwangerschaftsabbruch aufgrund einer kindlichen Erkrankung mittrage, könne nicht die Methode der PID verbieten, in der schon vor Eintritt der Schwangerschaft eine solche Erbkrankheit ausgeschlossen werden könne.

Am 7. Juli 2011 entschied der Deutsche Bundestag, dass die PID künftig nach einem positiven Votum einer Ethikkommission an zugelassenen Zentren für Paare erlaubt sei, die die Veranlagung für eine schwerwiegende Erbkrankheit in sich tragen oder bei denen mit einer Tot- oder Fehlgeburt zu rechnen ist. Schätzungsweise handelt es sich damit in Zukunft in Deutschland um ca. 200 Fälle pro Jahr.

Das eine Ausweitung der Methode bei in Zukunft nahezu allen IVF-Zyklen und somit ein vielfach beschworener ›Dammbruch‹ nicht wahrscheinlich ist, zeigen Daten aus dem europäischen Ausland. Dort werden seit 1997 alle PID-Fälle dokumentiert. 2006 wurden weltweit >600.000 IVF-Zyklen durchgeführt, bei lediglich 1876 Fällen eine PID. Dies zeigt, dass auch lange nach der Einführung der PID eine Ausweitung der Indikationen nicht zu erkennen ist.

Betrachtet man den Aufwand der Methode und die zu erreichenden Schwangerschaftszahlen, verwundert dies einen nicht. Welche Paare unterziehen sich schon einer künstlichen Befruchtung mit all ihren körperlichen, psychischen und finanziellen Belastungen, wenn es vermeidbar wäre? Die Geburtenrate nach PID ist mit 12,5–18 % niedriger als nach einem IVF-Versuch ohne PID (18–25 %). Dies liegt zum einen an der Invasivität der Methode, zum anderen am dokumentierten Kollektiv.

Ein weiterer Irrtum über die PID besagt, dass man durch die PID auf jeden Fall ein gesundes Kind bekomme. Die Methode eignet sich aber lediglich dazu, monogenetische Erkrankungen oder bestimmte Chromosomenfehlverteilungen zu erkennen. Syndromale Erkrankungen sowie Schädigungen des Kindes im Mutterleib oder unter der Geburt werden selbstverständlich nicht erfasst.

Fazit: Umbrüche in der Reproduktionsmedizin

Die Verleihung des Nobelpreises für Medizin 2010 an Robert Edwards als den »Erfinder« der Künstlichen Befruchtung hat einen Teil dazu beigetragen, dem in unserer Gesellschaft nahezu tabuisierten Thema des unerfüllten Kinderwunsches zu einer besseren Akzeptanz zu verhelfen.

Die derzeitige Kostenübernahmesituation mit einem hohen finanziellen Eigenanteil für die Betroffenen führt zu einem sozialen Ungleichgewicht. Nahezu ausschließlich Bessergestellte können eine solche Behandlung in Anspruch nehmen.

Die Verschiebung der Familienplanung in ein höheres Lebensalter basiert zum einen auf einem fehlenden Bewusstsein bezüglich des Fruchtbarkeitsfensters der Frau, stellt aber auf der anderen Seite ein gesellschaftliches Problem dar. Fehlende Vereinbarkeit von Familie und Karriere veranlasst viele Frauen dazu, ihren Kinderwunsch immer weiter zu verschieben. Da mit keinen Mitteln der Reproduktionsmedizin aus alten Eizellen junge werden können, ist hier die Politik und Gesellschaft gefragt. Es müssen Bedingungen geschaffen werden, die es für Frauen attraktiv machen, in jungen Jahren ihre Kinder zu bekommen.

Die Zulassung der Präimplantationsdiagnostik unter den oben genannten Voraussetzungen bedeutet einen Paradigmenwechsel. Betroffene erhalten die Kompetenz der Entscheidung über ein Schicksal, das sie sich nicht aussuchen konnten. Jeder, der sich mit den Grundzügen der Technik vertraut macht, erkennt, dass sich dadurch nicht die Garantie auf ein gesundes Kind ergibt. Im Alltag der Reproduktionsmedizin spielt die PID aufgrund der geringen Fallzahl nur eine Randrolle.

Aspekte des ovariellen Alterns

Evolution, Endokrinologie, Reproduktion und Demographie

Franz Geisthövel, Birgit Wetzka

1. Fortpflanzungscharakteristika des Mannes

Im Leben eines Mannes besteht ab der Pubertät bis ins hohe Alter eine non-stop de-novo-Produktion von insgesamt ca. 1,5 Billionen Samenzellen; potentiell kann dabei die (ungeschützte) koitale Sexualität mit einer Frau im fortpflanzungsfähigen Alter immer reproduktive Folgen haben. Einschränkungen der Fertilität des alternden Mannes sind besonders durch erektile Dysfunktion oder Libidoverlust infolge z. B. psychosomatischer Störungen, allgemeiner körperlicher Schwäche oder konsumierender Erkrankungen verursacht. Einen prinzipiell und generell determinierenden Altersfaktor für die Fertilität des Mannes gibt es nicht. Die Natur hat keine durchgreifende Trennung zwischen testikulärer Spermien- und Testosteronproduktion vorgesehen. Der Mann als Jäger, Fischer und Sammler war auf eine erhebliche anabole, körperliche Leistung bis ins hohe Alter angewiesen, so dass die nicht mehr so notwendige Samenproduktion im Alter als ›Nebenprodukt‹ der somatisch unverzichtbaren testikulären Testosteronsekretion angesehen werden kann.[1] Die reproduktive Hodenfunktion ist daher weniger genetisch, vielmehr individuell oder gesellschaftlich-sozial determiniert.

2. Fortpflanzungscharakteristika der Frau

Das weibliche Sexualverhalten folgt gänzlich anderen Prinzipien als die männlichen Fortpflanzungseigenschaften.

---

[1] Lilfort/Bryce (1990).

Franz Geisthövel, Birgit Wetzka

a) Das menschliche Ovar und seine evolutionär angelegten Besonderheiten

Schutz und Investment der Frau und Mutter

Das Ovar (der Eierstock) ist das einzige menschliche Organ, das mittels determinierter, evolutionär angelegter Regression seine eigentliche Funktion zu Lebzeiten einstellt. Dieses Phänomen dient dem Schutz der Frau vor einer ›Über-Reproduktion‹. Zudem sollte der Nachkomme einem nicht zu alten mütterlichen Genpool (siehe weiter unten) entstammen, und ferner die Schwangere und Mutter gesund genug sein. Mit fortschreitender Encephalisation und Sozialisation der menschlichen Individuen wäre eine zu alte, erschöpfte Mutter nicht im Stande gewesen, das Investment in die komplexe Aufzucht der Kinder bis hin zu deren Eigenständigkeit mit einer Dauer von über einer Dekade (»delayed puberty«[2]) hinlänglich zu bewerkstelligen. Zudem sollte eine ›ältere‹ Frau nicht durch eine weitere Schwangerschaft in Gefahr gebracht werden, weil ihre Erfahrung und ihr Wissen gebraucht wurden.[3]

»Baker«-Kurve: quantitativer Verlust der Follikel-Oozyten-Einheit

Bei einem weiblichen Embryo bzw. Feten wandern die Oogonien (›primitive Eizellen‹) aus den Urnierenleisten in die gonadale (ovarielle) Anlage ein. Es bilden sich dort die Follikel. Etwa in der 20. Schwangerschaftswoche ist die Zahl an fetalen Primordialfollikeln am höchsten (7 Millionen); Baker konnte zeigen, dass es von diesem Peak an zu einer physiologischen Regression der Primordialfollikel (primärer Follikel) und damit auch der darin ›wohnenden‹ Oozyten (Follikel-Oozyten-Kompartiment) kommt, so dass bereits perinatal die Follikelzahl des weiblichen Neugeborenen auf ca. 1 Millionen geschrumpft ist[4]; es kommt dann zu einem weiteren Verlust bis hin zur Pubertät, während der nur noch 300.000 bis 500.000 Primordialfollikel (mit ihren Oozyten), also nur noch <10 % der fetalen Ausgangszahl nachzuweisen sind. Die gezielte Regression des Follikelpool bis zum Beginn der reproduktiven Phase ist quantitativ so auf den Punkt gebracht, dass er für die kommenden 3 1/2 Dekaden ausreichen wird. In der reproduktiven

---

[2] Maccoby (1991).
[3] Peccei (1995), siehe auch weiter unten.
[4] Baker (1964).

Phase dauert dieser fortlaufende Follikel- und Oozytenuntergang (Atresie) an. Man hat errechnet, dass während der Zeit eines Menstruationszyklus ca. 1000 Follikel zugrunde gehen, so dass schlussendlich mit der Menopause die ovarielle Funktionsreserve, somit die endrokrine und reproduktive Leistung des Ovars, praktisch erschöpft ist. Die Menopause stellt daher den Endpunkt der so genannten »Baker-Kurve«, eines genial gesteuerten Masterplans der Natur, dar.

»Grandmother hypothesis«

Die Evolution hat die post-reproduktive post-menopausale Lebensphase der Frau als zusätzliche Überlebensstrategie beim *Homo* hinzugefügt. Als Gründe für diese Entwicklung sind adaptive Kompensationseffekte zu nennen, um den erheblichen peri- und postnatalen Verlust an Menschenleben auszugleichen; andererseits ergab sich ein maternaler Verstärkungseffekt, der Kindern und Kindeskindern und damit auch dem gesamten Clan als soziale und geistige Stütze dient (»grandmother hypothesis«).[5] Die Vorstellung eines evolutionären Vorteils der Familie und des Clans durch die postreproduktive Lebensverlängerung der Frau scheint in der Tat für afrikanische Jäger- und Sammler-Stämme und historische Jäger- und Fischerpopulationen zuzutreffen.[6] Man nimmt an, dass die Menopause relativ spät in der Evolution des Menschen eingefügt wurde, nämlich vor ca. 1,5 Millionen Jahren[7], also in der Phase des Übergangs vom Homo habilis zum Homo ergaster.

Weitere reproduktive Schutzprinzipien der Frau

Weitere Schutzprinzipien sind eine späte Pubertät (ca. 14.–16. Lebensjahr)[8], die relativ niedrige Empfängnisrate pro ca. 3,5 Ovulationszyklen, die Monoovulation, welche zur Einlingsschwangerschaft führt, die natürliche Selektion von Embryonen, wobei man annimmt, dass pro Geburt etwa 10 Embryonen zur Verfügung gestellt werden müssen, die relative hohe mit dem Alter der Frau zunehmende Abortrate

---

[5] Lahdenperä/Lummaa/Russel (2004).
[6] Ebd.
[7] Peccei (1995).
[8] Erst im Laufe der letzten 150 Jahre ist es durch eine immense Verbesserung der Lebensqualität pubertierender Mädchen zu einem Anstieg des Menarchenalters gekommen.

(s. weiter unten), die 9-monatige Tragzeit, die Einlingsgeburt mit einer Häufigkeit von nur 25–28 % pro Zyklus und die ca. 3-jährige Stillperiode, welche zu einer natürlichen Verhütung führt. Dementsprechend ist zu vermuten, dass es beim Frühmenschen alle 4–5 Jahre zu einer erneuten Geburt gekommen war (zwischendurch traten ja auch Fehlgeburten ein), so dass im Mittel bis zu 8 Kinder pro Frau zur Welt kamen (von denen nur ca. 4 ein Jahr überlebten)[9], und damit eine 30–35-jährige Fortpflanzungsphase bei einer gesunden Frau bestand. Evolutionär gewollt kommt es – wie die »Baker-Kurve« zeigt (s. dort) – zum allmählichen Versiegen der ovariellen Funktionsreserve. Dies wird evident jenseits des 32. Lebensjahres einer Frau, und ab dem ca. 40. Lebensjahr folgt bereits eine subfertile Lebensphase, so dass dann mit Eintritt der Menopause um das ca. 50. Lebensjahr die Ovarialfunktion vollständig versiegt ist. Insgesamt gibt es also bei der weiblichen Fertilität vielfältige Schutzeffekte mit einer determinierten Reproduktion zu Lebzeiten (vgl. »Baker-Kurve«) und mit der Installierung der Menopause (vgl. »Grandmother Hypothesis«).

b) Reproduktionsmedizin und Alter der Frau

Qualität der Eizellen (Oozyten) mit zunehmendem Alter

Die negative Beeinflussung reproduktiver therapeutischer Möglichkeiten mit zunehmendem Alter der Frau wird nicht nur quantitativ durch die »Baker-Kurve«, d. h. durch den Abfall der Follikel- und Eizellzahl hervorgerufen, sondern auch dadurch, dass der Anteil der so genannten »poor quality oocytes« ansteigt. Ursache hierfür ist, dass sich das Alter einer Eizelle, die mit der Ovulation freigesetzt wird, aus 8 Monaten präpartal plus dem aktuellen Alter der Frau errechnet, im Gegensatz zur Spermatozyte, die nur drei Monate alt ist, weil die kontinuierliche de-novo-Spermiogenese bis zur Ejakulation ca. drei Monate einnimmt. Mit ansteigendem Alter nimmt die Aneuploidierate, d. h. die Rate an chromosomaler Fehlverteilung in den Oozyten zu.[10] Nach dem Eindringen der Samenzelle in die Eizelle (der so genannten »Imprägna-

---

[9] Siehe Übersicht Sindiga (1987).
[10] Montag et al. (2009).

Aspekte des ovariellen Alterns

tion«) zeigt sich im Lichtmikroskop am nächsten Tag die Erbmasse von jeweils der Frau (Eizelle) und dem Mann (Samenzelle). Man spricht in diesem Stadium von 2-Vorkern-Stadium (Oozyte im 2-Pronuclei-Stadium, »2-PN-Zelle«). Auch hier ist es wiederum wichtig, sich klarzumachen, dass sich die Lebensdauer des weiblichen Vorkerns rechnerisch aus den präpartalen acht Monaten plus dem aktuellen Alter der Frau ergibt, während der männliche Vorkern nur 3 Monate alt ist. Damit setzt sich die maternale Aneuploidie der alternden Eizelle in den 2-PN-Zellen und damit in den sich daraus entwickelnden Embryonen fort (s. auch weiter unten).

Embryoentwicklung und Schwangerschaftspotential in Abhängigkeit vom Alter der Frau

Am 3. Tag der extrakorporalen Bebrütung sollte ein durch in-vitro-Fertilisation entstandener Embryo das 8-Zellstadium (Zustand nach 4 Zellteilungen) erreicht haben und dabei mit möglichst gleichförmig geformten Blastomeren (Tochterzellen) und einer geringen Fragmentationsrate ausgestattet sein; solche Embryonen haben das höchste Implantationspotential. Embryonen mit deutlich weniger als 7 bis 8 Blastomeren am Tag 3, also mit einer verlangsamten Teilungsrate, und ungleicher Blastomerengröße mit hoher Fragmentationsrate weisen nur eine geringe bis gar keine Implantationschance mehr auf. Dies ist einer der Gründe, warum in der Natur eine größere Zahl an Embryonen notwendig ist, bis es zu einer Schwangerschaft, zur Weiterentwicklung der Schwangerschaft und letztendlich zu einer Geburt kommt. Setzt man die Spontankonzeption als 100 %, so gehen bereits 30 % der Erfolgschancen mit einem Implantationsversagen verloren, es können dann weitere 30 % der eingenisteten Embryonen durch eine nur kurzfristige Implantation (so genannte »biochemische Schwangerschaft«) dem Zelltod anheimfallen, gefolgt von einem weiteren Verlust von 10 % durch Fehl- und Todgeburten, wonach nur mehr ein Drittel (30 %) aller Spontankonzeptionen dann in der Geburt eines Kindes resultieren. Die von der Evolution vorgegebenen Schutzfaktoren für die natürliche Konzeption gelten letztendlich auch für die künstliche Konzeption und können letztlich von dieser nur sehr schwer überwunden werden (siehe später). Je besser der Embryo-Score (Teilungsrate, Morphologie) ist, umso höher ist die Implantationsrate, dies ist aber auch abhängig vom Alter der Frau: so liegen die Implantationsraten bei gleichem Embryo-Score bei Frauen unter 31 Jahren deutlich höher gegenüber solchen von über 42 Jahren.

Aneuploidie mit zunehmendem Alter der Frau

Als Ausdruck des Anstiegs der so genannten »poor quality oocytes« kann auch die Zunahme der Aneuploidien, also Fehlverteilung der Chromosomen in den Eizellen gelten, mit der Konsequenz, dass es etwa ab dem 35. Lebensjahr zu einem Anstieg von Embryonen und Föten mit einer Trisomie (z. B. Trisomie 21, Down-Syndrom) kommt. Chromosomenuntersuchungen von Spermatozyten, Oozyten, Embryonen und Neugeborenen haben gezeigt[11], dass die chromosomale Fehlverteilung mit Abstand am höchsten in den Oozyten liegt. Die Fehlverteilung findet in den Meiosen (Reduktionsteilungen) 1 und 2 statt, wobei überschüssiges chromosomales Material aus dem maternalen Vorkern dyssymmetrisch an die Polkörper 1 und 2 abgegeben wird.[12] Bei einer Non-Disjunction in der Meiose 1 trennen sich die homologen Chromosomen nicht voneinander, so dass es zum Anstieg der Chromosomenzahl im maternalen Vorkern der Eizelle und zum Verlust von Chromosomen im 1. Polkörperchen kommt. Der Embryo, der nach der Syngamie der beiden Vorkerne entsteht, weist dann eine Trisomie 21 auf, und diese Aneuploidie kann dann zur Geburt eines Kindes mit Down-Syndrom führen. Die meisten Aneuploidien sind allerdings letal, so dass die Abortrate bei höherem maternalen Alter entsprechend der Zunahme der Aneuploidien ansteigt. Altersbedingte chromosomale Fehlanlagen in den Eizellen sind eine der Hauptgründe, warum die Geburtenrate pro Zyklus im Rahmen der künstlichen Befruchtung mit zunehmendem Alter der Frau drastisch abfällt; so sinkt die so genannte »baby-take-home-rate« (Geburt pro begonnenem IVF-Behandlungszyklus) z. B. bei einer 44-jährigen Frau auf extrem niedrige Werte von 2–3 % ab.[13] All diese Umstände und Fakten sind in der Öffentlichkeit kaum bekannt, werden von vielen Frauen (und ihren Partnern) gar nicht registriert oder auch verdrängt, was nicht selten in einer Art von ›Torschlusspanik‹ mündet, die von ärztlicher Seite aufgrund der vor-

---

[11] Handyside et al. (2011).
[12] Ebd., vgl. auch weiter unten.
[13] DIR (2009).

gegebenen Sachlage nicht mit unrealistischen Erfolgsversprechungen »aufgefangen« werden sollte.

c) *Polkörperdiagnostik: Erfassung einer maternal bedingten Aneuploidie*

Bei der Polkörperdiagnostik (PKD) werden die Polkörper einer unter Befruchtung stehenden Eizelle (2-PN-Zelle) untersucht. Dabei werden unter lichtmikroskopischer Kontrolle mit feinster Pipette die Polkörper abgesaugt und anschließend untersucht. Wenn sich eine Aneuploidie der Polkörper zeigt, kann – wie schon weiter oben angedeutet – auf den Chromosomenbestand im verbleibenden maternalen Vorkern der Eizelle rückgeschlossen und somit eine eventuelle Aneuploidie dieses Vorkerns diagnostiziert werden.[14] Die Polkörper werden methodisch mit der so genannten Fluoreszenz-in situ-Hybridisierung (FISH) untersucht. Findet sich bei einer 2-PN-Zelle ein unauffälliger Chromosomen/Chromatid-Satz, wird diese Zelle zum Embryo weiterkultiviert und dann eventuell transferiert; findet sich allerdings ein ›zu Viel‹ oder ›zu Wenig‹ an Chromosomen (im 1. Polkörper) und/oder Chromatiden (im 2. Polkörper), dann wird die befruchtete Eizelle, von der die Polkörper stammen, nicht genutzt und verworfen. Dieses Verfahren stand noch nie in einem öffentlichen Diskurs, da bei der 2-PN-Zelle die Erbmasse von Wunschmutter und Wunschvater ja noch getrennt voneinander in dem jeweiligen Vorkern vorliegen, und sich ein neues, nämlich das embryonale Genom noch nicht gebildet hat. Mit dieser Diagnostik kann man allerdings nur die maternal bedingten Aneuploidien diagnostizieren, die allerdings – wie oben bereits erwähnt – am häufigsten auftreten. Konsequenterweise zeigt sich, dass mit ansteigendem Alter der Frau die Anzahl der mittels PKD diagnostizierten Aneuploidien zunimmt. Bisher konnte man nur einzelne Chromosomen parallel untersuchen, mit einer neu entwickelten ›Chip‹-Technik (comparative genomic hybridisation, CGH) ist jedoch eine umfassende Analyse aller Chromosomen möglich.[15] Mit dieser neueren Methode lässt sich wesentlich rascher und umfangreicher die entsprechende Diagnostik durchführen. Eine paternal bedingte chromosomale Fehlver-

---

[14] Handyside (2011).
[15] Montag et al. (2010).

teilung wird mit der kürzlich in Deutschland zugelassenen Präimplantationsdiagnostik (PID) erfasst, auf die an dieser Stelle nicht weiter eingegangen werden kann.

3. Demografische Entwicklung: Bedeutung für die Reproduktionsmedizin

Aus Angaben des Statistischen Bundesamts zeigt sich, dass in Deutschland die Geburtenziffer bis ungefähr zum Jahre 1963 deutlich höher als die Sterbeziffer lag[16], und somit, wenn nicht ein Zuwachs der Bevölkerung, doch wenigstens eine stabile Erhaltung dieser möglich war. Bereits 1973 kam es zur Überkreuzung dieser Kurven, so dass von nun an die Sterbe- über der Geburtenziffer lag, und somit die Bevölkerungszahl insgesamt abzusinken begann, und dies hält bis heute ungebremst an. Um in Deutschland die Bevölkerungszahl stabil zu halten, müsste eine Fertilitätsrate von 2,1–2,3 pro Frau vorliegen, tatsächlich liegt aber in Deutschland aktuell die Geburtenrate bei etwa 1,3, so dass eine weitere signifikante Abnahme der Bevölkerungszahl aktuell zu verzeichnen und auch zu prognostizieren ist. Es kommt im Eigentlichen ja nicht zu einer ›Überalterung‹, die ja in gewisser Hinsicht erwünscht ist und einen im Grund prosperierenden Zustand einer Gesellschaft widerspiegelt, sondern vielmehr um eine ›Unterjüngung‹ Deutschlands, d. h. dass zu wenig junge Menschen ›nachrücken‹. Dies ist das eigentliche Kernproblem der derzeitigen demografischen Entwicklung in Deutschland.

Ein wesentlicher Faktor für den Geburtenrückgang ist, dass Paare sich immer später für ein Kind entscheiden. Lag 1970 die Geburt des ersten Kindes bei einem Alter der Frau von etwa 24,3 Jahren, so lag dieses Alter bei 29,1 Jahren im Jahre 2009[17]; entsprechend stieg auch das Alter der Frau bei der Geburt des 3. Kindes von 30,4 Jahren auf 33,8 Jahre. Auffallend ist auch, dass Frauen mit akademischen Berufen zu jenen gehören, welche die niedrigste Kinderzahl pro Frau aufweisen.[18] Dies hängt entscheidend mit der Emanzipation der Frau in den letzten 20 bis 30 Jahren zusammen, und ihrem Wunsch nach beruflicher

---

[16] Bertram/Bujard/Rösler (2011).
[17] Siehe Übersicht in ebd.
[18] Siehe Übersicht in ebd.

Selbstverwirklichung. Der Sinn des Strebens nach beruflichem Erfolg und eigener finanzieller Unabhängigkeit lässt sich durch die Tatsache ablesen, dass Frauen mit Abitur im Alter von etwa 52 Jahren über ein deutlich höheres Nettoeinkommen verfügen als jene Frauen, die z. B. keinen Schulabschluss vorweisen können.[19] Der Aufschub zur Familiengründung der Paare führt allerdings dazu, dass das Fortpflanzungspotential der jüngeren Generation in einen gewissen reproduktiven ›Zugzwang‹ kommt und dann – z. T. auch bezüglich des geistigen Potentials – der Gesellschaft und den folgenden Generationen verloren geht.

Statistische Voraussagen gehen davon aus, dass ein weibliches Neugeborenes, welches zurzeit zur Welt kommt, eine hohe Chance hat, 100 Jahre alt zu werden. Evolutionär sind Kindheits- und Fortpflanzungsphase bis hin zur Menopause genetisch determiniert, wie oben ausführlich dargelegt worden ist, so dass auch in weiterer Zukunft sich diesbezüglich – sollte der Mensch nicht den Genpool direkt manipulieren – nichts ändern wird. Aus diesen Gründen ist zu folgern, dass in Zukunft eine Frau sich nur in etwa einem Drittel ihres Lebens, ca. 35 Jahre, in der reproduktiven Phase und in etwa der Hälfte ihres Lebens, ca. 50 Jahre, in der Menopause befinden wird.

Natürlich müsste die Gesellschaft dafür Sorge tragen, dass junge Paare, ca. bis zum 30. Lebensjahr, stärker die Möglichkeit erhalten, ihre Fortpflanzung auch zu verwirklichen. Hierbei müssten die verschiedensten sozial-gesellschaftlichen Maßnahmen eingeleitet oder intensiver unterstützt werden, die dazu führen, dass Kinderwunsch, Schwangerschaft, Stillzeit, Erziehung der Kinder, eigene Bildung und Karriere in Kongruenz mit einander gebracht würden. Aller Voraussicht nach werden solche gesellschaftlichen Maßnahmen nur sehr verzögert vorangetrieben, und dann auch höchst ungenügend umgesetzt werden, so dass man auf eine baldige wesentliche Verbesserung der demografischen Entwicklung durch gesellschaftspolitische Maßnahmen kaum hoffen kann. Die Gesundheitsreform von 2003 war mit dem weltweit einmaligen, hoch-signifikanten Abfall der Behandlungszahlen von IVF-Therapien und der daraus sich ergebenden Geburtenrate verbunden; bis jetzt konnte sich die Politik nicht aufraffen, die finanzielle Unterstützung für ungewollt kinderlose Paare wieder zu verbessern. Reproduktionsmedizinisch führt die zeitliche Verzögerung des Wun-

---

[19] Siehe Übersicht in ebd.

sches nach Kindern zu einer Abnahme der induzierten Schwangerschaftsrate bei immer älter werdenden Patientinnen. Immer weniger wird die reproduktionsmedizinisch erfolgreichste Lebensphase (<35 Jahren) genutzt.[20] Auch aus diesem Blickwinkel gesehen gehen bevölkerungspolitisch hochwertige Ressourcen verloren.

4. Vitrifizierung der menschlichen Oozyte: Evolutionärer Sprung in der Reproduktion zu Beginn des 21. Jahrhunderts

Der Versuch einer Fertilitätsvorsorge durch Kryokonservierung von Oozyten wird schon seit einigen Jahren erprobt; allerdings waren die Überlebensraten der aufgetauten Eizellen und deren reproduktives Potential nach entsprechender Insemination sehr gering, so dass nur über wenige Geburten nach der Verwendung von »thawed cryopreserved oocytes« berichtet worden ist. Erst die kürzlich publizierten Arbeiten von Anna Cobo et al.[21] führten durch ein neueres Kryokonservierungsverfahren (Vitrifikation)[22] zu einem sprunghaften Anstieg des reproduktiven Potentials von tiefgefroren-aufgetauten Eizellen (»warmed eggs«). Die spanische Arbeitsgruppe konnte zeigen, dass in einem Oozyten-Donations-Programm die Befruchtung von frisch gewonnenen Eizellen und solchen Eizellen, die tiefgefroren und aufgetaut waren (»cryo-banked«), das gleiche reproduktive Potential aufwiesen, und daher in beiden Gruppen eine hervorragende Schwangerschaftsrate erzielt werden konnte.[23] Diese Arbeiten konnten in ähnlicher Weise durch die italienische Arbeitsgruppe um Rienzi bestätigt werden.[24] Somit kann man von einem erneuten dialektischen Sprung in den reproduktiven Möglichkeiten, die heute weltweit zur Verfügung stehen, ausgehen.

Zu betonen ist dabei, dass auch bei onkologischen Fragestellungen

---

[20] DIR (2009).
[21] Cobo et al. (2010).
[22] Bei der Vitrifikation werden frische Eizellen nach Behandlung mit einem Gefrierschutzmittel mit einem feinen Halterungssteg in einen leeren, d. h. luftgefüllten Strohhalm (straw) gegeben, der in flüssigem Stickstoff bei -273 °C eingetaucht worden ist. Somit wird die Eizelle sofort schock-gefroren und kann dann über Jahre hinweg in diesem Zustand aufbewahrt werden, bis ein Auftauen erwünscht ist. Kuwajama (2005).
[23] Cobo et al. (2010).
[24] Rienzi/Ubaldi (2011).

nunmehr empfohlen wird, dass die Kryokonservierung von 2-PN-Zellen (die bis dato wesentlich bessere Resultate als die Kryokonservierung von Oozyten gezeigt hatte) ersetzt werden soll durch die Vitrifizierung von Oozyten. Denn es könnte ja sein, dass ein späterer Kinderwunsch nach einer überstandenen onkologischen Erkrankung durchaus mit einem anderen Partner als mit jenem, der vor der Erkrankung die Partnerschaft geteilt hat, von der entsprechenden Frau verwirklicht werden möchte. Auch das partielle Primary Ovarian Failure (POF), dem wohl ein beschleunigter Verlust der ovariellen Funktionsreserve (steilere »Baker«-Kurve) zu Grunde liegt, dürfte in Zukunft eine Indikation hierfür darstellen; dabei werden mehrere Hormonstimulationen und Follikelpunktionen erforderlich sein, um später ein ausreichendes Oozyten-›Depot‹ zur Verfügung zu haben.

Mit großer Bestimmtheit lässt sich voraussagen, dass das so genannte »social egg freezing«, also die Nutzung des eigenen, jungen, nicht alternden Genpools für eine junge Frau, die sich aktuell noch nicht für ein Kind entscheiden kann, in Zukunft bedeutsam sein wird. Auch bei dieser Fragestellung handelt es sich wahrlich um einen evolutionären Sprung, mit dem die genetische determinierte subfertile Phase des späten Klimakteriums und die infertile Phase der Peri-Post-Menopause über Jahre hinweg hinausgeschoben werden können. Natürlich stellt sich insbesondere aus Sorge um das Kindeswohl die Frage nach der zukünftigen Altersbegrenzung der Wunschmutter und der Wunscheltern für die Nutzung des bereitstehenden Fertiliätsvorsorgepools. Dies ist weniger eine reproduktions-, denn eine gesellschaftsmedizinische Problemstellung.

Während es sich bei den genannten Fragestellungen um eine autologe Fertilitätsvorsorge handelt, kündigt sich die heterologe Fertilitätsvorsorge, z. B. die Oozyten-Donation *inter-generationem* an. So wurde von einer kanadischen Arbeitsgruppe über die Oozyten-Kryokonservierung bei einer Mutter berichtet, bei deren adoleszenter Tochter ein Ullrich-Turner-Syndrom (UTS) bestand.[25] Frauen mit UTS sind infertil, weil ihnen angeboren die Ovaranlage komplett fehlt. Da allerdings der Uterus normal angelegt ist, können sie einen transferierten Embryo austragen, und ein gesundes Kind zur Welt bringen. So könnte die genannte Patientin später ein Kind gebären, dessen maternaler genetischer Ursprung nicht der Mutter, sondern der Großmutter ent-

---

[25] Gidone et al. (2008).

stammt. Umgekehrt ist z. B. auch denkbar, dass eine Tochter mit guter ovarielle Funktionsreserve ihrer eigenen Mutter (oder Schwester etc.), der eine suffiziente Eierstockfunktion abhanden gekommen ist (z. B. infolge früh auftretendem kompletten POF oder nach operativer Entfernung der Ovarien), ein Fertilitätspotential sichern könnte. Bei solchen Konstellationen wird allerdings – im Gegensatz zur autologen Fertilitätsvorsorge – ein schwerwiegender Eingriff in die natürliche Generationsfolge der Familienstruktur vorgenommen, bei dem Begrifflichkeiten wie ›Mutter‹, ›Großmutter‹, ›Tochter‹, ›Enkelkind‹, ›Nichte‹ oder ›Onkel‹ usf. ineinander übergehen, addierbar oder austauschbar sind und somit ursprüngliche, global und interkulturell gültige Definitionen verloren gehen. Sicherlich wird es nötig sein, dass sich international, aber auch national die Fachgesellschaften Gedanken darüber machen müssen, in welcher Weise mit derartig sensiblen Problemstellungen in Zukunft umgegangen werden soll.

5. Evolution von Sex und Reproduktion

Während der Übergangsphase von der Entwicklung der Menschenaffen über den Vormenschen (z. B. Australopithecus) bis hin zum Frühmenschen (Homo habilis bis erectus ca. 200.000 Jahr a. Chr.) diente Sex im wesentlich der Reproduktion.[26] Das kommunikative Sexualleben der Bonobos (Baboons) mag eine Ausnahme gewesen sein und in gewisser Hinsicht vorbereitend für das relativ weite Sexualitätsspektrum beim *Homo*. So wurde im Rahmen der Evolution der Fortpflanzung vom Frühmenschen an (kontinuierliche sexuelle Aktivität des Mannes, die so genannte »verdeckte« Ovulation der Frau) Sex auch ein Teil der inter-geschlechtlichen Beziehung, ohne streng an Reproduktion gekoppelt zu sein. Seit dem Jahre 3000 a. Chr. ist die Darstellung von Kondomen (Ägypten) bekannt, so dass offensichtlich männliche Verhütungsmethoden schon frühzeitig zur Verfügung standen, und damit Sex gezielt ohne Reproduktion möglich geworden war. Auf weiblicher Seite wurden sicher postkoitale Vaginalspülungen und intravaginale Eingaben von milden spermatoziden Flüssigkeiten und Substanzen schon seit Jahrtausenden eingesetzt. Erst im 20. Jahrhundert kam dann die systematische und gezielte weibliche Verhütung mit der Intra-

---

[26] Benagiano (2001), auch für die nächsten Aussagen.

uterinspirale und der medikamentösen Kontrazeption (orale Kontrazeption) sowie chirurgische Interventionen bei Mann (Samenleiterunterbindung) und Frau (Tubensterilisation) hinzu, so dass gerade auch für die weibliche Emanzipation die Möglichkeit, Sex ohne Reproduktion zu haben, ein weiterer dialektischer Fortschritt bedeutete. Mit der Inauguration der künstlichen Befruchtung (Assisted Reproductive Techniques, ART) im Jahre 1978 erfolgte eine weitere dialektische Entwicklung in dem Sinne, dass nun Reproduktion ohne Sex stattfinden konnte. Die Oozyten-Donation mit der so genannten heterologen ART ermöglicht auch die Reproduktion in der Menopause. Damit wurde erstmals in der Menschheitsgeschichte die evolutionär-genetisch determinierte Festlegung des Endes der reproduktiven Phase der Frau überwunden. Die hohe Erfolgsrate mit »warmed vitrificated oocytes« im Oozyten-Donations-Programm[27] und bei sonstigen ART-Verfahren[28] zeigt auf, dass nun eine effiziente Fertilitätsvorsorge durch konservierte Reproduktion im Sinne des »social egg freezing« möglich wird, womit evolutionäre Begrenzungen der weiblichen Fortpflanzung mit Hilfe eigener evolutionärer Initiativen des Menschen im breiten Rahmen überschritten werden könnten – und diese Art der Reproduktion von der vita sexualis komplett abgekoppelt wird. Aller Vermutung nach werden sich die modernen Gesellschaften auf diese alternativen Wege der Fortpflanzungssicherung einstellen.

Literatur

Baker, T. G. (1967): A quantitative and cytological study of germ cells in human ovaries. In: Proceedings of the Royal Society B 158, S. 417–433.
Benagiano, G. (2001): Reproductive strategies for human survival. In: Reproductive Biomedicine Online 4, S. 72–76.
Bertram, H./Bujard, M./Rösler, W. (2011): Rush-hour des Lebens: Geburtenaufschub, Einkommensverhältnisse, familienpolitische Perspektiven. In: Journal für Reproduktionsmedizin und Endokrinologie 2, S. 91–99.
Cobo, A. et al. (2010): Use of cryo-banked oocytes in an ovum donation programme: a prospective, randomized, controlled, clinical trial. In: Human Reproduction 25, S. 2239–2246.

---

[27] Cobo (2010).
[28] Rienzi/Ubaldi (2011).

DIR/Deutsches IVF-Register (2010): Jahrbuch 2009. Modifizierter Nachdruck. In: Journal für Reproduktionsmedizin und Endokrinologie 7, S. 470–497. (online: www.deutsches-ivf-register.de).

Gidone, Y. et al. (2008): Cryopreservation of a mother's oocytes for possible future use by her daughter with Turner syndrome: case report. In: Fertility and Sterility 90, S. e9–e12.

Handyside, A. H. et al. (2011): An altered pattern and high incidence of multiple meiotic errors in women of advanced maternal age undergoing IVF. In: Human Reproduction 26 Suppl. 1, S. 0–063.

Kuwayama, M. et al. (2005): Highly efficient vitrification method for cryopreservation of human oocytes. In: Reproductive Biomedicine Online 11, S. 300–308.

Lahdenperä, M./Lummaa, V./Russel, A. F. (2004): Menopause: why does fertility end before life? In: Climacteric 7, S. 327–332.

Lilford, R. J./Bryce, F. C. (1990): Teleology of the menopause. In: European Journal of Obstetrics & Gynecology and Reproductive Biology 30, S. 89–90.

Maccony, E. E. (1991): Different reproductive strategies in males and females. In: Child Development 62, S. 676–681.

Montag, M. et al. (2009): Polar body biopsy: a viable alternative to preimplantation genetic diagnosis and screening. In: Reproductive Biomedicine Online 18: Suppl. 1, S. 6–11.

– (2010): Kombinierte Translokations- und Aneuplodieuntersuchungen nach Polkörperbiopsie und array-Comparative Genomic Hybridisation. In: Journal für Reproduktionsmedizin und Endokrinologie 7, S. 498–502.

Peccei, J. S. (1995): A hypothesis for the origin and evolution of menopause. In: Maturita 21, S. 83–89.

Rienzi, L./Ubaldi, F. M. (2011): Human reproduction journals keynote lecture/ »Embryo development of fresh versus vitrified metaphase II oocytes after ICSI: a prospective randomized sibling-oocyte study«. In: Human Reproduction 26 Suppl. 1, S. 0–002.

Sinidiga, I. (1987): Fertility control and population growth among the Maasai. In: Human Ecology 15, S. 53–66.

II.
Kinderwunsch und Reproduktionsmedizin: Anthropologische und ethische Überlegungen

Entgrenzte Fortpflanzung

Zu ethischen Herausforderungen der kinderwunscherfüllenden Medizin

Tobias Eichinger

Von jeher liegt dem Menschen daran, Sexualität und Fortpflanzung zu trennen, nicht nur indem er unbeabsichtigte Folgen sexueller Betätigung zu vermeiden versucht – durch unterschiedlichste Arten der Schwangerschaftsverhütung, also mit dem Ziel *Sexualität ohne Fortpflanzung* –, sondern auch, indem er Anstrengungen unternimmt, im Falle ausbleibender Fortpflanzungserfolge der Entstehung eigenen Nachwuchses durch bewusste Eingriffe auf die Sprünge zu helfen. Dem Erreichen des letzteren Ziels – nämlich der *Fortpflanzung ohne Sexualität* bzw. der Überwindung natürlicher Reproduktionshindernisse – war freilich die längste Zeit nur mäßiger bis gar kein Erfolg beschieden. Fruchtbarkeitstänze oder fromme Opfergaben konnten Fertilitätsstörungen und ungewollter Kinderlosigkeit kaum abhelfen, derartige Rituale waren vielmehr geeignet und wurden praktiziert, um den unvermeidlichen Weg des Sichabfindens mit dem Schicksal zu erleichtern. Heute ist dies ganz anders.

Seit vor über 30 Jahren das erste durch künstliche Befruchtung gezeugte Kind auf die Welt kam, hat sich die Reproduktionsmedizin in einer Geschwindigkeit und einem Ausmaß entwickelt, in dem sich Logik und Dynamik einer *Entgrenzung der menschlichen Fortpflanzung* offenbaren und entfalten. Neben einem beständigen Erkenntniszuwachs wurden die Methoden der Diagnostik und Therapie ungewollter Kinderlosigkeit immer weiter ausgedehnt und verfeinert, so dass dank der gestiegenen medizintechnischen Verfügbarkeit des Zeugungsgeschehens für infertile Personen eigene Kinder nicht mehr nur Gegenstand von vagen Absichten, sehnsüchtigen Träumen, unerfüllten Wünschen und enttäuschten Hoffnungen sein müssen. Und nicht nur das *Ob* der Fortpflanzung rückt mehr und mehr in den beherrschbaren Gestaltungsbereich des Menschen. Fast der gesamte Prozess der menschlichen Reproduktion kann heute geplant, kontrolliert und der individuellen Lebenssituation der Frau, des Mannes bzw. des Paares mit Kinderwunsch angepasst werden. Elternschaft, das Mutter- und/ oder Vater-Werden, erscheint zunehmend als planmäßig realisierbares Projekt, das in seinen Grundkoordinaten form- und steuerbar wird und schließlich den Forderungscharakter eines Auftrags oder gar einer Bestellung annehmen kann, die – ganz den jeweils individuellen Präferenzen gemäß – an entsprechende Akteure und Institutionen gerichtet wird, die bei der Erfüllung des Kinderwunsches effektive Unterstützung versprechen.

So kreuzen sich in der Frage nach dem Kinderwunsch eine Fülle von Problemlinien, die gesellschaftliche, rechtliche, medizintheoretische, anthropologische, philosophische und nicht zuletzt ethische Aspekte der Fortpflanzung des Menschen, der Möglichkeiten technischer Unterstützung dabei sowie unterschiedlicher Lebens- und Familienformen zum Thema machen und mitsamt ihren Widersprüchlichkeiten, verwickelten Ambivalenzen und komplexen Zusammenhängen zur aufklärenden Reflexion herausfordern.

I. Dimensionen einer Entgrenzung der Fortpflanzung

Das Bekommen eigener Kinder hat im Rahmen assistierter Reproduktion mittlerweile eine hochtechnisierte, durchrationalisierte Gestalt angenommen, die die vormals fraglose Intuitivität und natürliche Unverfügbarkeit des Sich-Fortpflanzens Schritt für Schritt zurückzudrängen und zu überwinden sich anschickt.[1] So haben die längst allgemein akzeptierte und weithin übliche Anwendung von Kontrazeptiva zur Vermeidung ungewollter Schwangerschaften und der ebenfalls zunehmende Einsatz von In-vitro-Fertilisation (IVF) zur Behebung ungewollter Kinderlosigkeit ohnehin bereits zur Abkopplung der Fortpflanzung von der Sexualität geführt. Durch den Einsatz von IVF und Leihmüttern ist dabei die räumliche Auslagerung von Befruchtung und Schwangerschaft möglich geworden, der Kreis der an Fortpflanzung beteiligten Personen hat sich erweitert und durch Techniken wie *egg freezing* schließlich sind auch altersbedingt-zeitliche Beschränkungen der Reproduktion überwindbar geworden – Entwicklungen und Effekte, die zusammengenommen eine fundamentale Entgrenzung der Fortpflanzung bedeuten.

---

[1] Vgl. Schirren et al. (2003); Sütterlin/Hoßmann (2007).

1. Räumlich-körperliche Entgrenzung der Fortpflanzung

Der Vorgang menschlicher Fortpflanzung als höchst intime und diskrete Angelegenheit – die so diskret war, dass dem Menschen die längste Zeit seiner Geschichte selbst die elementaren biologischen Zusammenhänge seiner Reproduktion buchstäblich verborgen waren – dieses einzigartig intime und lange unverstandene, weil den Blicken und damit dem Wissen entzogene Geschehen im Körperinnern, wurde im Zuge des schrittweisen Durchschauens, des Auf- und Entdeckens unter fundamental veränderte Vorzeichen gestellt. Wissenschaftliche Neugier und Erkenntnisdrang brachten auch im Bereich der Fortpflanzung die geheimsten Vorgänge der menschlichen Natur ans Licht. Statt im unverstanden Verborgenen des Körperinneren der Mutter laufen elementare Schritte der Befruchtung und des Zeugungsgeschehens nun auch im hellen Licht aseptischer Labore und klinischer Arbeitsplätze ab; statt als unlösbarer Teil und Ergebnis der natürlichen Vereinigung zweier Körper in ihrer jeweiligen Ganzheit vollzieht sich die künstliche Zeugung als wissenschaftlich-technische Operation mit und an von ihren Herkunftskörpern getrennten, aus diesen explantierten Einzelteilen und -substanzen ganz außerhalb der Elternkörper, v. a. des Mutterleibes; dabei lässt sich der gesamte Prozess der Fortpflanzung in Einzelschritte segmentieren, die dann nicht mehr notwendigerweise an ein- und denselben Ort gebunden sind, sondern an unterschiedlichen, auch weit voneinander entfernten Stellen vorbereitet werden und ablaufen können.

2. Sozial-personale Entgrenzung der Fortpflanzung

Aus der räumlich-körperlichen Entgrenzung der Fortpflanzung, die sich als Modularisierung und Extrakorporierung des Zeugungsgeschehens manifestiert, ergibt sich unvermeidlich auch eine weitreichende Änderung und Erweiterung der Ordnung der an der Fortpflanzung beteiligten Personen. Statt exklusiver Gegenstand einer vertrauten Zweierbeziehung zu sein, ist die Mitwirkung Außenstehender am Zeugungsgeschehen zweier Eltern *in spe* nun prinzipiell möglich und manchmal auch nötig. Indem der Reproduktionsvorgang wesentlich von Fachleuten begleitet und durchgeführt wird, die in einem professionellen Dienstleistungs- bzw. Auftragsverhältnis ihrer geforderten

Tätigkeit nachgehen, ist die bislang ›private‹ Dyade eines gegengeschlechtlichen Paares geöffnet, und mehr und mehr Personen sind am Entstehungsprozess menschlichen Lebens beteiligt. So spricht man mittlerweile von »Fortpflanzung zu dritt«[2], Reproduktion ist Teamwork geworden, ein arbeitsteiliger Prozess, ein Herstellungsprozess, für dessen Gelingen entsprechende Spezialisten unabdingbar sind: zunächst die künftigen (sozialen) Eltern als Initiatoren und Auftraggeber (sog. ›Bestelleltern‹); außerdem ›Stoff-‹ oder ›Materiallieferanten‹, die zum Gelingen des Unternehmens potente Keimzellen in Form von Ei- oder Samenzellen beisteuern sowie ›Körperdienstleisterinnen‹, die als Aushilfsmütter den Wunscheltern ihren trag- und gebärfähigen Körper zur Verfügung stellen, diesen für die Dauer der Schwangerschaft ›ausleihen‹; daraus ergibt sich in der Regel auch die Mitwirkung von Agenten zur Vermittlung und Abwicklung derartig arbeitsteiliger Vertragsverhältnisse; zudem von Sammel- und Lagerstätten geeigneter und aufbereiteter Gameten; und nicht zu vergessen die fachlich versierten ›Projektleiter‹ solcher Kinderwunscherfüllungsprozeduren, die spezialisierten Mediziner zur professionellen Gesamtkoordination und Überwachung eines so komplexen wie sensiblen medizinisch-technischen Projektes.

Da es im Rahmen derartig segmentierter und extrakorporaler Reproduktion nicht mehr länger erforderlich ist, dass Eltern bzw. die Menschen, die ihr genetisches Material miteinander kombinieren wollen, sich überhaupt noch tatsächlich beggnen, geschweige denn sich körperlich nahe kommen, öffnen sich der individuellen Ausgestaltung der eigenen Fortpflanzung ganz neue Möglichkeiten. Personen, die auf verschiedenen Kontinenten leben, die sich nie in ihrem Leben gesehen haben, können (genetische) Eltern eines Kindes werden.[3] Für fertile Menschen, die allein aufgrund ihrer Lebenssituation und damit aus sozialen Gründen bislang unmöglich eigene Kinder bekommen konnten, bedeutet dies, nicht mehr länger auf die Erfüllung dieses Wunsches verzichten müssen.

So stellen Homosexualität und Partnerlosigkeit keine unüberwindlichen Hindernisse auf dem Weg zu einem eigenen Kind mehr dar. Gleichgeschlechtliche Paare, denen aufgrund ihrer sexuellen Orientie-

---

[2] Vgl. den Beitrag von Steininger in diesem Band.
[3] Vgl. dazu den Beitrag von Beck-Gernsheim in diesem Band.

rung und Lebensweise leiblicher Nachwuchs auf natürlichem Wege versagt ist – und die deswegen als ›sozial infertil‹ bezeichnet werden können –, können durch die Kombination verschiedener reproduktionsmedizinischer Verfahren wie Samen- bzw. Eizellspende und artifizieller Insemination eigene Kinder bekommen. Immer mehr lesbische Paare entscheiden sich heute bewusst für die Familiengründung und Kindererziehung, indem eine der Frauen durch künstliche Insemination mit Spendersamen schwanger und Mutter wird.[4] Auch homosexuelle Männer können mittels Eizellspende und IVF ein Kind zeugen (lassen) und mit Hilfe einer Leihmutter ›bekommen‹.[5] Assistierte Reproduktion unterstützt in diesen Fällen fertile Personen, indem das Fehlen eines notwendigen gegengeschlechtlichen Partners kompensiert wird.

Ebenso ermöglicht es künstliche Befruchtung alleinstehenden Personen (meist Frauen), die bewusst und geplant ohne Partner ein eigenes Kind bekommen möchten, sich ihren Kinderwunsch zu erfüllen – ein extremes Beispiel dafür ist der mittlerweile erfüllbare Wunsch einer Witwe, mit dem gefrorenen Sperma ihres verstorbenen Mannes *post mortem* ein ›gemeinsames‹ Kind zu zeugen. Dies verdeutlicht eindrücklich, dass das Vorhandensein und die Begegnung zweier fertiler gegengeschlechtlicher Menschen keine *conditio sine qua non* für erfolgreiche Fortpflanzung mehr ist, womit auch die sozial-personalen Bedingungen und Konstellationen erfolgreicher Fortpflanzung als entgrenzt bezeichnet werden müssen.

3. Zeitliche Entgrenzung der Fortpflanzung

Nicht nur in der räumlich-körperlichen und sozial-personalen Dimension findet eine erhebliche Transformation und Ausweitung des reproduktiven Möglichkeitsspektrums im Zuge einer zunehmenden Modularisierung und Manipulierbarkeit des Fortpflanzungsgeschehens statt. So wird seit einigen Jahren der Versuch unternommen, die Fortpflanzung vom biologischen Alter (der Mutter) abzukoppeln und somit den reproduktiven Spielraum auch in der zeitlichen Dimension erheblich

---

[4] Siehe Brewaeys et al. (2005). Vgl. dazu auch die Beiträge von Buschner, Diekämper und Thorn in diesem Band.
[5] Vgl. dazu auch den Beitrag von Haag in diesem Band.

zu vergrößern. Durch neuartige Verfahren der Kryokonservierung und Vitrifikation können heute jungen Frauen Eizellen entnommen, in unbefruchtetem Zustand eingefroren, über einen langen Zeitraum ohne Schaden zu nehmen aufbewahrt und zu einem späteren Zeitpunkt befruchtet und ausgetragen werden (sog. »egg freezing«). Damit wird die weibliche Fortpflanzung auch im Alter zu einer realistischen Option: Indem sie sich in jungen Jahren eine Fertilitätsreserve (»Eizellreserve«) anlegen, ist es Frauen möglich, in fortgeschrittenem Alter – sogar auch nach der Menopause – mit eigenen Eizellen schwanger zu werden.[6] Diese Innovation ist nun vor allem mit Blick auf gesellschaftlich wirksame Faktoren brisant, die die typischen Motivationen älterer Frauen (und Paare) zu einem späten Kinderwunsch prägen. Wie die demographische Entwicklung der vergangenen Jahrzehnte hinlänglich belegt, steigen das durchschnittliche Alter der Erstgebärenden wie auch die durchschnittliche Lebenserwartung beständig an. Gleichzeitig sind immer längere Ausbildungszeiten mit einem immer späteren Berufseinstieg, eine wachsende Priorisierung der beruflichen Karriere von Frauen sowie die uneingeschränkt selbstbestimmte Partnerwahl für die heutige Planung und Gestaltung von Biographien charakteristisch und auch selbstverständlich geworden.[7] Dies führt zusammengenommen dazu, dass die Anzahl lediger bzw. ungebundener Personen, aber auch gewollt kinderloser Paare kontinuierlich ansteigt, woraus wiederum folgt, dass immer mehr Frauen mit Eintritt der Menopause kinderlos sind.[8] Mit der Aussicht auf eine immer längere postmenopausale Lebensdauer, die zudem in einem immer besseren Gesundheitszustand verbracht werden kann, kann die Vorstellung später Mutterschaft durchaus zu einer erstrebenswerten Option werden.[9] So ist abzusehen, dass in Zukunft vermehrt ältere Frauen einen Kinderwunsch entwickeln werden.[10] Indem Frauen selbst in einem höheren Lebensalter noch Mütter werden können, ist eine Entgrenzung der Fortpflanzung auch in zeitlicher Hinsicht zu konstatieren.

---

[6] Siehe Bittner/Müller (2009) sowie den Beitrag von Geisthövel/Wetzka in diesem Band.
[7] Vgl. dazu auch den Beitrag von Bozzaro in diesem Band.
[8] Kentenich et al. (2004); Stöbel-Richter (2008).
[9] Vgl. Husslein/Franz (2008); Eichinger/Bittner (2010).
[10] Siehe Otte (2007). Für diese Prognose spricht zudem, dass schon seit einigen Jahren mehr und mehr prominente Schauspielerinnen und Showgrößen, die durchaus als zukunftsweisende Rollenvorbilder fungieren, sich mithilfe reproduktionsmedizinischer

II. Entgrenzung der Fortpflanzung als ethische Herausforderung

Diese drei Dimensionen der Entgrenzung der Fortpflanzung (Raum – Personen – Zeit) verdeutlichen, wie nahe der Mensch seinem alten Ziel bereits gekommen ist und in welchem Ausmaß es ihm mittlerweile gelungen ist, sich von den natürlichen und biologischen Bedingungen, die seiner Fortpflanzung bislang Grenzen setzten, zu lösen. Die so vorangetriebene reproduktive Emanzipation von der Natur, die sich einerseits der biologisch-genetischen Forschung und dem reproduktionsmedizinischen Fortschritt verdankt, andererseits der veränderten gesellschaftlichen Bedürfnislage und Akzeptanz Rechnung trägt, stellt nun Kriterien und Verlässlichkeit ethischer Einschätzung vor ganz neue Herausforderungen. Gerade postmenopausale, homosexuelle und (geplant) alleinstehende Elternschaften scheinen doch in besonderer Weise tiefgreifende Überzeugungen vom Selbstverständnis des Menschen, von tradierten Familienmodellen sowie von Konzepten des Natürlichen zu berühren, und es fragt sich immer dringlicher, wie mit solch neuartigen Kinderwünschen umzugehen ist, mit Kinderwünschen, die kaum auf sozial vertraute Muster und gewohnte Familienkonstellationen bezogen sind, und die nicht selten und bei vielen zunächst intuitive Abwehr und Unbehagen hervorrufen mögen, oder die doch zumindest nachhaltig für Irritation und Skepsis sorgen.

1. Natürlichkeit

Unweigerlich stehen damit ethische Fragen auf der Agenda, die sich direkt auf Vorstellungen von der menschlichen Natur und auf Konzepte reproduktiver Natürlichkeit beziehen. Wenige Fähigkeiten des Menschen sind so eng an biologische Gegebenheiten des Körpers gebunden wie die Fortpflanzungsfähigkeit. Dem entspricht der starke Bezug zu Kriterien des Natürlichen bzw. der Natürlichkeit, der für die Beurteilung von Reproduktionsfragen im Allgemeinen und von Kinderwünschen im Besonderen eine wichtige Rolle spielt.[11] Im Falle neuartiger

---

Hilfe ihren späten Kinderwunsch erfüllen und damit offen und medienwirksam umgehen.
[11] Vgl. Anselm/Balkenohl (2003).

und unüblicher Elternkonstellationen, die zunehmend Kinderwünsche artikulieren, lässt sich dies besonders deutlich erkennen. So beziehen sich Vorbehalte gegen postmenopausale, homosexuelle und alleinstehende Elternschaften häufig auf vertraute Muster der natürlichen Fortpflanzung und auf Vorstellungen eines inhärenten Wertes des Natürlichen. Doch ist in diesem Zusammenhang sehr genau, differenziert und kritisch zu prüfen, inwieweit sog. Natürlichkeitsargumente überhaupt tragfähig sind.[12] Gerade indem die Notwendigkeit der natürlichen Vereinigung von Mann und Frau zum Zwecke der Fortpflanzung obsolet geworden ist, müssen sich derartige Argumente, die auf Natürlichkeit bzw. die Natur des Menschen rekurrieren, neu bewähren. Dies gilt vor allem, sofern Vorwürfe des ›Unnatürlichen‹ oder gar ›Widernatürlichen‹ mehr sein sollen als bloße Anzeichen und Ausdruck einer tiefgreifenden Verunsicherung und eines weit verbreiteten Unbehagens, zu dem die Entkopplung von Sexualität und Fortpflanzung geführt hat. Doch folgt daraus, dass den natürlich-biologischen Bedingungen des menschlichen Körpers und seiner Fortpflanzungsfähigkeit keinerlei normativ relevanter Stellenwert eingeräumt werden kann?[13] Mit anderen Worten: kann aus der körperlichen Verfasstheit von Mann und Frau Gehaltvolles für eine ethische Bewertung reproduktionsmedizinischer Maßnahmen abgeleitet werden, ohne in die argumentationslogische Falle eines naturalistischen Fehlschlusses zu gehen? Was lässt sich aus dem Spannungsverhältnis von ›natürlicher Zweckdienlichkeit‹ der biologischen Ausstattung des Menschen für die Sicherung seiner Nachkommenschaft einerseits und seiner wesensmäßigen Fähigkeit, den eigenen Reproduktionsprozess technisch zu beeinflussen und dessen natürliche Beschränkungen hinter sich zu lassen andererseits, für eine philosophisch-anthropologische Bestimmung gewinnen? Wie lassen sich unter den heutigen Bedingungen einer mit Hilfe der Reproduktionsmedizin entgrenzten Fortpflanzung des Menschen, die die »Option einer Technisierung des Menschenmachens«[14] realisierbar gemacht haben, Charakter und Stellenwert des Zeugens und Bekommens von Kindern verstehen?

---

[12] Siehe dazu grundsätzlich Bayertz (2005) und Birnbacher (2006) sowie zur konkreten Anwendung im Fall der Eizellspende den Beitrag von Heyder in diesem Band.
[13] Vgl. Woopen (2002).
[14] Gehring (2007), S. 67.

2. Kontingenz und Unverfügbarkeit

Dabei wird sich die grundsätzliche Frage nach dem handlungstheoretischen Status der menschlichen Fortpflanzung zwischen selbstzwecklichem Handlungsvollzug, instrumentell-rationalem Herstellen und annehmender Begleitung naturhafter Prozesse kaum vermeiden lassen.[15] Zu berücksichtigen gilt es hierfür, dass die Reproduktionsmedizin mit ihren stark technisierten Abläufen und sachbezogenen Voraussetzungen bereits im Rahmen der Behandlung ›konventioneller‹ ungewollter Kinderlosigkeit in ein deutlich naturfernes Dispositiv von Technik, von stark zweckrationalem Handeln und einer gewissen Herstellungslogik gerückt ist, das beständig reflektiert und bewusst gemacht werden muss.[16] Im Rahmen künstlich assistierter Befruchtungstechnologien liegen Chancen und Risiken des instrumentellen Paradigmas besonders eng beieinander. Unerwünschte und leidvolle Effekte des Zufälligen und Vorgegebenen, Folgen ohnmächtig hinzunehmender Schicksalsschläge können zwar minimiert werden, was andererseits aber eben dazu führen kann, dass die Zeugung eines Kindes mehr und mehr Gegenstand eines planmäßigen und kontrollierten Herstellungsprozesses wird.[17] So kann nicht gänzlich bestritten werden, dass die moderne Reproduktionsmedizin »das fragile zivile Gefüge rund um die Fortpflanzung der Individuen in einen biomedizinisch angeleiteten (nicht zum Beispiel glücks-, sondern) qualitätsorientierten Produktionsvorgang«[18] verwandelt.

Dies fordert wiederum die Auseinandersetzung mit anthropologisch fundamentalen Fragen heraus: In welchem Verhältnis steht der Mensch als *homo faber* zu Kontingenz und Zufälligkeit?[19] Entspricht es nicht zutiefst der menschlichen Natur, natürliche Fesseln abzustreifen, die Bedingungen des eigenen Lebens so weit als möglich in den Griff zu bekommen und zum Gegenstand der freien und selbstbestimmten Entscheidung zu machen? Wie weit evoziert der Mensch sein Glück und gelingendes Leben gerade dadurch, dass er direkt und unabhängig vom Zufall oder übermächtigen Kräften bestimmt, wo,

---

[15] Siehe Woopen (2008).
[16] Vgl. Maier (2001).
[17] Vgl. Gerl-Falkovitz (2008); Maio (2010) sowie den Beitrag von Maio in diesem Band..
[18] Gehring (2007), S. 67.
[19] Vgl. hierzu im Kontext fortschreitender Neurotechnologien Müller (2010).

wann, wie und mit wem er Kinder in die Welt zu setzen gedenkt? Welche Bedeutung hat Unverfügbares und Vorgegebenes angesichts der Möglichkeiten eines immer weiter technisierten und damit steuerbaren Fortpflanzungsprozesses? Verfehlt gerade im Zusammenhang von Fortpflanzung und Familie nicht das technisch-instrumentelle Paradigma von Kontrolle, Plan- und Herstellbarkeit das Wesentliche und Wunderbare, das das Leben mit Kindern von Anfang an auszeichnet?

3. Genetisch-soziale Herkunft und personale Identität

Ganz neue gesellschaftlich-kulturelle, aber auch philosophisch-anthropologische Herausforderungen ergeben sich daneben aus der personalen Aufspaltung von Elternschaft, zu der der Einsatz von Samen- und Eizellspende sowie die Inanspruchnahme einer Leihmutter zwangsläufig führen – wenn die genetische, biologische und soziale Mutter sowie der biologische und soziale Vater nicht mehr dieselbe Person sind oder sein müssen, was eine »Abspaltung der Entstehungsbedingungen des Menschen aus den relationalen Strukturen«[20] zur Folge hat. In welchem Verhältnis steht die Identität eines Kindes (und späteren Erwachsenen) zur Eindeutigkeit seiner leiblichen Herkunft? Welche Rolle spielen die genetische Abstammung einerseits und die pränatale Mutter-Kind-Verbindung in der Schwangerschaft andererseits für die Herausbildung der Identität und die Beschaffenheit der postnatalen Mutter-Kind-Beziehung? Inwieweit birgt eine dissoziierte Elternschaft, die durch eine Eizellspende entsteht[21], Probleme für die Herausbildung der personalen Identität des unter diesen Umständen gezeugten Kindes? Ist eine derartige Herkunfts-Konstellation vergleichbar mit anderen unkonventionellen Familienverhältnissen, die ohne die Beteiligung reproduktionsmedizinischer Maßnahmen zustande kommen, wie etwa der Situation eines adoptierten Kindes?[22]

---

[20] Maio (2012), S. 249. Vgl. zur Herausforderung, Problemen der elterlichen Verantwortung und fragmentierten Abstammung bei durch Samenspende gezeugten Kindern zu begegnen, den Beitrag von Fischer in diesem Band.
[21] Siehe Berg (2008).
[22] So hatte 2010 der Europäische Gerichtshof für Menschrechte – in einem später revidierten – Urteil das österreichische Verbot der Eizellspende mit der Begründung zurückgewiesen, dass auch Adoptionen zu ungewöhnlichen Familien- bzw. Eltern-Kind-Verhältnissen führen würden.

Entgrenzte Fortpflanzung

Ob nun per Leihmutter, IVF, Samenspende, ICSI oder künstlicher Insemination gezeugt, stellen sich mit Blick auf reproduktionsmedizinische Hilfestellungen bei der Entstehung von Leben mindestens auf zwei Ebenen Fragen ganz allgemeiner Art. Zum einen darf nicht außer Acht gelassen werden, dass die Erfüllung von individuellen Kinderwünschen immer und unausweichlich über-individuelle Folgen hat, da durch erfolgreiche reproduktionsmedizinische Maßnahmen stets Familienkonstellationen entstehen bzw. modifiziert werden, an denen nicht nur mehr Personen als die jeweiligen Eltern und das gezeugte Kind beteiligt sind, sondern die auch als soziale Lebensform in weiter ausgreifende gesellschaftliche Bezüge eingebettet sind und in diesen interagieren. Eine ethische Einschätzung der Erfüllung unkonventioneller Kinderwünsche kann sich daher nicht auf die Interessen, Rechte und Pflichten der direkt beteiligten Personen beschränken, sondern erfordert »eine langfristige Kulturfolgenabschätzung jenseits spontan getroffener individueller Lifestyle-Präferenzen«[23]. Damit hängt die Legitimität und Vertretbarkeit etwa von der Inanspruchnahme von Samen- und Eizellspende zur Ermöglichung lesbischer Elternschaft nicht zuletzt davon ab, »ob eine Gesellschaft das Geborenwerden von Kindern mit zwei Müttern als soziale Praxis etablieren möchte oder nicht«[24]. Zum anderen fragt sich angesichts reproduktionsmedizin-technisch vermittelter Zeugungsbedingungen ganz allgemein in grundsätzlicher anthropologischer Hinsicht, ob das eigene Selbstverständnis tatsächlich und nachhaltig davon tangiert wird, nicht direkt aus einem exklusiven körperlichen Beziehungsgeschehen zwischen zwei Menschen, sondern aus einem arbeitsteilig organisierten und hoch technisierten Prozess im Labor hervorgegangen zu sein[25] – wobei zu bedenken ist, dass die Umstände seiner (Er-)Zeugung für den geborenen Menschen freilich immer nur in Form abstrakten Wissens präsent sind.[26]

Folgt man psychoanalytischen Entwicklungstheorien, können al-

---

[23] Amendt (2002), S. 166. Analog betont Maio mit Blick auf die Ebene ethischer Urteilsfindung die überindividuelle Tragweite derartiger Verfahren: »Es ist daher nicht allein eine Frage der Privatmoral, sondern es geht um eine Sozialmoral, bei der eben weitere Gesichtspunkte eine Rolle spielen als nur der private Wunsch.« Maio (2012), S. 253.
[24] Ebd.
[25] Vgl. dazu auch den Beitrag von Schmidhuber in diesem Band.
[26] Doch mag gerade das bloß abstrakte Wissen um die eigenen Entstehungsbedingungen von entscheidender Bedeutung sein, wenn es zutrifft, »dass der Mensch darauf

lerdings nicht nur alleinerziehende, sondern auch homosexuelle Elternkonstellationen recht konkrete Schwierigkeiten für die Herausbildung der sexuellen Identität des Kindes ergeben. Kindern mit (zwei) gleichgeschlechtlichen sozialen Eltern fehlt demnach das für die Findung und Bildung der eigenen sexuellen Identität als notwendig erachtete anders- bzw. eigengeschlechtliche Gegenüber in der Elternrolle.[27]

4. Das Kindeswohl

In gewissem Sinne besonders unverfügbar und dem direkten Zugriff gutmeinender Wunscheltern entzogen ist das Wohl des Kindes, das sich naturgemäß immer erst in der Zukunft manifestiert und demnach im Zuge reproduktionsmedizinischer Maßnahmen lediglich antizipiert werden kann. Wenn menschliche Fortpflanzung primär eine Frage der Technik wird, stellt sich die Frage, ob und welche Konsequenzen dies sowohl für den späteren Umgang der Eltern mit dem Kind als auch für die Identität desselben haben wird. Wird die Offenheit des Lebensentwurfes eines Kindes dadurch eingeschränkt, dass seine Geburt immer stärker zum Gegenstand von Planung und Entscheidungen wird, welche den individuellen Wünschen und Lebensplänen der Eltern entsprechen?[28] Inwieweit kann es als gebotene Ausübung elterlicher Verantwortung interpretiert werden, alle zur Verfügung stehenden medizinisch-technischen Möglichkeiten der frühzeitigen und pränatalen Risikoerkennung und Vorsorge (in Form von PID, PND etc.) zu nutzen?[29] Oder ist es vielmehr Aufgabe fürsorglicher Eltern, solcherlei Anstrengungen vorgeburtlicher Absicherung und ›Schadensminimierung‹ nur bis zu einer gewissen Grenze, nur in einem ›gesunden‹ Maß in Anspruch zu nehmen und bei allem Bewusstsein möglicher unab-

---

angewiesen ist, in der Vorstellung zu leben, aus einem Beziehungsgeschehen hervorgegangen zu sein«. Maio (2012), S. 249.
[27] Der Soziologe und Sexualwissenschaftler Gerhard Amendt geht in seiner solchermaßen ansetzenden Kritik an homosexueller Elternschaft (als »Parodie der Papa-Mama-Familie«) soweit, die unter diesen Umständen entstandenen und aufwachsenden Kinder als »*versehrt*, weil irreversibel ursprungsmanipuliert« zu bezeichnen. Amendt (2002), S. 172 bzw. 165. Zur Kritik an dieser homosexuelle Fortpflanzung ablehnenden Position vgl. dagegen Brewaeys et al. (2005) sowie Herrmann-Green (2008).
[28] Siehe Beck-Gernsheim (2005).
[29] Vgl. hierzu den Beitrag von Stroop in diesem Band.

sehbarer Eventualitäten und Gefahren sich die Fähigkeit zu bewahren, mit einer Haltung liebend-vertrauender Gelassenheit dem Lauf der Dinge entgegenzusehen?

Lässt sich generell zwischen ›normalen‹ oder ›gesunden‹ Elternwünschen und Fällen ›überwertiger‹ Fixierung auf den Kinderwunsch genau differenzieren?[30] Einerseits deutet sich an, dass eine prinzipielle Ausrichtung reproduktionsmedizinischer Maßnahmen an den jeweiligen Wünschen der Eltern (wie etwa bei der Behandlung altersbedingter Infertilität) dazu führen kann, dass sich fehlgeleitete oder schlicht instrumentalisierende Motivationen als Projektionsfläche der Wünsche der Eltern in den Vordergrund drängen – wie Selbstverwirklichung, Kompensation von Beziehungsproblemen, gesellschaftliche Statusambitionen oder sonstige primär elternbezogenen Intentionen. Andererseits ist allerdings zu bedenken, ob nicht gerade die notwendigerweise aktiven und bewusst eingeleiteten, dabei oft langwierigen und kostspieligen Schritte von Kinderwunschpatient(inn)en, die eine wiederholte Reflexion, bewusste Entschiedenheit und gewissenhafte Vorbereitung auf die Elternschaft geradezu erzwingen, als Ausdruck und Bestätigung einer besonderen Liebe und Verantwortung gegenüber dem gewünschten Kind verstanden werden können[31] – und damit gar als optimale Voraussetzung für ideale Elternschaft überhaupt. Diesem Verständnis nach würden dann die Verfahren und Techniken der Reproduktionsmedizin in besonderer Weise einem in Fortpflanzungs- und Familienfragen zentralen Schlüsselwert der Zeit gehorchen, indem sie explizit und zielgenau dazu eingesetzt werden können, »um den Auftrag der Moderne zu erfüllen: die ›Optimierung‹ der Startchancen fürs Kind«[32].

5. Die Rolle der Medizin

Bei allen normativ brisanten Fragestellungen und Problemen, die im Zuge einer Entgrenzung der Fortpflanzung neu auftauchen, seien sie sozialer, anthropologischer oder rechtlicher Art, ist zu berücksichtigen,

---

[30] Siehe Stauber (1994); Maier et al. (2001); Wischmann (2006).
[31] So etwa Herrmann-Green (2008).
[32] Beck-Gernsheim (1997), S. 319. Damit geht dann auch unweigerlich ein Bedeutungswandel des Verantwortungsbegriffs einher, siehe a. a. O., S. 320.

dass sich die ethischen Herausforderungen in ihrer Breite einzig und allein deswegen stellen und gewissenhafte Reflexion und Umsicht verlangen, weil die medizinischen Möglichkeiten fortschreiten und zu Entscheidungssituationen führen, die vorher ganz außerhalb des Bereichs des Möglichen lagen. Mit anderen Worten stellen sich neue ethische Herausforderungen durch die Entgrenzung der Fortpflanzung nur, weil Reproduktionsmedizin in ganz neuen Kontexten zu ganz neuen Zwecken eingesetzt werden kann *und eingesetzt wird*. Dies bedeutet nun, dass für eine ethische – und vor allem medizinethische – Beurteilung eine grundsätzliche begründungstheoretische Frage beantwortet werden muss.

Sofern Medizin nicht als kommerziell organisiertes Handwerk oder reine Dienstleistung auf Bestellung verstanden wird, sondern als verantwortliche und normierte Praxis, deren Anwendung gewissen Kriterien genügen muss, ist es in ethischer Hinsicht von zentraler Bedeutung, welche Legitimationsbedingungen medizinisches Handeln erfüllen soll. Dass der Einsatz und die Anwendung neuer Technologien – auch im medizinischen Bereich – nicht schon allein durch deren Mach- und Verfügbarkeit gerechtfertigt sein kann, versteht sich – auch außerhalb der Medizin – von selbst. Innerhalb des medizinisch-therapeutischen Paradigmas unterliegt nun das ärztliche Handeln als Anwendung und Umsetzung fachlichen Wissens und Könnens besonderen Anforderungen. Der Einsatz medizinischer Maßnahmen erfordert, dass einschlägige Kriterien der Behandlungsbedürftigkeit erfüllt sind.[33] Ist nun das Vorliegen eines Kinderwunsches ein in diesem Sinne ausreichendes Kriterium? Schon bei der ›klassischen‹ Zielgruppe der Reproduktionsmedizin, bei heterosexuellen Paaren im reproduktionsfähigen Alter, die aufgrund gynäkologischer oder andrologischer Ursachen ungewollt kinderlos bleiben, ist unklar, inwieweit sich der Kinderwunsch auf einen Zustand bezieht, der eindeutig als pathologisch anzusehen und demgemäß behandlungsbedürftig ist.[34] So ist mit Petra Gehring nicht zu verkennen, dass die Reproduktionsmedizin »sich zwar als ganz normale Medizin [gibt,] das Feld der Heilbehandlung jedoch längst weit hinter sich gelassen«[35] hat. Somit muss der größte Teil reproduk-

---

[33] Siehe hierzu Toellner/Wiesing (1995); Wieland (2004); Charbonnier et al. (2008) sowie Maio (2012).
[34] Vgl. dazu Anselm (2003); Krones et al. (2006); Rauprich (2008).
[35] Gehring (2007), S. 57.

tionsmedizinischer Anwendungen als Ausdruck einer umfassenden Medikalisierung der menschlichen Fortpflanzung gelten, denn: »Fortpflanzungsmedizin macht nicht gesund, sondern sie produziert Nachwuchs«[36].

Besonders deutlich zeigt sich dieser Medikalisierungs-Charakter im Fall der Kinderwünsche von neuen und unkonventionellen Elternkonstellationen, deren Erfüllung immer mehr zum alltäglichen Geschäft der Reproduktionsmedizin wird. Während auf der einen Seite die Anzahl ›konventioneller‹ Kinderwunschpatient(inn)en kontinuierlich zunimmt[37], werden auf der anderen Seite Kinderwunschbehandlungen immer öfter auch von Menschen in Anspruch genommen, die sich trotz altersbedingter oder ›sozialer‹ Infertilität eigene Kinder wünschen. Die Kinderwünsche dieser Menschen werfen dann die Frage auf, ob es Gründe geben kann, die den Einsatz reproduktionsmedizinischer Maßnahmen bei ungewollter Kinderlosigkeit bzw. verhinderter Ausübung der Fortpflanzungsfähigkeit auch ohne Krankheitsbezug legitimieren und ob bzw. welche ethisch-anthropologischen Aspekte in diesem Zusammenhang berücksichtigt werden sollten.[38] Lassen sich solche Maßnahmen, die nicht als Heilbehandlung gelten können, ethisch rechtfertigen, wenn ein besonders intensiver Kinderwunsch vorliegt? Ein Kinderwunsch etwa, dessen Intensität dagegen spricht, den entsprechenden Einsatz künstlich assistierter Befruchtung als ›reine Wunscherfüllung‹ zu klassifizieren und damit abzuweisen?

Für die Erörterung dieser Frage scheint es nun unabdingbar zu sein, den generativen Stellenwert, die anthropologische Bedeutung und ethische Relevanz des Wunsches nach eigenen Kindern aufzuklären.

III. Zum Status des Kinderwunsches

Kinderlose Frauen mit Kinderwunsch, die kurz vor dem Ende ihrer Fruchtbarkeit stehen, verspüren häufig einen zunehmenden Druck, ihr Ziel einer Schwangerschaft noch zu erreichen.[39] Oft wird dieses

---

[36] A.a.O., S. 62.
[37] Siehe Wischmann (2008).
[38] Vgl. Siep (2004).
[39] Siehe Otte (2007); Stöbel-Richter et al. (2008); Callahan (2009).

Verlangen als tiefes Bedürfnis erlebt, das zentrale Bedeutung für den eigenen Lebensplan und nicht selten für das Selbstverständnis als Frau hat. Insofern scheint der Kinderwunsch kein bloßer Wunsch zu sein, wie es andere Formen des individuellen Verlangens und subjektiven Wollens sind – wie etwa kurzlebige Wünsche nach Konsumgütern, nach Formen der Selbstverwirklichung o.ä., die durchaus sehr oberflächlich, instabil oder kurzlebig sein können. Allerdings entscheiden sich Frauen und Paare auch (und auch immer häufiger) bewusst und freiwillig für ein Leben ohne Kinder, was gleichzeitig darauf hindeutet, dass der Kinderwunsch kein universales Grundbedürfnis sein kann, dessen Befriedigung jeder Mensch zwingend oder auch ›natürlicherweise‹ anstreben sollte.

1. Der Kinderwunsch zwischen Wunsch und Bedürfnis

Die spezifische Ambivalenz des Kinderwunsches zwischen elementarer Bedeutung und willkürlichem Gut[40] ist nun auch verantwortlich dafür, dass die entsprechenden ethischen Implikationen unklar sind. Dabei hängt aber die Legitimität und Notwendigkeit von reproduktionsmedizinischen Maßnahmen zur Ermöglichung eigener Kinder wesentlich von der anthropologischen bzw. ontologischen Einstufung des die Behandlung erbittenden oder einfordernden Verlangens ab. Wenn dem Wunsch nach eigenen Kindern ein fundamentaler, für jedes menschliche Leben unverzichtbarer Wert zugesprochen werden könnte, ließe sich gut begründen, dass die Realisierung dieser Option jedem Menschen mit allen zur Verfügung stehenden Mitteln – und dazu gehören freilich auch und zuallererst die entsprechenden Möglichkeiten der Medizin – ermöglicht werden sollte, auch wenn es sich nicht um einen Zustand handeln muss, dem Krankheitswert zugeschrieben wird.[41] Handelt es sich beim Kinderwunsch dagegen um einen ›bloßen‹, d.h. oberflächlichen und auch verzichtbaren Wunsch, der ausschließlich von den individuellen und kulturellen Lebensverhältnissen sowie subjektiven und kontingenten Einstellungen des Einzelnen abhängig ist, wäre eine derartig starke Position kaum haltbar und Ansprüche, bei

---

[40] Vgl. Haker (2002), S. 184 ff.
[41] Vgl. Campagna (2008).

der Kinderwunscherfüllung Unterstützung zu erhalten oder gar einzufordern, hätten viel geringeres normatives Gewicht.

Statements von Reproduktionsmedizinern sowie Berichte betroffener Kinderwunschpaare deuten auf einen fundamentalen Stellenwert des Kinderwunsches. Hier wird von Zuständen berichtet, die so tief in der menschlichen Natur verwurzelt sind, dass sie letztlich auch unabhängig von Geschlecht, Alter und sexueller Orientierung jedem (erwachsenen) Menschen zugestanden werden müssten – von einem gleichsam »archaischen Bedürfnis«[42] wird da berichtet, von einem Zustand, der »als ein Urbedürfnis erlebt«[43] werde, sprechen Betroffene und Behandler. Ist der Kinderwunsch demnach also doch weniger ein Wunsch, als vielmehr ein Grundbedürfnis? Welche Bedeutung kommt dem Verlangen, ein eigenes, leibliches Kind zu zeugen und zu bekommen, innerhalb eines menschlichen Lebens zu?

Angesichts einer zweistelligen Kategorisierung handlungsleitender Größen, wie sie sich hier im konkreten reproduktionsmedizinischen Kontext andeutet, die mit dem Anspruch auftritt, eindeutig zwischen Wünschen und Bedürfnissen unterscheiden zu können und die dabei von entscheidender normativer Relevanz mit durchaus weitreichenden praktischen Konsequenzen ist, sind grundsätzliche philosophisch-anthropologische Überlegungen und Bedenken jedoch unabdingbar. So deutet einiges darauf hin, dass eine klare Dichotomie von – normativ schwachen – Wünschen und – normativ starken – Bedürfnissen nicht der motivationalen Struktur lebensweltlicher Bezüge entspricht.[44] Um dieser Vermutung nachzugehen, ist eine begriffliche Differenzierung angezeigt und es gilt, die beiden fraglichen Größen – Wunsch und Bedürfnis – in ihren wesentlichen Charakteristika zu fassen, um so diese sowohl besser gegeneinander abgrenzen zu können, als auch das Verhältnis aufzuhellen, in dem sie zueinander stehen.

2. Bedürfnis

Ein Bedürfnis markiert immer das Fehlen von Etwas. Außerdem steht mit der Rede von Bedürfnissen neben diesem Verweis auf einen Man-

---

[42] Kentenich et al. (2004), S. 600.
[43] Stauber (2000), S. 381.
[44] Siehe Merker (1998).

gelzustand stets auch die Frage nach dem Ziel, nach dem Zustand der Mangel*losigkeit* im Raum.[45] Dieser Ziel- und Zweckbezug findet sich auch in gängigen Bedürfnis-Definitionen wieder, die an Vorstellungen von Zuständen der Ermangelung einerseits und der Vollständigkeit andererseits orientiert sind. So bestimmt eine klassische (aus der Volkswirtschaftslehre des 19. Jahrhunderts stammende) Definition ein Bedürfnis als »Gefühl eines Mangels mit dem Streben ihn zu beseitigen«[46]. Dabei zeichnet sich dieser defizitäre Zustand aber nicht einfach durch das schlichte Fehlen von etwas Beliebigem aus, sondern betrifft einen Mangel, der mit einer gewissen Dringlichkeit beansprucht behoben zu werden. In der genannten Definition ist demgemäß von einem mit dem Mangelgefühl verbundenen Streben die Rede, welches darauf gerichtet ist, den erstrebenswerten, aber eben gerade nicht vorhandenen Zustand zu erreichen. Und dieser zu erreichende Zustand ist dabei kein Ziel, das für sich steht, es wird nicht einfachhin oder um seiner selbst willen – ›einfach so‹ – bevorzugt, sondern kommt mit einer (freilich jeweils unterschiedlich stark ausgeprägten) Notwendigkeit zum Ausdruck. Ein Bedürfnis bringt also das Vorliegen einer Notwendigkeit unter bestimmten zweckbezogenen Bedingungen zum Ausdruck, und Bedürfnisaussagen können als Aussagen über ›echte‹ Erfordernisse bzw. Erforderlichkeiten verstanden werden.

3. *Wunsch*

Während sich Bedürfnisse in diesem Sinne auf Ziele und Erfüllungszustände beziehen, deren Erreichen nicht nur möglich, sondern auch nötig ist, sind Wünsche von einer geradezu konträren praktischen Intentionalität. So können Wünsche durchaus auf Sachverhalte und Umstände gerichtet sein, die gar nicht, d. h. unter keinerlei denkbaren Voraussetzungen realisierbar sind. Daneben gibt es aber auch Wünsche, die auf unmittelbar bevorstehende Handlungen des Wünschenden bezogen sind und die damit sehr wohl einen gewissen Realitätsgrad auf-

---

[45] Auf diese zweckbezogene oder instrumentelle Struktur des Bedürfnisbegriffs bzw. des Bedürfens weist Dieter Birnbacher hin: »›Brauchen‹ setzt stets ein bestimmtes Wozu, einen Zweck voraus, auf den es bezogen wird«. Birnbacher (1979), S. 31.
[46] So der Nationalökonom Friedrich B. W. v. Hermann, zitiert nach Müller/Schönpflug (1971), Sp. 765.

weisen. Mit und in der Rede von Wünschen können mithin sehr unterschiedliche Dinge bzw. Sachverhalte bezeichnet und zum Ausdruck gebracht werden: »Wünschen kann man sich vieles – Mögliches und Unmögliches, Realisierbares und Unrealisierbares, Nahes und Fernes, Eigenes und Fremdes.«[47] Unterscheidet man nun Bedeutungsebenen und Verwendungsmöglichkeiten des Wunschbegriffs anhand der Realisierungsbedingungen der Objekte oder Zustände, auf die sich Wünsche beziehen, so lassen sich drei grundlegende Wunschtypen bestimmen und unterscheiden.

Wünsche können sich *erstens* auf Zustände beziehen, die nicht nur prinzipiell realisierbar sind, sondern die der Wünschende selbst herbeiführen oder deren Eintreten er direkt provozieren kann: *Handlungswünsche;* daneben können sich Wünsche *zweitens* aber auch auf prinzipiell mögliche Zustände beziehen, die das wünschende Subjekt selbst nicht realisieren kann, da das Eintreten oder Vorliegen des Gewünschten von äußeren Faktoren, die ihm nicht direkt zugänglich sind, abhängig ist: *praktische Wünsche;* und schließlich gibt es *drittens* Wünsche, die sich auf Zustände richten, die prinzipiell unmöglich erreichbar sind, die also auch nicht durch das Verhalten anderer Personen oder sonstige nicht-menschliche Kräfte und Einflussgrößen realisierbar sind: *unrealistische Wünsche.* Bei näherem Hinsehen zeigt sich, dass Wünsche des ersten und des dritten hier genannten Typus, also Wünsche, die sich der Wünschende selbst erfüllen kann zum einen *(Handlungswünsche)* und prinzipiell unerfüllbare Wünsche zum andern *(unrealistische Wünsche),* in einem strengen Sinne nicht dem Kern dessen entsprechen, was den Wunsch als intentionale und intersubjektive Größe ausmacht. Zwar sind der Gebrauch und die Äußerung von unrealistischen Wünschen und Handlungswünschen üblich und verbreitet, doch sind diese beiden Wunschtypen nur schwer eindeutig zu bestimmen, weisen sie doch große Gemeinsamkeiten mit anderen Klassen intentionaler und sprachlicher Akte auf, deren performativ-pragmatische Funktion sie häufig erfüllen.[48] So sind Wünsche und Wunschäußerungen, die sich auf Zustände richten, die der Wünschende selbst erreichen bzw. herbeiführen kann *(Handlungswünsche),* gleichbedeutend mit Handlungsabsichten, Voraussagen oder Ankündigungen eigener Handlungen; und Wünsche, die prinzipiell unrealisier-

---

[47] Birnbacher (2005), S. 11.
[48] Vgl. Bittner (1999) und Boothe/Fuchs (2011).

bare Zustände betreffen, sind insofern keine ›tatsächlichen‹ oder realistischen Wünsche, als sie vielmehr in erster Linie kommunikative Funktionen erfüllen und Träume, Missfallen, Bedauern, Reue, Wertäußerungen oder Urteile über den gegenwärtigen Stand der Dinge oder die eigene Befindlichkeit zum Ausdruck bringen (Bsp. Wunsch nach Weltfrieden). Die unrealistische Dimension derartiger Wünsche im Sinne verwehrter Erfüllbarkeit zeigt sich übrigens in prägnanter Weise daran, dass solche Wünsche sprachlich in aller Regel im Konjunktiv formuliert und geäußert werden. So äußert z. B. eine Person, die nicht mehr zu ändernde, weil in der Vergangenheit liegende Ereignisse bedauert, dies typischerweise mit den Worten »Ich wünschte, es wäre anders gekommen …« oder »Ich wünschte, ich hätte anders reagiert …« im Falle eigener vollzogener Handlungen. In diesem konjunktivischen Sprachmodus der Uneigentlichkeit kommt auch zum Ausdruck, dass man ›tatsächlich‹ wünschen würde, wäre das Erwünschte grundsätzlich realisierbar; man würde sich das Unerreichbare schon wünschen, wenn man nur könnte (hier klingt auch die oben erwähnte Auffassung an, dass ›unrealistische‹ Wünsche eben genaugenommen den Witz ›echter‹ Wünsche vermissen lassen).[49]

Diese Dreiteilung von Wunschtypen – in unrealistische, realistische und Handlungswünsche – vor Augen, wird deutlich, dass Kinderwünsche, mit deren Erfüllung die Reproduktionsmedizin beschäftigt ist, zum Typus der realistischen Wünsche zu rechnen sind. Bei Kinderwünschen infertiler heterosexueller Paare als auch homosexueller, alleinstehender und älterer Menschen handelt es sich weder um reine Wunschträume noch um bloße Absichtserklärungen. So wünschen sich ungewollt Kinderlose, seien sie nun medizinisch, sozial oder altersbedingt infertil, ja einen Zustand bzw. ein Ereignis, das sie alleine, auf natürlichem Wege und ohne fremde Hilfe nicht erreichen oder bewirken können, dessen Herbeiführung aber heute dank reproduktionsmedizinischer Verfahren doch möglich geworden ist – also handelt es sich weder um bloßen Absichten reproduktiv zu handeln noch um Wunschträume.

---

[49] Vgl. dazu Peter Bieris sprach- und handlungstheoretischen Befund: »Wenn etwas offensichtlich unerreichbar ist, so tragen wir dem mit dem Konjunktiv Rechnung […]. In der irrealen Ausdrucksform spiegelt sich die resignative Brechung, mit der wir über solche Wünsche sprechen.« Bieri (2001), S. 42.

4. Der Kinderwunsch als Bedürfnisbefriedigungswunsch

Mit einer begrifflichen Differenzierung zwischen Wunsch und Bedürfnis ist noch nicht die Frage beantwortet, ob und inwiefern der Kinderwunsch als realistischer Wunsch dabei auch einschlägige Merkmale von Bedürfnissen aufweist oder gar als ein solches verstanden werden muss. Die hohe Intensität und identitätsstiftende Funktion, die der Wunsch nach eigenen Kindern im Falle verhinderter Erfüllung annehmen kann, legt nahe, dass es sich dabei um einen Wunsch handelt, der über individuelle Begehrlichkeiten und kontingente Präferenzen hinausgeht. Dies jedoch nicht, weil es sich um ein Bedürfnis in einem fundamentalen und existenziellen, also lebensnotwendigen und verallgemeinerbaren Sinne handelte; dagegen sprechen die Fälle all jener Menschen, die bewusst auf Kinder verzichten und keineswegs gezwungen sind, aufgrund ihrer selbstbestimmten Kinderlosigkeit ein weniger ausgefülltes, gutes oder gelingendes Leben zu führen. Vielmehr handelt es sich beim Kinderwunsch um einen Wunsch, der auf ein fundamentales Bedürfnis bezogen zu sein scheint und der somit als *Bedürfnisbefriedigungswunsch* aufgefasst werden kann.

Eine dichotome Gegenüberstellung von Wunsch und Bedürfnis erweist sich gerade im Falle des Eigene-Kinder-Wollens nicht als besonders geeignet zur Klärung des anthropologischen Stellenwerts dieses Verlangens. Vor allem die bei solchen Überlegungen zumindest implizit mitschwingende Annahme, Bedürfnisse seien schon deshalb gewichtiger und drängender, weil sie den Menschen auf einer kognitiv nicht oder nur rudimentär erreichbaren Ebene mehr oder weniger unvermittelt überkämen, muss bezweifelt werden. So ist es ein Verdienst Arnold Gehlens, im Rahmen seiner philosophisch-anthropologischen bzw. »anthropo-biologische[n]«[50] Lehre vom *Menschen als Mängelwesen* die Auffassung von Bedürfnissen als instinktive, urwüchsige und unverfügbare Triebmomente, die den Menschen gleichsam wie Naturereignisse ereilen, zu entkräften. Mit der Formel von der »Orientierung der Bedürfnisse«[51] betont Gehlen, dass menschliche Bedürfnisse sich immer nur in vermittelter und kultivierter Form manifestieren. Ein Bedürfnis in diesem Sinne zu orientieren heißt, so schreibt er,

---

[50] Gehlen (1986), S. 15.
[51] Siehe Gehlen (2004), S. 82–88.

es »unter Kulturbedingungen zu setzen«[52], was nichts weniger als die Möglichkeit und auch Notwendigkeit eines reflexiv-formenden Zugriffs des Menschen auf Form und Gestalt seiner Bedürfnisse beinhaltet. Dieses notwendig vermittelte Verhältnis der Selbstformierung des eigenen Trieblebens umfasst dann nicht nur die Fähigkeit, Bedürfnisse aufzuschieben, sondern auch, sie ganz aufzuheben.[53] Dies widerspricht nun einer klaren Trennung von kognitiv oder reflexiv direkt zugänglichen Wünschen und rational nur schwer und bedingt zugänglichen, instinkt- und naturhaften Bedürfnissen. Mithilfe des Gehlenschen Modells mag es gelingen, die spezifische Komplexität des motivationalen Rückkopplungsvorganges in den Blick zu bekommen, durch den sich konkrete Wünsche erst herausbilden, welche wiederum die Wahrnehmung und Identifikation der Bedürfnisse bestimmen. Bedürfnisse sind demnach immer schon Gegenstand der Reflexion und Formung durch den Menschen, der sie empfindet und sich sowohl von ihnen in seinem Handeln leiten lässt als auch ihre konkretisierende Manifestation steuern kann.

Auf die neuen Möglichkeiten der Reproduktionsmedizin unter den Bedingungen entgrenzter Fortpflanzung bezogen, gilt es nun, mit diesem Ansatz die hinter dem Kinderwunsch liegende Bedürfnissituation zu identifizieren und in ihrer konkretisierenden Vermittlungsstruktur nachzuvollziehen. Das fragliche (Grund-)Bedürfnis ist freilich zunächst – allgemein gesprochen – eines nach Fortpflanzung, nach Elternschaft und Familie, oder – etwas technischer formuliert – nach einem Leben in dauerhaften und engen sozialen Nahbeziehungen, die durch starke Verantwortlich- und Abhängigkeiten geprägt sind.[54] Die indirekte und nicht notwendige Verbindung von diesem grundlegenden Bedürfnis mit einem konkret formulierten und an die Medizin adressierten Kinderwunsch bzw. seine Ausformung und Manifestation als ein solcher ist nun in normativer Hinsicht entscheidend und für die

---

[52] A.a.O., S. 88.
[53] Vgl. auch Gehlens Auffassung, wonach es »für den Menschen als Handelnden lebensnotwendig [ist], die Befriedigung der Bedürfnisse *aufschieben* zu können [...]. Wenn wir also einen Antrieb, ein Bedürfnis fühlen, so liegt, es zu fühlen, nicht in unserer Macht. Aber es zu befriedigen oder nicht, das liegt in unserer Macht«. Gehlen (1986), S. 55.
[54] Vgl. zu einer derartigen Definition von Elternschaft und Familie einschlägig Wiesemann (2006).

Frage der Beurteilung reproduktionsmedizinischer Maßnahmen zur Kompensation ungewollter Kinderlosigkeit ausschlaggebend. So ist es wichtig zu sehen, dass aus dem Grundbedürfnis nach Elternschaft und Familie zwar nicht zwingend der Wunsch, (genetisch) eigene Kinder zu bekommen, resultieren muss, dieser aber im Falle seines Auftretens durchaus zentrale und essenzielle Bedeutung für das Leben der betreffenden Person haben kann; und dies, ohne gleich dem Verdacht ausgesetzt zu sein, die Form einer krankhaft übersteigerten Fixierung angenommen zu haben oder eine Stellvertreterfunktion für ganz andere persönliche Probleme zu erfüllen.

5. *Kinderwunscherfüllung als Abenteuer, Stiftung von Zusammenhang und Lebenssignal*

Vor dem Hintergrund des wechselwirkenden Transformationsprozesses anthropologischer Triebmomente kann die aufgeworfene ethische Fragestellung nach Kriterien eines angemessenen Umgangs mit Kinderwünschen in der Reproduktionsmedizin nun zwar nicht eindeutig und abschließend beantwortet, aber doch weiter differenziert werden. Was spricht für die Annahme, das grundlegende Fortpflanzungsbedürfnis, auf das Kinderwünsche bezogen sind, ziele zweifellos und unveränderlich darauf ab, genetisch eigene Kinder zu zeugen? Gerade angesichts der unterbestimmten und stark formbaren Bedürfnisgestalt scheint hier eine so eindeutige Festlegung kaum plausibel. Viel mehr scheint doch für die Auffassung zu sprechen, dass das Kernmotiv des Reproduktionsbedürfnisses – als Bedürfnis nach Fortpflanzung und Elternschaft – darin besteht, als Eltern bzw. Elternteil mit Kindern in einer engen und auf Dauer angelegten Verantwortungs- und Sorgebeziehung zu leben. Damit muss die Frage angeschlossen werden, ob zur Erfüllung der Kinderwünsche von Personen, die (aus welchen Gründen auch immer) ungewollt kinderlos sind, Adoption und Pflegeelternschaft nicht als akzeptable Alternativen zu einer genetisch-biologischen Elternschaft gelten können – Alternativen, die freilich weder in den Zuständigkeitsbereich der Reproduktionsmedizin fallen noch Teil des Phänomens einer Entgrenzung der Fortpflanzung durch Fortschritte in der Kinderwunschbehandlung sind.

Doch offenbar ist der Wunsch nach *eigenen*, d. h. genetisch eigenen Kinder stärker und tiefer verwurzelt, als es eine funktionale Beschreibung des Eltern-Kind-Verhältnisses einzufangen vermag.[55] Vor allem scheint die Betonung der transgenetischen Komponente des je individuellen Kinderwunsches auf eine Weise hartnäckig und langlebig, die konträr verläuft zu den Verschiebungen der gesellschaftlichen Lebensbedingungen im übergreifenden Modus der kollektiven Geistes- und Kulturgeschichte. So lässt sich mit Peter Sloterdijk die kultur- und modernitätsgeschichtliche Diagnose stellen, wonach zur Moderne »unweigerlich der Abschied vom Denken in genealogischen und ursprungslogischen Kategorien« gehört und die »Instanzen der modernen Welt an der Zerstörung holistischer Zugehörigkeits- und Herkunftsordnungen«[56] arbeiten. Vor diesem Hintergrund erweist sich das Grundmotiv der Ermöglichung genetischer Elternschaft, das sämtliche fortpflanzungsmedizinischen Anstrengungen als solche letztlich nötig macht bzw. die Reproduktionsmedizin im Ganzen antreibt, als überraschend unzeitgemäßer, nämlich vormoderner Imperativ und Wunschgegenstand gleichzeitig.

Eine Spur, die die Anziehungskraft der biologisch-genealogischen Verbindung aufhellen mag, findet sich in der umfassenden Wirkkraft und Unwägbarkeit, die die Erfüllung eines Kinderwunsches in der realen Lebenswirklichkeit entfaltet. So ist der Kinderwunsch bei weitem nicht auf das Entstehen und die Existenz des gewünschten Kindes als Kind beschränkt; die Kinderfrage ist immer auch eine Elternfrage, und für die Wünschenden geht es freilich um nicht weniger als um eine grundlegende Richtungsentscheidung für die eigene Existenz, was den Kinderwunsch kategorial von den meisten anderen Wünschen abhebt. Mit Gernot Böhme ist dementsprechend zu betonen, »dass mit Kindern ein bestimmtes Leben gewünscht wird oder eine Lebensform«[57]. Somit gewinnt der Kinderwunsch unausweichlich die Dimension eines dop-

---

[55] Zur leiblich-sexuellen Dimension des (v. a. weiblichen) Kinderwunsches aus feministischer Perspektive siehe Sichtermann (1993), zu weiteren Bedeutungsfacetten sowie dem historischen Wandel des Kinderwunschbegriffs siehe Pilzecker (1994).
[56] Sloterdijk (1996), S. 15. Die Herauslösung des Subjektes aus seinen generativen Bindungen und Verpflichtungen diagnostiziert Sloterdijk als Vignette der mittlerweile rund drei Jahrhunderte währenden Epoche der Individualisierung und Emanzipation von den »genealogischen Ursprungsgewalten«. A.a.O., S. 17. In der vormodernen, zumal antiken und klassischen Welt galt dagegen – nicht zuletzt mit einem Blick in die Bibel: »Die Weltzeit ist ein Samenstrom, Weltgeschichte ist Zeit der Zeugungen.« A.a.O., S. 12 f.
[57] Böhme (1985), S. 62. Vgl. auch Hille Haker: »Der Wunsch nach einem Kind ist zugleich immer auch der Wunsch, in einer bestimmten Weise, nämlich als Familie, zu leben«. Haker (2011), S. 34.

Entgrenzte Fortpflanzung

pelten Lebenswunsches, als seine Erfüllung charakteristischerweise nicht nur ein neues Leben – das des Kindes – bedeutet, sondern immer auch (in der Regel mindestens zwei) bestehende Lebenslinien – die der Eltern – auf ein komplett neues Fundament stellt, wie Hille Haker herausstellt: »Der Kinderwunsch bezieht sich damit nicht nur auf den Wunsch nach einem Kind als solchem, sondern zugleich darauf, das eigene Leben in einer bestimmten Weise zu leben.«[58]

Indem erfolgreiche Fortpflanzung den Menschen zwangsläufig mit unvorhersehbaren, irreversiblen und dabei verpflichtenden Konsequenzen konfrontiert[59], mag auch Dieter Thomäs plakativer Befund einleuchten, wonach das Elternwerden

»in unserer sicherheitsbewussten Gesellschaft eines der wenigen großen Risiken [birgt], denen sich die Menschen massenhaft auszusetzen bereit sind. Mit der Geburt ihres Kindes nehmen sie eine mögliche Umwälzung ihres Lebens hin«[60].

Gegenstand des Kinderwunsches können also weniger ein berechen- und vorhersehbares *Wie*, die konkrete Gestalt des beabsichtigten Eltern-Lebens oder gar definierte Eigenschaften des geplanten Kindes sein, als vielmehr ›lediglich‹ ein offenes *Dass*, die gespannte, auf alles gefasste Entscheidung für ein überraschendes Lebens- und Beziehungsmodell, auf das man sich als Elternwilliger – mitunter notgedrungen – möglichst unvoreingenommen einlassen muss. Die unvermeidlich mangelhafte ›Planungssicherheit‹ der Kinderwunscherfüllung stellt auch Böhme im Rahmen seines anthropologisch-pragmatischen Lebens-Entwurfs *en passant* heraus: »[W]as man will, wenn man Kinder will, wer immer sie dann sein mögen, ist ›Zusammenhang‹.«[61] ›Wer immer sie denn sein mögen‹ – in dieser Bestimmung liegt das sich unverwechselbar individuell ereignende Überraschungsmoment, das die Eigenheit und Persönlichkeit eines neuen Menschen in das bestehende Paar- und entstehende Elterngefüge von Anfang an mit ein-

---

[58] Ebd.
[59] Vgl. zur Dimension elterlicher Verantwortung, die mit dem Entstehen eines Kindes – ob von den Eltern als solches angenommen oder abgelehnt – immer und unabwendbar gegeben ist, auch Hakers Ausführungen, »dass mit dem Kinderwunsch eine Selbsteinschätzung in Bezug auf die Fähigkeit, einem Kind Eltern sein zu können, einhergeht (unabhängig davon, wie das andere einschätzen mögen), und es geht mit ihm eine implizite Anerkennung der Übernahme von Verantwortung einher.« A.a.O., S. 148.
[60] Thomä (2002), S. 14f.
[61] Böhme (1985), S. 62.

bringt. Ganz in diesem Sinne zeigt sich Ludger Lütkehaus fasziniert von der Idee des je individuellen Menschen als *Initial des Lebens*, wonach »jedes Kind ein inkarniertes Überraschungsmoment ist«[62]. Ebenso klar sieht Thomä diesen verunsichernd-verlockenden Effekt der menschlichen Fortpflanzung: »Letztlich kann man gar nicht wissen, was auf einen zukommt«[63]; und er findet eine treffende Metapher für das Projekt des Eltern-Werdens und -Seins: »Elternschaft hat vielleicht noch am ehesten – jedenfalls was die Unübersichtlichkeit betrifft – etwas von einer Theaterprobe, die nicht enden will; sie ist ein Abenteuer des Alltags.«[64]

Wie es scheint, kann nun gerade die Unvorhersehbarkeit und potentielle Nötigung zur Annahme auch des Unerwünschten, die Kinder mit sich bringen, einen Hinweis geben auf den hohen Wert, den der Umstand der genetischen Verbundenheit genießt. Als eine Art Gegengewicht zur prinzipiell unsicheren und nur in Maßen beeinflussbaren Entwicklung und fundamentalen Eigenständigkeit des neuen Menschenwesens, dessen Kindheit und Jugend ein einziger Prozess der Individuation und schließlich Emanzipation von der Macht seiner jeweiligen Herkunfts- und Abstammungsmacht ist; um die Bedrohung, die in der Ungewissheit des Kinderschicksals mitsamt seinen unwägbaren Rück- und Wechselwirkungen auf die ganz eigene elterliche Lebensbahn liegt, gewissermaßen abzuschwächen und zu kompensieren, suchen Eltern lange vor der Geburt ihres Kindes in der fortzusetzenden genetisch-generativen Linie die unbestreitbare und definitive Verbundenheit zu ihrem Nachkommen. Damit eröffnet sich eine Ebene genealogisch-symbolischer Ordnung, die mit adoptierten oder in Patchwork-Konstellationen ›angenommenen‹ Kindern nur schwer herzustellen bzw. ganz ausgeschlossen ist. Böhme fasst diesen interpersonal und vor allem intergenerationell wirkmächtigen *Fortpflanzungs-Wunsch* als tiefgehendes menschliches Bedürfnis mit beinahe metaphysischem Gehalt:

»Gemessen an der Abstraktheit unserer sonstigen Lebensvollzüge und der Entfremdung von der Natur ist in der Tat Kinder-Haben eine Art mystische

---

[62] Lütkehaus (2003), S. 24. Eine Formel, die schon Hannah Arendt in ihren Entwürfen zur Natalität, zu einer Philosophie der Geburt und Gebürtlichkeit des Menschen entwickelte.
[63] Thomä (2002), S. 46.
[64] A.a.O., S. 47.

Erfahrung, nämlich das konkrete Leben des Zusammenhanges mit den Anderen seiner selbst.«[65]

Der durchaus urtümlich erscheinenden Kraft des Verlangens, sich in einen historisch-familialen Zusammenhang stellen zu können, der jenseits aller kontingenten, reversiblen und kulturell bedingten Identitätszuschreibungen und -konstruktionen über den körperlich-erblichen Strang der Gene – des ›Blutes‹ – verläuft, ist dann auch eine unangreifbar positive und emphatische Note abzugewinnen. So sind im Wunsch nach eigenen Kindern Konturen eines Plädoyers für den Wert des Lebens an sich nicht zu leugnen. In diesem Sinne bringt Thomä wiederum die überindividuelle Dimension des Kinderwunsches bzw. seiner Erfüllung auf den nicht ganz pathosfreien Punkt: »Wenn sie [die Eltern, T. E.] einem Kind zum Dasein verhelfen, geht es nicht nur um die Bejahung von dessen speziellem Leben, dessen Persönlichkeit, die sich ja erst noch langsam entwickelt; es liegt darin ein Signal *für das Lebens schlechthin*.«[66]

Insofern ist die generelle Entwicklung einer weiter entgrenzenden Fortpflanzung mithilfe der Reproduktionsmedizin als Erweiterung und Ausdifferenzierung der Möglichkeiten des Menschen zu verstehen, auch unter sich wandelnden sozial-gesellschaftlichen Rahmenbedingungen derartige Lebenssignale abzugeben. Inwieweit die damit neu aufkommenden Signalwege und Formen des familiär-gesellschaftlichen Zusammenlebens aus individual- sowie vor allem sozialethischer Perspektive zu begrüßen, vertretbar oder aber kritikwürdig sind, lässt eine Analyse des anthropologischen Stellenwerts des Kinderwunsches allein allerdings nicht zu.

Literatur

Amendt, Gerhard (2002): Kultur, Kindeswohl und homosexuelle Fortpflanzung. In: Leviathan – Berliner Zeitschrift für Sozialwissenschaft 30 (2), S. 161–174.

Anselm, Reiner (2003): Kinderlosigkeit als Krankheit? Ethische Aspekte reproduktionsmedizinischer Fragestellungen. In: Reproduktionsmedizin 19 (1), S. 15–21.

---

[65] Böhme (1985), S. 62.
[66] Thomä (2002), S. 177, Hervorhebung im Original.

Anselm, Rainer/Balkenohl, Manfred (2003): Ethik in der Reproduktionsmedizin. In: Carl Schirren et al. (Hrsg.): Unerfüllter Kinderwunsch. Köln: Deutscher Ärzte-Verlag, S. 445–467.

Bayertz, Kurt (2005): Die menschliche Natur und ihr moralischer Status. In: Kurt Bayertz (Hrsg.): Die menschliche Natur. Welchen und wieviel Wert hat sie? Paderborn: Mentis, S. 9–31.

Beck-Gernsheim, Elisabeth (1997): Eltern. In: Christoph Wulf (Hrsg.): Vom Menschen. Handbuch Historische Anthropologie. Weinheim: Beltz Verlag, S. 315–323.

– (2005): Alles aus Liebe zum Kind. In: Ulrich Beck/Elisabeth Beck-Gernsheim (Hrsg.): Das ganz normale Chaos der Liebe. Frankfurt: Suhrkamp, S. 135–183.

Berg, Giselind (2008): Die Eizellspende – eine Chance für wen? In: Gisela Bockenheimer-Lucius/Petra Thorn/Christiane Wendenhorst (Hrsg.): Umwege zum eigenen Kind. Ethische und rechtliche Herausforderungen an die Reproduktionsmedizin 30 Jahre nach Louise Brown. Göttingen: Universitätsverlag Göttingen, S. 239–253.

Bieri, Peter (2001): Das Handwerk der Freiheit. München: Hanser.

Birnbacher, Dieter (1979): Was wir wollen, was wir brauchen und was wir wollen dürfen. In: Klaus Michael Meyer-Abich/Dieter Birnbacher (Hrsg.): Was braucht der Mensch, um glücklich zu sein? Bedürfnisforschung und Konsumkritik. München: Beck, S. 30–57.

– (2005): Philosophie des Glücks. In: e-Journal Philosophie der Psychologie (1), S. 1–16.

– (2006): Natürlichkeit. Berlin: De Gruyter.

Bittner, Rüdiger (1999): Wozu Wünschen gut ist. In: Brigitte Boothe (Hrsg.): Verlangen, Begehren, Wünschen. Göttingen: Vandenhoeck & Ruprecht, S. 19–38.

Bittner, Uta/Müller, Oliver (2009): Technisierung der Lebensführung. Zur ethischen Legitimität des Einfrierens von Eizellen bei gesunden Frauen als Instrument der Familienplanung. In: Jahrbuch für Wissenschaft und Ethik 14, S. 23–45.

Böhme, Gernot (1985): Anthropologie in pragmatischer Hinsicht. Darmstädter Vorlesungen. Frankfurt: Suhrkamp.

Boothe, Brigitte/Fuchs, Marita (2011): »Wünschen kann zu Nichtstun verführen« Ein Gespräch mit der Psychoanalytikerin Brigitte Boothe. Abruf unter: http://www.uzh.ch/news/articles/2011/wuenschen-kann-zu-nichtstun-verfuehren.html [Dezember 2011].

Brewaeys, Anne/Dufour, S./Kentenich, Heribert (2005): Sind Bedenken hinsichtlich der Kinderwunschbehandlungen lesbischer und alleinstehender Frauen berechtigt? In: Journal für Reprodutionsmedizin und Endokrinlogie 1, S. 35–40.

Callahan, Daniel (2009): Women, work, and children: is there a solution? In: Frida Simonstein (Hrsg.): Reprogen-ethics and the future of gender. Dordrecht: Springer, S. 91–104.

Campagna, Norbert (2008): Procreative needs and rights. In: Marcus Düwell/Christoph Rehmann-Sutter/Dietmar Mieth (Hrsg.): The contingent nature of life. Bioethics and limits of human existence. Berlin: Springer, S. 109–117.

Charbonnier, Ralph/Dörner, Klaus/Simon, Steffen (2008): Medizinische Indikation und Patientenwille. Behandlungsentscheidungen in der Intensivmedizin und am Lebensende. Stuttgart: Schattauer.

Eichinger, Tobias/Bittner, Uta (2010): Macht Anti-Aging postmenopausale Schwangerschaften erstrebenswert(er)? In: Ethik in der Medizin 22 (1), S. 19–32.

Gehlen, Arnold (1986): Der Mensch, seine Natur und seine Stellung in der Welt. Wiesbaden: Aula-Verlag.

– (2004): Urmensch und Spätkultur. Philosophische Ergebnisse und Aussagen. Frankfurt: Vittorio Klostermann.

Gehring, Petra (2007): Inwertsetzung der Gattung: Zur Kommerzialisierung der Fortpflanzungsmedizin. In: Jochen Taupitz (Hrsg.): Kommerzialisierung des menschlichen Körpers. Berlin: Springer, S. 53–68.

Gerl-Falkovitz, Hanna-Barbara (2008): Zwischen Liebe und Labor. Nachdenken über das »Machen« eines Kindes. In: Stephan E. Müller/Ingolf Schmid-Tannwald/Otto P. Hornstein (Hrsg.): Unerfüllter Kinderwunsch. Münster: Lit Verlag, S. 41–59.

Haker, Hille (2002): Ethik der genetischen Frühdiagnostik. Paderborn: Mentis.

– (2011): Hauptsache gesund? Ethische Fragen der Pränatal- und Präimplantationsdiagnostik. München: Kösel.

Herrmann-Green, Lisa (2008): Lesben mit Kinderwunsch: Eine ethische Herausforderung für die Reproduktionsmedizin? In: Gisela Bockenheimer-Lucius/Petra Thorn/Christiane Wendenhorst (Hrsg.): Umwege zum eigenen Kind. Ethische und rechtliche Herausforderungen an die Reproduktionsmedizin 30 Jahre nach Louise Brown. Göttingen: Universitätsverlag Göttingen, S. 217–237.

Husslein, Peter/Franz, Maximilian (2008): Reproduktionsmedizin als Lifestyle-Konzept. In: Frauenarzt 49 (12), S. 1129–1133.

Kentenich, Herbert et al. (2004): Bedürfnisse von Frauen mit Kinderwunsch. Verantwortung der Frauenärzte in der Reproduktionsmedizin. In: Gynäkologe 37 (7), S. 600–606.

Krones, Tanja et al. (2006): Kinderwunsch und Wunschkinder. Möglichkeiten und Grenzen der In-vitro-Fertilisations-Behandlung. In: Ethik in der Medizin 18 (1), S. 51–62.

Lütkehaus, Ludger (2003): Die Biotechnik und die Philosophie der Geburt. In: Scheidewege. Jahresschrift für skeptisches Denken 33, S. 14–24.

Maier, Barbara (2001): Reproduktionsmedizin – Quo vadis? Ethische Aspekte. In: Journal für Fertilität und Reproduktion 11 (1), S. 42–43.

Maier, Barbara et al. (2001): Der Wunsch nach einem Kind und seine Erfüllung in der Reproduktionsmedizin. In: Journal für Fertilität und Reproduktion 11 (2), S. 27–31.

Maio, Giovanni (2010): Auf dem Weg zum Kind als erkauftes Dienstleistungsprodukt? Eine ethische Kritik der modernen Reproduktionsmedizin. In: Zeitschrift für Evangelische Ethik 52 (3), S. 194–205.

– (2012): Mittelpunkt Mensch: Ethik in der Medizin. Ein Lehrbuch. Stuttgart: Schattauer.

Merker, Barbara (1998): Sind angemessene Wünsche solche, die unseren Bedürfnissen entsprechen? In: Barbara Merker/Georg Mohr/Ludwig Siep (Hrsg.): Angemessenheit: Zur Rehabilitierung einer philosophischen Metapher. Würzburg: Königshausen und Neumann, S. 133–144.

Müller, Johann Baptist/Schönpflug, Ute (1971): Art. Bedürfnis. In: Joachim Ritter/Karlfried Gründer/Gottfried Gabriel (Hrsg.): Historisches Wörterbuch der Philosophie. Darmstadt: Wissenschaftliche Buchgesellschaft, S. 765–773.

Müller, Oliver (2010): Zwischen Mensch und Maschine – Vom Glück und Unglück des Homo faber. Berlin: Suhrkamp.

Otte, Sören von (2007): Die ältere Kinderwunschpatientin. Grundlagen, diagnostische und therapeutische Aspekte des reproduktiven Alterns. In: Der Gynäkologe 40 (10), S. 766–772.

Pilzecker, Ute (1994): Der ›Kinderwunsch‹: die Geburt eines Phänomens. In: Marianne Pieper (Hrsg.): Beziehungskisten und Kinderkram. Neue Formen der Elternschaft. Frankfurt: Campus, S. 235–244.

Rauprich, Oliver (2008): Sollen Kinderwunschbehandlungen von den Krankenkassen finanziert werden? Ethische und rechtliche Aspekte. In: Gisela Bockenheimer-Lucius/Petra Thorn/Christiane Wendenhorst (Hrsg.): Umwege zum eigenen Kind. Ethische und rechtliche Herausforderungen an die Reproduktionsmedizin 30 Jahre nach Louise Brown. Göttingen: Universitätsverlag Göttingen, S. 31–47.

Schirren, Carl et al. (2003): Unerfüllter Kinderwunsch. Leitfaden Reproduktionsmedizin für die Praxis. Köln: Deutscher Ärzte-Verlag.

Sichtermann, Barbara (1993): Ein Stück neuerer Weltlichkeit: der Kinderwunsch. In: Weiblichkeit. Zur Politik des Privaten. Berlin: Wagenbach, S. 21–34.

Siep, Ludwig (2004): Die Technisierung der Reproduktion. In: Konkrete Ethik. Grundlagen der Natur- und Kulturethik. Frankfurt: Suhrkamp, S. 310–338.

Sloterdijk, Peter (1996): Alte Leute und letzte Menschen. Notiz zur Kritik der Generationenvernunft. In: Hans Peter Tews/Thomas Klie/Rudolf M. Schütz (Hrsg.): Altern und Politik. 2. Kongress der Deutschen Gesellschaft für Gerontologie und Geriatrie. Melsungen: Bibliomed, S. 7–21.

Stauber, Manfred (1994): Psychologie der ungewollten Kinderlosigkeit. In: Der Frauenarzt 35 (10), S. 1177–1186.

– (2000): Art. Kinderlosigkeit/Kinderwunsch. In: Wilhelm Korff/Ludwin Beck/Paul Mikat (Hrsg.): Lexikon der Bioethik. Gütersloh: Gütersloher Verlagshaus, S. 380–383.

Stöbel-Richter, Yve (2008): Kinderwunsch und Elternschaft im Wandel. In: Gynäkologische Endokrinologie 6 (S1), S. 1–4.

Stöbel-Richter, Yve et al. (2008): Entwicklungen in der Reproduktionsmedizin – mit welchen Konsequenzen müssen wir uns auseinandersetzen? In: Zeitschrift für Familienforschung 20 (1), S. 34–61.

Sütterlin, Sabine/Hoßmann, Iris (2007): Ungewollt kinderlos. Was kann die moderne Medizin gegen den Kindermangel in Deutschland tun? Berlin: Berlin-Institut für Bevölkerung und Entwicklung.

Thomä, Dieter (2002): Eltern. Kleine Philosophie einer riskanten Lebensform. München: Beck.

Toellner, Richard/Wiesing, Urban (1995): Wissen – Handeln – Ethik. Strukturen ärztlichen Handelns und ihre ethische Relevanz. Stuttgart: G. Fischer.

Wieland, Wolfgang (2004): Diagnose: Überlegungen zur Medizintheorie. Warendorf: Hoof.

Wiesemann, Claudia (2006): Von der Verantwortung, ein Kind zu bekommen. Eine Ethik der Elternschaft. München: Beck.

Wischmann, Tewes (2006): Unerfüllter Kinderwunsch – Stereotype und Fakten. In: Journal für Reproduktionsmedizin und Endokrinologie 3 (4), S. 220–225.

– (2008): Ungewollte Kinderlosigkeit und Reproduktionsmedizin – Einige grundlegende Daten. In: Dorothee Kleinschmidt/Petra Thorn/Tewes Wischmann (Hrsg.): Kinderwunsch und professionelle Beratung. Stuttgart: Kohlhammer, S. 31–36.

Woopen, Christiane (2002): Fortpflanzung zwischen Natürlichkeit und Künstlichkeit. In: Reproduktionsmedizin 18 (5), S. 233–240.

– (2008): Die ›Natur des Menschen‹ als Orientierungsnorm für die Reproduktionsmedizin. In: Giovanni Maio/Jens Clausen/Oliver Müller (Hrsg.): Mensch ohne Maß? Reichweite und Grenzen anthropologischer Argumente in der biomedizinischen Ethik. Freiburg: Alber Verlag, S. 288–302.

Kinderlosigkeit als Krankheit

Anthropologische und ethische Aspekte[1]

Reiner Anselm

Sich den Wunsch nach eigener Nachkommenschaft auch in widrigen Umständen zu erfüllen, gehört offenbar zu den Grundbedürfnissen der Menschheit. Zumindest aber ist dieses Verlangen tief verwurzelt im jüdisch-christlichen Kulturkreis. Von den Familienerzählungen der Genesis bis hin zu den Geburtsgeschichten der Evangelien spannt sich ein thematischer Bogen, der in ganz unterschiedlichen Anläufen das Thema »eigene Nachkommenschaft« behandelt und sich über die Heilige Schrift ins kulturelle Gedächtnis einschreibt.[2] Dabei steht der *unerfüllte Kinderwunsch* immer wieder im Mittelpunkt. Die unfruchtbare Rebekka trägt rabiate Zwillinge in ihrem Leib; Rahel hat schwer unter ihrer Kinderlosigkeit zu leiden, wo doch ihre Schwester Lea schon längst Mutter geworden ist. Die Mutter Simsons und die Mutter Samuels teilen im Alten Testament das gleiche Schicksal wie Elisabeth und Zacharias zu Beginn des Lukas-Evangeliums: Der ersehnte Nachwuchs bleibt aus. Um diesem Missstand abzuhelfen, wird eine ganze Palette der unterschiedlichsten Maßnahmen ergriffen: vom Liebeszauber (Gen 30,14) über das Gelübde (1 Sam 1,11), die Leihmutterschaft (Gen 16) und die Leihvaterschaft (Gen 38) bis hin zum Wunder der göttlich verheißenen Geburt. Der unerfüllte Kinderwunsch ist ein Widerfahrnis, das seit jeher, nicht erst beflügelt vom Machbarkeitsdenken der Moderne, auch nicht erst hervorgerufen durch die modernetypische Individualisierung oder den emanzipationsbedingten aufgeschobenen Kinderwunsch, den Einsatz besonderer Mittel motiviert.

---

[1] Eine erste Fassung dieses Beitrags ist in Reproduktionsmedizin 19 (2003), S. 15–21 erschienen, die auch als Diskussionsgrundlage bei der in diesem Band dokumentierten Klausurwoche diente. Der hier publizierte Text versucht die vielfältigen Anregungen der Diskussion mit den Teilnehmerinnen und Teilnehmern der Klausurwoche, für die ich mich herzlich bedanken möchte, aufzunehmen und einige Modifikationen vorzunehmen.

[2] Siehe dazu Utzschneider (2002).

Diese kurze Rückbesinnung, die sich ohne Weiteres um Beispiele aus anderen Traditionszusammenhängen wie etwa der deutschen Märchenliteratur ergänzen ließe, macht bereits deutlich, dass eine einseitige, vor allem eine pauschalisierende Kritik am Einsatz reproduktionsmedizinischer Maßnahmen, als bloße Life-style-Medizin unsachgemäß ist und viel zu kurz greift. Es mag solche Fälle geben, zunächst aber gilt, dass eigene Nachkommen und damit auch der Wunsch nach eigenen Kindern etwas ganz Normales sind und dementsprechend unerfüllte Kinderlosigkeit als Beeinträchtigung, eben als Krankheit wahrgenommen wird und wahrgenommen werden kann. Es handelt sich um ein Leiden, das nach Linderung und Überwindung ruft. Dabei macht schon die biblische Überlieferung deutlich, dass dies auch unkonventionelle Wege einschließt und planvolles Handeln, nicht etwa das Einfügen in das Schicksal, die naheliegendste Option darstellt. Im Einzelfall sind sicher Szenarien denkbar, in denen ein Verzicht auf eigene Nachkommen dem Außenstehenden als die bessere Option erscheinen mag, insbesondere dann, wenn der Wunsch nach einem Kind selbst krankhafte Züge anzunehmen droht. Doch solche Bedenken, auch wenn sie in bester Absicht vorgetragen werden, können nicht als Rechtfertigungsgrund dienen, den von ungewollter Kinderlosigkeit Betroffenen grundsätzlich eine reproduktionsmedizinische Behandlung zu versagen. Eine erste, noch recht allgemein konturierte Fassung des in meinen Augen zentralen Arguments dafür ist, dass jede Heilbehandlung durch das Ziel motiviert ist, eine vom normalen der Lebensführung abweichenden Zustand so weit wie möglich zu egalisieren. Dabei ist freilich hier sogleich anzufügen, dass die genauere Bestimmung dessen, was im Einzelfall die Referenz für die Bestimmung des »Normalen« ausmacht, durchaus schwierig und strittig sein kann. Im weiteren Verlauf wird darauf noch weiter einzugehen sein.

Auch wenn in einer Vielzahl der Fälle Kinderlosigkeit als eine den medizinischen Therapieversuch rechtfertigende Krankheit aufzufassen ist, ist dennoch die Legitimität eines solchen technischen Vorgehens als Eingriff in die Natur in den Debatten um die Reproduktionsmedizin immer wieder mit Nachdruck bestritten worden. Dabei wird von den Kritikern oft das Faktische als das Natürliche und darin auch als das Normale, Erstrebenswerte profiliert. Diese Argumentationsfigur ist schon seit der Kritik der Romantik an der Aufklärung in Deutschland außerordentlich verbreitet. Sie speist sich heute aus einer breiten Allianz, die von den beiden großen christlichen Kirchen über die Technikskepsis bei Hans Jonas bis hin zur kritischen Linken reicht. Das Fanal der unheilvollen Folgen menschlichen Eingreifens in die Natur, das nicht zuletzt durch die Erfahrung der ökologischen Krise zusätzliche Unterstützer gewonnen hat, bildet seit den Anfängen der Diskussion um die Reproduktionsmedizin, seit den Debatten um die Novellierung des Strafgesetzbuches und den einschlägigen Regelungen zur künstlichen Insemination, den Kern aller kritischen Anfragen. Sie konnten für den deutschen Sprachraum deswegen so starke Resonanz entfalten, weil sie sich mit einem normativen Konzept des Natürlichen als des von Gott Gewollten verbanden, wie es vor allem von der römischen Kirche, in Teilen aber auch von den evangelischen Kirchen als Widerlager zur Moderne und ihrem Gestaltungswillen vertreten wurde. In der christlich-theologischen Tradition fand es zunächst in der ablehnenden Haltung des römischen Lehramts zur Empfängnisverhütung, die einen Eingriff in die gottgegebene Ordnung der Natur darstelle, seine Entsprechung, ebenso wie in der Kritik an der künstlichen Befruchtung.[3] In all diesen Fällen werde, so die Argumentation, der natürliche Vorgang der geschlechtlichen Fortpflanzung und damit auch die schöpfungsgemäße Ordnung des Zusammenlebens von Frau und Mann negiert und zerstört. Die evangelischen Kirchenleitungen hingegen haben sich zwar ebenfalls distanziert zu den Entwicklungen auf dem Gebiet der Fortpflanzungsmedizin geäußert, dennoch hat der Protestantismus als Ganzer sich zunächst hier sehr viel aufgeschlossener gegenüber einer Gestaltung der menschlichen Reproduktion gezeigt[4] und erst jüngst zu einer explizit kritischen Sicht gefunden. Diese Wende wurde nicht durch die Fortpflanzungsmedizin und ihre Zielsetzung der Behandlung ungewollt kinderloser Paare motiviert, sondern sie erfolgte unter dem Eindruck, dass die Entwicklung und Etablierung der In-vitro-Fertilisation die Voraussetzung bilde für die Selektion und die Manipulation menschlicher Embryonen, nicht zuletzt auch für die verbrauchende Embryonenforschung.[5]

---

[3] Vgl. dazu die Zusammenstellung bei Rotter (1997), S. 41 ff.; zur kritischen Diskussion innerhalb der katholisch-theologischen Ethik siehe Marschütz (2001), S. 127 ff.
[4] Vgl. dazu ausführlicher Anselm (1994). Insbesondere die durchaus als protestantisches Gegenstück zur römischen Enzyklika »Humanae vitae« zu verstehende »Denkschrift zu Fragen der Sexualethik« der Evangelischen Kirche in Deutschland (EKD 1971) ist hier zu nennen.
[5] So wohl zuerst in EKD (1988), S. 124. Vgl. zur präziseren und differenzierteren Auseinandersetzung mit diesem Themenkomplex innerhalb der evangelischen akademi-

Kinderlosigkeit als Krankheit

Dieser Einwand ist durchaus ernst zu nehmen, wenn er darauf insistiert, dass medizinische Eingriffe rückgebunden sein müssen an eine eindeutige therapeutische Indikation. So verstanden nimmt diese Kritik das Anliegen auf, Kinderlosigkeit als Krankheit zu betrachten, und leitet daraus eine strikte Begrenzung reproduktionsmedizinischer Forschung und Anwendung auf eine enge, therapeutische Zielsetzung ab. Problematisch – und dementsprechend auch von der akademischen evangelischen Ethik wiederholt kritisiert – wird der von den Kirchenleitungen vorgetragene Einwand jedoch, wenn er sich mit einer zu kurz greifenden naturalistischen oder schöpfungstheologischen Argumentationsweise verbindet[6] und seine Überzeugungskraft aus der letztlich suggestiven Kraft einer Gegenüberstellung von Natur und Kultur gewinnen möchte. Denn hier werden, um nur einige wenige Kritikpunkte zu nennen, die mit der Aufklärung verbundenen Entwicklungen einseitig negativ rezipiert, die unbestreitbaren positiven Erfolge der Moderne, nicht zuletzt auch der modernen Medizin, jedoch konsequent negiert. Darüber hinaus verwickelt sich eine solche auf die Natürlichkeit bezogene und gegen den naturwissenschaftlich-technischen Fortschritt argumentierende Position dort leicht in Widersprüche, wo sie für die von ihr angemahnte Zurückhaltung die Menschenwürde als Orientierungsprinzip in Anspruch nehmen möchte. Denn zum Kerngehalt der Menschenwürde als einem ethischen Prinzip gehört es ja gerade, den Menschen als das Wesen zu begreifen, das sein Leben einer bewussten Gestaltung unterziehen kann und nicht einfach den Vorgaben der Natur Folge zu leisten hat. Ganz in diesem Sinne hat auch Albert Schweitzer, dessen Ethik einer »Ehrfurcht vor dem Leben« gerne für die Legitimation einer grundsätzlich auf die Begrenzung der medizinisch-technischen Verfügbarkeit menschlichen Lebens in Anspruch genommen wird, davon gesprochen, dass Kultur und Ethik einen unauflösbaren Zusammenhang bilden, dass der Fortschritt eine wichtige Bedingung der Ethik sei.[7]

In dieser Verknüpfung, die von den möglichen Konsequenzen her den Kontrast zwischen Natur und Technik normativ ins Feld führt und

---

schen Ethik Honecker (1997). Besonders deutlich kommt die beschriebene Akzentverschiebung zum Ausdruck in dem Statement von Johannes Friedrich, dem Leitenden Bischof der Vereinigten Evangelisch-lutherischen Kirche Deutschlands, siehe Friedrich (2002).
[6] Zum Problem vgl. jetzt Huppenbauer (2002), besonders S. 50–52.
[7] Schweizer (1996), besonders S. 354–362.

von hier aus dann zu einer kritischen Beurteilung der Reproduktionsmedizin überhaupt gelangt, überzeugt die Argumentation somit nicht. Allerdings lässt sich die Distanznahme, wie bereits angedeutet, auch stark lesen, nämlich als Begründung für eine strikte Begrenzung der IVF-Maßnahmen auf direkte therapeutische Optionen, als technische Kompensation von Einschränkungen, die im Regelfall bei vergleichbaren anderen Betroffenen nicht gegeben sind. Geht man so vor, erscheint der Einsatz von Techniken der Fortpflanzungsmedizin als *Therapieoption* sinnvoll und auch wünschenswert, nicht aber als Eingangstechnik zur Wunscherfüllung, einschließlich einer Selektion im Rahmen der Präimplantationsdiagnostik. In dieser Zugangsweise fungiert der Krankheitsbegriff also als Fokus für die Anwendung des etablierten Zwei-Säulen-Prinzips der Heilbehandlung, demzufolge eine solche Maßnahme dann legitim ist, wenn eine medizinische Indikation *und* die Einwilligung des Patienten vorliegen. Ein reproduktionsmedizinischer Eingriff wäre dann also nicht legitim, wenn er sich bloß auf den Wunsch oder Willen der Patientin bzw. des Patienten stützen könnte, nicht auch auf eine medizinische Indikation.

Scheint diese Lesart die (in meinen Augen unberechtigte) Sorge zerstreuen zu können, IVF stelle eine reine Wunscherfüllungsmedizin dar (die zwar für sich genommen nicht verboten, wohl aber nicht Bestandteil staatlich angebotener und solidarisch finanzierter Gesundheitsversorgung sein kann), so verschiebt sich die Argumentationslast damit freilich auf den Gesundheits- bzw. Krankheitsbegriff und das daraus abgeleitete Vorliegen einer medizinischen Indikation. Soll etwa eine reproduktionsmedizinische Maßnahme bei altersbedingt reduzierter Fertilität als indiziert gewertet werden? Auch hier wird man nicht umhinkommen, einen recht breiten Korridor des als Referenz für das Vorliegen einer medizinischen Indikation herangezogenen »Normalen« anzunehmen. Gleichwohl lassen sich von hier aus durchaus bereits einige Szenarien ausschließen und damit eine Abstufung innerhalb der Bewertung des Einsatzes von fortpflanzungsmedizinischen Maßnahmen vornehmen. So ist die Kinderlosigkeit beispielsweise von Frauen über 55 Jahren, die sich nach der Menopause befinden, sicherlich nicht mehr Grund für das Vorliegen einer medizinischen Indikation zum Einsatz von IVF.

Kinderlosigkeit als Krankheit, nicht einfach als Schicksal begreifen zu lernen, eröffnet die Möglichkeiten zu einem therapieorientierten medizinisch-technischen Handeln. Das gilt sowohl in historischer

Perspektive für die Entwicklung der Reproduktionsmedizin als auch je individuell für die betroffenen, ungewollt kinderlosen Paare. Mit den gegebenen therapeutischen Möglichkeiten ist jedoch über deren ethischen Status noch nicht entschieden. Handelt es sich hier um eine erstrebenswerte Verbesserung oder um eine abzulehnende Fehlentwicklung? Obwohl der medizinische Fortschritt die Kriterien zu seiner eigenen Bewertung nicht selbst hervorbringen kann, sind seine Vertreter, gerade auch in der Reproduktionsmedizin, immer wieder dieser Versuchung erlegen. Die Klassifikation der ungewollten Kinderlosigkeit als »Krankheit« zeigt hier ihre Schattenseite. Denn sie führt leicht dazu, auch von medizinischer Seite die Grenzen zwischen naturwissenschaftlichem Beschreiben und ethisch-kulturwissenschaftlichem Bewerten zu missachten und damit sowohl die Notwendigkeit ethischer Reflexion zu suspendieren als auch den Problemkomplex der ungewollten Kinderlosigkeit zu reduzieren – oft verbunden mit dem Argument, medizinisches Handeln substituiere ja nur, was die Natur ohnehin vorgesehen habe.

Krankheit ist keine bloß naturwissenschaftlich-biologisch erfassbare Kategorie, sondern der Begriff erfährt seine Bestimmungskraft erst durch das wechselseitige Durchdringen biologischer, psychischer und sozialer Faktoren. Dabei sind die beiden zuletzt Genannten aber immer bereits durch die Bestände lebensweltlichen Orientierungswissens geprägt. In einer Betrachtungsweise, die die Unterscheidung und die Zuordnung der verschiedenen Wissensbestände zu wenig berücksichtigt, scheint mir die kontroverse Diskussion der Reproduktionsmedizin in der Gesellschaft begründet zu liegen. Sie mündet in den deutlich vernehmbaren Ruf, die entsprechenden Problemlagen ethisch, d. h. in der angemessenen Zuordnung von Beschreiben und Bewerten, zu reflektieren.

Gegen eine problematische Reduktion des multidimensionalen Leidens *unerfüllter Kinderwunsch* auf dessen biologische Ursachen, die die ungewollte Kinderlosigkeit aus der Gesamtheit des Individuums herauslöst, das Ineinanderwirken physischer und psychischer Faktoren nicht adäquat zur Kenntnis nimmt und trotz nur mäßiger Erfolgsraten an der vorrangig medizinisch-technischen Therapie der Sterilität festhält, ist nicht zuletzt von der feministischen Ethik berechtigter Einspruch erhoben worden. Kinderlosigkeit als Krankheit zu charakterisieren, öffnet die Möglichkeiten reproduktionsmedizinischer Therapie, darf aber nicht dazu führen, auf der Grundlage eines biologisch-naturalistisch verkürzten Krankheitsbegriffs nur somatisch orientierte Interventionen als Leidensminderung in den Blick zu nehmen.[8] Gerade wenn mit der Bezeichnung der ungewollten Kinderlosigkeit als Krankheit einem naturalistischen Fatalismus entgegengetreten werden soll, darf die Definition dessen, was als Krankheit gelten soll, nicht ihrerseits nur aus biologisch-naturalistischen Kategorien gewonnen werden, ebenso wenig wie die Strategien zur Überwindung der diagnostizierten Krisenerfahrung allein aus dem somatischen Befund abgeleitet und legitimiert werden können. Wenn ich recht sehe, rekurriert auch das sog. »Dammbruchargument« – wenn es seriös verwendet wird – im Kern auf diesen Sachverhalt: Hier wird kritisiert, dass die präzisere Erkenntnis und Beschreibung einer Problemlage bereits legitimierend für eine bestimmte Handlungsentscheidung wirken soll und dementsprechend aus der Problembeschreibung unmittelbar normative Konsequenzen abzuleiten sind – so etwa bei der Feststellung, die *Babytake-home-rate* lasse sich nur durch die Lockerung der vom Embryonenschutzgesetz vorgeschriebenen Beschränkungen für die In-vitro-Fertilisation und den (elektiven) Embryotransfer signifikant verbessern. Auch der Hinweis, es gebe eine nicht unbeträchtliche Anzahl von Kinderwunschpaaren, bei denen die Oozytendonation die einzige Möglichkeit für eine erfolgreiche Behandlung dieses Leidens darstelle, geht in diese Richtung.

Die Ungleichbehandlung von Samen- und Eizellspende dient dabei oft als Argument für die Inkonsistenz und Widersprüchlichkeit geltender gesellschaftlicher Regelungen: Während die Samenspende erlaubt ist, ist die Eizellspende rechtlich untersagt. Gerade an diesem Beispiel lässt sich jedoch verdeutlichen, wie ethische Konflikte aus der Verschränkung von biologisch-medizinischen und sozial-kulturgebundenen Dimensionen entstehen, aber auch wie sie zielführend thematisiert werden können. Denn entgegen dem ersten Augenschein eignet dieser Ungleichbehandlung ein spezifischer Sinn, der sich aber erst erschließt, wenn man ihn einer ethischen Betrachtungsweise unterzieht. Aufgrund der unterschiedlichen Komplexität und notwendigen technischen Assistenz bei Samen- und Eizellspende, wohl aber hauptsächlich wegen der tief im kulturellen Orientierungswissen eingeprägten sicheren verwandtschaftlich-genetischen Zuordnung von Mutter und Kind wird die Eizellspende gesellschaftlich und rechtlich anders gewer-

---

[8] Vgl. Wiesing (1989), S. 74f.

tet als die Samenspende. Diese Differenz kann nun nicht einfach mit dem Hinweis auf das therapeutisch Notwendige, das Gleichheitsprinzip oder das Argument egalisiert werden, die Verpflichtung des Arztes zu heilen erfordere aus ethischen Überlegungen heraus eine Umgestaltung der Rechtsordnung.[9] Vielmehr bedarf es eines intensiven gesellschaftlichen Konsultationsprozesses, in dem über die beschreibende Feststellung des Faktischen hinaus auf der Grundlage der prägenden gesellschaftlich-kulturellen Orientierungsmuster Richtlinien für eine Bewertung dieser Situation festgelegt werden. Gleiches gilt für die Frage nach einer fortpflanzungsmedizinischen Behandlung an homosexuellen Paaren und anderen strittigen Themen der Reproduktionsmedizin. Ethische Reflexion reproduktionsmedizinischer Handlungsoptionen steht mithin vor der Aufgabe, deren verschiedene Möglichkeiten zu validieren und auf ihre Kompatibilität mit überindividuellen Orientierungsmustern hin zu überprüfen. Das Zwei-Säulen-Prinzip für die Legitimitätsbeurteilung medizinischer Eingriffe am Menschen ist hier erneut hilfreich, vor allem, weil es über den am Normalitätsgedanken orientierten Krankheitsbegriff in der Lage ist, mehr als nur eine individualethische Perspektive einzunehmen. Gerade dies vermag die ansonsten oft herausgestellte Ausrichtung am Prinzip des *informed consent* nicht adäquat zu leisten, lassen sich doch Fragen der Reproduktionsmedizin nie nur individualethische aufschlüsseln und beurteilen. Claudia Wiesemann hat hier m. E. vollkommen zu Recht ein »Ethos der Elternschaft« als eine die individuumszentrierte Betrachtungsweise in der Fortpflanzungsmedizin korrigierende Perspektive eingefordert und in ersten Umrissen entwickelt.[10] Der notwendig überindividuelle Charakter von Elternschaft bringt es auch mit sich, dass eine (rechtlich oder moralisch vorgenommene) Regulierung des Einsatzes fortpflanzungsmedizinischer Maßnahmen nicht allein vom Grundgedanken der individuellen Zugangsgerechtigkeit oder, im Falle der Verweigerung, vom Gedanken der Diskriminierung derer, denen bestimmte reproduktionsmedizinische Maßnahmen vorenthalten werden, her bewertet werden kann. Vielmehr ist eine Einbeziehung der anderen am Prozess der Reproduktion Beteiligten und auch die Reflexion der gesellschaftlichen Rahmenbedingungen unabdingbar, so sehr

---

[9] Zur Kritik an dieser Argumentation vgl. schon Wiesing (1989) sowie die dort genannte Literatur.
[10] Wiesemann (2006) und (2007).

auch die Balance gewahrt werden muss zwischen der Berücksichtigung überindividueller Konstellationen und dem Respekt vor individuellen Rechten.[11] Gerade diese Balance zwischen individueller und überindividueller Perspektive scheint mir aber in dem 2010 durch den EMGR erfolgten Urteil zum Verbot der Eizellspende in Österreich nicht adäquat berücksichtigt zu sein.

Aus diesen Überlegungen ergibt sich: Die ansonsten in der medizinethischen Diskussion etablierte Orientierung am Selbstbestimmungsrecht des Patienten und dem Prinzip des *informed consent* ist im Bereich der Reproduktionsmedizin nicht ausreichend, sondern ergänzungsbedürftig: Neben den Präferenzen des betroffenen *Paares* und seiner Betrachtungsweise gilt es ganz besonders auch die Perspektive des behandelnden Arztes zu beachten, dem nach § 9 ESchG alle fortpflanzungsmedizinischen Maßnahmen vorbehalten sind und dessen Berufsethos diese auch unterstellt werden. Denn der Arzt als eigentlich Handelnder kann sowohl Adressat von Aggression im Falle des Misserfolgs werden als auch, bei erfolgreicher Behandlung, als »technischer Hilfsvater«[12] in Konkurrenz zum leiblichen Vater treten. Darüber hinaus ist jedoch eine Einbettung individueller Entscheidungen in einen gesellschaftlichen Diskussionsprozess notwendig; die individualethische Zugangsweise ist durch eine sozialethische zu ergänzen. In der Fortpflanzungsmedizin ist eine individualethische Argumentation defizitär, da Elternschaft und Kindheit immer auch eine überindividuelle Komponente haben, in ihren Auswirkungen und Betroffenheiten also über die unmittelbar Handelnden hinausreichen. Das gilt schon ganz elementar deswegen, weil der therapeutische Eingriff einer reproduktionsmedizinischen Behandlung die Entstehung einer weiteren Person zum Ziel hat, deren Rechte im unmittelbaren Entscheidungsprozess immer nur stellvertretend wahrgenommen werden können. Es gilt aber auch im übertragenen Sinne, da die Familienbeziehungen den Kern aller anderen gesellschaftlichen Sozialbeziehungen darstellen.

In diesem Reflexionsprozess müssen in modernen, plural verfassten Gesellschaften die verschiedenen leitenden Orientierungsmuster

---

[11] Axel Honneth hat hier – als eine zeitgenössische Interpretation Hegelscher Grundgedanken – eine beeindruckende Studie zur Balance zwischen individueller und überindividueller Gesichtspunkte des Grundprinzips moderner Gesellschaften, der Freiheit, vorgelegt: Honneth (2011).
[12] Bauer (1996), S. 283.

miteinander abgewogen und zu einem möglichst konsistenten Bild zusammengesetzt werden. Nur auf diesem Weg, nicht aber durch das Aufstellen unverrückbarer Forderungen, lässt sich eine gesamtgesellschaftlich tragfähige Bewertung der reproduktionsmedizinischen Handlungsoptionen, in diesem Beispiel die Frage der Ungleichbehandlung von Eizell- und Samenspende, erreichen. Bei diesen Abwägungsprozessen gilt es, die durch den Erkenntnisgewinn der modernen Medizin ermöglichten Handlungsspielräume anhand der überkommenen Orientierungsmuster und Vorstellungen vom richtigen und guten Leben in einer Gesellschaft zu validieren. Im Falle der Fortpflanzungsmedizin wird es dabei um die tradierten, durch Religion und Kultur nachhaltig beeinflussten Vorstellungen vom Zusammenleben der Geschlechter, von Elternschaft, Abstammung und Familie gehen, die aufs Engste mit dem Selbstverständnis einer Gesellschaft zusammenhängen und deren Institutionen wie ihre Rechtsordnung gleichermaßen prägen.

Dabei ist durchaus in Rechnung zu stellen, dass Lebensgemeinschaften, Elternschaft und Familie als Institutionen soziale Konstrukte darstellen, die nicht einfach als gott- oder naturgegeben apostrophiert werden können. Diese Institutionen stehen unzweifelhaft in einem nachhaltigen Wandlungsprozess, allerdings ist bei der gesellschaftlichen Diskussion und der ethischen Reflexion zu berücksichtigen, dass die Veränderungen im gelebten Ethos sich wesentlich langsamer vollziehen als die medizinischen und naturwissenschaftlichen Innovationsprozesse, vor allem aber sind sie als reflexive, auf die Verarbeitung von Veränderungen zielende Prozesse immer den naturwissenschaftlichen Innovationen nachgängig. Hegels Wort, die Eule der Minerva, das Wappentier von Philosophie und Weisheit, beginne ihren Flug erst in der Dämmerung, hat hier unverändert Gültigkeit. Kulturelle und ethische Orientierungsmuster verändern sich erheblich langsamer als naturwissenschaftliche und technische Wissensbestände.[13] Mehr noch: Sie können ihre orientierende Kraft überhaupt nur dadurch entfalten, dass sie in Zeiten des beschleunigten Wandels ein Set von stabilen Wissensbeständen anbieten. Diese beharrende Funktion ist nicht der

---

[13] Vgl. dazu auch Brähler (1995). Brähler folgert allerdings daraus, dass diese Verzögerung überwunden werden müsse, um die psychisch problematischen Folgen einer Fertilitätsbehandlung zu vermeiden, ein Postulat, das aufgrund der hier angestellten Überlegungen als problematisch erscheint.

Gegenentwurf zum modernen Fortschrittsgedanken, sondern dessen notwendiges Komplement. Prägnant heißt es bei Odo Marquard:

»Nur indem das geschichtlich Vorhandene immer schon ohne Zutun als Vorgabe da ist, hat das eigene Zutun eine Chance; kein Mensch kann absolut von vorne anfangen, jeder muss an das anknüpfen, was schon da ist: Zukunft braucht Herkunft.«[14]

Häufig wird dieses komplementäre Verhältnis von den Vertretern der Naturwissenschaften und der Medizin zu wenig beachtet, mit der Folge, dass dem Versuch, Innovation zu beschleunigen, sich starke Beharrungskräfte in der Gesellschaft entgegenstellen. Diese Struktur mahnt dazu, auch in medizinethischen Konfliktlagen auf eine Entschleunigung zu setzen. Dabei bin ich mir durchaus dessen bewusst, dass die individuelle Situation der betroffenen Paare, insbesondere der betroffenen Frauen, sich einer solchen Entschleunigung widersetzt. Die prägende Kraft traditioneller, über die individuelle Situation ihren Notwendigkeiten hinausgehender Orientierungsmuster öffnet die ethische Diskussion reproduktionsmedizinischer Konfliktfelder hin zu den Fragen von Gerechtigkeit und Verantwortung zwischen den Generationen. Im Blick auf diese Thematik könnte der von Jürgen Habermas in der bioethischen Diskussion vorgeschlagene Begriff der »Gattungsethik« positiv zu rezipieren sein.[15]

Die Beharrungskraft traditioneller Orientierungsmuster wird dabei interessanterweise durch die Reproduktionsmedizin selbst bestätigt. Die Innovation der Fortpflanzungsmedizin, ihre Einbindung in den Prozess gesellschaftlicher Modernisierung auf der einen, die bleibende Bedeutung traditioneller Lebensentwürfe und klassischer Familienbilder auf der anderen Seite bilden keinen Gegensatz, sondern bedingen und verstärken sich gegenseitig. Gerade die Prägekraft des traditionellen Familienverständnisses dürfte dafür verantwortlich sein, dass in den modernen Gesellschaften die Nachfrage nach den Behandlungsmöglichkeiten der Reproduktionsmedizin und die Bereitschaft, für ihre Dienste erhebliche finanzielle Ressourcen zur Verfügung zu stellen, deutlich zugenommen hat. So soll offenbar die Kompatibilität zwischen einem modern-emanzipierten Rollenverständnis von Frau und Mann sowie den damit einhergehenden einschneidenden Verände-

---

[14] Marquard (1977), S. 16.
[15] Habermas (2001).

rungen im generativen Verhalten einerseits mit dem klassischen Idealbild von Elternschaft und Familie andererseits sichergestellt werden. Zurecht bemerkt Manfred Masshof-Fischer, dass trotz der durch demographische Daten belegten »Tendenz westlicher Gesellschaften zur Kleinfamilie und Kinderlosigkeit«, trotz der Wahrnehmung der bundesrepublikanischen Gesellschaft als kinderfeindlich,

»ungewollte Unfruchtbarkeit als Form sozialer Abweichung betrachtet, ungewollt Kinderlose sozial stigmatisiert betrachtet werden. [...] Elternschaft gilt als Beleg stabiler Geschlechtsrollenidentität, psychosexueller Kompetenz, sogar für psychische ›Normalität‹«.[16]

Das Zusammenleben als Familie bleibt hier handlungsleitendes und regulatives Idealbild, das zugleich die Hinwendung zur Reproduktionsmedizin induziert, und zwar auch dort, wo gerade die traditionelle, an Ehe und leibliche Abstammung gebundene Definition von Familie nicht mehr als leitend gelten soll. Analoge Prozesse sind seit Längerem schon in der Verstetigung und Institutionalisierung nicht-ehelicher Lebensgemeinschaften beobachtet worden; auch hier erweist sich das traditionelle Ideal partnerschaftlichen Zusammenlebens in Analogie zur Ehe als weitaus wirkmächtiger, als es in der Regel zugestanden wird. Diese Struktur gilt es als einen maßgeblichen Faktor bei allen Überlegungen zu berücksichtigen, gerade auch dann, wenn das vermutete Kindeswohl konstitutiv in die Entscheidungsfindung mit einbezogen wird.

Damit verweisen diese Beobachtungen erneut auf die produktive Leistung der Orientierung an einem Korridor des »Normalen«, der durchaus als Korridor weit gefasst sein kann, dessen Grenzen jedoch eindeutig markiert sind. So sind mannigfaltige Formen des Zusammenlebens als Familie denkbar, aber an gewissen Grundformen wie genetische Verwandtschaft zu einem Elternteil – oder zumindest die Kenntnis der eigenen genetischen Abstammung – ist festzuhalten. Dies freilich nicht aufgrund eines starren Naturgesetzes oder einer naturrechtlichen Argumentationsweise, sondern aufgrund der Prägewirkungen und der orientierungsstiftenden Kraft etablierter Strukturen. Diese Strukturen sind also nicht als ontologische Manifestationen objektiver Sittlichkeit, sondern als – modifizierbare – Konventionen von mittlerer Reichweite zu interpretieren, so wie das in der neueren Institutionentheorie ent-

---

[16] Masshof-Fischer (1998), S. 308.

wickelt wurde. Das bedeutet aber für eine Vielzahl der im Zusammenhang der Reproduktionsmedizin kontrovers diskutierten Themen, dass es angemessen erscheint, an den eingeprägten Strukturen familialen Zusammenlebens festzuhalten und nur in sehr geringem Umfang Ausnahmen zuzulassen. Eine gewisse Entsprechung findet diese Einschätzung in der *ratio legis* des deutschen Embryonenschutzgesetzes, das Möglichkeiten der Reproduktionsmedizin durchgängig vor dem Hintergrund traditionaler Familienstrukturen bewertet, und zwar der monogamen Beziehung von Mann und Frau, bei denen sich spontan leibliche Nachkommenschaft einstellt. Allerdings tendiert das Embryonenschutzgesetz ebenso wie die Mehrzahl der Kritiker der modernen Fortpflanzungsmedizin dazu, das Natürliche auch zum Maßstab erheben zu wollen, während die hier vorgestellten Schlussfolgerungen dabei nicht auf der Annahme der normativen Kraft einer natürlichen oder einer gottgegebenen Lebensordnung basieren, sie rekurrieren vielmehr auf die orientierende Kraft geprägter kultureller Orientierungsmuster, deren Modifikationen sich nur allmählich vollziehen.

Die Reproduktionsmedizin und die geprägten kulturellen Orientierungsmuster befinden sich somit in einem dialektischen Verhältnis: Auf der einen Seite lassen sich entscheidende Fortschritte in der Behandlung ungewollt kinderloser Paare nur dadurch erreichen, dass in einem größeren Maße als bisher das traditionelle Familienbild mit seinem Zusammenhang von genetischer und sozialer Elternschaft aufgebrochen wird, auf der anderen Seite ist die Indikation zu einer reproduktionsmedizinischen Behandlung durch die Orientierung an eben diesem traditionellen Familienbild induziert. Aus dieser Ambivalenz resultiert in meiner Wahrnehmung ein Großteil der gesellschaftlichen Skepsis an der Fortpflanzungsmedizin, insbesondere dort, wo sich die Orientierung am traditionellen Familienbild mit der eingangs geschilderten Grundprämisse verbindet, der zufolge das Vorgefundene auch als das Natürliche bzw. Schöpfungsgemäße und damit zugleich als das anzustrebende Handeln wahrgenommen wird. Gesellschaftliche Auseinandersetzungen und Klärungsbestrebungen zum weiteren Weg der Fortpflanzungsmedizin werden diese Ambivalenz zu berücksichtigen haben; mehr noch: Solange diese Ambivalenz besteht, dürfte es wohl auch schwer sein, zu Regelungen zu gelangen, die auf einem breiten gesellschaftlichen Konsens beruhen.

Solche Tiefenstrukturen, die zu einer scheinbar widersprüchlichen gesellschaftlichen Wahrnehmung der Reproduktionsmedizin führen, transparent zu machen und verstehen zu lernen, ist der besondere Verdienst der feministischen Auseinandersetzung mit den Themen der Reproduktionsmedizin, die es unternommen hat, die kontroverse Rezeption der fortpflanzungsmedizinischen Möglichkeiten an gesellschaftliche Selbstverständigungsprozesse rückzubinden.[17] Dabei ist besonders von Elisabeth Beck-Gernsheim hervorgehoben worden, dass die geschilderten Ambivalenzen gerade darum so problematisch und wirkmächtig wahrgenommen werden, weil in modern-individualisierten Kulturen solche gesellschaftlichen Prägekräfte wie die mit der Familie assoziierten Orientierungsmuster selbst als Produkt individueller Entscheidungen erlebt werden.[18] Die entlastende Funktion von Institutionen und Traditionen entfällt damit. Diese Beobachtung kann erklären, warum gerade von Frauen die erweiterten Handlungsmöglichkeiten der Fortpflanzungsmedizin nicht nur als freiheitsermöglichend und positiv, sondern eben auch als Bedrohung, als gesellschaftlich – und eben auch als patriarchal – zugemutete Entscheidungen aufgefasst werden.[19]

Mit diesen Überlegungen ist zugleich eine weitere Dimension der Frage »Kinderlosigkeit als Krankheit?« angeschnitten, die nunmehr noch zu diskutieren ist und abschließend zu einer differenzierten Beurteilung dieses Paradigmas anleitet. Vor dem Hintergrund, dass die Definition von Krankheit immer ein komplexes Gefüge biologischer, psychischer und sozialer Elemente darstellt und dabei in hohem Maße von den gesellschaftlichen Rahmenbedingungen abhängt, erscheint es mir zumindest als diskussionswürdig, ob die Fortpflanzungsmedizin sich selbst nicht in einen performativen Widerspruch begibt, wenn sie auf der einen Seite für die Lockerung traditionell-ethischer Normen familialen Zusammenlebens plädiert, auf der anderen Seite aber durch die Kennzeichnung der ungewollten Kinderlosigkeit als Krankheit selbst am Fortbestand und der Festschreibung dieser Normen mitwirkt. So gibt es durchaus ernst zu nehmende Hinweise darauf, dass IVF-Behandlungen erst das subjektive Empfinden von Krankheit und sozialer Stigmatisierung erzeugen[20], das zu überwinden sie eigentlich inten-

---

[17] Vgl. dazu insbesondere Sherwin (1993).
[18] Beck-Gernsheim (2005).
[19] Vgl. Klein (1990).
[20] Siehe etwa Davies-Osterkamp (1990); Onnen-Isemann (2000). Einen Überblick über die Forschungen zur Bewältigung ungewollter Kinderlosigkeit bei Männern bieten Könnecke/Küchenhoff (1998).

dieren, so dass das Definieren als Krankheit sich allererst seine eigene Wirklichkeit schafft, anstatt als Reaktion auf das Faktische zu fungieren.[21] Zudem ergeben sich aus der Charakterisierung der ungewollten Kinderlosigkeit als Krankheit natürlich auch weitreichende ökonomische und gesellschaftspolitische Konsequenzen. Soziologisch lässt sich Krankheit beschreiben als die Unmöglichkeit des Einzelnen, an den Alltagsvollzügen zu partizipieren. Moderne demokratische Gesellschaften bilden darum komplexe Medizinsysteme aus, um den Betroffenen die Reintegration in die Alltagswelt zu eröffnen[22], in der Ermöglichung dieser Form gesellschaftlicher Teilhabe liegt die Legitimation für die hohen Sachaufwendungen, die dem Medizinsystem zugestanden werden. Im Blick auf die Kinderlosigkeit scheint es mir allerdings fragwürdig, inwieweit die Partizipation an gesellschaftlichen Prozessen abhängig gemacht werden kann von dem Vorhandensein eigener Kinder. Denn zumindest wenn man die im vorigen Jahrhundert etablierten sozialen Sicherungssysteme als Maßstab nimmt, so sind diese von dem Gedanken geleitet, die gesellschaftliche Partizipation auch ohne das Vorhandensein enger familialer Sicherungen und ohne die Pflege und Fürsorge eigener Kinder zu ermöglichen – freilich immer auf der Grundlage von Adenauers bekanntem Diktum, Kinder würden allemal geboren. Andererseits hat – auf der Grundlage der hier angestellten Überlegungen zur Prägekraft traditioneller Orientierungsmuster nicht überraschend – die Stigmatisierung ungewollt kinderloser Paare in der Gesellschaft nicht ab-, sondern vielleicht sogar eher zugenommen. Ebenso ist in den letzten Jahren durch die unübersehbarer werdenden Anzeichen des demographischen Wandels das Bewusstsein dafür wieder gewachsen, dass Familie, Eltern- und Nachkommenschaft nicht nur ein Thema individueller Lebensgestaltung, sondern auch eine Frage von hoher gesellschaftlicher Relevanz darstellen. Die Frage, ob unerfüllter Kinderwunsch im gesellschaftlichen Sinne eine Krankheit darstellt, könnte darum zum Katalysator werden für eine grundsätzlichere

---

[21] In eine ähnliche Richtung geht auch die Bemerkung von Barbara Maier, heute bestimme »nicht mehr die Gesellschaft ›ihr‹ medizinisches System und den Preis, um den diese Ziele zu erreichen sind. Es sind vielmehr die Medizin und deren Potentiale an Medikalisierung, die zur Soziogenese von Werten in der Gesellschaft führen«. Maier (2000), S. 4.
[22] Vgl. dazu Gerhardt (2000), besonders S. 115.

Debatte über den Stellenwert von Elternschaft und Kindsein in der Gesellschaft, eine Debatte, die noch weiter und ohne den alarmistischen Ton der demographischen Herausforderung oder gar der demographischen Katastrophe geführt werden muss. Dabei zeigt die Diskussion der vergangenen Jahre, dass man sich hier auf einem schmalen Grat bewegt, bei dem stets zwischen der individuellen Freiheit zur Elternschaft und den gesellschaftlichen Ansprüchen an diese soziale Funktion abgewogen werden muss. Vor dem Hintergrund historischer Erfahrungen befindet sich die Diskussion darüber, ob Kindern eine eigenständige gesellschaftliche Bedeutung, nicht nur eine Bedeutung im Rahmen individuell-partnerschaftlicher Lebensgemeinschaften zugemessen wird, dass es also ein gesellschaftliches Interesse an der Familie und damit auch an der Behandlung unerwünscht kinderloser Paare gibt, noch am Anfang. Die durch die Reproduktionsmedizin aufgeworfenen Fragestellungen, insbesondere die Frage, ob unerwünschte Kinderlosigkeit als Krankheit zu verstehen ist, könnte ein Anlass sein, in diesen längst fälligen Diskurs einzutreten.[23] Eine abschließende Beurteilung der aufgeworfenen Fragestellungen und Entwicklungen kann hier noch nicht gegeben werden. Allerdings scheint es naheliegend, vor dem Hintergrund der zuletzt angestellten Überlegungen ungewollte Kinderlosigkeit aus gesellschaftlicher Perspektive zwar als soziale Aufgabe, nicht aber als Krankheit zu verstehen. Die Bereitstellung der entsprechenden Möglichkeiten und Ressourcen ist damit keine Aufgabe der Krankenversicherungssysteme, sondern wäre als gesellschaftliche Aufgabe wie die übrige Familienförderung aus dem allgemeinen Steueraufkommen zu bestreiten. Gleichzeitig bedeutet dies jedoch auch, die strittigen Fragen der Reproduktionsmedizin nicht nur als individuelle Entscheidung oder vorrangig als Thema der von Therapie und ärztlichem Berufsethos geleiteten Arzt-Patienten-Beziehung zu behandeln, sondern als gesellschaftliche Aufgabe in einen politischen Diskurs zu überführen.

---

[23] An anderer Stelle habe ich versucht, auf diese Frage ausführlicher einzugehen: Anselm (2007).

Literatur

Anselm, Reiner (1994): Jüngstes Gericht und irdische Gerechtigkeit. Stuttgart: Kohlhammer.
– (2007): Von der Öffentlichkeit des Privaten zu den individuellen Formen familialen Zusammenlebens – Aspekte für eine evangelische Ethik der Familie. In: Zeitschrift für Evangelische Ethik 51 (4), S. 292–304.
Bauer, Annemarie (1996): Ist das medizinisch Machbare auch psychologisch vertretbar. In: Zeitschrift für medizinische Ethik 42 (4), S. 277–286.
Beck-Gernsheim, Elisabeth (2005): Alles aus Liebe zum Kind. In: Ulrich Beck/Elisabeth Beck-Gernsheim (Hrsg.): Das ganz normale Chaos der Liebe. Frankfurt: Suhrkamp, S. 135–183.
Brähler, Christa (1995): Fertilitätsstörung – Kränkung und Herausforderung. In: Elmar Brähler (Hrsg.): Körpererleben. Ein subjektiver Ausdruck von Leib und Seele. Beiträge zur psychosomatischen Medizin. Gießen: Psychosozial-Verlag, S. 181–186.
Davies-Osterkamp, Susanne (1990): Sterilität als Krankheit? In: Wege zum Menschen 42, S. 49–56.
EKD/Evangelische Kirche in Deutschland (1971): Denkschrift zu Fragen der Sexualethik. Gütersloh: Mohn.
– (1988): Kundgebung der 7. Synode der Evangelischen Kirche in Deutschland auf ihrer 4. Tagung zur Achtung vor dem Leben. In: Das Leben achten – Maßstäbe für Gentechnik und Fortpflanzungsmedizin. Beiträge aus der Synode der Evangelischen Kirche in Deutschland. Gütersloh: Mohn, S. 119–127.
Friedrich, Johannes (2002): Präimplantationsdiagnostik nicht anwenden. In: Vereinigte Evangelisch-Lutherische Kirche Deutschlands (Hrsg.): VELKD-Informationen 103, Hannover: VELKD, S. 1–4.
Gerhardt, Uta (2000): Gesellschaftstheoretische Aspekte von Krankheit und Gesundheit. In: Heimo Hofmeister (Hrsg.): Der Mensch als Subjekt und Objekt der Medizin. Neukirchen-Vluyn: Neukirchener Verlag, S. 99–116.
Habermas, Jürgen (2001): Die Zukunft der menschlichen Natur. Auf dem Weg zu einer liberalen Eugenik. Frankfurt: Suhrkamp.
Honecker, Martin (1997): Wissen und Handeln. Ethische Probleme und Aporien in pränataler Diagnostik und Fortpflanzungsmedizin. In: Zeitschrift für medizinische Ethik 43 (3), S. 199–213.
Honneth, Axel (2011): Das Recht der Freiheit. Grundriß einer demokratischen Sittlichkeit. Berlin: Suhrkamp.
Huppenbauer, Markus (2002): Der liebe Gott, die Moral und das zweite Pelikanküken. Schöpfungsethische Reflexion vor perspektivitätstheoretischem Hintergrund. In: Zeitschrift für Evangelische Ethik 46 (1), S. 42–55.
Klein, Renate (1990): Zum ›Recht‹ auf Reproduktion im Patriarchat. In: Uta Gerhard et al. (Hrsg.): Differenz und Gleichheit. Menschenrechte haben (k)ein Geschlecht. Frankfurt: Helmer, S. 152–167.
Könnecke, Regina/Küchenhoff, Joachim (1998): Die Bewältigung des unerfüllten Kinderwunsches. In: Reproduktionsmedizin 14 (2), S. 124–130.

Maier, Barbara (2000): Ethik in Gynäkologie und Geburtshilfe. Entscheidungen anhand klinischer Fallbeispiele. Berlin: Springer.

Marquard, Odo (1977): Ende des Schicksals? Einige Bemerkungen über die Unvermeidlichkeit des Unverfügbaren. In: Schicksal? Grenzen der Machbarkeit. München: dtv, S. 7–25.

Marschütz, Gerhard (2001): Wenn der Kinderwunsch unerfüllt bleibt ... Reproduktionsmedizin als ethische Herausforderung. In: Ethica 9 (2), S. 115–147.

Masshof-Fischer, Manfred (1998): Art. Infertilität/Sterilität II: Ethisch. In: Wilhelm Korff/Ludwig Beck/Paul Mikat (Hrsg.): Lexikon der Bioethik. Gütersloh: Gütersloher Verlagshaus, S. 308–311.

Onnen-Isemann, Corinna (2000): Wenn der Familienbildungsprozess stockt ... Eine empirische Studie über Stress und Coping-Strategien reproduktionsmedizinisch behandelter Partner. Berlin: Springer.

Rotter, Hans (1997): Verantwortung für das Leben. Innsbruck: Tyrolia-Verlag.

Schweizer, Albert (1996): Kultur und Ethik. München: Beck.

Sherwin, Susann (1993): Feministische Ethik und In-vitro-Fertilisation. In: Helga Nagl-Docekal/Herlinde Pauer-Studer (Hrsg.): Jenseits der Geschlechtermoral. Beiträge zur feministischen Ethik. Frankfurt: Fischer, S. 219–239.

Utzschneider, Helmut (2002): Der Beginn des Lebens. Die gegenwärtige Diskussion um die Bioethik und das Alte Testament. In: Zeitschrift für Evangelische Ethik 46 (2), S. 135–143.

Wiesemann, Claudia (2006): Von der Verantwortung, ein Kind zu bekommen. Eine Ethik der Elternschaft. München: Beck.

– (2007): Fortpflanzungsmedizin und die Ethik der Elternschaft. In: Journal für Reproduktionsmedizin und Endokrinologie 4 (4), S. 189–193.

Wiesing, Urban (1989): Ethik, Erfolg und Ehrlichkeit. Zur Problematik der In-vitro-Fertilisation. In: Ethik in der Medizin 1 (2), S. 66–82.

Wunsch: Kind

Ethisch-theologische Überlegungen zu aktuellen Tendenzen der Reproduktionsmedizin[1]

Ulrich H. J. Körtner

1. Märchenstunde

Zur Zeit, als das Wünschen noch geholfen hat, also zu jener fiktiven Zeit, in der Märchen spielen, gab es immer wieder Paare, die sich nichts sehnlicher als ein Kind wünschten, jedoch vergeblich. Die Kinderlosigkeit quälte sie so sehr, dass sie am Ende bereit waren, alles in Kauf zu nehmen, um doch noch ihren Kinderwunsch erfüllt zu sehen.

Es war zum Beispiel einmal ein armer Bauer, der saß abends beim Herd und schürte das Feuer, während seine Frau saß und spann. Da sprach der Bauersmann: »Wie traurig ist es doch, daß wir keine Kinder haben. Es ist so still bei uns, und in den anderen Häusern um uns herum ist es so laut und lustig.« – »Ja«, antwortete seine Frau und seufzte, »wenn's nur ein einziges wäre, und wäre es auch ganz klein, nicht größer als der Daumen, so wollte ich schon zufrieden sein und hätte das Kind von Herzen lieb.« Auf wundersame Weise ging der Wunsch in Erfüllung. Die Frau gebar nach sieben Monaten ein Kind, zwar an allen Gliedern vollkommen, aber nicht größer als ein Daumen. Die Eltern grämten sich nicht, sondern waren dankbar. »Das Kind ist, wie wir es gewünscht haben, und wir wollen es liebhaben«, sprachen sie. Und weil es so klein war, nannten es die Eltern »Daumesdick«. Sie umsorgten ihr Kind und sparten nicht am Essen. Aber das Kind wurde nicht größer, sondern blieb so klein wie bei seiner Geburt. Es hatte aber einen klugen Verstand und entwickelte sich zu einem Menschen, dem alles glückte, was er anfing.

Es gab auch einmal einen reichen Bauern, dem bei allem Wohl-

---

[1] Der vorliegende Text geht zurück auf einen Vortrag im Rahmen des Theater- und Wissenschaftsprojekts *Wunschkinder* des Instituts für Ethik und Geschichte der Medizin, Universität Freiburg, in Kooperation mit dem Theater Freiburg, gehalten am 14. Februar 2011. Zuerst erschienen in: Kerygma und Dogma 2012, Jg. 58 (3), S. 225–242.

Wunsch: Kind

stand doch eines zu seinem Glück fehlte. Er und seine Frau bekamen keine Kinder. Nachdem er deswegen schon oftmals von anderen Bauern verspottet worden war, kam er eines Tages nach Hause zurück und sprach im Zorn: »Ich will ein Kind haben, und sollte es auch ein Igel sein!« Kaum hatte er das gesagt, wurde seine Frau schwanger und brachte einen Knaben zur Welt, der oben ein Igel und unten ein Junge war. Die Frau war verzweifelt und jammerte, ihr Mann habe sie verwünscht. Doch das Kind wurde christlich getauft und erhielt den Namen »Hans mein Igel«.

Schließlich gab es im Märchenland auch noch ein Königspaar, das reich und mächtig, aber kinderlos war. Tag und Nacht haderte die Königin mit ihrem Schicksal. »Ich bin wie ein Acker«, klagte sie, »auf dem nichts wächst.« Schließlich erfüllte Gott ihren Wunsch, doch als ihr Kind zur Welt kam, sah es nicht wie ein Menschenkind, sondern wie ein Eselchen aus. Nun jammerte und schrie die Mutter, sie hätte doch lieber gar kein Kind gehabt als einen Esel. Man solle das Kind ertränken und den Fischen zum Fraß vorwerfen. Doch der König sprach: »Nein, hat Gott uns dieses Kind geschenkt, so soll es auch mein Sohn und Erbe sein und mir nach meinem Tod auf dem Thron folgen.«

Was aus Daumesdick, Hans mein Igel und dem Eselskind geworden ist, soll hier nicht weiter erzählt werden. Wer es nicht ohnehin weiß, kann es bei den Gebrüdern Grimm nachlesen. Was uns interessiert, sind der unerfüllte Kinderwunsch und die Wunschkinder, die nicht nur im Märchen, sondern auch im wirklichen Leben vorkommen. Und wie im wirklichen Leben, ist es mit den Wunschkindern auch im Märchen so eine Sache. Nicht immer geraten sie so, wie es sich die Eltern erträumen. Dann doch lieber gar kein Kind als solch einen Esel, wie der eigene Sohn ist.

2. Aus der Welt der Märchen in die Welt der modernen Reproduktionsmedizin

Die Erfüllung des Kinderwunsches gehört heute freilich nicht mehr ins Reich der Märchen und der Phantasie, sondern erscheint technisch machbar dank den Fortschritten der modernen Reproduktionsmedizin. Die reichen Bauersleute und das Königspaar könnten heute ihr Geld nehmen und es mit In-Vitro-Fertilisation versuchen. Und auch der arme Bauer und seine Frau würden immerhin einige Versuche mit extrakorporaler Befruchtung teilweise von der Krankenkasse erstattet bekommen. Während in Österreich die Krankenkasse bzw. ein eigener IVF-Fonds bei bis zu vier Behandlungsversuchen 70 Prozent der Arzneimittel- und Behandlungskosten übernimmt, werden in Deutschland seit 2003 für lediglich drei Behandlungszyklen 50 Prozent der Kosten übernommen. In der Schweiz müssen die betroffenen Paare die Kosten zur Gänze selbst tragen. Sie erhalten aber einen Teil der Ausgaben im Rahmen des Steuerrechts vom Staat rückerstattet, weil die IVF-Behandlung als Krankheitskosten steuerlich absetzbar ist.

Ungewollte Kinderlosigkeit muss nicht länger Schicksal sein. Wie man sich auch sonst eigene Wünsche selbst erfüllen kann, vorausgesetzt man hat das nötige Geld, so auch den Wunsch nach einem leiblichen Kind. Die Reproduktionsmedizin ist ein wachsender Markt, der offen und massiv beworben wird. Kritiker halten ihr vor, sie habe sich längst von der ärztlichen Hilfe zur wunscherfüllenden Dienstleistung gewandelt.[2] Vorbei die Zeiten, als – wenn überhaupt! – das Wünschen oder auch das Beten noch geholfen hat. Medizinische Technik macht es möglich. Und, dass das Wunschkind nicht als Däumling, Esel oder Igel zur Welt kommt, dafür sorgen pränatale Diagnostik oder Präimplantationsdiagnostik, also die genetische Untersuchung des Ungeborenen im Mutterleib oder des im Reagenzglas gezeugten Embryos vor seiner Einbringung in die Gebärmutter. Den technischen Möglichkeiten, ungewollt Kinderlosen zu leiblichen Nachkommen zu verhelfen, scheinen keine Grenzen gesetzt zu sein. Die – in Deutschland allerdings verbotene – Eizellspende macht es möglich, dass selbst Frauen jenseits des Klimakteriums noch schwanger werden, auch wenn ihr Kind biologisch betrachtet das Kind einer anderen Frau ist. Frauen, die eigene Kinder wollen, aber die Beschwernisse einer Schwangerschaft meiden möchten, können in Ländern wie den USA auf Leihmütter zurückgreifen, die gegen Bezahlung die Kinder anderer Leute austragen.

Wie weit darf der Kinderwunsch gehen? Stößt er lediglich an technische Grenzen, oder gibt es auch ethische Grenzen, die durch entsprechende Gesetze zu schützen sind? Heiligt der Zweck alle erdenklichen Mittel, oder pervertieren ethisch unlautere Mittel den vermeintlich heiligen Zweck? Weshalb sollen Eizellspenden und Samenspenden erlaubt sein, wie es in vielen Ländern bereits der Fall ist, nicht aber das Klonen von Menschen? Bis auf weiteres spricht die hohe Zahl von

---

[2] So z. B. Maio (2010).

Fehlversuchen, die bei anderen Säugetieren zu beobachten ist, gegen jedes Klonierungsexperiment beim Menschen. Was aber, wenn die Klonierungstechniken weiter ausreifen sollten? Gäbe es dann immer noch prinzipielle ethische Gründe, aus denen sich das Klonen von Menschen verbieten würde?

Aus dem Wunsch nach eigenen Kindern wird das Recht auf Fortpflanzung. Doch wie weit reicht das Recht auf Reproduktion, wie weit die reproduktive Autonomie und wie weit die Ansprüche, welche die Menschen mit Kinderwunsch an die Allgemeinheit und das Gesundheitssystem stellen dürfen? Schließt das Recht auf eigene Kinder auch das Recht auf bestimmte Kinder ein? Das Recht, das Geschlecht des Kindes zu bestimmen oder seine Hautfarbe, seine kognitiven und körperlichen Eigenschaften? Gibt es ein Recht auf ein gesundes Kind? Und dürfen, um dieses vermeintliche Recht zu verwirklichen, Embryonen im Reagenzglas selektiert oder Föten, die eine Krankheit, eine Behinderung oder auch nur eine genetische Disposition für eine mögliche Erkrankung in späteren Lebensjahren aufweisen, abgetrieben werden? Ist es andererseits ethisch vertretbar, wenn Menschen mit einer Körperbehinderung wie Gehörlosigkeit ganz bewusst alles unternehmen, um ein Kind zu bekommen, das ebenfalls gehörlos ist, mit der Begründung, es handele sich gar nicht um eine Behinderung, sondern um eine natürliche Varianz mit eigener Kultur?

Die ethische Kernfrage, welche die moderne Reproduktionsmedizin aufwirft, ist eine doppelte: Wie ist ungewollte Kinderlosigkeit medizinisch zu bewerten, und lässt sich die extrakorporale Befruchtung grundsätzlich als Methode zur Behandlung ungewollter Kinderlosigkeit ethisch gutheißen? Erst in zweiter Linie stellt sich die Frage, ob die In-Vitro-Fertilisation auch in Fällen, bei denen die natürliche Fortpflanzungsfähigkeit grundsätzlich besteht, als Mittel der Wahl freigestellt werden darf, z. B. für homosexuelle Paare oder für Frauen, die selbst keine Schwangerschaft durchleben möchten. Auch im Fall der Präimplantationsdiagnostik werden die Indikationen für die In-Vitro-Fertilisation erweitert. All das aber sind zwar ebenfalls ethisch drängende, jedoch nachgeordnete Fragen. Ich möchte mich daher zunächst auf die beiden erwähnten Ausgangsfragen konzentrieren, und zwar aus dem Blickwinkel der evangelischen Theologie.

Ulrich H. J. Körtner

3. Ungewollte Kinderlosigkeit und Reproduktionsmedizin im evangelisch-theologischen Diskurs

Die Theologie führt uns nicht in das Reich der Märchen, sondern zunächst in die Welt der Bibel. In ihr begegnet uns das Thema Fruchtbarkeit und Unfruchtbarkeit auf Schritt und Tritt. Der biblische Gott ist daran höchst interessiert. »Seid fruchtbar und mehret euch«, lautet seine Anweisung an die von ihm erschaffenen Menschen in der Genesis (1,28). Es handelt sich nicht etwa um einen Befehl, sondern um ein Segenswort. Abraham soll zum Stammvater eines großen Volkes werden und seine Frau Sarah einen Sohn gebären, obwohl sie doch längst schon die Menopause hinter sich hat. Ähnliches wird später Zacharias und Elisabeth, den Eltern Johannes des Täufers, widerfahren. Auch Rebekka, die Frau Isaaks, ist zunächst unfruchtbar, bevor sie mit Gottes Hilfe schwanger wird und die Zwillinge Jakob und Esau zur Welt bringt. Jakob wiederum ist später mit den Schwestern Lea und Rahel verheiratet. Lea, die ungeliebte, bekommt mehrere Kinder, während Jakobs große Liebe Rahel zunächst kinderlos bleibt. Die biblische Erzählung deutet dies als ausgleichende Gerechtigkeit Gottes. Ein ähnliches Schicksal teilen Hanna und Pennina, die Frauen eines gewissen Elkana. Während Pennina Kinder bekommt, ist Hanna, die Elkana über alles liebt, unfruchtbar.

Ungewollte Kinderlosigkeit galt in alttestamentlicher Zeit nicht nur als von Gott verhängtes Schicksal, sondern auch als gesellschaftlicher Makel. Davon wissen auch die Psalmen ein Lied zu singen. So wie Hanna, die später dank Gottes Hilfe den Propheten Samuel zur Welt bringt, ihr Herz im Gebet ausschüttet, so klagen Beter und Beterinnen auch in den Psalmen ihre Not der Kinderlosigkeit.[3] Die Betroffenen kommen sich »verwelkt« vor (Ps 6,3a), »vergessen wie ein Toter, weg aus dem Herzen« und »wie ein verlorenes Gefäß« (Ps 31,13), während Gott anderen ihren Bauch füllt, das heißt sie ständig schwanger werden lässt, so dass sie »satt an Kindern« werden (Ps 17,14). Das Unglück von Fehlgeburten wird in den Psalmen beklagt.[4]

Um doch noch eigene Kinder zu bekommen, vertrauen Menschen in der Bibel keineswegs nur auf das Gebet. In alttestamentlicher Zeit war die Polygamie eine selbstverständliche Institution. Zudem gab es

---

[3] Ps 6; 17; 31. Vgl. Grohmann (2007), S. 287 ff.
[4] A.a.O., S. 227 ff.

die Einrichtung der Nebenfrauen, deren Kinder rechtlich als leibliche Kinder der Hauptfrauen galten. Bevor die betagte Sara doch noch schwanger wird, zeugt Abraham mit der Sklavin Hagar einen Sohn, Ismael. Auch die unfruchtbare Rahel wird auf solche Weise Mutter, indem Rahels Leibmagd Bilha zwei Söhne von Jakob bekommt. Dass Rahel schließlich selbst noch schwanger wird, verdankt sie einem Liebeszauber, dessen sie sich bedient.[5] Hanna wird schwanger, nachdem sie ein Gelübde abgelegt hat, ihr Sohn solle Gott geweiht und im Tempel aufgezogen werden.[6] Das Gleiche spielt sich bei Simsons Geburt ab,[7] ähnliches auch bei der Geburt Johannes des Täufers.[8] Verwitwete Frauen wurden vom Bruder des Verstorbenen als Ehegattin übernommen, die mit ihr gezeugten Kinder galten als Nachkommen des Verstorbenen.[9] Selbstverständlich sind diese biblischen Reminiszenzen nicht als Plädoyer für die Einführung der Polygamie oder sonstiger Praktiken einer fernen Kulturepoche gemeint. Wohl aber lassen sie sich als Hinweis verstehen, wie ernst der unerfüllte Kinderwunsch in der biblischen Tradition genommen wird.

»Auch wenn der Kinderwunsch in seiner heutigen, individualisierten Form ein junges Phänomen ist und die Motive bei Rahel und Hanna andere sind als die heutiger Frauen, liegt in der Unbedingtheit, Dringlichkeit und Totalität dieses Wunsches eine Parallele.«[10]

Außerdem wird deutlich, dass die strikte Bindung von leiblicher Elternschaft an den natürlichen Geschlechtsakt zwischen den Ehepartnern, wie sie heute vor allem vom römisch-katholischen Lehramt gefordert wird, in der Bibel keinen Anhalt hat.

Kinderwunsch und Kinderkriegen sind heutzutage in den westlichen Gesellschaften freilich keine Selbstverständlichkeit mehr. Gerade in Mitteleuropa, aber auch in südeuropäischen Staaten ist die Geburtenrate während der vergangenen Jahrzehnte stark gesunken. Gewollte Kinderlosigkeit ist längst keine Ausnahmeerscheinung mehr. Familienplanung und Geburtenregelung sind zum Gegenstand individueller Entscheidungen und der persönlichen Lebensplanung gewor-

---

[5] Gen 30,14 ff.
[6] 1. Sam I,II ff.
[7] Ri 13.
[8] Lk 1,15.
[9] Gen 38.
[10] Grohmann (2007), S. 329.

den. Um so stärker fühlen sich aber Paare oder Frauen betroffen, wenn der eigene Kinderwunsch, den man vielleicht aus Gründen der beruflichen Karriere über Jahre hintangestellt hat, dann, wenn man sich endlich zum Kinderkriegen bereit fühlt, nicht in Erfüllung gehen will.

Der unerfüllte Kinderwunsch kann nicht nur ein persönliches Trauma sein, das die Partnerschaft belastet, sondern auch heute noch als stigmatisierend empfunden werden, als gesellschaftlicher Makel. Bis in die 1970er Jahre wurde die biologische Reproduktion – um sich einmal bewusst technokratisch auszudrücken – in den westlichen Gesellschaften forciert. Kinderlose Ehepaare, die den gesellschaftlichen Idealvorstellungen nicht entsprachen, fühlten sich diskriminiert. Zwar haben Ehe und Kinder seit den 1980er Jahren ihre Selbstverständlichkeit eingebüßt, und neue Formen des Zusammenlebens oder auch des Singledaseins werden zunehmend akzeptiert.[11] Doch sind Familien- und Bevölkerungspolitik nach wie vor darauf ausgerichtet, die Bürger und Bürgerinnen zum Kinderkriegen zu motivieren. Schreckensbilder von einem aussterbenden Deutschland oder Österreich geistern durch die Medien, und die Kompensation des Bevölkerungsrückgangs durch verstärkte Migration ist in hohem Maße konfliktträchtig, wie die Debatten der letzten Monate zeigen. Vor diesem Hintergrund kann ungewollte Kinderlosigkeit nach wie vor auch deshalb als große seelische Belastung empfunden werden, weil man dem weiterhin gültigen Leitbild von Ehe und Familie nicht entspricht. Auch im nahen Umfeld leiden Beziehungen in Familie und Freundeskreis, wenn anderen – um mit Psalm 17 zu sprechen – der Bauch gefüllt wird, so dass sie satt an Kindern werden, während der eigene Kinderwunsch unerfüllt bleibt. Während die einen sich nun ganz auf Kinder und Familienleben einstellen, bleiben die anderen allein zurück, wenn Discobesuche, Partys und Events nicht mehr so angesagt sind wie in früheren Zeiten.

Der Umgang mit ungewollter Kinderlosigkeit ist nicht nur eine ethische Frage, sondern auch eine seelsorgerliche Aufgabe für Kirche und Theologie.[12] In Anbetracht der biblischen Überlieferung hielte ich es für unbarmherzig und unmenschlich, betroffenen Paaren, die auf die Hilfe der modernen Reproduktionsmedizin setzen, Egoismus und mangelnde Demut vorzuwerfen und auf ihre persönliche Not mit theo-

---

[11] Vgl. Beck-Gernsheim (2006). Zur heutigen Einstellung von Männern siehe Eckhard/Klein (2006).
[12] Vgl. Goebel (2008).

logischen oder lehramtlichen Aussagen über den Status des isoliert betrachteten Embryos im Reagenzglas zu antworten, aus denen die Verwerflichkeit der In-Vitro-Fertilisation folge. Solch eine Vorgangsweise ist keineswegs nur eine römisch-katholische Spezialität. Das katholische Lehramt ist bekanntlich davon überzeugt, dass wie jede Form der künstlichen Empfängnisverhütung auch die extrakorporale Befruchtung stets – also unabhängig von den konkreten Umständen und der medizinischen Indikation – eine schwere Sünde ist; dies nicht nur deshalb, weil möglicherweise überzählige Embryonen anfallen, deren Beseitigung ein verwerflicher Tötungsakt ist, sondern schon darum, weil es angeblich gegen die Menschenwürde verstößt und darum ethisch unannehmbar sei, »die Fortpflanzung vom ganzen personalen Kontext des ehelichen Aktes zu trennen«.[13]

4. Kirchliche Positionen

Kürzlich wurde die Dissertation eines evangelischen Theologen veröffentlicht und ausgezeichnet, der aus den dogmatischen Aussagen des Nicänischen Glaubensbekenntnisses über die ewige Zeugung Christi durch Gott, den Vater, bioethisches Kapital zur Beurteilung, besser gesagt Aburteilung, reproduktionsmedizinischer Techniken schlagen will.[14] Von ungewollter Kinderlosigkeit Betroffenen möchte der Autor Marco Hofheinz mit einer »einladenden Ethik« begegnen, die das Ziel verfolgt, die Ratsuchenden von ihrem Kinderwunsch abzubringen, wenn dieser sich nur auf dem Wege der In-Vitro-Fertilisation verwirklichen ließe und alle anderen Möglichkeiten, zum Beispiel einer psychotherapeutischen oder paartherapeutischen Beratung, ausgeschöpft sind.[15]

Dass eine christliche Bioethik in Jesus Christus, dem wahren Menschen, ihr Maß hat, verdient ebenso Zustimmung wie die Forderung, Entdeckungszusammenhang und Begründungszusammenhang ethischer Urteilsbildung wieder enger aneinanderzurücken und die Verzahnung von Dogmatik und Ethik auch auf dem Feld der Bioethik zu

---

[13] Kongregation für die Glaubenslehre (2008).
[14] Hofheinz (2008).
[15] Vgl. Kleinschmidt et al. (2008); Wischmann et al. (2010).

beachten.[16] Zweifelhaft ist aber, ob die Christologie des Nicänischen Glaubensbekenntnisses dafür etwas austrägt, wie der Philosoph Robert Spaemann oder Marco Hofheinz glauben. Letzterer argumentiert, die menschliche Fortpflanzung müsse in Entsprechung zur ewigen Zeugung und Geburt Christi, der wahrer Mensch und wahrer Gott zugleich sei, vollzogen werden. Mit Hilfe des Analogiegedankens könnte man freilich ebenso gut *für* die Legitimität der In-Vitro-Fertilisation argumentieren, weil Gott seinen Sohn gerade nicht kontingent zeugt, sondern der Logos seinem ewigen Heilsratschluss entspringt. Abgesehen davon, dass in der Antike wichtige Einzelheiten der menschlichen Reproduktion unbekannt waren – die menschliche Eizelle wurde erst 1827 entdeckt –, könnte z. B. die Idee des *logos spermatikos* für die Rechtfertigung der ICSI-Methode herhalten, bei der ein einzelnes Spermium gezielt in eine Eizelle injiziert wird. Dass aber Embryonen wie schon der ewige Logos vor der irdischen Geburt Christi Personen sind, ist eine theologisch fragwürdige Behauptung, welche die Problemgeschichte des Personbegriffs und die metapherntheoretischen Probleme religiöser Rede außer Acht lässt.

Dass sämtliche menschliche Embryonen unabhängig von ihrem faktischen Entwicklungspotential stets als Personen anzusehen sind, lässt sich aus der Trinitätslehre schwerlich begründen. Hier sind dogmatische oder anthropologische Setzungen im Spiel. Das Nicänische Glaubensbekenntnis legt in keiner Weise die Vorstellung eines Logos im Embryonalstadium oder eine Entwicklung nahe. Ewige Zeugung und Geburt der Person des Logos fallen zusammen. Für die Frage nach dem Status menschlicher Embryonen trägt die Trinitätslehre einfach nichts aus. Was aber soll es konkret z. B. für Embryonen, die nicht lebensfähig sind – auch für solche, die bei natürlicher Zeugung vor der Nidation zugrunde gehen – bedeuten, dass auch sie »der heilvollen Zuwendung Jesu würdig«[17] bzw. der Versöhnung in Christus würdig sind? Die Erwählungslehre als Argument gegen die Selektion von lebensfähigen Embryonen vor dem Transfer in den Uterus anzuführen,[18] halte ich für gewagt, die Unterstellung, bei der In-Vitro-Fertilisation werde Jüngstes Gericht gespielt,[19] für abwegig. Oftmals entstehen bei

---

[16] Vgl. Hofheinz (2008), S. 474 ff.; S. 54 f.
[17] A. a. O., S. 527.
[18] A. a. O., S. 510 ff.
[19] A. a. O., S. 455.

der In-Vitro-Fertilisation übrigens so wenige lebensfähige Embryonen, dass eine Selektion gar nicht stattfindet, sondern alle implantiert werden, um wenigstens noch eine geringe Chance auf den Beginn einer Schwangerschaft zu wahren.

Es trifft allerdings zu, dass sich nicht nur die römisch-katholische Kirche, sondern auch die Evangelische Kirche in Deutschland in der Vergangenheit mehr oder weniger deutlich gegen die In-Vitro-Fertilisation ausgesprochen hat. Genauer gesagt hat die EKD die extrakorporale Befruchtung als »ultima ratio« akzeptiert und vor ihrer Anwendung gewarnt, sie jedoch nicht kategorisch abgelehnt.[20] Auch der Schweizer Evangelische Kirchenbund rät bei der IVF zwar zur Zurückhaltung, akzeptiert diese aber ebenso wie die Forschung an embryonalen Stammzellen. Ein ähnliches Bild ergibt sich für die Evangelische Kirche in Österreich.

In ihrer Kundgebung »Zur Achtung vor dem Leben« erklärte die Synode der EKD 1987, es gebe keinen Anspruch auf leibliche Kinder. Wenn ein ansonsten unerfüllbarer Kinderwunsch mit Hilfe extrakorporaler Befruchtung verwirklicht werden solle, sei auch an das Wohl des Kindes zu denken. Der Gesetzgeber solle das Kindeswohl bei seinen rechtlichen Regelungen der Fortpflanzungsmedizin berücksichtigen. Die entscheidenden Sätze der Kundgebung von 1987 lauten:

»Gewichtige Gründe sprechen gegen die extrakorporale Befruchtung. Aber die Not der ungewollten Kinderlosigkeit darf nicht gering geschätzt werden. Der Wunsch nach einem Kind rechtfertigt jedoch noch nicht jede medizinische Maßnahme. Darum rät die Synode vom Verfahren der extrakorporalen Befruchtung ab.«[21]

Unter dem Eindruck der Entwicklungen auf dem Gebiet der Forschung an humanen embryonalen Stammzellen hat der ehemalige Ratsvorsitzende der EKD Bischof Wolfgang Huber am Beginn des vergangenen Jahrzehnts dazu aufgerufen, die kritische Haltung der evangelischen Kirchen gegenüber der In-Vitro-Fertilisation zu bekräftigen. Unter Hubers Führung hat die EKD freilich 2008 ihr striktes Nein zur

---

[20] Vgl. schon Rat der EKD (1985).
[21] Synode der EKD (1987). Vgl. auch Synode der EKD/Deutsche Bischofskonferenz (1991), Abschnitt IV.1: »Die Kirchen haben in einer Reihe von Verlautbarungen schwerwiegende Bedenken gegen das Verfahren der In-Vitro-Fertilisation vorgebracht und ausdrücklich von ihm abgeraten.«

Stammzellforschung aufgegeben und die Novelle des deutschen Stammzellforschungsgesetzes mitgetragen.

Politischer Pragmatismus ist zugegebenermaßen kein theologisches Sachargument. Meines Erachtens steht die evangelische Kirche aber aus grundsätzlichen Erwägungen vor der Herausforderung, ihre prinzipiell ablehnende Haltung zur In-Vitro-Fertilisation zu überdenken. Anders wäre zum Beispiel die eingeschränkte Zulassung der Präimplantationsdiagnostik, für die sich der Ratsvorsitzende der EKD Präses Nikolaus Schneider oder auch der evangelische Mediziner Eckhard Nagel, Präsident des 2. Ökumenischen Kirchentages 2010 in München, ausgesprochen hat, theologisch und ethisch nicht zu rechtfertigen. Es geht hierbei nicht darum, die mit der In-Vitro-Fertilisation verbundenen Risiken oder auch ethische Folgeprobleme wie etwa den Fetozid bei Mehrlingsschwangerschaften nach extrakorporaler Befruchtung kleinzureden. Wohl aber ist zu fragen, ob es theologisch zu rechtfertigen ist, zeugungswilligen Paaren grundsätzlich von der In-Vitro-Fertilisation abzuraten. Mit dem Hinweis auf den ontologischen Status des Embryos scheint mir das nicht möglich zu sein. Embryologisch wie biblisch ist von einer prinzipiellen Unbestimmbarkeit des Lebensanfangs zu sprechen, die dagegen spricht, in jeder befruchteten Eizelle vor der Nidation eine menschliche Person zu erblicken. Auch dass der Einsatz reproduktionsmedizinischer Technik als solcher die Menschenwürde der Eltern wie des Kindes verletze, halte ich weder ethisch noch theologisch für begründet. Eine solche Einschätzung fußt auf einer naturalistischen Sichtweise von Ehe, Geschlechtlichkeit und Elternschaft, die schon biblisch betrachtet zu kurz schließt, wie die oben erwähnten Beispiele aus der biblischen Tradition zeigen. Auch sei daran erinnert, dass selbst in orthodoxen Kreisen des Judentums unter Berufung auf das Alte Testament eine uneingeschränkt positive Einstellung zu den Techniken der modernen Reproduktionsmedizin herrscht. Die biblischen Texte bieten in dieser Frage offenbar keinen eindeutigen Maßstab.[22]

Peter Dabrock, evangelischer Ethiker an der Universität Erlangen, stellt zutreffend fest, es könne

»liebloser Sex ohne Hightech dem Zuspruch der Kommunikation widersprechen, wie ein intensiver, mit technischer Assistenz erfolgreich erfüllter Kinderwunsch ihr entsprechen kann. Im ersten Fall die Freiheit zur Verantwortungsfähigkeit, im zweiten ein prometheisches ›Sei wie ich‹ als gegeben zu

---

[22] Vgl. Grohmann (2007), S. 324.

unterstellen, ist phänomenologisch eine wohl ungedeckte Behauptung. Technik als unnatürlich, einen (vermeintlich) natürlichen Liebesakt als einzig authentische Form des Kinderwunsches zu bestimmen, ist eine vormoderne Unterscheidung, die der Komplexität heutiger Lebensformen nicht mehr gerecht wird. Auch in-vitro-gezeugte Kinder werden ihre Eltern von ihrer Andersartigkeit überzeugen wie ›normal‹ gezeugte Kinder oft dem Bild der Eltern entsprechend erzogen werden.«[23]

Allerdings ist die Frage des Kindeswohls stärker als in der Vergangenheit in den Blick der ethischen Diskussion und die Bewertung des Einzelfalls zu rücken.[24] An ihr findet die reproduktive Autonomie potentieller Eltern ihre Grenzen. So ist zu fragen,

»welches Maß an gesundheitlichen Lasten des Kindes in Kauf genommen werden darf, wenn trotz Sterilitäts- oder Spermienqualitätsproblemen, erhöhten mütterlichen oder – wie inzwischen als Problemfaktor zunehmend erkannt wird – erhöhten väterlichen Alters oder anderer, darunter familiärer oder sozialer Gegebenheiten ein Kinderwunsch erfüllt werden soll«[25].

Der an sich berechtigte Kinderwunsch kann zu einem ethisch bedenklichen Wunsch werden. Seine Erfüllung »kann schwerlich um den Preis erfolgen, dass für das Kind von vornherein gesundheitliche Schäden hingenommen werden, die unverhältnismäßig sind«.[26] Von daher halte ich es auch ethisch nicht für vertretbar, wenn manche Gehörlose – wie schon erwähnt – ganz bewusst ein gehörloses Kind haben möchten, damit es so sei wie sie selbst. Aufsehen haben vor einigen Jahren Untersuchungen erregt, wonach nach In-Vitro-Fertilisation und speziell nach Anwendung der ICSI-Methode ein erhöhtes Risiko für Fehlbildungen bestehe. In absoluten Zahlen gemessen treten die fraglichen Krankheiten allerdings sowohl nach natürlicher Zeugung als auch nach künstlicher Befruchtung äußerst selten auf.[27]

Fragwürdig sind Behauptungen, wonach Kinder aus extrakorporaler Befruchtung häufiger als natürlich gezeugte Kinder psychisch auffällig wären. Wenn Kinder an psychischen Problemen leiden, dann wohl kaum als Folge der reproduktionsmedizinischen Technik, sondern weil es in der Eltern-Kind-Beziehung aufgrund des lange unerfüllten

---

[23] Dabrock (2010).
[24] Vgl. Kreß (2009).
[25] A.a.O., S. 188.
[26] Ebd.
[27] A.a.O., S. 192.

Kinderwunsches traumatisierende Faktoren gibt. Freilich können auch natürlich gezeugte Wunschkinder unter ihren Eltern und deren möglicherweise hochgesteckten Erwartungen leiden und daran Schaden nehmen. Das ist keine Frage der Medizin, sondern der Erziehung und der grundlegenden Lebenseinstellung.

5. Ungewollte Kinderlosigkeit – eine Krankheit?

Nun betrachtet die moderne Reproduktionsmedizin ungewollte Kinderlosigkeit wie selbstverständlich als Krankheit.[28] Gesundheit und Krankheit sind die grundlegenden Kategorien aller Medizin. Wo Krankheit vorliegt, ist medizinisches Handeln angezeigt und gerechtfertigt. Es hat die Wiederherstellung oder Erhaltung von Gesundheit zum Ziel. Man kann folglich »Krankheit« als legitimatorische, »Gesundheit« als teleologische Kategorie der Medizin bezeichnen.

Freilich sind Krankheiten keine Naturgegebenheiten, sondern letztlich soziale Konstruktionen, freilich mit biologischen und psychischen Faktoren. Die Weltgesundheitsorganisation führt einen Index anerkannter körperlicher und psychischer Krankheiten, die *International Classification of Diseases* (ICD), die in regelmäßigen Abständen aktualisiert wird. Ein Beispiel für Krankheit als soziale Konstruktion und ihre Veränderlichkeit ist die Homosexualität. In vergangenen Epochen als moralisches Fehlverhalten oder als Sünde geächtet, wurde die Homosexualität in der Moderne pathologisiert und zur Krankheit erklärt. Auch wenn es heute immer noch eine Minderheit von Medizinern und Psychoanalytikern gibt, die Homosexualität als Krankheit sehen, wurde sie 1992 mit dem ICD 10 aus der Liste der anerkannten Krankheiten gestrichen.

Andererseits lässt sich beobachten, dass die Medizin ständig neue Krankheitsbilder definiert, um nicht zu sagen erfindet.[29] Die Frage, wer zuerst da war, die Henne oder das Ei, stellt sich oftmals auch in der Medizin. Mit anderen Worten, es gibt bisweilen zuerst eine Therapie oder ein Medikament, und dann wird dafür die passende Krankheit gesucht und auf wundersame Weise »entdeckt«. Die fortschreitende Medikalisierung des natürlichen Lebens hat dazu geführt, dass in-

---

[28] Einführend siehe Schirren (2009).
[29] Vgl. Blech (2004).

zwischen selbst unter Medizinern über die Kategorie der Nichtkrankheiten diskutiert wird. Der britische Arzt Richard Smith definiert Nichtkrankheiten als menschliche Vorgänge oder Probleme, die von manchen als Erkrankung beurteilt werden, obwohl es für die Betroffenen vorteilhaft sein könnte, dies nicht zu tun.[30] Als Beispiele für Nichtkrankheiten nennt Smith nicht nur Tränensäcke oder Haarausfall, sondern auch das Altern und die Menopause. Nicht nur vor dem Hintergrund der Anti-Aging-Medizin hat die Diskussion über Nichtkrankheiten einige Brisanz. Auch die Debatte über das sogenannte Enhancement, also medizinische Eingriffe, die nicht der Behandlung einer Krankheit, sondern der Optimierung körperlicher, mentaler oder psychischer Eigenschaften aus anderen Gründen dienen – von der plastischen Chirurgie aus rein ästhetischen Gründen bis zu anderen Formen der Life-Style-Medizin – führt vor Augen, wie wichtig der Begriff der Nichtkrankheiten inzwischen ist.

Dabei geht es immer auch um medizinökonomische Fragen: Wer kommt für die Kosten einer Behandlung auf, vorausgesetzt diese verstößt nicht generell gegen geltendes Recht? In welchen Fällen können zum Beispiel ästhetisch-chirurgische Eingriffe als Therapie gerechtfertigt und mit der Krankenkasse abgerechnet werden, und wann hat der Patient bzw. Klient die Kosten selbst zu tragen? Wer entscheidet darüber? Letztlich ist es der Arzt, der dem Wunsch eines Patienten und dem von ihm artikulierten subjektiven Leiden einen »Krankheitswert« beimisst – oder auch nicht. Das aber ist das Ergebnis eines Aushandlungsprozesses zwischen Arzt, Patient und Krankenkasse.

Auch im Falle ungewollter Kinderlosigkeit kann man nicht automatisch von Krankheit sprechen. Zum einen kann die Kinderlosigkeit ganz unterschiedliche medizinische oder auch psychische Ursachen haben.[31] Zum anderen hängt es auch von den Betroffenen selbst ab, wie sie die ungewollte Kinderlosigkeit erleben und deuten, ob als therapiebedürftige Krankheit, ob als eine Art von Behinderung oder Schicksal, das sie als Herausforderung begreifen, ein alternatives Lebenskonzept zu entwickeln. Ob man der ungewollten Kinderlosigkeit im konkreten Fall einen »Krankheitswert« zuerkennt, ist, wie in anderen Bereichen der Medizin auch, Gegenstand eines komplexen Aushandlungsprozesses zwischen Arzt und Patientin bzw. Klientin. Wes-

---

[30] Smith (2002).
[31] Vgl. Fiegl (2004).

halb soll der unerfüllte Kinderwunsch einer Frau Mitte dreißig eine medizinische Indikation für die In-Vitro-Fertilisation sein, derjenige einer Frau jenseits des Klimakteriums aber nicht? Die Berufung auf die Natur als normativen Anhaltspunkt genügt nicht mehr als Argument, wenn doch die Manipulation der menschlichen Natur beständig im medizinischen Alltag stattfindet.

Auch besteht zwischen der In-Vitro-Fertilisation als Therapie und ungewollter Kinderlosigkeit als subjektiv erlebter Krankheit, die mit sozialer Stigmatisierung verbunden sein kann, ein Wechselverhältnis. Es gibt Anhaltspunkte dafür, dass die Definition von Infertilität als Krankheit allererst jene Wirklichkeit hervorbringt, deren Problemlösung die Reproduktionsmedizin sein soll.[32]

Außerdem kann die Reproduktionsmedizin das Leiden am unerfüllten Kinderwunsch noch zusätzlich verstärken, so dass dieser selbst zur eigentlichen Krankheit wird. In Hochglanzbroschüren preisen reproduktionsmedizinische Zentren ihre Dienstleistungen und ihre Erfolgsquoten. Tatsächlich liegt die Rate von Schwangerschaften, die mit der Geburt eines lebensfähigen Kindes endet, im Bereich der Reproduktionsmedizin nach wie vor unter 20 Prozent. Im sonstigen Leben sieht es bei spontanen Schwangerschaften allerdings auch nicht anders aus. Das Durchschnittsalter der Erstgebärenden ist in den vergangenen 15 Jahren von 27 auf 30 Jahre gestiegen. Abnehmende Fruchtbarkeit führt dazu, dass die künstliche Befruchtung vermehrt in Anspruch genommen wird. Auch bei jüngeren Eltern mit besonderen gesundheitlichen Risiken oder Befunden ist die Erfolgsrate bei der In-Vitro-Fertilisation oftmals gering. Zur für die Frau belastenden hormonellen Stimulation kommen die seelischen Krisen zwischen Hoffnung und Verzweiflung, vor allem dann, wenn schon etliche Versuche schwanger zu werden, gescheitert sind. Diese Erfahrung kann Paare zusammenschweißen, aber auch auseinanderbrechen lassen. Bisweilen treffen auf solche Konstellationen die Verse des englischen Dichters Wystan Hugh Auden aus seinem Gedicht »Das Zeitalter der Angst« zu: »Wir lassen uns lieber zerstören als ändern, / wir sterben lieber in unserem Grauen, / als dass wir uns dem Augenblick stellten / und von unseren Illusionen ließen.«[33]

Der Versuch, das Leiden an ungewollter Kinderlosigkeit mit Hilfe

---

[32] Vgl. Davies-Osterkamp (1990); Anselm (2003).
[33] Auden (1979), S. 104.

moderner Reproduktionsmedizin zu beenden, kann so erst recht zum Leidensweg werden. An seinem Ende steht nicht selten der schmerzvolle Abschied vom Traum vom eigenen Kind, die Trauer, die durchlebt werden muss, bevor überhaupt ein alternativer Lebensentwurf in Angriff genommen werden kann, sei es mit oder ohne Kinder. Nicht immer bietet eine Adoption eine Alternative, schon deshalb nicht, weil es für Adoptionswillige gesetzliche Altersgrenzen gibt.

Kann man angesichts der Komplexität ungewollter Kinderlosigkeit und ihrer recht unterschiedlichen Gründe behaupten, ihre Einstufung als Krankheit sei »alternativlos«, wie dies der evangelische Sozialethiker Reiner Anselm tut?[34] Auch wenn er gleichzeitig gegen einen reduktionistischen Krankheitsbegriff Stellung bezieht, der Infertilität als eine rein somatische Symptomatik einstuft und dafür plädiert, das Leiden an ungewollter Kinderlosigkeit als bio-psycho-soziales Krankheitsbild zu würdigen, scheint es mir zweifelhaft, die ungewollte Kinderlosigkeit als solche generell und ohne Ansehen des Einzelfalls als Krankheit einzustufen. In diesem Fall wäre es auch nicht zu begründen, weshalb in Deutschland nicht die vollen Kosten einer reproduktionsmedizinischen Behandlung von den Krankenkassen getragen werden.

Abgesehen davon, dass sich darüber streiten lässt, ob mögliche somatische Ursachen von Sterilität im Einzelfall als somatische Krankheit oder als Behinderung zu bewerten sind – wobei auch der Begriff der Behinderung in Medizin und Sozialwissenschaften unterschiedlich gefasst wird – *kann* das Leiden an ungewollter Kinderlosigkeit im konkreten Einzelfall durchaus die Form einer Krankheit annehmen. In welchen Fällen ihr ein Krankheitswert – immer bezogen auf einen erweiterten bio-psycho-sozialen Krankheitsbegriff – zuzuerkennen ist und in welchen Fällen nicht, ist Gegenstand eines differenzierten Kommunikationsprozesses – oder sollte es zumindest sein! –, in den nicht nur Reproduktionsmediziner, sondern auch Psychologen und Psychotherapeuten einzubeziehen sind. Auch seelsorgerliche Begleitung kann für die Betroffenen sinnvoll sein. Krankhaft ist unter Umständen nicht die Sterilität als solche, sondern der unerfüllte Kinderwunsch. Zumindest kann dieser krankhafte Züge annehmen.

Dass man nicht pauschal jeden Fall von ungewollter Kinderlosigkeit als Krankheit einstufen darf, rechtfertigt jedoch nicht, den Krankheitsbegriff in diesem Zusammenhang generell für abwegig zu halten.

---

[34] Anselm (2003), S. 15.

Man kann mit Giovanni Maio allerdings fragen, ob nicht etwa die In-Vitro-Fertilisation für lesbische Paare oder die künstliche Befruchtung bei Frauen jenseits der Menopause als Life-Style-Medizin einzustufen ist.

»Genauso anfechtbar wäre es aber, wollte man die gesamte Reproduktionsmedizin als Life-Style-Medizin begreifen, denn damit würde man das Leiden, das mit einer ungewollten Kinderlosigkeit einhergeht, bagatellisieren.«[35]

Reiner Anselm ist zuzustimmen, dass der Zuwachs an Freiheit, der mit den Fortschritten der modernen Reproduktionsmedizin gegeben ist, ethisch und theologisch grundsätzlich gutzuheißen ist. Nach evangelischem Verständnis ist Freiheit mit Verantwortung gepaart und im Geist der Liebe zu verwirklichen.[36] Die Alternative lautet aber doch nicht, ungewollte Kinderlosigkeit entweder als unabänderliches Schicksal oder als behandelbare Krankheit anzusehen. Gerade die Verheißung der modernen Medizin, die schicksalhaften Züge des Lebens zurückzudrängen und die Kontingenzen des Lebens menschlicher Kontrolle zu unterwerfen, produzieren neue Erscheinungsformen von Schicksalhaftigkeit, auch auf dem Gebiet der Reproduktionsmedizin.

Neue Formen der Fremdbestimmung sind die dialektischen Folgen neuzeitlicher Autonomie, auch im Bereich der Medizin. Der Philosoph Odo Marquard beschreibt die nachaufklärerische Moderne als Zeitalter der Machbarkeit. Der Weg der Moderne, an dem die naturwissenschaftliche Medizin einen erheblichen Anteil hat, »führt vom Fatum zum Faktum, vom Schicksal zum Machsal«.[37] Dieser Prozess erweist sich jedoch als janusköpfig. Je mehr die Lebenswirklichkeit, auch Krankheit und Gesundheit, in menschlichen Handlungssinn überführt wird, desto mehr werden neue Kontingenzen erzeugt, die es vordem gar nicht gab. Gerade die Entwicklung der Medizin ist dafür ein eklatantes Beispiel. Intensivmedizin, Reproduktionsmedizin und medizinische Genetik haben den Spielraum ärztlichen Handelns enorm erweitert, produzieren aber zugleich völlig neue Erscheinungsformen von Schicksalhaftigkeit, mit denen die Betroffenen moralisch und psychisch fertig werden müssen. Je mehr der Mensch über das Leben verfügen möchte, desto unkontrollierbarer werden die Vorbedingungen und Folgen seines Handelns.

---

[35] Maio (2010), S. 195.
[36] Vgl. Kirchenamt der EKD (2002).
[37] Marquard (1981), S. 67.

»Also: nicht etwa nur die erfolglose, gerade auch die erfolgreiche Machensplanung plant sich – wenigstens partiell – um den Erfolg. Darum wird – im Zeitalter des schicksalsvernichtenden Machenseifers der Menschen – das Gutgemeinte nicht das Gute; das absolute Verfügen etabliert das Unverfügbare; die Resultate kompromittieren die Intentionen; und die absolute Weltverbesserung mißrät zur Weltkonfusion.«[38]

Theologisch wäre jedoch nichts abwegiger, als Kontingenzerfahrungen mit Gotteserfahrungen gleichzusetzen und die von ungewollter Kinderlosigkeit Betroffenen dazu aufzufordern oder – um mit Marco Hofheinz zu sprechen – »einzuladen«, ihr Schicksal als göttliche Bestimmung zu akzeptieren. Gottes Wirken ist auch in Krankheit und Gesundheit nur in der Dialektik von Widerstand und Ergebung zu erfahren, von der der evangelische Theologe Dietrich Bonhoeffer gesprochen hat:

»Ich habe mir [...] oft Gedanken darüber gemacht, wo die Grenzen zwischen dem notwendigen Widerstand gegen das ›Schicksal‹ und der ebenso notwendigen Ergebung liegen. Der Don Quijote ist das Symbol für die Fortsetzung des Widerstandes bis zum Widersinn, ja zum Wahnsinn – ähnlich Michael Kohlhaas, der über der Forderung nach seinem Recht zum Schuldigen wird [...]. [D]er Widerstand verliert bei beiden letztlich seinen realen Sinn und verflüchtigt sich ins Theoretisch-Phantastische; der Sancho Pansa ist der Repräsentant des satten und schlauen Sichabfindens mit dem Gegebenen. Ich glaube, wir müssen das Große und Eigene wirklich unternehmen und doch zugleich das selbstverständlich- und allgemein-Notwendige tun, wir müssen dem ›Schicksal‹ – ich finde das ›Neutrum‹ dieses Begriffes wichtig – ebenso entschlossen entgegentreten wie uns ihm zu gegebener Zeit unterwerfen. Von ›Führung‹ kann man erst *jenseits* dieses zwiefachen Vorgangs sprechen, Gott begegnet uns nicht nur als Du, sondern auch ›vermummt‹ im ›Es‹, und in meiner Frage geht es also im Grunde darum, wie wir in diesem ›Es‹ (›Schicksal‹) das ›Du‹ finden, oder m. a. W., [...] wie aus dem ›Schicksal‹ wirklich ›Führung‹ wird. Die Grenzen zwischen Widerstand und Ergebung sind also prinzipiell nicht zu bestimmen; aber es muß beides da sein und beides mit Entschlossenheit ergriffen werden. Der Glaube fordert dieses bewegliche, lebendige Handeln. Nur so können wir uns[ere] jeweilige gegenwärtige Situation durchhalten und fruchtbar machen.«[39]

Der christlichen Einstellung zu Leben und Tod, Krankheit und Gesundheit entspricht ein Handeln, das sich in der genannten Spannung zwi-

---

[38] A.a.O., S. 81.
[39] Bonhoeffer (1998), S. 333 f.

schen Widerstand und Ergebung bewegt. Diese Haltung sollte aus theologischer Sicht auch das reproduktionsmedizinische Handeln und das ethische Abwägen zwischen Tun und Unterlassen bestimmen.

6. Staatliche Gesetzgebung und christliches Ethos

Einer paternalistischen Bevormundung der Betroffenen durch rigorose Gesetze, welche die reproduktive Autonomie mit Rücksicht auf eine weltanschaulich partikulare Auffassung vom ontologischen Status des Embryos in seiner frühesten Entwicklungsstufe oder einem bestimmten Familienbild einschränkt, möchte ich eine klare Absage erteilen. In Anbetracht des gesellschaftlichen Wandels von Familien- und Lebensformen, der teilweise in einem Wechselverhältnis mit der Entwicklung der modernen Reproduktionsmedizin steht, bewahrheitet sich meines Erachtens das Urteil des evangelischen Theologen Helmut Thielicke, dass die christliche Entscheidung zugunsten der Monogamie und dem damit verbundenen Familienbild nicht durch eine »natürliche Theologie« zu erklären ist, sondern »in der christlichen Neubestimmung der Personengemeinschaft – also auch der ehelichen Kommunikation – durch die Agape« ihren entscheidenden Grund hat.[40] In einer pluralistischen Gesellschaft kann das Evangelium, von dem aus sich ein Gefälle auf Monogamie hin mit entsprechenden reproduktionsmedizinischen Konsequenzen ergibt,[41] nicht als allgemeines natürliches Sittengesetz ausgegeben werden, das dann als staatliches Recht umzusetzen ist. Der christliche Glaube und die Kirchen sollen und können für die Attraktivität ihres Ehe- und Familienbildes werben, es aber nicht länger zum alleinigen Maßstab der säkularen Rechtsordnung machen.

Ich bin daher auch nicht wie Reiner Anselm davon überzeugt, dass das bestehende Verbot der Eizellspende in Deutschland und Österreich mit dem Hinweis auf die Beharrungskraft eines ehedem christlich geprägten Familienbildes und seiner fortbestehenden Orientierungsleistung für die moderne Gesellschaft ethisch und juristisch zu rechtfertigen ist. Die Republik Österreich ist 2010 in dieser Frage in zwei Fällen wegen Verstoß gegen das Diskriminierungsverbot vom Europäischen Gerichtshof für Menschenrechte verurteilt worden. Zwar hat die Gro-

---

[40] Thielicke (1968), S. 584.
[41] A.a.O., S. 582.

ße Kammer die Klage gegen Österreich letztinstanzlich abgewiesen, gleichwohl jedoch dem österreichischen Gesetzgeber deutlich die Rute ins Fenster gestellt, den allgemeinen Veränderungen des Familienbildes Rechnung zu tragen. Inzwischen gibt es bereits Vorstöße zu einer Novellierung des Fortpflanzungsmedizingesetzes, mit dem Ziel, die Eizellspende wie auch die Samenspende bei IFV zu erlauben, und zwar auch für gleichgeschlechtliche Frauenpaare.

Es ist zu bedauern, wenn sich die Parlamente von einer aktiven Rechtspolitik auf dem Feld der Reproduktionsmedizin drücken und diese Aufgabe den Gerichten überlassen. So geschehen in Deutschland im Fall der Präimplantationsdiagnostik (PID), deren Rechtmäßigkeit zum Erstaunen vieler vom Bundesgerichtshof im Juli 2010 festgestellt wurde. Was wiegt mehr: das Leid der betroffenen Paare, die sich ein gesundes Kind wünschen, oder der Schutz des ungeborenen Lebens, dem sich auch die evangelische Kirche grundsätzlich verpflichtet weiß? Aber ist die Alternative so einfach? Schließlich ist die Pränataldiagnostik in Deutschland zugelassen, also die vorgeburtliche Untersuchung von Föten auf mögliche Krankheiten und Missbildungen. Im Fall eines positiven Befundes stehen die werdenden Mütter oder Eltern oftmals vor der Frage, ob die Schwangerschaft fortgeführt werden soll oder nicht. Das ist ein schwerwiegender Konflikt, der die betroffenen Frauen, aber auch die werdenden Väter einer regelrechten Zerreißprobe aussetzt. Eltern brauchen in dieser Situation keine moralische Bevormundung, sondern Beratung und auch seelsorgerliche Begleitung.

Darf sich eine Kirche, die den Schwangerschaftsabbruch nicht grundsätzlich verurteilt, sondern in einer Konfliktsituation als eine mögliche verantwortliche Entscheidung akzeptiert, auch wenn sie nicht ohne Schuld ist, kategorisch gegen die PID aussprechen? Gewiss kann es auch trotz PID in einem späteren Stadium der Schwangerschaft zu Komplikationen kommen. Das Leid einer Fehlgeburt oder auch der Konflikt um einen möglichen Schwangerschaftsabbruch lassen sich durch die PID nicht generell ausschließen. Aber haben Kirche und Staat das Recht, die betroffenen Paaren zu bevormunden, ob sie sich für oder gegen den mühsamen und belastenden Weg einer In-Vitro-Fertilisation mit PID entschließen?

Weder der Bundesgerichtshof noch die PID-Befürworter in der evangelischen Kirche sprechen sich für eine uneingeschränkte Zulassung der PID aus. Sie ist keinesfalls der Königsweg, um alle denkbaren Schwangerschaftskonflikte aus der Welt zu schaffen. Und der Traum vom Wunschkind nach Maß oder vom Designer-Baby hat in einer christlichen Ethik keinen Platz. Die Vision einer leidfreien und von Behinderungen verschonten Gesellschaft ist eine totalitäre Utopie. Darin bin ich mit den Gegnern der PID völlig einig. Ich halte es jedoch für anmaßend und ungerecht, betroffene Paare mit einem hohen genetischen Risiko zu diffamieren und ihnen jedes Verantwortungsbewusstsein abzusprechen.

Aus christlicher Sicht lautet die entscheidende Frage, ob im Geiste der Liebe gehandelt, das heißt aber die Not betroffener Paare gesehen wird. Es geht bei der PID nicht notwendigerweise um ein unethisches Programm zur Selektion von vermeintlich unwertem Leben. Sie soll vielmehr die Herbeiführung einer Schwangerschaft und damit die Geburt eines Kindes ermöglichen, das ohne die Möglichkeit einer PID gar nicht erst gezeugt würde. Bestimmte genetische oder chromosomale Abweichungen verhindern bereits die Einnistung einer befruchteten Eizelle in der Gebärmutter, lösen Fehlgeburten aus oder sind die Ursache dafür, dass das Kind nach seiner Geburt nicht lebensfähig ist oder schon bald verstirbt. Paare, die mit dieser schrecklichen Möglichkeit rechnen müssen, weil sie Träger einer Erbkrankheit sind oder schon ein Kind mit schwerer Behinderung zur Welt gebracht haben, stehen vor der Alternative, auf leibliche Kinder zu verzichten.

Darf der Staat von den Betroffenen ein solches Opfer verlangen und in elementare Grundrechte eingreifen, wenn er gleichzeitig die routinemäßige Pränataldiagnostik nicht nur duldet, sondern sogar unterstützt? Wiegen das Leiden, die konkreten Ängste und Risiken betroffener Paare weniger schwer als das Dammbruchargument, die PID könnte die Diskriminierung von Menschen mit Behinderungen fördern, obwohl es für solche Prognosen sozialwissenschaftlich keinen empirischen Anhalt gibt? Die Alternative zwischen einem generellen Ja und einem strikten Nein greift ethisch zu kurz.

Allerdings können Wünsche, und sei es auch der noch so verständliche Wunsch nach eigenen Kindern, nicht zum alleinigen Maßstab medizinischen Handelns gemacht werden. Wunschkinder, die nach dem Bilde geschaffen werden oder sich nach jenem Bilde entwickeln sollen, das sich die Eltern von ihren Kindern machen, vertragen sich nicht mit dem christlichen Verständnis von Menschsein und Liebe, aber auch nicht mit dem säkularen Verständnis von Menschenwürde. Es ist, wie Max Frisch in seinem Roman »Stiller« schreibt, »das Zeichen der Nicht-Liebe [...], also Sünde, sich von seinem Nächsten oder überhaupt von einem Menschen ein fertiges Bild zu machen, zu sagen: So und so bist du, und fertig!«[42]

Die Bauersleute in Grimms Märchen waren bereit, ihr Wunschkind zu nehmen, wie es kam, auch wenn es nicht größer war als ein Daumen und so gar nicht den Idealvorstellungen eines Kindes entsprach, das sich in der Welt behaupten und seinen Weg machen könnte. Daumesdick hat aber trotzdem seinen Platz in der Welt gefunden und sein Glück gemacht. Und wenn sie nicht gestorben sind ...

Literatur

Anselm, Reiner (2003): Kinderlosigkeit als Krankheit? In: Reproduktionsmedizin 19 (1), S. 15–21.

Auden, Wystan Hugh (1979): Das Zeitalter der Angst. Ein barockes Hirtengedicht. München: Heyne.

Beck-Gernsheim, Elisabeth (2006): Die Kinderfrage heute. Über Frauenleben, Kinderwunsch und Geburtenrückgang. München: Beck.

Blech, Jörg (2004): Die Krankheitserfinder. Wie wir zu Patienten gemacht werden. Frankfurt: Fischer.

Bonhoeffer, Dietrich (1998): Widerstand und Ergebung. Briefe und Aufzeichnungen aus der Haft, hrsg. v. Christian Gremmels/Eberhard Bethge/Renate Bethge in Zusammenarbeit mit Ilse Tödt. Gütersloh: Gütersloher Verlagshaus.

Dabrock, Peter (2010): Schwarz-weiß-Malen in bioethischen Konfliktfällen hilft nicht weiter. Abruf unter: http://www.staff.uni-marburg.de/~dabrock/pdKonflikte.html [Dezember 2010].

Davies-Osterkamp, Susanne (1990): Sterilität als Krankheit? In: Wege zum Menschen 42 (2), S. 49–56.

Eckhard, Jan/Klein, Thomas (2006): Männer, Kinderwunsch und generatives Verhalten. Eine Auswertung des Familiensurvey zu Geschlechterunterschieden in der Motivation zur Elternschaft. Wiesbaden: VS Verlag für Sozialwissenschaften.

Fiegl, Jutta: (2004): Unerfüllter Kinderwunsch. Das Wechselspiel von Körper und Seele. Düsseldorf: Mvg.

Frisch, Max (1973): Stiller. Frankfurt: Suhrkamp.

Goebel, Heike (2008): Zwischen Hoffnung und Verzweiflung. Beratung und Seelsorge bei unerfülltem Kinderwunsch. Neukirchen-Vluyn: Neukirchener Theologie.

Grohmann, Marianne (2007): Fruchtbarkeit und Geburt in den Psalmen. Tübingen: Mohr Siebeck.

---

[42] Frisch (1973), S. 116.

Hofheinz, Marco (2008): Gezeugt, nicht gemacht: In-vitro Fertilisation in theologischer Perspektive. Wien: LIT.
Kirchenamt der EKD (2002): Im Geist der Liebe mit dem Leben umgehen. Argumentationshilfe für aktuelle medizin- und bioethische Fragen (EKD-Texte 71). Hannover.
Kleinschmidt, Dorothee/Thorn, Petra/Wischmann, Tewes (Hrsg.) (2008): Kinderwunsch und professionelle Beratung. Das Handbuch des Beratungsnetzwerkes Kinderwunsch Deutschland (BkiD). Stuttgart: Kohlhammer.
Kongregation für die Glaubenslehre (2008): Instruktion Dignitas Personae über einige Fragen der Bioethik. Abruf unter: http://www.vatican.va/roman_curia/congregations/cfaith/documents/rc_con_cfaith_doc_20081208_dignitas-personae_ge.html [August 2012].
Kreß, Hartmut (2009): Medizinische Ethik. Gesundheitsschutz – Selbstbestimmungsrechte – heutige Wertkonflikte. Stuttgart: Kohlhammer.
Maio, Giovanni (2010): Auf dem Weg zum Kind als erkauftes Dienstleistungsprodukt? Eine ethische Kritik der modernen Reproduktionsmedizin. In: Zeitschrift für Evangelische Ethik 52 (3), S. 194–205.
Marquard, Odo (1981): Ende des Schicksals? Einige Bemerkungen über die Unvermeidlichkeit des Unverfügbaren. In: Abschied vom Prinzipiellen. Philosophische Studien. Stuttgart: Reclam, S. 67–90.
Rat der EKD (1985): Von der Würde werdenden Lebens. Extrakorporale Befruchtung, Fremdschwangerschaft und genetische Beratung. Eine Handreichung der EKD zur ethischen Urteilsbildung. Hannover.
Schirren, Carl (Hrsg.) (2003): Unerfüllter Kinderwunsch. Leitfaden Reproduktionsmedizin für die Praxis. Köln: Ärzte-Verlag.
Smith, Richard (2002): In search of »non-disease«. In: British Medical Journal 342, S. 883–885.
Synode der EKD (1987): Zur Achtung vor dem Leben – Maßstäbe für Gentechnik und Fortpflanzungsmedizin. Abruf unter: http://www.ekd.de/EKD-Texte/achtungvordemleben_1987.html [August 2012].
Synode der EKD/Deutsche Bischofskonferenz (1991): Gott ist ein Freund des Lebens. Herausforderungen und Aufgaben beim Schutz des Lebens. Abruf unter: http://www.ekd.de/EKD-Texte/44678.html [August 2012].
Thielicke, Helmut (1968): Theologische Ethik, Bd. III. Tübingen: Mohr Siebeck.
Wischmann, Tewes/Stammer, Heike (2010): Der Traum vom eigenen Kind. Psychologische Hilfen bei unerfülltem Kinderwunsch. Stuttgart: Kohlhammer.

Veränderungen im Verständnis personaler Identität durch die Reproduktionsmedizin

Martina Schmidhuber

0. Vorbemerkung

Neben rechtlichen, medizinischen und soziologischen Fragen ergeben sich im Kontext der Reproduktionsmedizin auch philosophisch-anthropologische Fragestellungen. Denn der Einsatz von reproduktionsmedizinischen Maßnahmen verändert unser Menschenbild und in diesem Zuge auch das Verständnis personaler Identität. Ich möchte in meinem Beitrag deshalb die Veränderungen im Prozess personaler Identitätsbildung durch reproduktionsmedizinische Maßnahmen und die daraus folgenden Konsequenzen im Verständnis personaler Identität beleuchten. Dafür ist es zunächst erforderlich zu klären, was unter personaler Identität zu verstehen ist und wie der Entwicklungsprozess vor sich geht. Danach kann auf Basis dieser Überlegungen untersucht werden, welche Veränderungen sich aufgrund reproduktionsmedizinischer Möglichkeiten für Personen ergeben.

1. Was ist personale Identität?

Unter Personen verstehen wir gewöhnlich Menschen, die zu sich selbst Stellung nehmen können, die Wünsche haben, diese formulieren können und Ziele anstreben. Personen sind Lebewesen, die sich über sich selbst Gedanken machen, sie wollen ihre Lebensgeschichte erzählen (deshalb ist in diesem Kontext häufig auch von »narrativer Identität« die Rede)[1]. Das entspricht dem menschlichen Bedürfnis, personale Identität zu bilden, oder anders formuliert: dem Leben Sinn zu geben. Wenn die persönlich erlebten Zustände in eine eigene Lebensgeschichte integriert werden können, wird dadurch Sinn gestiftet. Das Bedürf-

---

[1] Vgl. z. B. Henning (2009).

nis nach Sinn wiederum haben Personen aufgrund ihres Wissens um die eigene Endlichkeit. Weil wir wissen, dass das personale Leben einmal endet, aber nicht, wann dieser Zeitpunkt des Lebensendes sein wird, möchten wir dem Leben Sinn geben. Personen stellen sich deshalb die Frage nach ihrem individuell guten Leben.

»Die Frage ›Wie soll ich leben?‹ verlöre an Bedeutung, wären wir unsterblich, denn dann könnten wir immer wieder von vorne anfangen. Sie verlöre auch an Bedeutung, wären wir nicht verletzliche, dem Zufall und unerwarteten Verlusten ausgesetzte Wesen, die die Erfahrung und die Gefahr des Scheiterns kennen. Endlich zu sein heißt aber auch, in den eigenen Möglichkeiten während der Lebenszeit, die einem vergönnt ist, begrenzt zu sein. Wir haben mehr Möglichkeiten, unser Leben zu führen, als wir realisieren können, nur deshalb müssen wir Entscheidungen treffen, und diese Entscheidungen können falsch getroffen werden.«[2]

Holmer Steinfath formuliert hier ganz wesentliche Punkte des Personseins, die sich notwendigerweise auf personale Identitätsbildung auswirken: Personen haben nicht alles in der Hand, sie können zwar an sich arbeiten, ihr Leben gestalten, aber Zufall und Schicksal spielen immer auch eine wesentliche Rolle. Manchmal kann ein gut überlegter Plan schief gehen, weil sich Vieles ohne eigenes Zutun anders fügt. Etwa wenn ein junges Paar plant, eine Familie zu gründen, kann es sein, dass es gar keine Kinder zeugen kann. Das verändert auch den Prozess personaler Identitätsbildung: die Geschichte, die man von sich als Elternteil erzählen wollte, muss umgeschrieben werden.

Folgt man den vorangegangenen Überlegungen, dass personale Identitätsbildung nie nur einseitig stattfindet, sondern immer ein Prozess zwischen äußeren Gegebenheiten und eigenem gewollten Zutun ist, lässt sich personale Identität als das bestimmen, was eine Person in ihrer individuellen Lebensgeschichte ausmacht. In der Identität zeigt sich, dass die Person mit allen anderen Wesen, die Personen sind, gleich, aber als Individuum von allen anderen Individuen verschieden ist.[3] Denn das, was alle Wesen, die Personen sind, gemeinsam haben, wird in jeder Person auf je einmalige Art und Weise individualisiert, z. B. das Geschlecht: jede/r ist auf seine Art Mann oder Frau. Eine Vervielfältigung der Person ist nicht möglich, jede Person ist einzigartig.

---

[2] Steinfath (2001), S. 286.
[3] Vgl. Habermas (1976), S. 95.

Und diese Einzigartigkeit der Person findet in ihrer Identität Ausdruck.[4] Wesentlich ist also, dass personale Identität keine eindimensionale Konstruktion ist. Philosophen jedoch neigen dazu, personale Identität als ein Konstrukt intellektueller Entwicklung des Einzelnen zu verstehen,[5] einige Soziologen hingegen tendieren dazu, personale Identität als eine »vom Individuum für die Beteiligung an Kommunikation und gemeinsamem Handeln zu erbringende Leistung«[6] zu deuten. Aber personale Identität besteht aus vielen Bereichen, wie ich im Folgenden in Anlehnung an Erik Eriksons Überlegungen betonen möchte.[7]

2. Wie entsteht personale Identität?

Der amerikanische Psychoanalytiker Erik Erikson (1902–1994) beschreibt personale Identitätsbildung als einen zum Teil unbewusst ablaufenden Entwicklungsprozess in acht Phasen, der das ganze Leben lang dauert.[8] Eriksons Modell ist vor allem deshalb bemerkenswert und fruchtbar für weitere Überlegungen, weil in diesem viele Facetten der Identitätsbildung in den Blick genommen werden, Einseitigkeiten werden vermieden. Personale Identitätsbildung wird bei Erikson weder rein intellektualistisch, noch als permanent von anderen abhängig aufgefasst. Erikson berücksichtigt die körperliche, die soziale und die intellektuelle Entwicklung gleichermaßen, deshalb knüpfe ich an sein

---

[4] Vgl. Schmidhuber (2011), S. 32.
[5] Vgl. z. B. Frankfurt (2007).
[6] Krappmann (1993), S. 8.
[7] Eriksons Modell ist zwar nicht unumstritten, weil es sehr schematisch ist. Dennoch wird es nach wie vor für aktuelle Überlegungen in verschiedenen Disziplinen aufgegriffen, weil es doch plausibel zu sein scheint. Vgl. z. B. Behringers psychologische Untersuchung der personalen Identitätsbildung freiberuflicher Journalisten: »Auch wenn ich in dieser Untersuchung lediglich eine Momentaufnahme von Identität unter Bedingungen von Offenheit machen kann, ist der Gedanke Eriksons für mich zentral, dass der Prozess der Identitätsbildung nicht in der Adoleszenz abgeschlossen wird […], sondern das gesamte Leben begleitet.« Behringer (1998), S. 47; Krappmann konstatiert, das Modell Eriksons sei nostalgisch. Lebensläufe seien nicht mehr in einem Modell dieser Art zu erfassen, Identität müsse vielmehr mit anderen immer wieder neu ausverhandelt werden und könne nur durch Interaktion gesichert werden. Vgl. Krappmann (1997), S. 79f.
[8] Vgl. zum Folgenden: Erikson (1973), S. 55–122, vgl. auch Schmidthuber (2011), S. 73–81.

Modell an. In jeder der acht Phasen ist eine Krise zu lösen, deren Bewältigung oder Nicht-Bewältigung die weitere Identitätsbildung prägt.

Der Prozess personaler Identitätsbildung nach Erik Erikson:

Vier Phasen der Kindheit

Erikson nennt vier Phasen der Kindheit. Je nach Beziehung zu den Eltern, entwickelt das Kind in diesen Phasen Ur-Vertrauen oder Ur-Misstrauen, erwirbt Autonomie oder Zweifel, Verantwortung für das eigene Handeln und Selbstvertrauen. Die Rolle der Eltern und ihr Eingehen auf das Kind sind in diesen vier Phasen essentiell, weil hier im Sinne Eriksons der »Eckstein der gesunden Persönlichkeit«[9] gelegt wird. In diesen Phasen werden jene Fähigkeiten entwickelt, die es ermöglichen, später an der eigenen Identität selbstbestimmt zu arbeiten. Das meiste in der Kindheit verläuft unbewusst. Andere, nämlich die wichtigsten Bezugspersonen, tragen maßgeblich dazu bei, wie sich Identität im weiteren Verlauf entwickeln kann. Ob Identität gelingt oder scheitert, wird demzufolge wesentlich vom sozialen Umfeld des Kindes beeinflusst. Insofern kann Identität in den ersten Lebensjahren als ›Produkt der Gesellschaft‹ bezeichnet werden.

Jugendphase

Erst ab dem Jugendalter, der fünften Phase in Eriksons Modell, wird ganz bewusst die Frage nach der eigenen Identität gestellt. Nun beginnt jene Phase, in welcher die Person zur Produzentin ihrer Identität werden kann. Obwohl personale Identitätsbildung gemäß Erikson ein ganzes Leben lang stattfindet, ist die fünfte Phase von besonderer Bedeutung für die weitere Entwicklung. Primäre Beziehungen werden verlassen und die Jugendliche[10] ist gezwungen, sich mit ihren gesellschaftlichen Rollen auseinanderzusetzen. Nun stellt sie sich ganz explizit die Frage, wer sie sein will und wer sie nicht sein will. Es ist eine Phase der Reflexion, in welcher über die eigenen Wünsche und Vor-

---

[9] A.a.O., S. 63.
[10] Im Sinne der positiven Diskriminierung verwende ich im vorliegenden Beitrag, außer in Zitaten, das weibliche grammatikalische Geschlecht, das sich sowohl auf weibliche als auch auf männliche Personen bezieht.

stellungen für die Zukunft, und über die Erwartungen und Zuschreibungen anderer nachgedacht wird. Identitäten werden erprobt und verworfen. Zudem werden in diesem prüfenden Vollzug auch die Kindheitsidentifikationen reflektiert. Die Kindheitsidentifikationen bezeichnet Erikson als das »innere Kapital«, das zuvor in den Erfahrungen der kindlichen Entwicklungsstufen angesammelt wurde.[11] Folglich ist es für die Konstitution der personalen Identität ab dem Jugendalter unabdingbar, dass die Einzelne das, was sie im Laufe ihrer Kindheit geworden ist, mit dem, was sie werden will und dem was andere von ihr erwarten, in einen stimmigen Einklang bringt. Nur dann kann sie eine harmonische Identität erlangen, d.h. eine Identität, mit der sie zufrieden ist.

Wesentlich ist in dieser Phase, dass sich sowohl die Anzahl der Bezugspersonen, als auch die Wahl und Zuschreibung sozialer Rollen erheblich erhöht. Die Jugendliche sieht sich mit einer Vielzahl von sich widersprechenden Möglichkeiten konfrontiert, zwischen denen sie wählen muss, z.B. hinsichtlich des Berufs. Auch die radikalen körperlichen Veränderungen sind für die Jugendliche neu und können sie verwirren. So wird im Jugendalter meistens der Umgang mit dem anderen Geschlecht plötzlich als schwierig erlebt. All diese Veränderungen und neuen Herausforderungen können – wenn in den vier Phasen der Kindheit nicht genügend Stabilität erlangt wurde – in einer Identitätsdiffusion münden. Identitätsdiffusion bezeichnet im Sinne Eriksons das Gefühl, das Leben nicht fassen zu können und orientierungslos zu sein.[12] Gelungene Identitätsbildung in der Adoleszenz hingegen zeichnet sich nach Erikson durch die Überzeugung aus, »dass man auf eine erreichbare Zukunft zuschreitet, dass man sich zu einer bestimmten Persönlichkeit innerhalb einer nunmehr verstandenen sozialen Wirklichkeit entwickelt«.[13]

Drei Phasen des Erwachsenenalters

Die drei abschließenden Phasen des Erwachsenenalters bestimmt Erikson sehr traditionell. Er meint, dass eine gelungene Identität Partnerschaft impliziert, die nächste Stufe wäre dann der Wunsch »mit ver-

---

[11] Vgl. Erikson (1973), S. 107.
[12] Vgl. a.a.O., S. 109–111.
[13] A.a.O., S. 107.

einter Kraft einen gemeinsamen Sprössling aufzuziehen«[14] und schließlich nimmt die reife Erwachsene in ihrer letzten Lebensphase, ihr Leben, so wie es verlaufen ist und sie es selbst gestaltet hat, als solches an.

Es braucht wohl nicht eigens betont zu werden, dass sich viele gesellschaftliche Veränderungen vollzogen haben, die die Reihenfolge, in der sich gelungene Identität im Erwachsenenalter in Eriksons Sicht weiterentwickelt – Partnerschaft, dann Elternschaft und schließlich folgt der friedliche Lebensabend – obsolet erscheinen lässt. Denn Partner können zusammenleben, ohne Eltern zu werden, es gibt Ein-Eltern-Familien, in denen nur ein Elternteil mit einem Kind oder mehreren Kindern lebt. Manchmal wird zuerst ein Kind geboren und dann erst eine (neue) verbindliche Partnerschaft fürs Leben eingegangen (oder auch nicht). Auch gleichgeschlechtliche Paare wollen Kinder großziehen, etc. Dies zeigt, dass Lebensformen heute plural geworden sind, was bei Erikson noch nicht berücksichtigt ist. Auch Lebensläufe dieser Art können mit gelungener Identität vereinbar sein. Nämlich dann, wenn die Person selbst mit dieser zufrieden ist. Was Eriksons Modell aber fruchtbar für weitere Überlegungen macht, ist, dass es nicht einseitig ist und aufgezeigt wird, dass personale Identitätsbildung kein einfaches Unterfangen ist, sondern vielmehr ein Unterfangen, das allzu leicht auch scheitern kann.

Zur personalen Identität, so wurde bisher deutlich, zählt die genetische Veranlagung, Erziehung und Schicksal – also das, was andere und das Leben aus der Person gemacht haben –, und schließlich das, was die Person selbst aus sich macht. Die Person kann also an sich arbeiten, sie kann ihre Identität aktiv bilden, aber immer unter den bereits vorhandenen Bedingungen. Die Freiheit in unserer personalen Identitätsbildung ist also immer bedingt, sie kann jedoch innerhalb der vorgegebenen Bedingungen wachsen. Denn der Raum der Freiheit verändert sich mit jeder neuen Entscheidung, die getroffen wird.[15] Wir können uns mit getroffenen Entscheidungen einengen oder unseren Handlungsspielraum erweitern.

Die Geschichte der Person und die ihrer Familie ist auch ein wesentlicher Teil personaler Identität. Denn es ist ein Unterschied, ob jemand in einfachen Verhältnissen aufgewachsen ist, Reichtum von

---

[14] A.a.O., S. 117.
[15] Vgl. dazu auch: Bauer (2007), S. 49.

Kindesbeinen an gewöhnt ist, die Eltern großen Wert auf Bildung legen oder Sport das Familienleben dominiert. »Man ist nicht auf die gleiche Weise man selbst, je nachdem, ob man Obdachloser oder Generaldirektor ist.«[16] Aber auch, ob man musikalisch talentiert ist, sich am liebsten hinter Büchern verkriecht oder eine Veranlagung zu hohen sportlichen Leistungen hat – all das sind wesentliche Teile personaler Identität, die sich in weiterer Folge auf die reflektierte Bildung personaler Identität auswirken. Das Nachdenken über sich selbst ist also wesentlich von dem geprägt, was das Leben und andere bereits aus der Person gemacht haben.

3. Welche Veränderungen ergeben sich durch die Reproduktionsmedizin?

Im Zusammenhang reproduktionsmedizinischer Möglichkeiten wie Leihmutterschaft, Samen- und Eizellenspende stellt sich allerdings die Frage, inwieweit diese nach Erikson aufgezeigte Form der Identitätsentwicklung für Personen möglich ist. Das Verständnis personaler Identität verändert sich auf zwei Seiten: Einerseits verändert sich jenes der Personen, die mit Hilfe von Reproduktionsmedizin gezeugt wurden, andererseits aber auch das Selbstverständnis derjenigen, die sich reproduktionsmedizinische Maßnahmen für Elternschaft zu Nutze machen. Es sollen im Folgenden die Vor- und Nachteile von reproduktionsmedizinischen Maßnahmen für personale Identitätsbildung ausgelotet werden.

3.1. Identitätsbildung reproduktionsmedizinisch gezeugter Personen

Das Verständnis personaler Identität verändert sich, wenn schon allein die Frage, wer die ›richtigen‹ Eltern sind, nicht mehr eindeutig beantwortet werden kann. Sind es die sozialen Eltern, weil diese die Person im Rahmen der Erziehung prägen? Sind es die genetischen Eltern, weil äußere Merkmale wie Augen- und Haarfarbe, Charaktereigenschaften und Talente von ihnen mehr oder weniger mitgegeben worden sind? Was bedeutet es für personale Identitätsbildung, wenn jemand seine

---

[16] Kaufmann (2005), S. 211.

genetischen Eltern gar nicht kennt, aber das Wissen vorhanden ist, dass die sozialen Eltern nicht jene sind, von denen man auch die Gene hat? Da personale Identität nicht nur von der sozialen Umgebung geprägt wird, sondern auch die Veranlagung eine Rolle spielt, haben Personen das Bedürfnis zu wissen, warum sie z. B. so und nicht anders aussehen, von wem sie die große Nase haben, das lockige Haar. Deshalb kann in jener Phase der Identitätsbildung, in welcher alles hinterfragt wird, bei Jugendlichen das Bedürfnis sehr stark werden, die Leihmutter oder den Samenspender kennenzulernen. Personen haben das Verlangen zu wissen, woher sie kommen, um sich mit sich selbst auseinandersetzen zu können. Das Bewusstsein, dass es nicht die sozialen Eltern allein sind, die die Person zu derjenigen gemacht haben, die sie jetzt ist, wird in der Jugendphase aufgrund der hohen Selbstreflexion verstärkt. Ein Hinterfragen und Ergründen der eigenen Identität beginnt. Allerdings ist zu betonen, dass es vor allem darauf ankommt, wie geborgen junge Menschen in ihrer Familie aufwachsen. Wie mit Erikson gezeigt wurde, wird bereits in der ersten Lebensphase Ur-Vertrauen oder Ur-Misstrauen entwickelt. Wenn das Kind von jenen Menschen, die es aufziehen, genug Liebe und Zuneigung erhält, wird es Ur-Vertrauen entwickeln und der Eckstein für eine gesunde Persönlichkeit – wie Erikson es nennt – ist gelegt. Wenn dann im Jugendalter Fragen zu den genetischen Eltern auftauchen, kann das für den Jugendlichen zwar belastend sein, aber aufgrund des gewonnen Ur-Vertrauens durch liebevolle, soziale Eltern wird die Jugendliche auch mit diesen Ungewissheiten und Unsicherheiten zurechtkommen. Jugendliche, die nicht mit Hilfe reproduktionsmedizinischer Maßnahmen gezeugt wurden, müssen sich mit schwerwiegenden Problemen auseinandersetzen, wenn sie z. B. keinen liebevollen Umgang von ihren ›natürlichen‹ Eltern erfahren. Es scheint also keineswegs zentral für gelingende personale Identitätsentwicklung zu sein, wie man gezeugt wurde, vielmehr ist es wesentlich, wie man aufwächst.

3.2. Identitätsbildung und Elternschaft mittels reproduktionsmedizinischer Maßnahmen

Bisher war personale Identitätsbildung dadurch geprägt, dass wir wussten, dass wir nicht alles bestimmen können, was uns als Personen ausmacht. Ob jemand die Möglichkeit hat, sich seinen Kinderwunsch zu erfüllen, wurde als Schicksal angesehen. In Zeiten, in denen reproduktionsmedizinische Maßnahmen neue Möglichkeiten eröffnen, wird sich auch das Verständnis personaler Identität verändern. Paaren, denen es auf natürliche Weise nicht möglich ist, Kinder zu bekommen, können sich mit Hilfe von reproduktionsmedizinischen Optionen ihren Kinderwunsch erfüllen. Das bedeutet, dass Personen auf dieser Ebene der Selbstbestimmung gegenwärtig stärker in ihre selbstbestimmte Identitätsbildung eingreifen können als früher. Wenn es ein Paar als wesentlichen Teil ihrer Identität resp. ihres Lebenssinns versteht, ein Kind zu bekommen, dann ermöglichen reproduktionsmedizinische Maßnahmen, diesen Teil personaler Identität zu entwickeln. Wenn Personen die Entscheidung treffen, trotz nicht vorhandener natürlicher Möglichkeit, ihren Kinderwunsch zu erfüllen, und dann mit ihrem Leben zufriedener sind, hat das eingesetzte reproduktionsmedizinische Verfahren zur gelungenen personalen Identitätsbildung beigetragen. Aber selbst wenn der Wunsch der Elternschaft erfüllt wurde, ist das ganze Leben des Kindes etwas Unverfügbares. Die Eltern werden nicht wissen, wie sich das Kind entwickelt, ob es krank werden wird, welche Talente es haben wird. Diese Unverfügbarkeit des Lebens lässt sich also auch nicht mit reproduktionsmedizinischen Maßnahmen ausschalten und genau diese Unverfügbarkeit ist es ja, die – mit Steinfath gesprochen – das Leben lebenswert macht. Es liegt an den Eltern, ihrem Kind – sei es natürlich oder mit Hilfe reproduktionsmedizinischer Maßnahmen gezeugt – so viel Liebe und Geborgenheit zu geben, dass es Ur-Vertrauen entwickeln kann und später selbst die Chance hat, eine gelungene, selbstbestimmte Identität zu entwickeln.

Gelungene Identität impliziert, so wurde oben konstatiert, mit sich selbst zufrieden zu sein, nämlich mit dem, was man geworden ist und dem, was man selbst aus seinem Leben gemacht hat. Wenn es nun aufgrund reflektierter Überlegungen von Personen zum guten Leben zählt, Kinder zu bekommen, dies aber auf natürliche Weise nicht möglich ist, kann das individuelle Lebensglück und die Zufriedenheit durch reproduktionsmedizinische Maßnahmen erhöht werden und in diesem Zuge zu einer gelungenen Identität verhelfen. Einer als unfair aufgefassten genetischen Veranlagung, wie Zeugungsunfähigkeit, wird damit entgegengewirkt. Eng damit hängt auch das Recht auf Selbstbestimmung zusammen, das durch Reproduktionsmedizin gestärkt wird. Denn Personen haben das Bedürfnis, sich selbst zu bestimmen, um mit sich selbst zufrieden zu sein.

3.3. Personale Identität und Leihmutterschaft

Ein Problem besonderer Art stellt sich im Zusammenhang der Leihmutterschaft, deshalb soll es hier eigens behandelt werden. Warum ist Leihmutterschaft überhaupt eine Option, die so interessant für Frauen zu sein scheint? Meist befinden sich Frauen noch in Ausbildung oder gerade am Höhepunkt ihrer Karriere, wenn sie aus biologischer Sicht am besten geeignet wären, Kinder zu bekommen. Beruflich sehr erfolgreiche Frauen schieben die Elternschaft meist hinaus, in der Hoffnung, dass der beste Zeitpunkt dafür noch kommen wird.[17] Damit laufen sie aber Gefahr, dass die biologische Möglichkeit verpasst wird oder das Risiko, ein behindertes Kind zu gebären, steigt. Aufgrund dieser aktuellen Biographien von Frauen scheint der Einsatz von Reproduktionsmedizin eine interessante Option zu sein: Das Recht auf Selbstbestimmung sollte es jeder Frau ermöglichen, dann ein Kind zu bekommen, wenn sie es für passend hält. Eine Frau steht zeitlich nicht mehr unter biologischem Druck und kann sich dennoch Karriere und Kinderwunsch erfüllen. Paaren, die sich bewusst dafür entscheiden, Eltern zu werden, ist vollkommen klar: Elternschaft verändert personale Identität ganz erheblich – alles im Leben wird dadurch anders. Es handelt sich deshalb bei Paaren, die sich für reproduktionsmedizinische Maßnahmen entscheiden, um eine sehr bewusste und reflektierte Entscheidung zur Elternschaft.

Vor allem Mutter und Kind bauen eine Beziehung zueinander auf. Freilich entsteht auch zwischen Vater und Kind eine Beziehung, aber jene zur Mutter ist eine besondere, weil die Frau das Kind austrägt. Diese Beziehung zwischen Mutter und Kind, so die Medizinethikerin Wiesemann, beginnt bereits vor der Geburt des Kindes.[18] Betrachtet man das Verhältnis zwischen Mutter und Kind aus dieser von Anfang an bestehenden Beziehungsperspektive, wird deutlich, dass eine Schwangerschaft, die im Rahmen einer Leihmutterschaft umgesetzt wird, Schwierigkeiten bergen kann. Ein Kind auszutragen, um dieses dann von jemand anderem aufziehen zu lassen, kann für Frauen große Überwindung bedeuten. Keine Bindung zu einem Kind aufzubauen, das man neun Monate in sich trägt, scheint nahezu unmöglich zu sein. Wenn es üblich werden sollte, dass junge Frauen für

---

[17] Vgl. Nave-Herz (1988), S. 199f.
[18] Wiesemann (2006), S. 16.

ältere Frauen, die sich ihren Kinderwunsch noch erfüllen möchten, Babys austragen und dafür bezahlt werden, wird dies einen wesentlichen Wendepunkt in unserem Verständnis von Mutterschaft implizieren. Babys auszutragen wird zum Geschäft, Muttersein wird als Bereich personaler Identität verstanden, der zeitlich selbst bestimmt werden kann. Zu bestimmen, zu welchem Zeitpunkt im eigenen Leben Platz für ein Kind sein sollte, ist in unserer Gesellschaft schon seit einigen Jahrzehnten üblich. Bereits die Anti-Baby-Pille und andere Verhütungsmethoden sind Mittel zur Selbstbestimmung hinsichtlich der Reproduktion. Aufgrund gesellschaftlicher Wandlungen (längere Ausbildungszeit, Berufstätigkeit der Frau) scheint es nur eine logische Weiterentwicklung zu sein, dass Leihmutterschaft für Paare eine interessante Option wird. Für Paare ist diese Form der Reproduktion eine große Unterstützung in ihrer selbstbestimmten personalen Identitätsbildung. Jene Frauen, die sich als Leihmütter zur Verfügung stellen, müssen selbst entscheiden, ob sie mit der Beziehung, die sie während der Schwangerschaft zum Kind aufbauen, umgehen können. Wesentlicher, weil von anderen bestimmt, scheint in diesem Zusammenhang die Frage zu sein, wie sich die Bindung zur Leihmutter, die dann eben nicht die soziale Mutter ist, auf die personale Identitätsentwicklung des Kindes auswirkt. Hält man sich an Eriksons Überlegungen, die ganz deutlich zeigen, wie maßgeblich die erste Phase der Kindheit für eine gelungene Identität ist, lässt sich konstatieren, dass auch bei Kindern, deren soziale Mutter eine andere ist, als jene, die sie ausgetragen hat, eine liebevolle Erziehung fundamental für die gesunde Persönlichkeit des Kindes ist. Wenn sich Paare ganz bewusst für ein Kind entscheiden, weil sie sich ab einem gewissen Zeitpunkt auch wirklich bereit für Elternschaft fühlen, dann werden sie dem Kind auch jene Geborgenheit und Liebe geben können, die es für eine gelingende Identitätsbildung braucht.

4. Fazit

Aus den vorangegangenen Ausführungen lässt sich zusammenfassend feststellen, dass reproduktionsmedizinische Maßnahmen zur Selbstbestimmung von Personen in ihrer Identitätsbildung beitragen. Der Entscheidung für ein Kind mit Hilfe von Reproduktionsmedizin geht ein Prozess des Informierens und Überlegens voraus. Es handelt sich deshalb um eine sehr reflektierte Entscheidung im Rahmen der Identitätsbildung.

Für Kinder, die mittels reproduktionsmedizinischer Maßnahmen gezeugt wurden, wird sich die Jugendphase, in welcher die Suche nach der eigenen Identität ohnehin besonders intensiv ist, schwierig gestalten, wenn die sozialen Eltern nicht jene sind, von welchen man auch die Gene hat. Das kann Unsicherheiten hinsichtlich der eigenen Identität hervorrufen. Aber diese schwierige Phase werden Jugendliche vor allem dann gut meistern können, wenn sie von ihren sozialen Eltern von Anfang an Liebe und Geborgenheit erhalten haben.

Auch wenn man reproduktionsmedizinischen Maßnahmen kritisch gegenüberstehen mag, scheint es auf jeden Fall an der Zeit zu sein, sich vom traditionellen Familienmodell als normative Vorgabe zu verabschieden, das ja ohnehin auch schon ohne Reproduktionsmedizin nicht mehr haltbar ist. Denn es gibt immer mehr Ein-Eltern-Familien, Patchwork-Familien etc., die sich auch als Familie verstehen. Eine Familie zu gründen und Kinder großzuziehen stellt immer eine Herausforderung dar. Folgt man Eriksons Überlegungen, so lässt sich argumentieren, dass die soziale Elternschaft wesentlich für eine gelungene personale Identitätsbildung ist. Wenn das Kind – wie auch immer es gezeugt wurde – von seinen sozialen Eltern geliebt wird und sich in seinem familiären Kontext – wie auch immer dieser aussehen mag – wohl und aufgehoben fühlt, wird auf diese Weise gelungene Identitätsbildung unterstützt. Im Sinne Eriksons legen die sozialen Eltern den ›Eckstein der gesunden Persönlichkeit‹.

Es stellt sich auch die Frage, in welcher Gesellschaft wir leben wollen. Einerseits werden unerwünschte Kinder abgetrieben, andererseits wünschen sich Paare nichts sehnlicher als ein Kind. Es sollte die Möglichkeit der Adoption erleichtert werden – außerdem sollte sowohl Frauen, die abtreiben wollen, als auch Paaren, die sich Kinder wünschen, aber selbst keine zeugen können, diese Option bewusst gemacht werden. Das Wesentliche ist, dass Kinder in einer Familie aufwachsen, in der sie sich wohl fühlen und dadurch so entwickeln können, dass sie mit sich selbst zufrieden sind. Wenn dies der Fall ist, wird auch die Frage, wer der genetische Vater oder die Leihmutter ist, weniger große Schwierigkeiten bereiten, weil die Jugendliche weiß, wo sie ›zu Hause‹ ist.

Literatur

Bauer, Emmanuel J. (2007): Zur aktuellen Infragestellung von Freiheit und Personalität. In: Ders. (Hrsg.): Freiheit in philosophischer, neurowissenschaftlicher und psychotherapeutischer Perspektive. München: Fink, S. 19–50.

Behringer, Luise (1998): Lebensführung und Identitätsarbeit. Der Mensch im Chaos des modernen Alltags. Frankfurt: Campus.

Erikson, Erik H. (1973): Wachstum und Krisen der gesunden Persönlichkeit. In: Ders. (Hrsg.), Identität und Lebenszyklus. Frankfurt: Suhrkamp, S. 55–122.

Frankfurt, Harry (2007): Sich selbst ernst nehmen. Frankfurt: Suhrkamp.

Habermas, Jürgen (1976): Zur Rekonstruktion des Historischen Materialismus. Frankfurt: Suhrkamp.

Henning, Tim (2009): Person sein und Geschichten erzählen. Eine Studie über personale Autonomie und narrative Gründe. Berlin: De Gruyter.

Kaufmann, Jean-Claude (2005): Die Erfindung des Ich. Eine Theorie der Identität. Konstanz: UVK.

Krappmann, Lothar (1993): Soziologische Dimensionen der Identität. Strukturelle Bedingungen für die Teilnahme an Interaktionsprozessen. Stuttgart: Klett-Cotta.

– (1997): Die Identitätsproblematik nach Erikson aus einer interaktionistischen Sicht. In: Keupp, Heiner/Höfer, Renate (Hrsg.): Identitätsarbeit heute. Klassische und aktuelle Perspektiven der Identitätsforschung: Frankfurt: Suhrkamp, S. 66–92.

Nave-Herz, Rosemarie (1988): Kinderlose Ehen. In: Kurt Lüscher/Franz Schultheis/Michael Wehrspaun (Hrsg.): Die »postmoderne« Familie. Familiale Strategien und Familienpolitik in einer Übergangszeit. Konstanz: Univ.-Verlag, S. 193–200.

Schmidhuber, Martina (2011): Der Prozess personaler Identitätsbildung und die Rolle von Institutionen. Eine philosophisch-anthropologische Untersuchung. Münster: LIT.

Steinfath, Holmer (2001): Orientierung am Guten. Praktisches Überlegen und die Konstitution von Personen. Frankfurt: Suhrkamp.

Wiesemann, Claudia (2006): Von der Verantwortung, ein Kind zu bekommen. Eine Ethik der Elternschaft. München: Beck.

›Menschenwürde‹ und ›verantwortliche Zeugung‹ als Leitkriterien für die ethische Bewertung reproduktionsmedizinischer Maßnahmen

Markus Patenge

Wer sich in der katholischen Morallehre auskennt, der weiß, dass Menschenwürde und verantwortliche Zeugung nicht die tragenden Argumente in der Frage der ethischen Bewertung reproduktionsmedizinischer Maßnahmen sind. Denn die Position des kirchlichen Lehramts zur Reproduktionsmedizin stützt sich im Wesentlichen auf ein anderes Kriterium. Die Weitergabe menschlichen Lebens soll nämlich nach lehramtlicher Meinung »Zielpunkt und Frucht eines ehelichen Aktes«[1] sein. Die Zeugung von Nachkommenschaft darf daher nur über den Weg des ›natürlichen‹ Sexualaktes geschehen. Auch wenn es im Folgenden um eine grundsätzliche ethische Bewertung der künstlichen Befruchtung aus der Sicht einer theologischen Ethik geht, wird diesem Argument dennoch keine normativ-ethische Aussagekraft beigemessen. Stattdessen wird es darum gehen, die Kriterien der Menschenwürde und der verantwortlichen Zeugung zu entfalten, welche zwar ebenfalls in lehramtlichen Dokumenten die Weitergabe des menschlichen Lebens betreffend stark gemacht werden, doch letztlich nur eine untergeordnete Rolle spielen. Eine Weiterentwicklung der lehramtlichen Position ist aber notwendig, da die traditionelle Argumentation, wie im folgenden Kapitel aufgezeigt wird, unter moralphilosophischer Hinsicht defizitär ist.

Zu diesem Zweck wird in einem ersten Schritt die lehramtliche Position zur Reproduktionsmedizin dargestellt und deren Argument geprüft. Daraufhin werden die beiden Leitkriterien erläutert und auf die medizinisch unterstützten Fortpflanzungsverfahren hin ausgelegt. In einem letzten Schritt erfolgen eine Zusammenfassung der Ergebnisse und die ethische Bewertung der Reproduktionsmedizin.

Dieser Beitrag versteht sich somit als ein Versuch der ethischen Reflexion der Reproduktionsmedizin und der mit ihr verbundenen

---

[1] Kongregation für die Glaubenslehre (2000), S. 5.

›Menschenwürde‹ und ›verantwortliche Zeugung‹ als Leitkriterien

Möglichkeiten und Techniken in Auseinandersetzung mit der Position des katholischen Lehramts.

I. Die derzeit geltende lehramtliche Position[2]

Die Haltung der katholischen Kirche zur Reproduktionsmedizin ist von durchweg ablehnenden Stellungnahmen geprägt. In der jüngsten Äußerung zu diesem Thema werden ausnahmslos alle Techniken verworfen, »die den ehelichen Akt ersetzen«[3], also sowohl die heterologe als auch die homologe künstliche Befruchtung. Lediglich solche Akte, die den ehelichen Akt bzw. die Fruchtbarkeit unterstützen, werden lehramtlich gebilligt.[4]

a) Das Natürlichkeitsargument

Wie kommt es nun zu solch einer Bewertung? Wie bereits angedeutet, gilt hierbei die normative Kraft der Sinnziele des ehelichen Aktes als stärkstes Argument. Nach kirchlicher Lehre ist nämlich der geschlechtliche Akt innerhalb der Ehe durch zwei Sinngehalte bzw. Zwecke bestimmt.[5] Diese ergeben sich zum einen aus dem *Wirkcharakter* und zum anderen aus dem *Ausdruckscharakter* menschlichen Geschlechtsverkehrs. Dessen Wirkung ist die Zeugung neuen Lebens und er drückt die liebende Vereinigung der Ehepartner aus. Diese Sinngehalte wohnen dem Sexualakt naturgemäß inne und dürfen vom Menschen nicht voneinander getrennt werden:

»Seiner innersten Struktur nach befähigt der eheliche Akt, indem er den Gatten und die Gattin aufs engste miteinander vereint, zugleich zur Zeugung neuen Lebens, entsprechend den Gesetzen, die in die Natur des Mannes und der Frau eingeschrieben sind. Wenn die beiden wesentlichen Gesichtspunkte der liebenden Vereinigung und der Fortpflanzung beachtet werden, behält der Verkehr in der Ehe voll und ganz den Sinngehalt gegenseitiger und wah-

---

[2] Die Argumentation und Bewertung der lehramtlichen Position erfährt an dieser Stelle nur eine knappe Würdigung, da sie nicht Hauptbestandteil dieses Beitrages ist.
[3] Kongregation für die Glaubenslehre (2008), S. 12.
[4] Ebd.
[5] Die Problematik des Geschlechtsverkehrs außerhalb der Ehe soll an dieser Stelle ausgeklammert werden.

rer Liebe, und seine Hinordnung auf die erhabene Aufgabe der Elternschaft, zu der der Mensch berufen ist.«[6]

Der eheliche Verkehr ist mit der Fortpflanzung und der gegenseitigen Liebe derart verbunden, dass für eine positive ethische Bewertung durch das Lehramt immer alle drei Aspekte gegeben sein müssen, da jeweils der eine Gesichtspunkt durch die anderen vervollkommnet wird. Ein ehelicher Verkehr, der die Fortpflanzung dauerhaft ausschließt und nicht Ausdruck der gegenseitigen Liebe ist, ist ethisch verwerflich. Ebenso ist eine Fortpflanzung, die nicht in der gegenseitigen Liebe der Eltern und dem Sexualakt gründet, ethisch verwerflich. Und die liebende Vereinigung der Ehepartner ist erst dann vollkommen, wenn sie auch die körperliche Zuwendung einschließt und sich die Liebe für Dritte öffnet. Somit ist also die Fortpflanzung nur dann sittlich gerechtfertigt, wenn sie innerhalb des ehelichen Aktes und unter dem Vorzeichen der gegenseitigen Liebe geschieht.

b) Die Kritik an diesem Argument

Das verwendete Argument ist nicht unproblematisch. So fragt beispielsweise Ginters an, »weshalb gerade diese Sinndeutung der vorgegebenen faktischen Zusammenhänge richtig ist und jede andere falsch.«[7] Das Lehramt greift als Antwort auf ein theologisch gedeutetes Natürlichkeitsargument zurück. Diese Argumentationsform

»geht aus von (instrumentalen) Fähigkeiten (Organen) des Menschen, die diesem selbst vorgegeben und insofern natürlich, nicht künstlich, und gottgegeben sind, versucht, deren Zweck zu ergründen, und erblickt darin den sittlich verpflichtenden Willen des Schöpfers.«[8]

Der natürliche Zeugungsakt entspringt demnach also Gottes Willen und ist somit sittlich gerechtfertigt. Der künstliche Zeugungsakt – da er eben nicht auf natürlichem Weg geschieht – widerspricht dagegen dem Willen Gottes und ist damit ethisch verwerflich. Dieses Argument bringt aber eine ethische Diskussion nicht weiter, da es auf einem Zirkelschluss basiert:

---

[6] Paul VI. (1968), S. 12.
[7] Ginters (1982), S. 86.
[8] Schüller (1980), S. 222.

»Wenn die Sittlichkeit einer Handlung erst durch die hinzutretende Willensanordnung Gottes konstituiert wird, setzt dies bereits voraus, dass es sittlich gut ist, einer göttlichen Anordnung zu gehorchen; dieser Weg einer theologischen Moralbegründung beruht daher auf einem logischen Zirkelschluss.«[9]

Unabhängig von der Problematik eines logischen Zirkelschlusses rückt eine solche Argumentation ethische Weisungen in die Nähe eines theonomen Moralpositivismus, der sittliche Gebote einzig vom Willen Gottes abhängig macht und nicht von ihrer rationalen Begründbarkeit. Diese Position widerspricht aber dem katholischen Moralverständnis, welches sich durch die gesamte Tradition hinweg zwar als eine theologische, aber eben auch als eine kognitivistische Ethik verstand.[10]

Mit dem Rückgriff auf die Naturgemäßheit bzw. den Willen Gottes lässt sich somit im Grunde alles und nichts erklären.[11] Wenn ein schwerkranker Patient nicht mehr in der Lage ist, auf natürlichem Wege Nahrung zu sich zu nehmen, widerspräche dann nicht auch die künstliche Ernährung naturgemäßer Nahrungsaufnahme? Ist dann nicht auch die Krankheit des Patienten Ausdruck des Willens Gottes? Sicherlich würde kaum jemand – auch kein katholischer Theologe – dieser Argumentation folgen. Wie soll dann aber entschieden werden, in welchem natürlichen Vorgang sich der Wille Gottes offenbart? Und ist es nicht auch der Wille Gottes, dass der Mensch aufgrund seiner kognitiven Möglichkeiten immer wieder neue Techniken hervorbringt? Die Problematik eines Natürlichkeitsarguments liegt also darin, dass aufgezeigt werden muss, welche menschlichen Handlungen als natürlich und damit als sittlich richtig gelten sollen. Daran schließt sich ein weiterer Problemkreis an. Wenn es unklar ist, was für den Menschen als natürlich zu gelten hat, benötigen wir eine Instanz, der wir hierzu eine Definitionshoheit anerkennen. Kann uns die Biologie hinreichend erklären, was zur Natur des Menschen gehört? Oder ist es doch die philosophische Anthropologie? Oder kann nur die Theologie die menschliche Natur erfassen?

Das theologische Natürlichkeitsargument scheitert also an der Tatsache, dass es inhaltsleer ist, weil der Inhalt des Naturbegriffs selbst unklar ist. Es dürfte somit deutlich geworden sein, dass mit dem Hinweis auf die Natürlichkeit einer Handlung ethisch nichts gewonnen ist.

---

[9] Schockenhoff (2007), S. 537.
[10] Vgl. a. a. O., S. 534.
[11] Vgl. Schüller (1980), S. 235.

c) Möglichkeiten einer Weiterentwicklung der lehramtlichen Position

Die Widerlegung des lehramtlichen Hauptargumentes bedeutet aber nicht, dass die künstliche Befruchtung immer ethisch gerechtfertigt ist. Auch wenn sich aus dem natürlichen Zusammenhang zwischen Geschlechtsverkehr und Fortpflanzung keine direkten normativen Aussagen ableiten lassen, so kann diese Form doch als ›Normalform‹ der Fortpflanzung angesehen werden. Die Reproduktionsmedizin soll diese Normalform nicht einfachhin ersetzen, sondern soll in den Fällen angewendet werden, in denen entweder der Geschlechtsverkehr krankheitsbedingt nicht möglich ist oder der Geschlechtsverkehr nicht zur Zeugung führen kann.[12]

Weiterhin bedeutet dieses Ergebnis nicht, dass die ethische Debatte nicht doch wertvolle Impulse vom Lehramt erhalten kann. Denn die katholische Morallehre bringt zwei wichtige Standpunkte in diesen Diskurs mit ein:
1. Medizinische Praktiken müssen grundsätzlich der Menschenwürde gerecht werden[13] und
2. Die Zeugung menschlichen Lebens soll verantwortungsvoll geschehen[14].

Anhand dieser Kriterien lassen sich aus meiner Sicht die ethisch relevanten Fragestellungen beantworten, die mit der Reproduktionsmedizin aufgeworfen sind: Vornehmlich die Fragen nach dem moralischen Status vom Embryonen, nach der Verletzung seiner Menschenwürde, nach potentiellen Schädigungen für ihn und seine Entwicklung, nach konstitutiven Beziehungen für die Persönlichkeitsentwicklung des Embryos und nach gesellschaftlichen Folgen dieser Maßnahmen.[15] Dabei wird sich auch zeigen, dass der Sinngehalt der liebenden Vereinigung von Mann und Frau wichtige Implikationen für die ethische Bewertung enthält.

---

[12] Vgl. BÄK (2006), S. 1393.
[13] Vgl. Kongregation für die Glaubenslehre (2008), S. 1.
[14] Vgl. a.a.O., S. 6.
[15] Viele dieser Fragen wirft auf: Leist (1990), S. 176.

II. Die Menschenwürde als Kriterium der ethischen Bewertung

Das erste Leitkriterium basiert auf der Prämisse, dass dem menschlichen Leben vom Zeitpunkt der Verschmelzung von Ei- und Samenzelle zur Zygote Menschenwürde zukommt. Dieser Standpunkt kann zweifelsfrei als die derzeit geltende lehramtliche Position angesehen werden.[16] Ihm folgend ergibt sich zunächst die Konsequenz, dass dem Embryo ein mindestens gleichwertiger gesellschaftlicher Schutz zukommen soll, wie er auch jedem anderen geborenen Menschen zukommt.

a) Begründung und Auslegung der Menschenwürde

Diese Position ist in der ethischen Diskussion allerdings nicht unumstritten. Als besonders hilfreich zur Untermauerung dieser Ansicht haben sich in dieser Auseinandersetzung um den moralischen Status des Embryos die sog. SKIP-Argumente erwiesen:[17]
- Das Speziesargument lautet in seiner Grundform, dass jeder menschliche Embryo Mitglied der Spezies Mensch ist. Jedem Menschen kommt aber aufgrund seines Menschseins Menschenwürde zu. Somit muss auch dem Embryo Menschenwürde zugesprochen werden.
- Das Kontinuitätsargument verdeutlicht, dass mit der Zeugung ein Prozess einsetzt, der auf die Geburt des Menschen (und darüber hinaus) ausgerichtet ist. Da innerhalb dieses Prozesses keine Brüche und somit auch keine ontologischen Veränderungen stattfinden, wird dieses Argument klassischerweise folgendermaßen zusammengefasst: Der Embryo entwickelt sich als Mensch und nicht zum Menschen. Daher ist dem Embryo Menschenwürde zuzusprechen.
- Die persönliche Identität des Menschen mit sich selbst in all seinen Entwicklungsstadien bildet den Kern des Identitätsarguments.

---

[16] Vgl. Kongregation für die Glaubenslehre (2008), S. 5. Unter der Bezeichnung »SKIP-Argumente« werden vier Argumente zusammengefasst, welche die dargelegte Position stützen. Der Name leitet sich von den Anfangsbuchstaben der Einzelargumente ab, also Spezies-, Kontinuitäts-, Identitäts- und Potentialitätsargument.
[17] Eine gute Übersicht bietet Göbel (2005).

Der einzelne Mensch unterliegt zwar vielfältigen Veränderungen während seines Lebens, doch es bleibt stets der eine Mensch. Stellt sich dieser Mensch nun die Frage, wann er gemacht wurde, wann seine Existenz begann, so bleibt als schlüssige Antwort nur der Zeitpunkt der Zygotenbildung. Auf dieses ›Grunddatum‹ lässt sich jede individuelle menschliche Existenz zurückführen. Weiß sich der Mensch mit sich also im gesamten Verlauf seines Lebens identisch, so ist es abwegig, diesem Individuum zu einem Zeitpunkt seines Daseins keine Menschenwürde zuzusprechen.

– Das Potentialitätsargument weist daraufhin, dass dem Embryo die aktive Potenz innewohnt, sich als Mensch zu entwickeln. Sie ist nicht nur bloße Möglichkeit, sondern dem Embryo als festes Ziel mit auf seinen Weg gegeben. Wenn dem geborenen Menschen also Menschenwürde zukommt, dann auch dem Embryo, der in sich schon diesen Zustand als reale Potenz trägt.[18]

Ist nun aber der Rekurs auf die Menschenwürde nicht wieder ein Rückgriff auf eine vermeintliche Natur des Menschen und damit in seiner Grundstruktur problematisch? Sicherlich greift dieser Begriff auch auf natürliche Vorgegebenheiten zurück. So beispielsweise darauf, dass ein Wesen zur Spezies Mensch gehört oder dass der Mensch ein potentiell vernunftbegabtes und zur Sittlichkeit fähiges Lebewesen ist. Der Begriff der Würde selbst ist aber kein Natur-Begriff, er drückt vielmehr ein Anerkennungsverhältnis aus. Damit erkennen wir ein Gegenüber zunächst als eigenständige Person an.

»Menschenwürde zu haben heißt, ein Wesen zu sein, das als Mensch zu achten und zu behandeln ist, und dies ist gleichbedeutend damit, ein Mensch im Sinne eines Mitglieds der Sphäre menschlicher Sozialität zu sein.«[19]

Der Würdebegriff ist daher ein moralischer und kein biologischer Begriff. Der Mensch, zu dem seine Biologie zweifelsohne dazugehört, wird damit unter sittlicher Perspektive charakterisiert.[20] Dabei mag der Begriff der Menschenwürde das Missverständnis provozieren, er sei absolut exklusiv zu verstehen, d.h. nur auf das biologische Wesen ›Mensch‹ bezogen. Die biophysische Verfasstheit von uns bekannten

---

[18] Auf eine ausführliche Würdigung bzw. Kritik dieser Argumente soll an dieser Stelle verzichtet werden. Es sei nur angemerkt, dass sie gute Gründe zu der Annahme liefern, bereits die Zygote sei unter den Schutz der Menschenwürde zu stellen.
[19] Fischer et al. (2008), S. 396.
[20] Ricken (2010), S. 88.

Entitäten, denen wir Würde zusprechen, lässt uns zwar von der Menschenwürde reden, wüssten wir allerdings von anderen Wesen mit den beiden genannten Eigenschaften, so müssten wir auch ihre Würde anerkennen. Die zentralen natürlichen Gegebenheiten des Menschen, also eine bestimmte biophysische Verfasstheit, die Vernunftbegabung und die Fähigkeit zur moralischen Entscheidung haben aber keinen direkten Einfluss auf normativ-ethische Forderungen, sondern ermöglichen uns zunächst einen anderen als ›Wesen mit Würde‹ anzuerkennen.[21] Dabei kommt der Vernunftbegabung und der Moralfähigkeit ein besonderer Stellenwert zu.

Die gegenseitige Anerkennung, die also mit dem Begriff der Menschenwürde zum Ausdruck gebracht wird, ist aber kein rein deskriptiver Begriff, sondern zugleich ein Wertbegriff[22], der mindestens eine normative Komponente enthält: Die Würde des anderen ist zu achten. Aufgabe einer normativen Ethik ist es nun diese Aussage auf ihre Konsequenzen hin zu befragen.

Die Anerkennung dieses Konzepts der Menschenwürde hat daher weitreichende Konsequenzen für die Reproduktionsmedizin. In ihr geht es dann folglich nicht um die Produktion eines menschenähnlichen Lebewesens, sondern um die Zeugung eines menschlichen Subjekts – einer Person –, welches den Schutz der Menschenwürde genießt.[23] Um den normativen Anspruch der Menschenwürde zu erfüllen, ist weiterhin zu bedenken, welche Folgerungen sich daraus ergeben. Ließe man diesen Schritt aus, so würde man die Würde des Menschen als *catch-all-principle* missbrauchen. Ohne diese Konkretisierung läuft die Menschenwürde Gefahr – ähnlich wie das Argument ›Naturgemäßheit‹ –, alles und doch wieder nichts zu begründen.

In welche Richtung die Menschenwürde ausgelegt werden soll, zeigt uns Kant. Etwas, dem Würde aneignet, kann nicht einfachhin durch ein Äquivalent ersetzt werden, ist somit also unersetzlich.[24] Nach dieser Aussage lässt sich Würde im Sinne einer Einzigartigkeit auslegen. Wichtiger dürfte aber der praktische Imperativ sein, der für Kant in der menschlichen Selbstzwecklichkeit gründet, die wiederum Ausdruck der menschlichen Würde ist: »Handle so, dass du die

---

[21] Vgl. Fischer et al. (2008), S. 397.
[22] Ricken (2010), S. 89.
[23] Vgl. Spieker (2005), S. 344.
[24] Vgl. Kant (1974), S. 68.

Menschheit, sowohl in deiner Person, als in der Person eines jeden andern, jederzeit zugleich als Zweck, niemals bloß als Mittel brauchst.«[25] Die grundlegende Ableitung aus der Menschenwürde, die für das Handeln maßgeblich sein soll, ist damit die Selbstzwecklichkeit des Menschen.

Die Einzigartigkeit und Selbstzwecklichkeit des Menschen als Ausdruck seiner Würde ist auch der theologischen Sprache nicht fremd. Sie finden ihre Entsprechung im Liebesgebot: »Du sollst deine Nächsten lieben wie dich selbst.«[26] Inhaltlich gründet dieses Gebot auf der Gottebenbildlichkeit des Menschen, die ihm laut des biblischen Schöpfungsberichts[27] aneignet. Sie ist das theologische Äquivalent zu dem philosophischen Begriff der Menschenwürde. Jeder Mensch ist in seiner Individualität gottgewollt[28] und jeder einzelne Mensch ist ein Ebenbild Gottes. Daher ist auch der Nächste um seiner selbst willen zu lieben, nicht weil er irgendeine Leistung erbringt oder zu etwas Nutze ist, sondern einfach weil er ein Mensch ist.

Welche konkreten Handlungsnormen lassen sich nun für die Reproduktionsmedizin aus diesen Erkenntnissen folgern?

b) Zum Recht auf ein Kind

Aus der Selbstzwecklichkeit der menschlichen Person ergibt sich, dass niemand ein Recht auf ein Kind haben kann. Dabei ist es wichtig, zwischen einem ›Recht auf etwas‹ und dem ›Wunsch auf etwas‹ zu unterscheiden. Es ist offenkundig, dass viele kinderlose Paare den tiefen Wunsch in sich tragen, ein Kind oder mehrere zu bekommen. Dieser Wunsch ist ethisch keinesfalls bedenklich. Sich ein Kind zu wünschen verdeutlicht nämlich, dass Kinder zunächst einmal ein Geschenk sind und nicht ein Produktionsgut. Der Kindeswunsch beeinträchtigt deswegen auch nicht das Subjektsein eines Menschen. Ein Recht auf ein Kind bringt dagegen mehrere Probleme mit sich. Die grundlegende Problematik dieses Denkens liegt in der Reduktion des Kindes auf einen Objekt-Status. Das zukünftige Kind wird nicht als unverfügbares

---

[25] A.a.O., S. 61.
[26] Mk 12,31.
[27] Vgl. Gen 1,27.
[28] Johannes Paul II. (2009), S. 44.

Geschenk, sondern vielmehr als materialer Bezugspunkt eines Anspruchs gesehen. Doch grundsätzlich kann niemand einen Anspruch auf die Existenz eines anderen Menschen haben. Jedes menschliche Dasein ist prinzipiell freie Existenz, zu der sich z. B. auch das deutsche Grundgesetz in Art. 2 Abs. 2 bekennt. Zumal die Frage offenbleibt, gegen wen dieser Anspruch geltend gemacht werden sollte. Könnte die Ehefrau bei ihrem Ehegatten ihr Recht auf ein Kind einklagen und umgekehrt? Hat der Reproduktionsmediziner die Erfüllung dieses Anspruchs zu garantieren? Welche Instanz sollte es geben, die für solch einen Rechtsanspruch einzustehen hätte?

c) Zur Selektion und Tötung von Embryonen

Weiterhin verbietet die Würde des Menschen, dass es im Rahmen einer medizinisch assistierten Fortpflanzung zur Selektion und/oder zur Tötung von Embryonen kommt, sofern nicht gewichtige Gründe für eine solche Tötung sprechen. Prima facie lassen sich als Gründe für die Tötung eines Menschen zunächst nur die Notwehr und die direkte Abwehr lebensbedrohlicher Situationen anderer Menschen ableiten. Im Rahmen einer reproduktiven Maßnahme kann die Tötung oder die Selektion dagegen Ausdruck dafür sein, dass hier nicht die Einzigartigkeit und Selbstzwecklichkeit menschlichen Lebens gewürdigt wird, sondern andere Kriterien – beispielsweise die genetische Ausstattung – darüber entscheiden, welches Leben sich weiterentwickeln darf. Aus dieser Perspektive heraus ergibt sich auch die ethische Bewertung der Kryokonservierung.

»Die kryokonservierten Embryonen werden erzeugt für den Fall, dass ein weiterer Embryotransfer notwendig sein sollte, weil der erste erfolglos war. Die Frage, wohin mit den kryokonservierten Embryonen, wenn die Eltern sie nicht mehr brauchen oder das Interesse an ihnen verloren haben, stürzt die Reproduktionsmedizin und die Eltern in ein unlösbares Dilemma.«[29]

Kryokonservierte Embryonen sind demnach sozusagen Ersatzmenschen, denen ein eigenes Lebensrecht aberkannt wird. Durch die Befruchtung von Ei- und Samenzelle beginnt zwar ihr menschliches Dasein, doch ihr Weiterleben hängt alleine von der Entscheidung der

---

[29] Spieker (2005), S. 349.

Eltern ab. Ihr Leben ist also nicht in sich wertvoll, sondern nur dann, wenn sie von den Eltern benötigt werden. Aus den genannten Gründen muss von ethischer Seite darauf gedrängt werden, dass bei einer In-vitro-Befruchtung alle befruchteten Eizellen in den Mutterleib transferiert werden.[30]

d) Zum Menschen nach Maß

Aus der Menschenwürde ergibt sich noch eine dritte Folgerung für die Handhabung der Reproduktionsmedizin. Wie bereits beschrieben, fordert sie, jeden Menschen um seiner selbst willen zu achten. Dieser Umgang mit den Mitmenschen darf nicht von Faktoren wie Geschlecht, Hautfarbe, Augenfarbe, körperlicher Statur oder Intelligenz abhängen. Deswegen ist es ethisch auch nicht zu rechtfertigen, einen Menschen mit Merkmalen, die den Wünschen und Vorstellungen der Eltern entsprechen, zu zeugen. Denn damit legt sich der Verdacht nahe, die Eltern stellen die Akzeptanz ihres Kindes grundsätzlich unter den Vorbehalt bestimmter Eigenschaften. Dies widerspricht aber auf fundamentale Weise der Würde jedes Menschen. Unabhängig von dieser Würdeverletzung stellt sich natürlich die Frage, was mit den Kindern geschehen soll, die nicht wunschgemäß ›geliefert‹ werden.

Auch der Hinweis darauf, dass es nicht um die Annahme des Kindes, sondern einfach um die bestmögliche genetische Ausstattung des Kindes gehen soll, entschärft diese Bedenken nicht. Denn dieser Hinweis deutet an, dass das neue menschliche Leben den gesellschaftlichen Bedürfnissen und Ansprüchen genügen muss, um lebenswert zu sein. Wer aber Kinder zeugen möchte, deren Gene maximalen gesellschaftlichen Erfolg versprechen, setzt einerseits dieses Kind schon vor der Geburt unter einen großen Erfolgsdruck und muss sich andererseits fragen, ob es dann nicht besser wäre, wenn die genetische Auswahl nicht durch die Eltern, sondern durch eine gesellschaftliche Konsensbildung getroffen werden sollte.

Durch diese drei Folgerungen aus der Menschenwürde kann aufgezeigt werden, dass die Beantwortung der Frage nach dem moralischen Status von Embryonen, also der Frage um Würde oder Nicht-

---

[30] Vgl. Mieth (2001), S. 173.

Würde, weitreichende Konsequenzen für die Techniken im Zusammenhang der Reproduktionsmedizin hat.[31]

III. Die verantwortliche Zeugung als Kriterium der ethischen Bewertung

Neben der Menschenwürde soll hier an zweiter Stelle die verantwortliche Zeugung als ethisches Kriterium vorgestellt werden. Seit dem II. Vatikanischen Konzil (1962–1965) thematisiert das Lehramt der katholischen Kirche in seinen Äußerungen zur Fortpflanzung diese Verantwortung der Eltern hinsichtlich der Anzahl der Nachkommenschaft und des rechten Zeitpunktes der Geburt. So heißt es beispielsweise in der Enzyklika *Humanae vitae* von Paul VI.:

»Im Hinblick auf die gesundheitliche, wirtschaftliche, seelische und soziale Situation bedeutet verantwortungsbewusste Elternschaft, dass man entweder, nach klug abwägender Überlegung, sich hochherzig zu einem größeren Kinderreichtum entschließt, oder bei ernsten Gründen und unter Beobachtung des Sittengesetzes zur Entscheidung kommt, zeitweise oder dauernd auf weitere Kinder zu verzichten.«[32]

Es gehört also zu der Aufgabe der Eltern, in Abhängigkeit ihrer Lebenssituation zu einer verantwortbaren Entscheidung bezüglich ihrer Fortpflanzung zu kommen. Diesen Entschluss können sie aber nicht an andere – auch nicht an das Lehramt der katholischen Kirche – delegieren.

Als verantwortlich kann eine solche Entscheidung formal dann bezeichnet werden, wenn sie mindestens die drei Bereiche in den Entscheidungsprozess mit einbezieht, welche für die medizinisch assistierte Fortpflanzung (aber auch für die ›natürliche‹ Fortpflanzung) besondere Bedeutung haben: Verantwortung für die partnerschaftliche Beziehung, Verantwortung für das potentielle Kind und Verantwortung für die Gesellschaft.

---

[31] Vgl. Hofheinz (2008), S. 228.
[32] Paul VI. (1968), S. 10.

a) Zur Verantwortung für die eigene Beziehung

Die Prozeduren, die zu einer künstlichen Befruchtung gehören, belasten zwar vorwiegend die Mutter[33], doch stellen sie insgesamt eine große physische und psychische Belastung für die Partner und die Beziehung dar. Hofheinz benennt exemplarisch folgende Strapazen:

»Unangenehme Nebenwirkungen der Hormontherapie, erfolglose Behandlungszyklen, ›endloses‹ Warten nach der Eizellenentnahme auf den Embryonentransfer, partnerschaftliche Probleme durch psychischen Stress während der Behandlung, Anonymität bzw. fehlende Intimität des Verfahrens, Sex nach Plan, Erfolgsdruck.«[34]

Reiter diagnostiziert daher, dass viele Paare am Ende einer Kinderwunschbehandlung nur verloren haben, nämlich »Lebenszeit, Geld, Hoffnung«.[35] In der Tat: Von 49.602 durchgeführten reproduktionstechnischen Behandlungen im Jahre 2009 führten 13.175 (27 %) zu einer Schwangerschaft, davon mündeten 5.028 (38 %) in einer Geburt; dies entspricht einer Gesamterfolgsrate von gerade einmal 10 %.[36] Für eine Beziehung ist es daher unerlässlich, dass beide Partner über die Risiken und Gefahren aufgeklärt werden und dieser Behandlung freiwillig zustimmen.

Im Sinne dieser Beziehungsverantwortung verbieten sich weiterhin auch alle Formen einer heterologen künstlichen Befruchtung. Sie verletzt m. E. die Intimität der Beziehung bezüglich der genetischen Abstammung der Nachkommenschaft von den beiden sozialen Elternteilen, löst den Zusammenhang zwischen Zeugung und Verantwortung auf,[37] verdunkelt das Zeugnis der liebenden Vereinigung und eröffnet dem Züchtungsgedanken durch die gegebene Möglichkeit der Selektion der potentiellen Spender nach bestimmten Eigenschaft in der Hoffnung, sie übertragen sich auch auf das zukünftige Kind, innerhalb der menschlichen Fortpflanzung Tür und Tor.[38] So bieten z. B. Samenbanken den ›Service‹ an, Spender anhand von Kriterien wie Augenfarbe, Gewicht und Ausbildungsstand direkt online auszuwäh-

---

[33] Vgl. Hilpert (2004), S. 16.
[34] Hofheinz (2008), S. 24.
[35] Reiter (2003), S. 460.
[36] Vgl. DIR (2010), S. 15.
[37] Vgl. Baumann-Hölzle (2001), S. 165.
[38] Vgl. Derleder (2001), S. 155.

len.³⁹ Aus diesem Grund erscheinen auch die Methoden der künstlichen Befruchtung für homosexuelle Paare ethisch bedenklich zu sein, da für sie derzeit nur die Techniken der heterologen Befruchtung in Frage kommen.⁴⁰

b) *Zur Verantwortung für das zukünftige Kind*

Mit dem Wunsch auf Nachkommenschaft müssen sich die zukünftigen Eltern auch ihrer neuen Verantwortung für ihr Kind bewusst werden. Diese Verantwortung drückt sich im besonderen Maße dadurch aus, dass sie dem Kindeswohl eine fundamentale Bedeutung in ihren Entscheidungsprozessen beimessen müssen.⁴¹ Nehmen Eltern dies ernst, so haben sie verschiedene Überlegungen anzustellen.

Für eine positive Entwicklung benötigen Kinder dauerhafte Bezugspersonen.⁴² Mieth verweist zu Recht darauf, dass Kinder in ihrem Personsein konstitutiv relational sind. Die Zeugung von menschlichem Leben ist dann nicht nur ein rein biologischer, sondern ein beziehungsstiftender Akt. Somit ließe sich sogar ein Beziehungsanspruch der Kinder gegenüber ihren Eltern formulieren.⁴³ Dieses existentielle Bedürfnis des Kindes rechtfertigt damit auch den Anspruch, dass die Fortpflanzung in den konstitutionellen Rahmen einer partnerschaftlichen Beziehung eingebettet sein soll. Das Kind soll somit die Möglichkeit haben, dauerhaft weibliche und männliche Bezugspersonen in seinem sozialen Umfeld anzutreffen. Dieses Beziehungsgeflecht ist in einer festen, auf Dauer ausgerichteten Partnerschaft bestmöglich gegeben. Die Institution der Ehe bietet dafür zwar einen geeigneten Rahmen, doch muss diese Form des Zusammenlebens nicht exklusiv verstanden werden. Die von Paul VI. eingeforderten Merkmale des ehelichen Zusammenlebens, also die volle Liebe zum anderen um seiner selbst willen, welche sich sinnlich und geistig manifestieren soll, die Treue, die Ausschließlichkeit bezüglich des Partners und schließlich die

---

[39] Z. B. unter http://www.europaeische-samenbank.de/donor-list [04.10.2011]
[40] Die Möglichkeit einer Kindesadoption durch homosexuelle Paare wird durch diese Bewertung zunächst nicht tangiert.
[41] Vgl. Graumann (2003), S. 248.
[42] Vgl. Baumann-Hölzle (2001), S. 166.
[43] Vgl. Mieth (2001), S. 171.

fruchtbare Liebe,[44] lassen sich sicherlich auch in anderen Lebensformen realisieren. Auch wenn es natürlich keine Garantie für ein gelingendes Zusammenleben gibt, so kann zumindest von Paaren der Nachweis verlangt werden, dass sie in einer ›echten‹ Lebensgemeinschaft leben, die auch auf Dauer ausgelegt ist,[45] wie dies beispielsweise auch in den Überprüfungsverfahren zur sog. Scheinehe gehandhabt wird.

Verantwortung für das ungeborene Leben zu übernehmen, heißt aber auch, sich Gedanken über die eigene wirtschaftliche und soziale Situation zu machen. Wer sich so bewusst – wie eben bei einer künstlichen Befruchtung – für eine Nachkommenschaft entscheidet, sollte auch die finanziellen Möglichkeiten haben, um zumindest alle Grundbedürfnisse ausreichend zu decken. In diesen Themenkomplex gehören auch die Fragen der weiteren persönlichen Lebensplanung. Ist der angestrebte oder ausgeübte Beruf mit einem Kind vereinbar? Sind die momentanen Lebensumstände passend, was z. B. die finanzielle, aber auch die räumliche Situation einschließt? Letztlich sind diese Überlegungen auch von Paaren zu erwarten, die auf natürlichem Wege ein Kind zeugen möchten.

c)   Zur Verantwortung für die Gesellschaft

Abschließend sei noch die gesellschaftliche Verantwortung der potentiellen Eltern bedacht. Hierbei ist es zunächst fraglich, ob Kinderlosigkeit wirklich eine Krankheit ist, die einer Therapie bedarf. Kinderlosigkeit scheint eher eine Auswirkung verschiedener Indikationen zu sein. Das Jahrbuch 2009 des deutschen IVF-Registers führt folgende Indikationen auf: Bei Frauen die Tubenpathologie (eine Schädigung des Eileiters), Endometriose (Verlagerung der Gebärmutterschleimhaut), Hyperandrogenämie (Überproduktion männlicher Geschlechtshormone) und einen pathologischen Zyklus. Bei Frauen und Männern gleichfalls kann die Fruchtbarkeit auch durch psychogene Faktoren negativ beeinflusst werden. Bei Männern kommen als Indikationen ein eingeschränktes Spermiogramm und die Azoospermie (Fehlen von Samenzellen im Ejakulat) in Frage.[46] Bei diesen Indikationen haben wir es

---

[44] Paul VI. (1968), S. 9.
[45] Vgl. Baumann-Hölzle (2001), S. 166 f.
[46] Vgl. DIR (2010), S. 20.

zweifelsfrei mit Krankheiten oder Störungen zu tun, für die es einen Therapieanspruch gibt. So werden auch die Kosten für reproduktionsmedizinische Maßnahmen in Deutschland nur innerhalb eines gewissen Rahmens und dann auch nur z. T. von den Krankenkassen übernommen.[47] Die sozialethische Debatte steht hier vor der Frage, welche finanziellen Mittel und Ressourcen die Solidargemeinschaft zur Erfüllung des Kinderwunsches zur Verfügung stellen soll. Insbesondere sollte hierbei die Verteilung der Mittel zwischen wunscherfüllender Medizin und therapeutischer Medizin nicht zu Ungunsten der letzteren ausfallen.

IV. Die ethische Bewertung reproduktionsmedizinischer Maßnahmen

Aus den vorstehenden Überlegungen wird deutlich, dass die verschiedenen Formen der künstlichen Befruchtung differenziert betrachtet werden müssen und nicht ausnahmslos ethisch verworfen werden können. Bei aller Würdigung der lehramtlichen Aussagen den normativen Zusammenhang zwischen Geschlechtsverkehr und Zeugung betreffend, wurde versucht aufzuzeigen, dass diese nicht die strikte Ablehnung der Reproduktionsmedizin rechtfertigen können. Doch mit den Kriterien der Menschenwürde und der verantwortlichen Zeugung gewinnt die ethische Auseinandersetzung um die künstliche Befruchtung aus der Sicht einer theologischen Ethik zunehmend an Profil. Innerhalb eines strengen Kriterienkatalogs können diese medizinischen Maßnahmen dann durchaus befürwortet werden.

Zusammenfassend lässt sich daher aus den Ausführungen Folgendes sagen: Die Nutzung der Reproduktionsmedizin ist dann sittlich erlaubt, wenn eine medizinische Indikation für die Kinderlosigkeit vorliegt. Dazu müssen die potentiellen Eltern ausreichend über die Gefahren des Verfahrens informiert werden und ihm freiwillig zustimmen. Im Vorfeld einer solchen medizinischen Maßnahme sollten die zukünftigen Eltern sich die Frage stellen, aus welcher Motivation der Kinderwunsch entspringt, damit das Kind nicht zum Spielball eigennütziger Interessen beider oder eines Elternteils wird. Außerdem haben die Eltern so weit möglich dafür Sorge zu tragen, dass das Kind in eine stabile

---

[47] Vgl. KBV (2004).

und dauerhafte elterliche Beziehung hineingeboren wird. Hierbei ist auf die Möglichkeit weiblicher und männlicher Bezugspersonen Wert zu legen. Das technische Verfahren der Reproduktionsmedizin selbst sollte derart ausgestaltet sein, dass die Zeugung menschlichen Leben in einem homologen System stattfindet. Es sollte weder dazu dienen, Kinder mit bestimmten genetischen Eigenschaften zu erzeugen, noch eine Selektion oder Tötung menschlichen Lebens zu provozieren. Und schließlich müssen die Kosten für eine solche Behandlung gesellschaftsverträglich verteilt werden.

Literatur

Baumann-Hölzle, Ruth (2001): Elternschaft außerhalb der Ehe – Ethische Gesichtspunkte unter Berücksichtigung des Wohles der Kinder. In: Bundesministerium für Gesundheit (Hrsg.): Fortpflanzungsmedizin in Deutschland. Baden-Baden: Nomos, S. 163–168.

BÄK/Bundesärztekammer (2006): (Muster-)Richtlinie zur Durchführung der assistierten Reproduktion, Novelle 2006. In: Deutsches Ärzteblatt 103 (20), S. A1392–1403.

Derleder, Peter (2001): Die Grenzen einer Elternschaft aufgrund medizinisch unterstützter Fortpflanzung. In: Bundesministerium für Gesundheit (Hrsg.): Fortpflanzungsmedizin in Deutschland. Baden-Baden: Nomos, S. 154–157.

DIR/Deutsches IVF Register (2010): DIR Jahrbuch 2009. Abruf unter: http://www.deutsches-ivf-register.de/pdf-downloads/dirjahrbuch2009-d.pdf [März 2011].

Fischer, Johannes et al. (2008): Grundkurs Ethik. Grundbegriffe philosophischer und theologischer Ethik. Stuttgart: Kohlhammer.

Ginters, Rudolf (1982): Werte und Normen. Einführung in die philosophische und theologische Ethik. Göttingen: Vandenhoeck & Ruprecht.

Göbel, Wolfgang (2005): Der ontologische und moralische Status des Embryos aus der Sicht eines katholischen Moraltheologen. In: Fuat Oduncu/Katrin Platzer/Wolfgang Henn (Hrsg.): Der Zugriff auf den Embryo. Ethische, rechtliche und kulturvergleichende Aspekte der Reproduktionsmedizin. Göttingen: Vandenhoeck & Ruprecht, S. 94–104.

Graumann, Sigrid (2003): Fortpflanzungsmedizin aus ethischer Sicht. Alte und neue Fragen. In: Marcus Düwell/Klaus Steigleder (Hrsg.): Bioethik. Eine Einführung. Frankfurt: Suhrkamp, S. 246–257.

Hilpert, Konrad (2004): Recht auf ein eigenes Kind, Recht auf ein gesundes Kind? In: Münchener Theologische Zeitschrift 55 (1), S. 16–27.

Hofheinz, Marco (2008): Gezeugt, nicht geschaffen. In-vitro-Fertilisation in theologischer Perspektive. Berlin: LIT.

Johannes Paul II. (2009): Enzyklika »Evangelium vitae« über den Wert und die Unantastbarkeit des menschlichen Lebens (Verlautbarungen des Apostolischen Stuhls 120, hrsg. von der Deutschen Bischofskonferenz). Bonn.

Kant, Immanuel (1974): Grundlegung zur Metaphysik der Sitten. In: Wilhelm Weischedel (Hrsg.): Werkausgabe (Band VII), Frankfurt: Suhrkamp, S. 11–102.

KBV/Kassenärztliche Bundesvereinigung (2004): Unerfüllter Kinderwunsch. Was zahlt die Krankenkasse? Abruf unter http://www.kbv.de/patienteninformation/print/775.html [März 2011].

Kongregation für die Glaubenslehre (2000): Instruktion über die Achtung vor dem beginnenden Leben und die Würde der Fortpflanzung. Antworten auf einige aktuelle Fragen (Verlautbarungen des Apostolischen Stuhls 74, hrsg. von der deutschen Bischofskonferenz). Bonn.

– (2008): Instruktion »Dignitas Personae« über einige Fragen der Bioethik (Verlautbarungen des Apostolischen Stuhls 183, hrsg. von der deutschen Bischofskonferenz). Bonn.

Leist, Anton (1990): Eine Frage des Lebens. Ethik der Abtreibung und künstlichen Befruchtung. Frankfurt: Campus.

Mieth, Dietmar (2001): IVF – Elternschaft außerhalb der Ehe? In: Bundesministerium für Gesundheit (Hrsg.): Fortpflanzungsmedizin in Deutschland. Wissenschaftliches Symposium des Bundesministeriums für Gesundheit in Zusammenarbeit mit dem Robert Koch-Institut vom 24. bis 26. Mai 2000 in Berlin. Baden-Baden: Nomos, S. 169–175.

Paul VI. (1968): Enzyklika »Humanae vitae« über die rechte Ordnung der Weitergabe menschlichen Lebens (Nachkonziliare Dokumentation, Band 14, hrsg. von der deutschen Bischofskonferenz). Trier.

Reiter, Johannes (2003): »Geschaffen, nicht gezeugt« – Kinder aus dem Labor. In: Stimmen der Zeit 221 (7), S. 449–462.

Ricken, Friedo (2010): Warum moralisch sein? Beiträge zur gegenwärtigen Moralphilosophie. Stuttgart: Kohlhammer.

Schockenhoff, Eberhard (2007): Grundlegung der Ethik. Ein theologischer Entwurf. Freiburg: Herder.

Schüller, Bruno (1980): Die Begründung sittlicher Urteile. Typen ethischer Argumentation in der Moraltheologie. Düsseldorf: Patmos.

Spieker, Manfred (2005): Menschenwürde und In-vitro-Fertilisation. Zur Problematik der Zertifizierung der Zeugung. In: Zeitschrift für medizinische Ethik 51 (4), S. 343–356.

Vorgeburtliche Wohlergehenstests?

Diagnostische Verfahren vor der Geburt und die Antizipation des zukünftigen Wohls

Barbara Stroop

1. Einleitung

Die Zulassung von Verfahren vorgeburtlicher Diagnostik[1] stellt die Gesellschaft vor neue ethische Herausforderungen und wird auf vielen Ebenen kritisch diskutiert. Diese diagnostischen Methoden bieten werdenden Eltern die Möglichkeit, vor und auch während der Schwangerschaft ihr ›potentielles‹ bzw. zukünftiges Kind auf spezifische Erbkrankheiten oder Behinderungen testen zu lassen. Ein Ergebnis neuer Möglichkeiten der genetischen Diagnostik ist die Präimplantationsdiagnostik (PID). Sie wird eingesetzt, um nach einer künstlichen Befruchtung ausschließlich Embryonen in die Gebärmutter zu transferieren, die frei von der unerwünschten genetischen Veränderung sind. Die Verfahren der Pränataldiagnostik (PND) umfassen invasive und nicht-invasive Untersuchungen während der Schwangerschaft am Embryo und Fötus.[2] Ein diagnostizierter positiver Befund geht in vielen Fällen mit einem Schwangerschaftsabbruch einher. Neben Argumenten, die sich auf den *Schutz embryonalen Lebens*, die *sozialen Folgen* der modernen Reproduktionsmedizin und die *reproduktive Autonomie* beziehen, wird in der Debatte um die moralische Zulässigkeit dieser diagnostischen Verfahren ausdrücklich auf das individuelle *Wohl* verwiesen – zum einen auf das elterliche Wohl und zum anderen auf das zukünftige Wohl des noch nicht geborenen Kindes.

Im Zentrum dieses Beitrags steht die Analyse der Tragweite von Argumenten, die sich in der ethischen Debatte um die vorgeburtliche

---

[1] ›Vorgeburtliche Diagnostik‹ sei hier als Oberbegriff für die Präimplantations- und Pränataldiagnostik verstanden.
[2] Bei invasiven Untersuchungen erfolgt ein Eingriff in den Körper der Schwangeren wie beispielsweise im Fall der Chorionzottenbiopsie und der Amniozentese. Zu den nicht-invasiven Methoden sind Untersuchungen des mütterlichen Blutes und bildgebende Verfahren wie die Ultraschall-Untersuchung zu zählen.

Diagnostik auf das *Wohlbefinden* und *Wohlergehen*[3] beziehen. Um sich dieser weitreichenden Thematik anzunähern, bietet sich die exemplarische Analyse eines der vielen Diskussionsfelder an. Es gibt mehrere gute Gründe, die Debatte um die moralische Zulässigkeit der PID hierfür heranzuziehen: Ihr erneutes Aufflammen nach dem Urteil des Bundesgerichtshofs vom 06. Juli 2010 und die daraus resultierenden parlamentarischen Diskussionen über eine gesetzliche Neuregelung haben in jüngster Zeit eine Vielzahl unterschiedlicher Stellungnahmen zu diesem Thema provoziert – etwa von Politikern, Medizinern, Juristen, Philosophen, Theologen oder Interessensgruppen wie Behindertenverbänden. Die auf Wohl basierenden Argumentationsfiguren, welche in diesen Stellungnahmen angeführt werden, bilden eine gute Grundlage für die hier angestrebte Analyse. Des Weiteren kommt die kontrovers geführte Debatte um PID auch nach dem Beschluss des Bundestages vom 07. Juli 2011, der das Verfahren in Deutschland künftig eingeschränkt erlaubt, nicht zur Ruhe. Die Frage nach der medizinischen Indikation für eine PID wird weiterhin kontrovers diskutiert werden, wie der Blick in jene Länder prophezeit, in welchen das Verfahren schon seit längerer Zeit erlaubt ist. Vor diesem Hintergrund erscheint es sinnvoll, eine Analyse der Tragweite von auf Wohl basierenden Argumenten exemplarisch an Hand der Diskussion um die moralische Zulässigkeit der PID durchzuführen. In diesem Zusammenhang soll nochmals betont werden, dass im Verlauf dieses Beitrages keine Rückschlüsse auf die moralische Zulässigkeit der PID gezogen werden.

Eine nähere Betrachtung der auf Wohl basierenden Argumentationen in der Debatte um PID verdeutlicht, dass diese auf spezifische Thesen rekurrieren. Diese Thesen nehmen Bezug auf Aspekte, welchen im Bereich der empirischen Forschung viel Aufmerksamkeit zuteil geworden ist. Der Umgang mit diesen Thesen im ethischen Diskurs erweckt – insbesondere vor dem Hintergrund der empirischen Erkenntnisse – jedoch den Eindruck, etwas sorglos zu erfolgen. Darauf aufbauende Argumentationsmuster scheinen auf einem unsicheren Fundament zu stehen. In diesem Beitrag werden die Thesen des ethischen Diskurses den Befunden der empirischen Forschung kritisch ge-

---

[3] Im Folgenden abgekürzt durch WB/WE. Für eine begriffliche Klärung siehe unten. Der Begriff *Wohl* wird im Folgenden als Oberbegriff für WB und WE verwendet.

genübergestellt, um zu untersuchen, wie stabil das Fundament der ethischen Argumente tatsächlich ist.

Hierzu werden zunächst die ethischen Argumentationsmuster für und wider die PID hinsichtlich der vorgenommenen Bezugnahme auf das individuelle Wohl analysiert. Vier Thesen treten dabei in den Vordergrund: die Annahmen, (1) dass die Pflege und Sorge um ein behindertes oder schwerkrankes Kind das Wohl betroffener Familien beeinträchtigen könnten, (2) dass die prospektiven Eltern diese vermeintliche Beeinträchtigung ihres Wohls bereits vor der Geburt des behinderten oder schwerkranken Kindes antizipieren können, (3) dass Behinderungen und schwere Erkrankungen das Wohl der Betroffenen reduzieren und schließlich, (4) dass das Ausmaß des bei einer Behinderung oder schweren Erkrankung zu erwartenden Leids des potentiell betroffenen Kindes bereits vor der Geburt von nicht betroffenen Personen antizipiert werden könne. Diese Thesen werden mit den Ergebnissen der thematisch einschlägigen empirischen Forschung verglichen. Auf der Grundlage dieser Gegenüberstellung erfolgt abschließend eine Einschätzung der auf Wohl basierenden philosophischen Argumentation in der Debatte um PID und im weiteren Sinne in der allgemeinen Auseinandersetzung mit der vorgeburtlichen Diagnostik.

2. Die Bezugnahme auf das individuelle Wohl in der Debatte um PID

In den nächsten Abschnitten werden die auf Wohl basierenden Argumentationsmuster im Rahmen der Debatte um PID vorgestellt und analysiert. Hierbei erfolgt zum einen die Fokussierung auf das elterliche Wohl und zum anderen werden Argumente untersucht, in denen auf das Wohl des noch nicht geborenen Kindes verwiesen wird.

2.1. Das Wohl der Eltern und Familie

Ein Argument, welches vorwiegend angeführt wird, um für die Zulässigkeit der PID zu plädieren, ist der Verweis auf die Möglichkeit, genetisch vorbelasteten Paaren den Wunsch nach einem genetisch eigenen und gesunden Kind zu erfüllen: »Frauen bzw. Paare woll[t]en mit der Inanspruchnahme der PID ihren legitimen Wunsch nach einem leiblichen und genetisch nicht beeinträchtigten Kind verwirklichen.«[4] Auch Graumann bezeichnet die Erfüllung des Kinderwunsches als ein klassisches Argument in der Diskussion um die PID: »Die PID ist ein Verfahren, das dazu dienen soll, den Kinderwunsch von Risikopaaren zu erfüllen.«[5] Jedoch klassifiziert sie es als ›weiches‹ (und damit nicht zentrales) Argument in Abgrenzung von harten Argumenten, welche den Kern der Debatte ausmachen. Der beschriebenen Argumentation zufolge könne die künstliche Befruchtung mit PID also einen sehnlichen Wunsch vieler Eltern erfüllen, wenn sie trotz der Risiken und der geringen Erfolgsaussichten tatsächlich zu einer Schwangerschaft führe. Bei einer erfolgreichen Anwendung könne das elterliche Wohl gesteigert bzw. erhalten werden, indem den Eltern der Kinderwunsch erfüllt und die leidvolle Erfahrung der ungewollten Kinderlosigkeit erspart werde.[6] In diesem Zusammenhang wird häufig diskutiert, ob den zukünftigen Eltern auch in Deutschland ein Recht auf die Inanspruchnahme der PID zur Erfüllung ihres Kinderwunsches zur Verfügung stehen müsse.[7] Kritiker dieser Position merken allerdings an, dass der – zwar verständliche und natürliche – Wunsch nach einem eigenen gesunden Kind jedoch in einer absoluten und alternativlosen Ausprägung erst als Reaktion auf die erweiterten Möglichkeiten der Reproduktionsmedizin aufgekommen sei.[8] Eibach konstatiert, dass erst die erweiterten reproduktiven Möglichkeiten den psychischen und häufig auch sozialen Druck erzeugen, diese auch in Anspruch nehmen zu müssen. Damit schwinde gleichzeitig die Bereitschaft, »ein schweres Geschick – z. B. Kinderlosigkeit und die Geburt eines behinderten Kindes – als Herausforderung des Lebens anzunehmen«[9].

Die gezielte Anwendung des Verfahrens der PID trage jedoch überwiegend auf andere Weise dazu bei, schwerste, für die Eltern un-

---

[4] Deutscher Ethikrat (2011), S. 61. Schockenhoff (2000) bezeichnet dieses Argument als eines der stärksten in der Debatte.
[5] Graumann (2001), These 3.
[6] Argumente, die auf die Möglichkeit der Erfüllung des Kinderwunsches verweisen, stehen des Weiteren in einem engen Zusammenhang mit dem elterlichen Recht auf reproduktive Autonomie.
[7] Ebd. Diese Frage wurde vor allem dahingehend diskutiert, ob es ein Recht auf ein eigenes gesundes Kind gibt, das gegenüber der Gesellschaft geltend gemacht werden kann, bzw. ob das Recht auf Selbstbestimmung in der Fortpflanzung einen solchen Anspruch zulässt.
[8] Vgl. hierzu Schräer (2009), S. 130 und exemplarisch bei Schockenhoff (2000), S. 101.
[9] Eibach (2000).

zumutbare Leidenszustände zu vermeiden und damit ihr Wohl zu erhalten: Argumentiert wird, dass die Geburt eines Kindes mit schwersten Behinderungen oder einer schweren Krankheit aus verschiedenen Gründen eine besondere physische und psychische Belastung für die zukünftigen Eltern bzw. die Familie darstellen könne.[10] Schöne-Seifert und Krüger führen folgende Gründe für den Verzicht auf wissentliche Zeugung eines wahrscheinlich behinderten Kindes an, welche zugleich Beispiele für diese antizipierten Belastungen darstellen:

Ablehnung eines schwerkranken Kindes, dessen Pflege die Eltern einen großen Teil ihrer Kraft und Sorge widmen müssten; Angst vor zu großer Verantwortung, vor unzumutbarer Belastung, die ihr Familien- und Sozialleben zerrütten könnte; unerfüllte Wünsche nach einem Kind, das elterliche Förderung ›normal‹ umsetzen, Liebe ›normal‹ zurückgeben würde [...].[11]

Als weitere Belastungen werden in der Literatur die beeinträchtigte Zukunftsperspektive durch die Ungewissheit bezüglich der Entwicklung der Krankheit/Behinderung, eingeschränkte Möglichkeiten der Eltern ihrem Beruf nachzugehen und erhöhte finanzielle Belastungen angeführt. Familien, welche eine PID in Erwägung zögen, hätten Angst vor einer körperlichen und psychischen Überforderung durch die Pflege und Sorge für ein schwerkrankes bzw. behindertes Kind.[12] Befürchtet wird, dass die Geburt eines behinderten oder chronisch kranken Kindes das Wohl der gesamten Familie reduzieren könne.

Des Weiteren bestehe bei Paaren mit bereits einem oder mehreren behinderten oder schwer kranken Kindern in vielen Fällen ein so genanntes ›Wiederholungsrisiko‹ – ein erhöhtes Risiko, dass weitere noch nicht geborene Kinder die krankhafte Erbkombination erhalten.[13] Da diese Paare bereits ein oder mehrere pflegebedürftige Kinder haben, wären sie mit der intensiven Pflege eines weiteren behinderten Kindes überfordert. Diese Paare hätten zudem in vielen Fällen »[...] bereits eine oder mehrere belastete Schwangerschaften abgebrochen und möchten das Risiko weiterer Abbrüche nicht eingehen«.[14] Häufig kön-

---

[10] Vgl. Deutscher Ethikrat (2011), S. 60.
[11] Schöne-Seifert/Krüger (1993), S. 259. Die Ausführungen von Schöne-Seifert und Krüger verdeutlichen, dass diese Argumentation auch auf die PID übertragen werden kann.
[12] Hierzu Kollek (2000), die allerdings dem Verfahren der PID kritisch gegenüber steht.
[13] Vgl. a. a. O., S. 78.
[14] Ebd.

ne man mit Hilfe der PID den Eltern den – möglicherweise erneuten – frühen Tod ihres Kindes oder eine Totgeburt ersparen.[15] Die PID wird somit als Verfahren verstanden, mit welchem

bereits vor Einleitung der Schwangerschaft Fehl- und Totgeburten und die Weitergabe von besonders schweren Erkrankungen an das zukünftige Kind verhindert und schwere Belastungen, insbesondere von den betroffenen Frauen, aber auch den Familien insgesamt, abgewendet werden [können].[16]

Die aus den geschilderten Situationen der Eltern und Familien resultierenden Ängste, Belastungen und Überforderungen könnten andernfalls das elterliche Wohl in starkem Maße beeinträchtigen.[17]

Um sich den bis hierhin dargelegten Argumentationsmustern nun analytisch zu nähern, erscheint es sinnvoll, zwischen dem Verweis auf das *Wohlbefinden* (WB) und auf das *Wohlergehen*[18] (WE) zu differenzieren. Der Ausdruck *Wohl* umfasst ein weites Bedeutungsspektrum und kann sowohl für einen psychischen oder mentalen Zustand, also eine innere Befindlichkeit, verwendet werden, als auch für den Besitz wichtiger glücksrelevanter Güter und damit eher die äußeren Umstände betreffen. Für den ersten Fall wird im Folgenden auf das *Wohlbefinden* verwiesen. Der Begriff *Wohlergehen* wird hingegen verwendet, wenn auf die äußeren Lebensumstände Bezug genommen wird, z. B. auf ein langes, gesundes und erfolgreiches Leben.[19]

In der Debatte um PID spielt sowohl das WB als auch das WE der Eltern eine wichtige Rolle. Der Verweis auf WB und WE erfolgt jedoch in den meisten Fällen implizit. Beispielsweise werden die Ängste, die Trauer und die Belastungen der Familien mit schwerkranken oder behinderten Kindern hervorgehoben. Die beschriebenen Belastungen be-

---

[15] Vgl. Menasse (2010).
[16] Flach et al. (2011).
[17] Ein anderes, sich in erster Linie auf das Wohl der Frau beziehendes Argument der Befürworter der PID, verweist auf die Entlastung von körperlichen und psychischen Leiden einer Abtreibung im Falle einer mit Hilfe der Pränataldiagnostik (PND) erkannten Schädigung ihres Kindes. Hierzu: Graumann (2001); Kollek (2000) und (1999); The President's Council on Bioethics (2004). Aus Platzgründen kann in diesem Beitrag jedoch keine nähere Darstellung dieser Argumentation erfolgen.
[18] Für die Differenzierung zwischen WB und WE und die Definitionen der Begriffe vgl. Horn (2006). Es ist keine strikte Trennung der Begriffe WB und WE möglich, denn es ist davon auszugehen, dass das WB auch in einem nicht unerheblichen Maße das WE beeinflusst.
[19] Vgl. ebd.

ziehen sich primär auf einen psychischen oder mentalen Zustand der Eltern. Betont werden die Auswirkungen auf die innere Befindlichkeit, welche durch den Begriff WB widergespiegelt wird. Da die Pflege und Sorge um schwerkranke oder behinderte Kinder nach der dargelegten Argumentationsfigur eine Dauerbelastung der Eltern darstellt, wird implizit angenommen, dass auch das elterliche WE reduziert werde. Der Verweis auf die Situation von Familien, welche bereits ein oder mehrere behinderte oder schwerkranke Kinder haben, richtet sich ebenfalls auf das kurzzeitige WB und auf das längerfristige WE. In der oben dargelegten Argumentation wird folglich konstatiert, dass Paare eine PID in Erwägung ziehen, weil sie mit der Geburt eines schwerbehinderten oder kranken Kindes eine erhebliche Reduzierung ihres WBs und WEs erwarten – eine Annahme, die verbreitet zu sein scheint. Es wird, so ist der Eindruck, davon ausgegangen, dass die vermeintliche Reduzierung des WBs und WEs von den zukünftigen Eltern und auch von nichtbetroffenen Personen bereits vor der Geburt eines behinderten oder schwerkranken Kindes antizipiert werden kann. Folglich wird vorausgesetzt, dass Einschätzungen solcher Art unabhängig vom Einzelfall bereits vor der Geburt des Kindes von den zukünftigen Eltern oder Dritten getroffen werden können, da die Geburt eines behinderten oder schwerkranken Kindes nahezu zwangsläufig mit einer Reduzierung des WB und WE einhergehe. Folgende zwei Thesen werden demnach in den Argumenten vertreten: 1. *Die Pflege und Sorge um ein behindertes oder schwerkrankes Kind beeinträchtigt in vielen Fällen das WB/WE betroffener Familien* und 2. *Die prospektiven Eltern können diese vermeintliche Beeinträchtigung ihres Wohls bereits vor der Geburt des behinderten oder schwerkranken Kindes antizipieren.*

In der Diskussion um das elterliche Wohl konzentriert sich die Argumentation auf die Abwesenheit von *Schmerz* und *Leid*. Das Verfahren der PID soll auf zwei Weisen elterliches Leid verhindern: Zum einen soll verhindert werden, dass durch die Nicht-Erfüllung des Kinderwunsches Leid entsteht. Zum anderen soll die Entstehung oder auch Vermehrung von Leid vermieden werden, welches durch die Sorge und Pflege eines oder mehrerer behinderter oder schwerkranker Kinder entsteht. Im Zusammenhang mit dem Argument der Erfüllung des Kinderwunsches mittels PID kommt jedoch auch die positive Dimension des WBs und WEs zum Tragen. Die lang ersehnte Geburt des eigenen Kindes würde als erhebliche Bereicherung empfunden und könne das Wohl der Eltern in großem Maße steigern.

2.2. Das zukünftige Wohl des Kindes

Neben dem elterlichen Wohl wird in der Diskussion um die PID von vielen Seiten auf das zukünftige Wohl des noch nicht geborenen Kindes verwiesen. Beispielsweise konstatiert die *Ethik-Task Force* der *European Society of Human Reproduction and Embryology (ESHRE)*, dass das *Wohl des Kindes* neben *der elterlichen Autonomie* zu den zwei zentralen Prinzipien zähle, welche das Verfahren der PID rechtfertigten:

> At stake are two main principles. Firstly, the technology is justified by referring to the welfare of the child by avoiding harm to the future offspring. Secondly, the application of PGD increases the autonomy of the parents, both by allowing them to choose a technique that better fits their moral principles and reduces the psychological burden (by avoiding repeated terminations of pregnancy) and by giving them the possibility to protect their interest in favouring the health of their offspring.[20]

Das zukünftige Wohl des Kindes werde laut ESHRE in erster Linie dadurch geschützt, dass die PID das Kind vor Leiden und insbesondere vor der Last bewahre, später seinerseits ähnliche reproduktive Entscheidungen treffen zu müssen. Des Weiteren wird in der Debatte um PID geltend gemacht, dass schwere Behinderungen und Erkrankungen in vielen Fällen Leid verursachten, welches dazu führe, dass betroffene Menschen ein Leben mit deutlich geringerem Wohl[21] hätten als andere, die von der Behinderung oder Erkrankung nicht betroffen seien.[22] PID sei folglich »[...] eine Hoffnung für wenige, um unermessliches Leid zu verhindern«.[23] Somit wird das Verfahren der PID als eine Zukunftstechnik propagiert, die Leid verhindern könne[24], indem bei den

---

[20] ESHRE (2003), S. 650.
[21] Im Zusammenhang mit diesem auf das individuelle Wohl abzielende Argument wird in der Debatte häufig auch der Begriff der *Lebensqualität* verwendet. Zum Begriff der Lebensqualität und seiner Rolle in der Debatte um PID siehe Quante (2011) und (2002).
[22] Für eine Kritik der Argumentation der ESHRE siehe Gutman (2010), S. 89. Gutmann verweist auf das von Derek Parfit vorgebrachte »Problem der Nichtidentität«: Fälle, in denen ein Individuum vor Schaden bewahrt wird durch eine Handlung, welche zugleich dessen Existenz verhindert, münden bis auf wenige extreme Ausnahmefälle (das Leben des zu erwartenden Kindes ist kurz und leidvoll) in einem Paradoxon. Siehe Parfit (1987), S. 351 ff.
[23] Stockrahm (2010).
[24] Siehe Schuh (2000).

sogenannten »Risikopaaren« nur Embryonen in die Gebärmutter der Frau transferiert werden, die von den spezifischen schweren Krankheiten oder Behinderungen nicht betroffen sind.[25] Wiesing schreibt über diese Sichtweise, dass hierbei die Technik als Möglichkeit aufgefasst wird, die Menschen von Leiden und Last zu befreien.[26]

Kritiker merken an, dass diese Argumentation problematisch sei.[27] Insbesondere das durch Krankheit oder Behinderung erfahrene Leid und die damit einhergehende Beeinträchtigung des Wohls seien subjektive Größen, die von ›außen‹ nicht beurteilt werden können. Gerade im Bereich von Krankheit und Behinderung divergierten die Einschätzungen von Nichtbetroffenen und die Selbsteinschätzung stark. Als Beispiel für die Diskrepanz zwischen dem Selbsterleben der Betroffenen und der Fremdeinschätzung ihrer Situation durch Dritte bezieht sich Schockenhoff[28] auf Unterschiede von körperlichen und geistigen Behinderungen. Die meisten Menschen würden in der Außenperspektive ein Leben unter körperlichen Beeinträchtigungen als weniger belastend einschätzen als geistige Behinderungen wie beispielsweise Trisomie-Erkrankungen. Schockenhoff konstatiert, dass das subjektive Erleben hingegen eher umgekehrt sei. In vielen Fällen geistiger Behinderung sei, entgegen der allgemeinen Erwartung, die subjektive Glücksfähigkeit in keiner Weise eingeschränkt. In der Literatur wird des Weiteren darauf hingewiesen, dass es auch große Diskrepanzen zwischen den subjektiven Einschätzungen unterschiedlicher Menschen gebe, die von derselben Krankheit oder Behinderung betroffen sind. Fachleute unterschiedlicher Disziplinen würden ebenfalls zu sehr verschiedenen Einschätzungen über die Schwere von Erberkrankungen gelangen.[29] Der Krankheitsverlauf, das Ausmaß der zu erwartenden Symptome und das damit verbundene Leid seien nur selten vorhersehbar. Paternalistische Einschätzungen liefen folglich Gefahr, das zukünftige Wohl noch nicht geborener Menschen falsch zu bestimmen. Kriti-

---

[25] Ein Blick in die Literatur zur angloamerikanischen Debatte um PID verdeutlicht, dass bei der Diskussion um das zukünftige Wohl nicht nur auf die Reduzierung von Leid verwiesen wird. Die PID solle Kindern Chancen bieten, ein gutes oder sogar bestmögliches Leben zu führen. Siehe etwa Glover (2006) und Savulescu (2001).
[26] Vgl. Wiesing (1999), S. 100.
[27] Vgl. für einen Überblick über die Kritik der auf Wohl basierenden Argumente Schräer (2009), S. 126.
[28] Vgl. Schockenhoff (2000), S. 102–103. Siehe auch Fonk (1999), S. 153.
[29] Vgl. a. a. O., S. 98.

ker der auf dem Wohl basierenden Argumentation verweisen also darauf, dass eine »objektive Skalierung«[30] des Leids, welches durch unterschiedliche Formen von Behinderung oder genetischer Erkrankung entstehe, nicht möglich sei.

Analysiert man die Rolle des individuellen Wohls in den obigen Argumentationsmustern, zeigt sich, dass auch hier sowohl auf das WB als auch auf das WE rekurriert wird. Auf das WB wird verwiesen, wenn geltend gemacht wird, dass das Leben behinderter oder schwerkranker Kinder immer wieder durch Phasen starken körperlichen und psychischen Leids bestimmt werde. Da des Weiteren vorausgesetzt wird, dass diese Phasen ausgeprägt und lang seien und mit vielen Einschränkungen verbunden sind, spielt auch implizit das längerfristige WE eine tragende Rolle in der Diskussion. Auch bei diesem Argumentationsmuster geht es in erster Linie um die Verhinderung von Leid. Leid, welches dem zukünftigen Wohl eines potentiellen Kindes abträglich wäre, soll verhindert werden, indem nach dem Verfahren der PID nur Embryonen in die Gebärmutter transferiert werden, die von der auszuschließenden Krankheit nicht betroffen sind. Betont sei an dieser Stelle, dass es folglich nicht darum geht, die Leid verursachende Erkrankung eines zukünftigen Kindes zu verhindern, sondern die Zeugung eines von einer Leid verursachenden Krankheit betroffenen Kindes.[31] Bei diesen Argumentationen wird impliziert, *dass Behinderungen und schwere Erkrankungen das Wohl der Betroffenen reduzieren* (3. These).

Die Analyse verdeutlicht des Weiteren, dass Vertreter und Kritiker der dargelegten Position eine divergierende Einstellung dazu haben, inwieweit eine Antizipation und Fremdeinschätzung in Bezug auf das zukünftige WB/WE des Kindes möglich sei. Indem argumentiert wird, dass die PID zukünftiges Leid verhindern könne oder die Chancen für ein gutes Leben durch die Auswahl von Embryonen erhöhe, wird vorausgesetzt, *dass das Ausmaß des zu erwartenden Leids (bzw. WBs/WEs) bereits vor der Geburt und auch von nichtbetroffenen Personen antizipiert werden kann* (4. These). Den dargelegten Argu-

---

[30] Schockenhoff (2000), S. 102.
[31] Vgl. Lübbe (2007). Autoren wie etwa Weyma Lübbe und Derek Parfit betonen den kategorialen Unterschied zwischen der *Verhinderung einer Krankheit/Behinderung* und der *Verhinderung der Geburt eines Trägers der Krankheit/Behinderung*. In der angelsächsischen Diskussion wird dieses Problem mittels der Differenzierung zwischen »same people choices« und »different people choices« beschrieben. Siehe Parfit (1987).

mentationen zufolge könne das WB/WE eines Subjekts also durchaus auch mittels Fremdeinschätzungen erkannt werden. Kritiker dieser Position hingegen verstehen die Beurteilung des durch Krankheit und Behinderung verursachten Leids bzw. des zu erwartenden WB/WEs in erster Linie als subjektives Phänomen und halten Einschätzungen Dritter für unzulässig.

Die obige Analyse der Bezugnahme auf das Wohl in der Debatte um PID verdeutlicht, dass die Argumente um das elterliche Wohl und das des zukünftigen Kindes auf spezifischen Thesen beruhen. Sie bilden das Fundament der jeweiligen Argumentationsfiguren. In Anbetracht ihrer Relevanz vermisst man allerdings eine eingehende Auseinandersetzung mit diesen inhaltlich komplexen Aussagen. Es scheint sich hierbei in erster Linie um Intuitionen und Vermutungen zu handeln. Gleichzeitig ist zu erkennen, dass die in der ethischen Argumentation vertretenen Thesen letztlich auch eine empirische Natur aufweisen. Es erfolgt jedoch in der ethischen Debatte keine Auseinandersetzung mit den empirischen Befunden zum Thema. Die in der Folge dieser Thesen getätigten Argumentationen scheinen insgesamt auf einem unsicheren Fundament zu stehen.

Um zu untersuchen, wie stabil das Fundament der auf Wohl basierenden ethischen Argumente in der Debatte um PID tatsächlich ist, bietet sich ein Vergleich der aufgestellten Thesen mit den Ergebnissen der empirischen Forschung zu diesem Thema an. Die obige Analyse der ethischen Debatte zeigt, dass insbesondere vier Thesen von zentraler Bedeutung sind, welche einer näheren Überprüfung unterzogen werden sollen: die Annahmen, (1) dass die Pflege und Sorge um ein behindertes oder schwerkrankes Kind das WB/WE betroffener Familien beeinträchtigt, (2) dass die prospektiven Eltern diese vermeintliche Beeinträchtigung ihres Wohls bereits vor der Geburt des behinderten oder schwerkranken Kindes antizipieren können, (3) dass Behinderungen und schwere Erkrankungen das Wohl der Betroffenen reduzieren und schließlich, (4) dass das Ausmaß des bei einer Behinderung oder schweren Erkrankung zu erwartenden Leids (bzw. WB/WE) bereits vor der Geburt und auch von nichtbetroffenen Personen antizipiert werden könne. In welche Stoßrichtung die Ergebnisse der empirischen Forschung in Bezug auf diese Thesen weisen und zu welchen Konsequenzen dies führt, wird im folgenden Kapitel dargelegt.

3. Thesen der ethischen Debatte und Befunde der empirischen Forschung im Vergleich

Die inhaltlichen Aspekte der genannten Thesen der ethischen Diskussion lassen sich in unterschiedlichen Forschungsfeldern der Empirie wiederfinden. Im Folgenden konzentriert sich die Gegenüberstellung der Thesen und der empirischen Forschung auf Befunde aus zwei ausgewählten Bereichen, da eine umfassendere Gegenüberstellung mit weiteren Ergebnissen der Empirie im Rahmen dieses Beitrags nicht zu leisten ist. Zum einen werden in Bezug auf die ersten beiden Thesen Studien herangezogen, welche sich mit der Situation von Familien mit behinderten und kranken Kindern beschäftigen. Zum anderen rücken im Rahmen der dritten und vierten These Untersuchungen in das Zentrum der Aufmerksamkeit, die die Fremd- und die Eigenwahrnehmung des Wohls von behinderten und kranken Menschen untersuchen. Die Auseinandersetzung mit den Befunden der empirischen Forschung ermöglicht zwar keine endgültige Bestätigung oder Widerlegung der Thesen der ethischen Diskussion, sie lässt allerdings Rückschlüsse auf ihre Tragweite und argumentative Stärke zu.

Zu den Thesen 1 und 2

Die Sorge und die Pflege eines behinderten oder schwerkranken Kindes sind mit einer Vielzahl unterschiedlicher krankheits- und behandlungsbedingter Belastungen für die betroffenen Familien verbunden. Es gibt eine Vielzahl empirischer Studien, welche sich mit den Auswirkungen dieser Belastungen auf das Wohl[32] der betroffenen Familien beschäftigen. Anders als im Fall des Wohls von behinderten Menschen gibt es hier kaum Untersuchungen, welche die Familien direkt im Hin-

---

[32] Die WB/WE-Konzeptionen von empirischen Studien und philosophischen Argumentationsmustern sind nur in wenigen Fällen einheitlich. Dennoch sind die Überschneidungen der verwendeten Konzepte in Empirie und Philosophie zumindest so ausgeprägt, dass sich Ergebnisse aus empirischen Studien den hier verwendeten ethischen Thesen zuordnen lassen. Auch ohne eine direkte Vergleichbarkeit der Konzepte kann so eine Aussage über die argumentative Kraft getroffen werden. Eine umfassende Analyse der in der Empirie verwendeten Konzepte von WB/WE und eine Gegenüberstellung dieser mit den philosophischen Konzeptionen würden den Rahmen dieses Beitrags sprengen.

blick auf ihr WB/WE untersuchen. Die meisten Studien beziehen sich auf spezifische Aspekte, wie beispielsweise die psychische Konstitution der Eltern, welche für Indikatoren des Wohls gehalten werden. Im Folgenden konzentriert sich die Darstellung der Befunde der empirischen Forschung im Wesentlichen auf Untersuchungen zu folgenden Indikatoren: Die *psychische Konstitution der Eltern und Geschwister* und die *Stabilität der Ehe und Partnerschaft* in den Familien.

Einige Untersuchungen zur psychischen Konstitution der betroffenen Eltern kommen zu dem Ergebnis, dass eine erhöhte Vulnerabilität für psychische Erkrankungen seitens dieser Eltern besteht, welche sich als Folge der erhöhten Belastungen ergebe.[33] So schlussfolgern Silver et al. in einer Studie, dass insbesondere Eltern von Kindern mit erheblichen funktionalen Einschränkungen wie z.B. einem verminderten Hör- oder Sehvermögen, Einschränkungen in der Kommunikation und anderen Aktivitäten des Alltags überdurchschnittlich häufig von psychischen Schwierigkeiten betroffen waren.[34] Breslau et al. tendieren in eine ähnliche Richtung und sehen auf der Grundlage ihrer Untersuchung eine deutliche Verbindung zwischen dem Grad der Abhängigkeit des behinderten Kindes und dem psychischen Leid der Mutter.[35] Viele Studien konzentrieren sich ausschließlich auf die psychische Konstitution der Mütter, welche die Sorge für ein behindertes oder krankes Kind tragen. Die Befunde einiger Untersuchungen deuten an, dass Mütter von Kindern mit chronischen Erkrankungen überdurchschnittlich häufig an Neurosen, Depressionen und Angststörungen erkranken.[36] Andere Studien kommen hingegen zu gegenteiligen Ergebnissen: Gowen et al. konstatieren auf der Grundlage ihrer Forschungsergebnisse, dass die Mütter behinderter Kinder kein erhöhtes Risiko haben, an einer Depression zu erkranken, auch wenn die behinderten Kinder stärker unter funktionalen Einschränkungen leiden und daher mehr Fürsorge benötigen als nicht betroffene Kinder.[37] Auch Barakat et al. sehen keine prägnanten Unterschiede bezüglich der psychischen Konstitution von Müttern mit Kindern, die unter

---

[33] Siehe z.B. Canning/Harris/Kelleher (1996); Quittner et al. (1992); Johnson Silver/Westbrook/Stein (1998).
[34] Johnson Silver/Westbrook/Stein (1998).
[35] Breslau/Staruch/Mortimer (1982).
[36] Siehe etwa ebd.; Mullins et al. (1991).
[37] Gowen et al. (1989).

der Erkrankung *spina bifida*[38] litten, und von Müttern nicht erkrankter Kinder.[39]

Studien, welche sich mit dem Wohl der Geschwister von behinderten und kranken Kindern beschäftigen, kommen ebenfalls zu sehr unterschiedlichen Ergebnissen:[40] McKeever verdeutlicht in einer Metaanalyse von 1983, dass Geschwister von Kindern mit chronischen Erkrankungen ein erhöhtes Risiko für psychische Probleme aufweisen. Sie seien eine »population at risk«[41]. Aktuellere Übersichten über den Forschungsstand weisen andere Ergebnisse auf. Faux beispielsweise konstatiert auf der Grundlage einer aktuelleren Metaanalyse, dass die Risiken für Geschwister allgemein überbewertet werden.[42] Williams verglich die Befunde von über vierzig Studien miteinander, welche zwischen 1970 und 1995 publiziert wurden.[43] 60 % der Studien erkannten ein erhöhtes Risiko für psychische Schwierigkeiten der Geschwisterkinder, während 30 % kein erhöhtes Risiko sahen und 10 % sowohl von positiven als auch von negativen Effekten berichteten.

Ein weiteres Feld der empirischen Forschung konzentriert sich auf den Einfluss der Fürsorge für ein behindertes oder schwerkrankes Kind auf die Stabilität der Ehe oder Partnerschaft der Eltern. Auch hier kommen die Studien zu divergierenden Ergebnissen. Die Befunde einiger älterer Untersuchungen zeigen, dass Eltern chronisch kranker Kinder mehr eheliche Spannungen hatten als Paare mit Kindern, welche nicht von einer chronischen Erkrankung betroffen waren. Dies wird in einer Metaanalyse von Sabbeth et al. verdeutlicht.[44] Ein Großteil der Studien aus jüngerer Zeit hingegen fanden keine Unterschiede in Bezug auf die eheliche Zufriedenheit von Eltern kranker oder behinderter Kinder und Paaren mit Kindern, die von der Erkrankung/Behinderung nicht betroffen waren.[45] Spannungen in der Ehe oder Partnerschaft traten mit derselben Wahrscheinlichkeit auf wie bei Paaren mit nicht

---

[38] Hierbei handelt es sich um eine Fehlbildung des Neuralrohrs, welche in unterschiedlicher Ausprägung auftreten kann.
[39] Barakat/Linney (1992).
[40] Vgl. Cuskelly (1999).
[41] McKeever (1983), S. 210.
[42] Vgl. Faux (1993).
[43] Vgl. Williams (1997).
[44] Siehe Sabbeth/Leventhal (1984).
[45] Siehe etwa Capelli et al. (1994); Eddy/Walker (1999).

behinderten oder erkrankten Kindern. Darüber hinaus gibt es zudem Studien, welche betonen, dass die Behinderung oder Erkrankung eines Kindes positive Effekte für die Ehe und Familie haben kann. Die Geburt eines Kindes mit einer Behinderung oder Erkrankung könne die intrafamiliären Beziehungen stärken, da die Behinderung die Familie näher zusammenbringt. Beispielsweise zeigte eine Studie von Abbot und Meredith, dass 55 % der 36 befragten Eltern von behinderten Kinder von einer Stärkung der Verbundenheit in der Familie berichteten.[46] Diese Veränderungen bezogen sich nicht nur auf den Ehepartner, sondern die Eltern behinderter Kinder verhielten sich allen Familienmitgliedern gegenüber in veränderter Weise, zum Beispiel waren sie weniger kritisch.[47]

Einige Studien befassen sich mit dem Einfluss anderer Faktoren auf den Prozess der psychischen Bewältigung der Situation der Familien mit behinderten oder chronisch kranken Kindern.[48] Beispielsweise wurde gezeigt, dass die Stabilität der Ehe großen Einfluss darauf hat, inwieweit eine positive Anpassung der Eltern an die gegebene Situation mit einem behinderten oder kranken Kind erfolgen kann. Relevante Faktoren sind des Weiteren die psychische Stabilität der Eltern, das Verhältnis der Familienmitglieder untereinander und das soziale Umfeld der Familie, wie zum Beispiel die Unterstützung durch Freunde und soziale Einrichtungen. Andere Studien kamen zu dem Ergebnis, dass die Teilnahme an Treffen von Selbsthilfegruppen und die Religiosität der Eltern entscheidende Einflussfaktoren sind.[49] Unterschiedliche Coping-Strategien, welche sich auf das Bewältigungsverhalten der Familien beziehen, hätten ebenfalls einen großen Einfluss.

In Bezug auf die erste These, welche sich auf die Auswirkungen der Pflege und Sorge um ein behindertes oder schwerkrankes Kind auf die betroffenen Familien bezieht, kommen die Studien der empirischen Forschung somit zu sehr unterschiedlichen Ergebnissen. Einerseits wird davon ausgegangen, dass in den Familien mit behinderten oder chronisch kranken Kindern seitens der Eltern und Geschwister ein erhöhtes Risiko für psychische Erkrankungen besteht und die Stabilität

---

[46] Vgl. Abbott/Meredith (1986).
[47] Siehe Mc Andrews (1976).
[48] Vgl. Abbott/Meredith (1986). Hier wird auf sämtliche Studien zu dieser Thematik verwiesen.
[49] Etwa Crnic/Friedrich/Greenberg (1983).

der Ehe oder Partnerschaft durch die Fürsorge für behinderte oder kranke Kinder gefährdet wird – allesamt Faktoren, welche eine Beeinträchtigung des WB und WE nach sich ziehen können. Andere Studien ziehen diese Ergebnisse in Zweifel und sehen keine Unterschiede zu nicht betroffenen Familien. Manche Befunde lassen sogar schlussfolgern, dass die Betreuung eines behinderten oder kranken Kindes positive Effekte für die Familien haben kann und damit möglicherweise auch das WB und WE positiv beeinflusst. Insgesamt zeigt der Blick in die empirische Forschung hauptsächlich, dass große Uneinigkeit besteht. Bestenfalls ist auf der Grundlage der Befunde zu erkennen, dass aktuelle Forschungsergebnisse nur geringfügige Unterschiede zwischen Familien mit behinderten oder chronisch kranken Kindern und nicht betroffenen Familien aufzeigen und These 1, nach der die Pflege und Sorge um ein behindertes oder schwerkrankes Kind das WB und WE betroffener Familien beeinträchtigt, somit zumindest empirisch nicht haltbar ist. Die Ergebnisse der Empirie verdeutlichen allerdings über ihre Uneinigkeit indirekt, dass möglicherweise keine Aussagen über den Einfluss von Krankheit und Behinderung auf das familiäre Wohl auf einer generellen Ebene getroffen werden können, sondern dass aufgrund der starken Unterschiede Urteile im konkreten Einzelfall gebildet werden müssen. Diese Annahme wird durch die Ergebnisse der Studien bestätigt, welche sich auf den Einfluss anderer Faktoren und Lebensumstände auf das WB und WE von Familien mit behinderten oder kranken Kindern beziehen. Es scheint ein starker Zusammenhang zwischen dem Wohl der betroffenen Familien und der Unterstützung, welche sie in ihrem Umfeld erhalten oder auch der Stabilität der Ehe zu bestehen. Aufgrund der Vielfalt von Einflussfaktoren scheint kein direkter Zusammenhang zwischen objektiven krankheits- und behandlungsbedingten Stressoren und einer Reduzierung des Wohls der betroffenen Familien zu bestehen. Damit gestaltet sich selbst für die prospektiven Eltern die Antizipation ihres Wohls vor der Geburt des erkrankten oder behinderten Kindes schwierig – ein Befund, der mit These 2 im Widerspruch steht. Folglich ergeben sich Zweifel an der generellen Aussagekraft der ersten und zweiten These und somit auch der anhängigen ethischen Argumentation.

In welcher Weise das Wohl einer Familie von der Behinderung oder Erkrankung des Kindes beeinflusst wird, hängt von unterschiedlichen Faktoren ab. Weder außenstehende Personen, noch die zukünftigen Eltern selbst scheinen in der Lage zu sein zu antizipieren, welchen Einfluss die Geburt eines behinderten oder chronisch kranken Kindes auf ihr Wohl haben wird. Damit werden die Argumente in der ethischen Debatte um PID geschwächt, welche in dem Verfahren die Möglichkeit sehen, eine Reduzierung des Wohls der Eltern und Familien zu verhindern.

Zu den Thesen 3 und 4

Insgesamt ist der Bereich des Wohls von behinderten und kranken Menschen in der empirischen Forschung deutlich besser erforscht als der Einfluss der Behinderung und Erkrankung eines Kindes auf das familiäre Wohl. Es gibt einige Studien, welche sich direkt auf die Fremd- und Eigenwahrnehmung des WB[50] von Behinderten und Erkrankten konzentrieren. Erstmals machten Brickman et al. mit ihrer viel zitierten Studie auf ein interessantes Phänomen aufmerksam:[51] Sie kamen zu dem Ergebnis, dass Menschen mit einer durch einen Unfall verursachten Querschnittslähmung nur in einem sehr geringen Maße unzufriedener[52] waren als Lotteriegewinner – ein Befund, welcher auf dem ersten Blick kontraintuitiv erscheint. Der Einfluss beider Ereignisse hielt nicht lange an. Nach einer Phase des Hochgefühls bzw. der Niedergeschlagenheit befanden sich beide Gruppen wieder auf ihrem ursprünglichen Zufriedenheitsniveau. Die Ergebnisse widersprachen den Erwartungen der Menschen, welche selbst nicht von solchen Ereignissen betroffen waren, und das Phänomen firmiert seither in der Literatur unter dem Begriff »Zufriedenheitsparadox«.[53]

Dieser Studie folgend wurden weitere Untersuchungen durchgeführt, welche sich zum einen auf den Einfluss unterschiedlicher Krankheiten und Behinderungen auf das WB/WE der Betroffenen bezogen und zum anderen die Eigen- und Fremdeinschätzung in Bezug auf das WB/WE verglichen. Beispielsweise untersuchten Riis et al. das WB von Dialysepatienten und stellten fest, dass diese trotz ihrer Beeinträchtigungen ein ähnliches Maß an WB aufwiesen wie die Kon-

---

[50] Die Auseinandersetzung mit den Studien deutet an, dass ein Großteil der Untersuchungen sich vorwiegend auf das WB der Patienten bezieht.
[51] Brickman/Coates/Janoff-Bulman (1978).
[52] Hier scheint auch in erster Linie das WB gemeint zu sein.
[53] Die hier beschriebene Studie von Brickman/Coates/Janoff-Bulman hat allerdings auch fundamentale Kritik erfahren. Siehe etwa Easterlin (2005).

trollgruppe.[54] Die gesundheitlichen Beeinträchtigungen spiegelten sich kaum bis gar nicht in den subjektiven Bewertungen des WB der Betroffenen wider. Nicht betroffene Menschen waren zuvor bei dem Versuch, das WB der Dialysepatienten aus der Außenperspektive einzuschätzen, davon ausgegangen, dass deren WB aufgrund der gesundheitlichen Beeinträchtigung deutlich reduziert sei. Die Fremd- und die Selbsteinschätzung des WB der Dialysepatienten klafften offensichtlich weit auseinander. Buick und Petrie kamen zu ähnlichen Ergebnissen in Bezug auf die Eigen- und Fremdwahrnehmung vom WB von Brustkrebspatientinnen.[55] Auch hier gab es deutliche Unterschiede zwischen der Bewertung von betroffenen Patientinnen und nichtbetroffenen Personen. Die Patientinnen beurteilten ihr WB deutlich höher als von Nichtbetroffenen angenommen. Eine Vielzahl anderer Studien spiegelt diese Befunde auch für andere Krankheiten und Behinderungen wider.[56] Diese Ergebnisse werfen die Frage auf, wie solche Diskrepanzen in der Einschätzung zu erklären sind. Können nicht betroffene Personen nicht erkennen, wie glücklich ein Leben mit Behinderung oder Erkrankung sein kann und überschätzen den negativen Einfluss von gesundheitlichen Beeinträchtigungen? Oder bewerten behinderte oder kranke Personen ihr individuelles Wohl bewusst oder auch unbewusst zu positiv? In der Wissenschaft werden unterschiedliche Ansätze zur Erklärung der beschriebenen Diskrepanzen zwischen Fremd- und Eigeneinschätzungen im Fall von Behinderung und Erkrankung herangezogen. Ubel et. al. nennen eine Vielzahl von Erklärungen für die Diskrepanz wie beispielsweise Unterschiede in der Interpretation von Gesundheitszuständen zwischen Patienten und der Gesellschaft, die Adaption der Patienten, welche von Nichtbetroffenen unterschätzt werde, oder die Verwendung unterschiedlicher Kriterien bei der Beurteilung des Wohls.[57] Insbesondere der Mechanismus der

---

[54] Riis et al. (2005).
[55] Buick/Petrie (2002).
[56] Siehe etwa Baron et al. (2003) in Bezug auf weniger schwere Krankheiten. Die in diesem Abschnitt angeführten Erkrankungen oder Behinderungen gehören größten Teils nicht zur Gruppe der Krankheiten und Behinderungen der zur Diskussion stehenden Indikationen für eine PID. Da die Ergebnisse der Studien zu den unterschiedlichen Krankheiten und Behinderungen recht ähnlich sind, wird im Folgenden davon ausgegangen, dass diese Ergebnisse auch auf Krankheiten und Behinderungen übertragen werden können, welche für eine PID infrage kommen.
[57] Siehe Ubel/Loewenstein/Jepson (2003).

Adaption wird in vielen Studien als Erklärung für die Diskrepanz angeführt. Beispielsweise begründeten auch Riis et al. die oben dargelegten Ergebnisse ihrer Studie durch Adaptionsmechanismen[58], die dazu führten, dass sich die Erkrankten – in ihrem Fall Dialysepatienten – auch emotional stark an ihre Situation anpassten.[59] Dieser Mechanismus wurde in ihrer Studie von nicht betroffenen Menschen bei dem Versuch das WB der Dialysepatienten zu bewerten nicht berücksichtigt oder unterschätzt. Auch weitere Studien kamen zu dieser Erklärung für die Diskrepanz und verdeutlichten, dass Menschen dazu neigen, sowohl die eigene als auch die Adaptionsgeschwindigkeit anderer Personen nach negativen oder positiven Ereignissen zu unterschätzen.[60] Folglich deuten viele Ergebnisse der Empirie an, dass nicht betroffene Personen dazu neigen, den negativen Einfluss von gesundheitlichen Beeinträchtigungen zu überschätzen.

Die dargelegten Ergebnisse der empirischen Forschung zu den Thesen 3 und 4 weisen in eine relativ klare Richtung: In vielen Fällen beeinträchtigen Krankheit und Behinderung das WB der Betroffenen in einem unerwartet geringen Ausmaß. Es bestehen zudem deutliche Diskrepanzen zwischen der Fremd- und Selbstwahrnehmung des WB von behinderten oder kranken Menschen. Studien, welche sich mit den Ursachen für die verhältnismäßig geringfügige Beeinträchtigung des WBs und mit den Ursachen für die Diskrepanz zwischen der Eigen- und der Fremdwahrnehmung auseinandersetzen, zeigen, dass der Mechanismus der Adaption ein wichtiger Faktor in diesem Zusammenhang zu sein scheint. Die Adaptionsfähigkeit an gesundheitsbedingte Beeinträchtigungen wird insbesondere von Personen unterschätzt, welche nicht von der spezifischen Krankheit oder Behinderung betroffen sind. Fremdeinschätzungen scheinen daher häufig das WB eines erkrankten oder behinderten Menschen nicht angemessen zu beurteilen. Allerdings gestaltet es sich schwierig, auf der Grundlage der Befunde der Empirie Aussagen über das längerfristige WE von erkrankten oder behinderten Menschen zu treffen. Das WB bildet lediglich eine Komponente des WE. Viele weitere Faktoren sind von Relevanz.

---

[58] Unter dem Stichwort »Adaption« wird in diesem Zusammenhang auf Erklärungsansätze verwiesen, die von psychologischen Gewöhnungseffekten ausgehen.
[59] Siehe Riis et al. (2005).
[60] Siehe z. B. Gilbert et al. (1998).

Häufig werden unter der objektivistischen Konzeption des WE Faktoren wie etwa ein langes Leben, körperliche Unversehrtheit, soziale Beziehung und Gesundheit zusammengefasst. Geht man von diesen Definitionen aus, so muss das WE der von einer Behinderung oder Erkrankung Betroffenen als geringer eingeschätzt werden. Aus dem Befund, dass Behinderung und Krankheit in vielen Fällen nicht zu einer Reduzierung des WB führen, folgt somit nicht, dass auch Einflüsse auf das WE ausbleiben. Nach der dargelegten Konzeption von WE könnte es zu geringeren Diskrepanzen bei der Fremd- und Selbstwahrnehmung des WEs von behinderten oder kranken Menschen kommen. Die WB und WE betreffenden Unterschiede müssen bei der Bewertung der Thesen 3 und 4 berücksichtigt werden. Tendenziell werden jedoch beide Thesen durch die Befunde der Empirie in Frage gestellt. Die Aussagekraft der dritten These, nach der Krankheit und Behinderung mit einer Beeinträchtigung des Wohls der Betroffenen einhergehen, kann nach der vorgenommenen Gegenüberstellung mit der Empirie nicht bestätigt werden. Die Befunde zeigen, dass insbesondere das WB in einem unerwartet geringen Ausmaß reduziert wird. Es besteht ein hohes Risiko, dass es bei der Bewertung des WB zu deutlichen Diskrepanzen zwischen der Fremd- und Eigeneinschätzung kommt. Die vierte These – ob bzw. inwieweit Krankheit und Behinderung Leid verursachen, könne nicht mittels einer Fremdeinschätzung antizipiert werden – wird damit durch die Auseinandersetzung mit den empirischen Befunden in Frage gestellt. Damit wird der Einwand der Kritiker der auf dem zukünftigen Wohl des Kindes basierenden Argumentationen gestärkt: Die Argumentation, dass die PID zukünftiges Leid verhindere, welches mittels Fremdeinschätzungen prognostiziert werden könne, erscheint mithin problematisch.

4. Fazit

Die in diesem Beitrag vorgenommene exemplarische Analyse der auf Wohl basierenden Argumente in der Debatte um PID und die Gegenüberstellung mit den Befunden der empirischen Forschung zeigen, dass das Fundament der Argumentationsfiguren ins Wanken gerät, in denen das Verfahren der PID als Möglichkeit proklamiert wird, das zukünftige Wohl der Familien oder des noch nicht geborenen Kindes zu schützen. Da sich in großen Teilen deckungsgleiche Argumentationsfiguren auch in den Debatten um andere Verfahren der vorgeburtlichen Diagnostik, wie beispielsweise der PND, wiederfinden, lassen die aus der exemplarischen Analyse gewonnenen Ergebnisse durchaus einen Ausblick auf die allgemeinere Kategorie der auf Wohl basierenden Argumente in der Diskussion um vorgeburtliche Diagnostik zu.

Die untersuchten Argumentationsmuster setzen zum einen voraus, dass Krankheit und Behinderung zu einer Beeinträchtigung des Wohls der Familien (These 1) und der Betroffenen (These 3) führen und dass diese vermeintliche Beeinträchtigung des zukünftigen Wohls der Eltern und des noch nicht geborenen Kindes auch von Dritten antizipiert werden kann (Thesen 2 und 4). Die Befunde der Empirie legen hingegen nahe, dass Behinderung und Krankheit in vielen Fällen nicht mit einer signifikanten Reduzierung des Wohls der Familien und Betroffenen einhergehen und dass die Beurteilung des Wohls nur durch die Betroffenen selbst (durch die Familie bzw. durch den behinderten oder kranken Menschen) in der konkreten Situation erfolgen kann. Die Ergebnisse verdeutlichen jedoch auch, dass hierbei sehr klar zwischen dem WB und dem WE differenziert werden sollte. Die empirischen Befunde lassen in erster Linie Rückschlüsse auf das WB zu, und weniger auf die Auswirkungen auf das längerfristige WE. Dennoch wird der oben dargelegte Einwand der Kritiker der auf Wohl basierenden Argumentationen bestätigt: Fremdzuschreibungen übergehen spezifische individuelle und situative Einflussfaktoren, wie z. B. den Mechanismus der Adaption, und laufen Gefahr, Fehleinschätzungen zu bilden. Im Fall der vorgeburtlichen Diagnostik verschärft sich diese Problematik zusätzlich: Bei den unterschiedlichen Formen der Einschätzungen und Antizipationen handelt es sich in erster Linie um Prognosen, die gegeben werden, bevor überhaupt eine Schwangerschaft bzw. die Geburt des Kindes erfolgt sind. Es wird eine Einschätzung des WB/WEs eines Menschen vorgenommen, der noch nicht einmal geboren ist. Damit entfällt die Möglichkeit, sich im Rahmen einer Antizipation am Verhalten, den Reaktionen oder gar den Wertvorstellungen dieser Person zu orientieren. Die Grundlage der getroffenen Einschätzungen bildet lediglich die Art der Krankheit oder Behinderung, von welcher das Kind betroffen sein könnte. Urteile auf dieser Basis wären nur dann begründet, wenn ein direkter Zusammenhang zwischen der Art der Krankheit oder Behinderung und der Beeinträchtigung des Wohls bestehen würde. Die Befunde der Empirie zeigen allerdings, dass sich das Verhältnis von Krankheit/Behinderung und dem WB/WE deutlich komplizierter gestaltet und durch unterschiedliche Faktoren beeinflusst wird.

Gerade in der Frage um die moralische Zulässigkeit der vorgeburtlichen Diagnostik erscheint es bedeutsam, die in der ethischen Argumentation teilweise nur oberflächlich geführte Auseinandersetzung mit zentralen Fragen im Auge zu behalten. Die Tragweite und Konsistenz einiger vorgebrachter Positionen wird bei eingehender Betrachtung deutlich relativiert. Insbesondere bei ethischen Argumentationsfiguren, die eine Antizipation des zukünftigen Wohls voraussetzen, will in der Diskussion um vorgeburtliche Diagnostik besondere Vorsicht geboten sein.

Literatur

Abbott, Douglas A./Meredith, William H. (1986): Strengths of parents with retarded children. In: Family Relations 35 (3), S. 371–376.

Barakat, Lamia P./Linney, Jean Ann (1992): Children with physical handicaps and their mothers: The interrelation of social support, maternal adjustment, and child adjustment. In: Journal of Pediatric Psychology 17 (6), S. 725–739.

Baron, Jonathan et al. (2003): Effect of assessment method on the discrepancy between judgments of health disorders people have and do not have: A web study. In: Medical Decision Making 23 (5), S. 422–434.

Breslau, Naomi/Staruch, Kathleen S./Mortimer, Edward A. (1982): Psychological distress in mothers of disabled children. In: American Journal of Diseases of Children 136 (8), S. 682–686.

Brickman, Philip/Coates, Dan/Janoff-Bulman, Ronnie (1978): Lottery winners and accident victims: Is happiness relative? In: Journal of Personality and Social Psychology 36 (8), S. 917–927.

Buick, Deanna L./Petrie, Keith J. (2002): »I know just how you feel«: The validity of healthy women's perceptions of breast cancer patients receiving treatment. In: Journal of Applied Social Psychology 32 (1), S. 110–123.

Canning, Robert D./Harris, Emily S./Kelleher, Kelly J. (1996): Factors predicting distress among caregivers to children with chronic medical conditions. In: Journal of Pediatric Psychology 21 (5), S. 735–749.

Capelli, Mario et al. (1994): Marital quality of parents of children with spina bifida: A case-comparison study. In: Journal of Developmental and Behavioral Pediatrics 15 (5), S. 320–326.

Crnic, Keith A./Friedrich, William N./Greenburg, Mark T. (1983): Adaptation of families with mentally retarded children: A model of stress, coping, and family ecology. In: American Journal of Mental Deficiency 88 (2), S. 125–138.

Cuskelly, Monica (1999): Adjustment of siblings of children with a disability:

Methodological issues. In: International Journal for the Advancement of Counselling 21 (2), S. 111–124.

Deutscher Ethikrat (2011): Stellungnahme zur Präimplantationsdiagnostik. Abruf unter: http://www.ethikrat.org/dateien/pdf/stellungnahme-praeimplantationsdiagnostik.pdf [März 2011].

Eddy, Linda L./Walker. Alexis J. (1999): The impact of children with chronic health problems on marriage. In: Journal of Family Nursing 5 (1), S. 10–32.

Eibach, Ulrich (2000): Zeugung auf Probe? – Selektion vor der Schwangerschaft?. Abruf unter: http://www.ukaachen.de/go/show?ID=5080770&DV=0&COMP=download&NAVID=3666691&NAVDV=0 [März 2011].

ESHRE/European Society of Human Reproduction and Embryology Task Force (2003): Preimplantation genetic diagnosis. In: Human Reproduction 18 (3), S. 649–651.

Easterlin, Richard A. (2005): Building a better theory of well-being. In: Luigino Bruni/Pier Luigi Porta (Hrsg.): Economics and happiness. Framing the analysis. New York: Oxford University Press, S. 29–64.

Faux, Sandra A. (1993). Siblings of children with chronic physical and cognitive disabilities. In: Journal of Pediatric Nursing 8 (5), S. 305–317.

Flach, Ulrike et al. (2011): Interfraktioneller Gesetzentwurf zu PID. Abruf unter: http://dipbt.bundestag.de/dip21/btd/17/054/1705451.pdf [Mai 2011].

Fonk, Peter (1999): Schwangerschaft auf Probe? Pränatale Diagnostik und Präimplantationsdiagnostik. In: Ethica 7 (2), S. 143–171.

Gilbert, Daniel T. et al. (1998): Immune neglect: A source of durability bias in affective forecasting. In: Journal of Personality and Social Psychology 75 (3), S. 617–638.

Glover, Jonathan (2006): Choosing children. Genes, disability and design. Oxford: Clarendon Press.

Gowen, Jean W. et al. (1989): Feelings of depression and parenting competence of mothers of handicapped and nonhandicapped infants: a longitudinal study. In: American Journal Mental Retardation 94 (3), S. 259–271.

Graumann, Sigrid (2001): Zur Problematik der Präimplantationsdiagnostik. In: Aus Politik und Zeitgeschichte (B 27), S. 17–24.

Gutmann, Thomas (2010): Rechtliche und rechtsphilosophische Fragen der Präimplantationsdiagnostik. In: Carl Friedrich Gethmann/Stefan Huster (Hrsg.): Recht und Ethik in der Präimplantationsdiagnostik. München: Wilhelm Fink, S. 61–103.

Horn, Christoph (2006): Glück/Wohlergehen. In: Marcus Düwell/Christoph Hübenthal/Micha H. Werner (Hrsg.): Handbuch Ethik. Stuttgart: Metzler, S. 381–387.

Johnson Silver, Ellen/Westbrook, Lauren E./Stein, Ruth E. K. (1998): Relationship of parental psychological distress to consequences of chronic health conditions in children. In: Journal of Pediatric Psychology 23 (1), S. 5–15.

Kollek, Regine (1999): Vom Schwangerschaftsabbruch zur Embryonenselektion? Expansionstendenzen reproduktionsmedizinischer und genetischer Leistungsangebote. In: Ethik in der Medizin 11 (S1), S. 121–124.

- (2000): Präimplantationsdiagnostik. Embryonenselektion, weibliche Autonomie und Recht. Tübingen: Francke.
Lübbe, Weyma (2007): »Das Beste für unser Kind« vs. »das beste Kind«. Kategorienprobleme liberaler Eugenik. In: Information Philosophie 35 (5), S. 16–25.
McAndrews, Irene (1976): Children with a handicap and their families. In: Child Care, Health, and Development 2 (4), S. 213–237.
McKeever, Patricia (1983): Siblings of chronically ill children: A literature review with implications for research and practice. In: American Journal of Orthopsychiatry 53 (2), S. 209–218.
Menasse, Eva (2010): Zellhaufen mit Potential. In: Der Spiegel. Abruf unter: http://www.spiegel.de/spiegel/print/d-74822669.html [April 2011].
Mullins, Larry L. et al. (1991): Risk and resistance factors in the adaptation of mothers of children with cystic fibrosis. In: Journal of Pediatric Psychology 16 (6), S. 701–715.
Parfit, Derek (1987): Reasons and persons. Oxford: Clarendon.
The President's Council on Bioethics (2004): Reproduction and responsibility: The regulation of new biotechnologies. Washington: Government Printing Office.
Quante, Michael (2002): Präimplantationsdiagnostik, Stammzellforschung und Menschenwürde (Medizinethische Materialien, Heft 134). Bochum: Zentrum für Medizinische Ethik.
- (2011): Würde und Wert des menschlichen Lebens: das Beispiel der Präimplantationsdiagnostik. Münster: Preprints of the Centre for Advanced Study in Bioethics.
Quittner, Alexandra L. et al. (1992): Parental response to cystic fibrosis: A contextual analysis of the diagnostic phase. In: Journal of Pediatric Psychology 17 (6), S. 683–70.
Riis, Jason et al. (2005): Ignorance of hedonic adaptation to hemo-dialysis: a study using ecological momentary assessment. In: Journal of Experimental Psychology 134 (1), S. 3–9.
Sabbeth, Barbara F./Leventhal John M. (1984): Marital adjustment to chronic childhood illness: a critique of the literature. In: Pediatrics 73 (6), S. 762–768.
Savulescu, Julian (2001): Procreative beneficence: why we should select the best children, In: Bioethics 15 (5/6), S. 413–426.
Schockenhoff, Eberhard (2000): Ein gesundes Kind um jeden Preis? Ethische Erwägungen zur Präimplantationsdiagnostik. In: Zeitschrift für Medizinische Ethik 46 (2), S. 91–105.
Schöne-Seifert, Bettina/Krüger, Lorenz (1993): Humangenetik heute: umstrittene ethische Grundfragen. In: Dies. (Hrsg.): Humangenetik – Ethische Probleme der Beratung, Diagnostik und Forschung. Stuttgart: Gustav Fischer, S. 253–289.
Schräer, Angela (2009): Ethische Aspekte der Präimplantationsdiagnostik. In: Verena Steinke et. al. (Hrsg.): Ethik in den Biowissenschaften – Sachstandsberichte des DRZE, Präimplantationsdiagnostik. Freiburg: Alber, S. 124–161.
Schuh, Hans (2000): Erbgut-Check für Embryonen. Die Zukunftstechnik PID könnte viel Leid lindern. In: Zeit-Online. Abruf unter: http://www.zeit.de/2000/10/200010.pid2·xml [Februar 2011].

Stockrahm, Sven (2010): Wer die PID verbietet, sagt Nein zum Leben. In: Zeit-Online. Abruf unter: http://www.zeit.de/wissen/2010-11/pid-debatte-kommentar [Februar 2011].

Ubel, Peter A./Loewenstein, George/Jepson, Christopher (2003): Whose quality of life? A commentary exploring discrepancies between health state evaluations of patients and the general public. In: Quality of Life Research 12 (6), S. 599–607.

Wiesing, Urban (1999): Der schnelle Wandel der Reproduktionsmedizin und seine ethischen Aspekte. In: Ethik in der Medizin 11 (S1), S. 99–103.

Williams, Phoebe D. (1997): Siblings and pediatric chronic illness: a review of the literature. In: International Journal of Nursing Studies 34 (4), S. 312–323.

Blut oder Liebe?

Die Basis der elterlichen Verantwortung bei der Donogenen Insemination[1]

Tobias Fischer

1. Einleitung

Eine Gesellschaft, die von pluralistischen Wertehaltungen geprägt ist, tut sich schwer damit, allgemein akzeptierte Normen bei der Frage nach der Fortpflanzung und der Erziehung unserer Kinder aufzustellen. Zu fundamental stehen sich Wertehaltungen und Lebenseinstellungen gegenüber, die Aussagen darüber ermöglichen, was für eine gelungene Elternschaft gehalten wird und auch welche familiären Konstruktionen wünschenswerte Rahmenbedingungen für eine erfüllte Kindheit bieten. Einigkeit dürfte allerdings darin bestehen, dass wir uns gegen jeden Eingriff verwahren würden, der uns vorschreibt, wie und unter welchen Bedingungen wir uns überhaupt fortpflanzen dürfen. »Aus gutem Grund unterliegt die natürliche Fortpflanzung kaum rechtlichen Regulierungen oder Verboten«, hat der Medizinrechtler H.-G. Koch treffend konstatiert und zugleich darauf hingewiesen, dass es von staatlicher Seite nur wenige Vorgaben gibt, welche die Autonomie in Fragen der individuellen Fortpflanzung einschränken.[2] Gehen wir also davon aus, dass es eine äußerst private Frage ist, deren Beantwortung einzig denjenigen zusteht, die sich fortpflanzen möchten. Dies ändert sich jedoch, sobald die natürliche Fortpflanzung aufgrund biologischer oder sozialer Hemmnisse nicht zum gewünschten Ergebnis führt. Dann wirft der Ruf nach der modernen Reproduktionsmedizin mit ihren breit gefächerten Therapieoptionen die Frage auf, welche mögliche Unterstützung, einem ungewollt kinderlos bleibenden Paar zu helfen, nicht nur erfolgversprechend durchführbar ist, son-

---

[1] Der vorliegende Aufsatz basiert weitestgehend auf Kapiteln meiner Dissertation, die 2012 unter dem Titel »Ethische Aspekte der Donogenen Insemination« bei kassel university press erschienen ist (Betreuer Prof. Dr. Dr. Dr. D. Groß).
[2] Koch (2001), S. 46.

dern auch ethisch vertretbar erscheint. Besonders auch dann, wenn zur Zeugung eines Kindes auf einen Samenspender zurückgegriffen werden soll.

Zu der bestehenden Zweierbeziehung tritt der Reproduktionsmediziner mit eigenen moralischen Vorstellungen, der außerdem in ein Netz von ärztlichen Verantwortlichkeiten eingebunden ist. Ihm obliegt es nicht nur, dem ungewollt kinderlosen Paar zu helfen, sondern er hat auch die Pflicht, die medizinische Therapie am Wohl des zu zeugenden Kindes auszurichten. Darüber hinaus kommt beim Verfahren einer Behandlung mit Spendersamen, einer Donogenen Insemination, noch der Samenspender hinzu, der ebenfalls mit den Wunscheltern, dem Mediziner, aber vor allem mit dem durch seinen Spendersamen gezeugten Kind in ein Beziehungsgeflecht tritt. Zudem können auch noch gesellschaftliche Gruppen mit ihren moralischen wie rechtlichen Vorstellungen einen Anspruch erheben, reglementierend in den Prozess der Fortpflanzung eingreifen zu dürfen, da er nicht mehr in dem geschützten privaten Rahmen stattfindet, sondern ›öffentlich‹ geworden ist. Damit ist aus der privaten Frage der Fortpflanzung ein Bereich vielschichtiger Einspruchs- und Regulierungsprozesse geworden – und eben dies legt die Frage nach ethischen Begründungen für die teilweise widersprüchlichen oder gar diametral entgegengesetzten Stellungnahmen und Argumentationsfiguren nahe.

Denn obgleich das therapeutische Verfahren der Donogenen Insemination aus medizinischer Sicht einfach und unproblematisch ist und auch keine hohen Anforderungen an den Reproduktionsmediziner stellt,[3] erweist es sich aus ethischer und juristischer Sicht als umso problematischer.[4] Durch die Verwendung von Spendersamen fallen die biologische und soziale Vaterschaft auseinander und das so gezeugte Kind hat zwei Väter. Auch hat allein die Verwendung von Spendersamen eines anonymen Dritten bei der Zeugung eines Kindes schon wiederholt zu einer moralischen Ablehnung und der Behauptung geführt, dass diese Therapieform weder mit dem ärztlichen Standesdenken vereinbar sei, noch das Wohl des Kindes berücksichtigen würde, sondern allein der Erfüllung eines Kinderwunsches diene. Befürworter sehen in der Donogenen Insemination die letzte Möglichkeit, einem

---

[3] Katzorke (2003), S. 87.
[4] Dieser Aufsatz fokussiert auf die ethische Problematik, daher sei für die juristischen Aspekte auf den Aufsatz von Steininger im selben Band verwiesen.

ungewollt kinderlosen Paar zu helfen, Kritiker weisen auf vielschichtige Gefahren für Kind und Gesellschaft hin.[5] Dieser Aufsatz geht der essentiellen Frage des bei der Donogenen Insemination systemimmanent auftretenden Auseinanderfallens der genetischen und sozialen Elternschaft nach.

Denn für eine ethische Erwünschtheit dieser Therapieform muss a priori gewährleistet sein, dass das von der Reproduktionsmedizin unterstützte absichtliche Auseinanderfallen der Vaterschaft mit den Interessen des so gezeugten Kindes überhaupt vereinbar ist und dass das soziale Bekenntnis zu einem Kind – und eben nicht die genetische Abstammung – die entscheidende Basis elterlicher Verantwortung ist, die das Wohl des Kindes sichert. Erst wenn diese Frage zugunsten der Donogenen Insemination entschieden werden kann, treten überhaupt Folgefragen auf, wie beispielsweise, ob nur heterosexuelle Paare oder auch lesbische oder alleinstehende Frauen Zugang zur Therapieform haben sollten.[6]

Nach einer kurzen Darstellung der Donogenen Insemination und der ihr entgegengebrachten Kritik gilt es im Folgenden zu prüfen, wie Interesse und Wohl eines Kindes überhaupt gedacht werden können. Dies ist insbesondere in der theoretischen Diskussion um die moralischen Handlungsbegründungen bedeutsam, in der das Kindeswohl nur antizipiert werden kann, sowohl vor der eigentlichen Zeugung und Geburt als auch zeitlich darüber hinaus, bis ein Kind selbst seine Interessen vertreten kann. Neben der Problematisierung von Konzepten, die allein auf das Kindeswohl abzielen, soll darüber hinaus aufgezeigt werden, dass man das Kindeswohl nicht getrennt von elterlicher Verantwortung denken kann. Inwieweit dies auch eine nichtdeligierbare Verantwortung des Samenspenders für ein Kind beinhal-

---

[5] Diese reichen von der Inzestgefahr bis zum Vorwurf der Sittenwidrigkeit durch die Verwendung von durch Masturbation gewonnenem Ejakulat eines fremden Mannes innerhalb der Ehe, eine Störung der natürlichen Ordnung der Fortpflanzung, die mit dem Rechtsgebot der Achtung der Menschenwürde nicht vereinbar sei, bis zur Unterstellung einer neurotischen Persönlichkeitsstörung, wenn eine Frau Mutter werden will, ohne den Vater zu kennen und den Vorwurf einer grenzenlose Reproduktionsmedizin, die Kinder jenseits der natürlichen Fortpflanzung und Elternschaft um jeden Preis ›erzeugt‹, vgl. u. a. Anselm (2003); Fischer (2009); Katzorke (2003); Maio (2007).
[6] Vgl. hierzu auch die Aufsätze von Harthun, Thorn, Buschner und Haag in diesem Band, vgl. auch Fischer (2009).

tet, dessen genetischer Elternteil er ist, und welche moralische Pflichten sich für ihn daraus ableiten lassen, wird in der Folge geprüft.

2. Grundlagen der Donogenen Insemination

Die Donogene Insemination bezeichnet die therapeutische Nutzung von Spendersamen, um bei einer Wunschmutter auf dem Wege der Insemination eine Schwangerschaft einzuleiten. Dabei werden zum Zeitpunkt des Eisprungs die Spermien mit Hilfe eines dünnen Katheters transvaginal in die Gebärmutterhöhle oder die Eileiter übertragen. Seit den 1970er Jahren sind Schätzungen zufolge über 60 000 Kinder aus einer Donogenen Insemination in der Bundesrepublik Deutschland geboren worden.[7] Allerdings ist die Anzahl der durch Donogene Insemination geborenen Kinder wegen neuer Techniken der assistierten Fortpflanzungsmedizin mittlerweile stark rückläufig, so dass man davon ausgeht, dass derzeit noch etwa 1 000 Kinder jährlich auf diese Weise gezeugt werden.[8] Heute kann vielen ungewollt kinderlosen Paaren im homologen System, also mit Spermatozoen des Partners, durch In-vitro-Fertilisation (IVF[9]) sowie ICSI[10] geholfen werden, wenngleich um den Preis der körperlich stärker belastenden Therapie für die Wunschmutter. Bei absoluter Infertilität des männlichen Partners,[11] wenn humangenetische Gesichtspunkte gegen ein gemeinsames Kind sprechen oder aus Kostengründen kann jedoch weiterhin eine Donogene Insemination angezeigt sein. So bietet die Donogene Insemination bei heterosexuellen Paaren mit unbehandelbarer Infertilität des Man-

---

[7] Vgl. Schreiber (2004); Katzorke (2003) und (2008).

[8] Vgl. Katzorke (2003); Barrett/Chauhan/Cooke (1990).

[9] IVF (In-vitro-Fertilisation): Bei dem Verfahren werden nach vorheriger Stimulation Eizellen entnommen und diese dann außerhalb des Körpers mit Samen des Mannes zusammengebracht, die so befruchteten Eizellen bzw. Embryonen werden anschließend wieder in die Gebärmutterhöhle übertragen.

[10] ICSI (Intrazytoplasmatische Spermieninjektion): Die Spermien werden durch eine dünne Injektionspipette aufgezogen, dann wird ein einzelnes Spermium direkt in der Eizelle platziert, man vollführt den natürlichen Vorgang des Eindringens des Spermiums in die Eizelle unter Laborbedingungen.

[11] Einen Vorschlag des Robert-Koch-Instituts zufolge spricht man von absoluter Sterilität, wenn bei einem Paar trotz regelmäßigen und ungeschützten Sexualverkehrs keine Schwangerschaft eintritt: Robert-Koch-Institut (2004), S. 7.

nes im Regelfall die einzige Möglichkeit, ein Kind zu bekommen, das zumindest mit einem Elternteil genetisch verwandt ist.

In Deutschland existieren auf gesetzlicher Ebene nur wenige Regelungen, die mittelbar oder unmittelbar auf die Behandlungsform der Donogenen Insemination Einfluss nehmen, und sie unterliegt auch keinen statusrechtlichen Bestimmungen. Daher sind weder das Vorliegen einer Ehe noch eine bestehende Partnerschaft rechtlich relevant. Selbst eine medizinische Indikation ist aus rechtlicher Sicht nicht notwendig, um eine Spendersamen-Therapie durchzuführen.[12] Bedingt durch diese wenigen bzw. lückenhaften gesetzlichen Regelungen gewinnen die ärztlichen Berufsordnungen an großer Bedeutung. Wegen des für die Inseminationstherapie geltenden Arztvorbehalts haben dann auch die Reproduktionsmediziner selbst berufsrechtliche Richtlinien zum Verfahren der Donogenen Insemination gemäß dem ärztlichen Ethos erlassen. Das betrifft sowohl die Frage, wer überhaupt behandelt werden soll, als auch alle Modalitäten im Umgang mit Samenspendern, Wunscheltern und den aus der Therapie hervorgehenden Kindern. Und obgleich kein generelles gesetzliches Verbot existiert, das alleinstehende Frauen oder in einer gleichgeschlechtlichen Beziehung lebende Frauen von einer Behandlung durch Donogene Insemination ausschließt, legen die Richtlinien der Bundesärztekammer (BÄK) bislang fest, dass diese beiden Gruppen von reproduktionsmedizinischer Behandlung auszuschließen sind.[13] Die Bundesärztekammer geht etwa davon aus, dass durch das Fehlen einer festen männlichen Bezugsperson das Kindeswohl in Gefahr ist.[14] Damit spricht das medizinische ›Regime‹ alleinstehenden Frauen sowie gleichgeschlechtlichen Paaren de facto die Eignung für eine verantwortungsvolle Elternschaft ab und versucht dieses mit dem Wohlergehen des Kindes zu begründen. Kritisch kann man dagegen einwenden, dass sich die Bundesärztekammer auf ein Terrain begibt, auf dem ihre Richtlinienkompetenz zweifelhaft erscheint. Immerhin geht es nicht um den Ausschluss eines einzelnen Paares, dem mangelnde Eignung zur Elternschaft vorgeworfen wird, sondern um den Ausschluss einer gesamten Personengruppe auf der Grundlage ihrer sexuellen Orientierung. Diese Argumentation basiert darauf, dass es so etwas wie ein allgemeingültiges objektives

---

[12] Vgl. Coester-Waltjen (2002), S. 184.
[13] Ratzel (2002); Müller (2008); BÄK (2006).
[14] BÄK (2006), Zu 3.1.1.

Kindeswohl gibt, einen Kanon von bestimmbaren Interessen, von deren Erfüllung es abhängt, ob das Wohl eines Kindes gesichert ist. Das Problem ist jedoch, dass die Extension des Begriffes ›Kindeswohl‹ davon abhängig ist, welche Standards in den Begriff investiert werden – deren Bestimmung äußerst strittig ist, wie der nächste Abschnitt verdeutlichen soll.

3. Kritik an der Donogenen Insemination

Wenn bei Paaren trotz entsprechender Bestrebungen nach mehr als 24 Monaten regelmäßigen und ungeschützten Geschlechtsverkehrs keine Schwangerschaft eintritt, kann gemäß der WHO das Leiden an einer ungewollten Kinderlosigkeit diagnostiziert werden.[15] Spätestens nach dieser Periode bietet die Reproduktionsmedizin entsprechende Therapien an. Selbst wenn man den Wunsch nach einem eigenen Kind als ›menschlich‹ nachvollziehbar betrachtet, stellt sich die Frage, wodurch sich überhaupt medizinisches Handeln an ungewollt kinderlosen Paaren legitimieren kann. Besonders dann, wenn – wie im Falle der Donogenen Insemination – nicht die Verschmelzung von Ei- und Samenzellen der Partner medizinisch unterstützt wird, sondern die Samenzellen eines Fremden zur Zeugung eines Kindes genutzt werden, das dann in keinerlei genetischer Verbindung zu dem Mann stehen wird, der als sozialer Vater auftritt. Warum sollte also ein Wunschelternpaar Anspruch auf Unterstützung bei der Zeugung eines solchen Kindes haben? Dies könnte die Reproduktionsmedizin ins Licht einer wunscherfüllenden Medizin rücken, mit einem Blick auf ›Kunden‹ und keinem Verantwortungsbewusstsein gegenüber dem so gezeugten Kind – und dies scheint zumindest ethisch erklärungsbedürftig. Es wird beklagt, dass sich hierbei die Arzt-Patienten-Beziehung in eine Dienstleister-Kunden-Beziehung verwandelt, die im Patienten immer mehr den »nicht Not leidende[n] mögliche[n] Verbraucher von medizinischen Dienstleistungen« entdeckt und die keine Krankheiten behandelt, sondern persönliche Wünsche und Vorlieben erfüllt.[16] Es wird weiterhin die Sorge formuliert, dass die Kinderwunschmotivation nicht primär am Wohlergehen des Kindes orientiert ist, sondern der

---

[15] Stauber (2000), S. 380.
[16] Vgl. Maio (2007), S. 756.

eigenen Wunscherfüllung bzw. partnerschaftlichen Interessen dient, wie etwa dem Versuch, eine Partnerschaft aufrechtzuerhalten oder diese erst zu erfüllen.[17]

Selbst das Argument, dass nicht der Wunsch nach einem Kind, sondern das Leiden des fortpflanzungswilligen Paares an der anhaltenden Kinderlosigkeit vorrangig ist, wäre nicht hinreichend für eine klare Indikationsstellung für eine Donogene Insemination, sondern nur eine Vorbedingung. Denn ungewollte Kinderlosigkeit als Krankheit – nicht einfach als Schicksal – zu begreifen, ist nicht gleichbedeutend damit, eine Spendersamenbehandlung als einzige Therapieform zu verstehen,[18] da durchaus auch die Alternative besteht, Unfruchtbarkeit akzeptieren zu lernen.

Somit wäre es zu einfach, jeden Aufwand damit zu legitimieren, dass man unfruchtbaren Paaren zu einem Kind verhelfen will,[19] denn mit den gegebenen therapeutischen Möglichkeiten ist keinesfalls über deren ethischen Status entschieden. Erst die ethische Diskussion über die Möglichkeiten der Donogenen Insemination und darüber, unter welchen Rahmenbedingungen sie stattfinden soll, kann zeigen, ob es sich – analog zu anderen Techniken der assistierten Reproduktion – um eine erstrebenswerte Verbesserung oder um eine abzulehnende Fehlentwicklung handelt.[20] Dies gilt sowohl für die Frage, ob die Donogene Insemination generell unter Einhaltung ethischer Kriterien als zulässig erscheint, als auch dafür, welche Ansprüche sie in Bezug auf die beteiligten Personen erfüllen muss. Zusammengefasst müsste man den kritischen Haltungen zur Donogenen Insemination einen Nachweis entgegen halten können, dass in der Abwägung von Kinderwunschmotivation mit dem erwarteten Wohl des Kindes die Aufspaltung der Elternschaft nicht einfach billigend in Kauf genommen wird, um einen Kinderwunsch zu erfüllen, sondern dass dies auch als vereinbar mit den Kindesinteressen gedacht werden kann. Dazu wird im Folgenden versucht, das zugrunde liegende Konzept des ›Kindeswohls‹ näher zu beleuchten.

---

[17] Vgl. Stauber (2000).
[18] Vgl. Anselm (2003), S. 17.
[19] Vgl. Düwell (2008), S. 206.
[20] Vgl. Anselm (2003), S. 17.

4. Ethische Theorien und Donogene Insemination

Um die beschriebenen ethischen Problembereiche bei der Donogenen Insemination diskutieren zu können, bedarf es neben der Beschreibung des Untersuchungsobjektes auch einer grundlegenden Theorie, nach welchen Kriterien und Werten überhaupt die ethische Erwünschtheit einer Handlung bemessen werden kann. Allerdings fehlt aufgrund pluralistischer Tendenzen eine handlungsleitende Maxime. Verantwortlich hierfür ist der Umstand, dass es in modernen westlichen Gesellschaften kein allgemeines, verbindliches System von Werten mehr gibt, an denen man eine ethische Bewertung von Handlungen festmachen kann.[21] Eine wichtige Anforderung an eine Ethik-Theorie im diskutierten Anwendungsbereich ist die Möglichkeit des Vergleichs der Donogenen Insemination mit der natürlichen Fortpflanzung, da Zuspruch und Kritik des Verfahrens auch auf der Basis dieses Vergleiches festgemacht werden. Dies wäre eine indirekte Begründung[22] einer ethischen Bewertung, die eine in Frage stehende Handlung (Kinderwunscherfüllung mit Donogener Insemination) mit einer oder mehreren Handlungen vergleicht, die ihr ähnlich sind, deren moralische Beurteilung aber weniger problematisch ist (Kinderwunscherfüllung auf natürlichem Wege). Aus einem Vergleich dieser beiden Formen lassen sich Unterschiede und Gemeinsamkeiten herleiten, die für eine ethische Betrachtung wichtig sind. Mediziner, Wunscheltern, Samenspender und die sie einbettende Gesellschaft bringen als konkrete Akteure ihre jeweils eigenen Wertvorstellungen und Interessen mit in den Diskurs, so dass das Auffinden weitestgehend konsensfähiger moralischer Prinzipien bei unterschiedlichen Grundorientierungen es erfordert, eine argumentativ gestützte Gewichtung der Einzelinteressen der Beteiligten bei einer Donogenen Insemination mit einem multiperspektivischen Blick vorzunehmen. Allerdings müssen bei dem Modell der Interessenabwägung die Unterschiede in den Verbindungen, die zwischen den handelnden Personen bestehen, beachtet werden. Mögen mit dem Reproduktionsmediziner und dem Samenspender noch zwei Individuen in eine Verbindung treten, die von einer Fremdheit geprägt ist und mehr einen Vertragscharakter als den einer persönlichen Beziehung hat, steht das Paar, das mittels Donogener Insemination ein ge-

---

[21] Vgl. Wiesing (2004); Wiesemann/Biller-Andorno (2005); Birnbacher (2007).
[22] Hick (2006), S. 278.

meinsames Kind möchte, mit dem Samenspender in einer ganz speziellen Verbindung, die implizit schon durch eine besondere moralische Verantwortung geprägt ist: die Elternschaft.

Daher ist es notwendig, sich näher mit der Frage zu befassen, ob eine ethische Analyse der Donogenen Insemination überhaupt plausibel ist, die dieses besondere Verantwortungsgefüge nicht beachtet. Wie angeführt, ist die soziale Verbindung zwischen Reproduktionsmediziner und Samenspender sowie die Verbindung beider zum Wunschelternpaar eher ›vertraglicher‹ Art, dagegen ist sowohl die Verbindung der Wunscheltern als auch die des Samenspenders zum Wunschkind durch die biologische bzw. die soziale Elternschaft geprägt. Daher gilt es nun zu prüfen, ob Interesse und Wohl des Kindes überhaupt getrennt von elterlichen Interessen betrachtet werden können.

Eine Möglichkeit, entsprechende Entscheidungen ganz auf das Konzept eines für sich stehenden ›Kindeswohles‹ auszurichten, ist der besonders im englischsprachigen Raum genutzte sogenannte Best-Interest-Standard. Diese Leitgröße entspricht dem in Deutschland genutzten Terminus ›Kindeswohl‹ am ehesten, da er das beschreiben soll, was ›im besten Interesse des Kindes‹ in medizinischen Situationen ist. Der Best-Interest-Standard, dessen wesentliche Aspekte 1983 durch eine Kommission des amerikanischen Präsidenten aufgegriffen und entwickelt wurden,[23] wird in rechtlichen, ethischen und sozialen Zusammenhängen als handlungsleitendes Prinzip angeführt,[24] nach dem bei nichteinwilligungsfähigen Patienten Stellvertreter (sog. ›Surrogates‹) als Entscheider auftreten:

»Wenn Patienten ihren Willen aktuell nicht äußern können und ihre Wünsche nicht bekannt seien oder sie aufgrund ihres jungen Alters oder aufgrund einer Erkrankung ihren Willen bisher noch nicht hätten äußern können, solle durch einen *surrogate* nach dem Best-Interest-Standard entschieden werden.«[25]

Der Best-Interest-Standard soll demnach auch dann angewendet werden, wenn es vor der in Frage stehenden Situation keinerlei Bekundungen gab, d. h. ein Kind nie einwilligungsfähig war oder seinen Willen hatte äußern können. Solange eine medizinische Indikation gegeben ist, soll auch die Entscheidung der Stellvertreter respektiert werden, die meistens die Eltern des Kindes sind.

---

[23] President's Commission (1983), zit. nach Dörries (2003), S. 117.
[24] Vgl. Allmark et al. (2001).
[25] President's Commission (1983), S. 5, zit. nach Dörries (2003), S. 117.

Eine Kritik an der Verwendung des Best-Interest-Standards bei ethischen Fragen der Donogenen Insemination ist allerdings in zweierlei Hinsicht denkbar. Zum einen könnte man unterstellen, im Falle der Donogenen Insemination zählten ohnehin primär die Interessen und Prinzipien der Eltern als Entscheider, nicht die des Kindes,[26] zum zweiten ist es fraglich, ob man das beste Interesse eines Kindes überhaupt bestimmen kann, solange es nicht einmal gezeugt ist.

Zum ersten Punkt stellt Andrea Dörries zusammenfassend fest, »dass sich die Kritik am Best-Interest-Standard im wesentlichen auf dessen individuelle Auslegung und Unbestimmtheit bezieht, die zudem kulturellen sowie zeitgebundenen Interpretationen unterliegt.«[27] Allerdings sei diese Schwäche auch gleichzeitig eine Stärke, da der Standard eben an medizinische wie soziale Veränderungen anpassungsfähig ist.[28] Es wäre daher durchaus möglich, den Best-Interest-Standard auch für Fragen der Donogenen Insemination einzusetzen, allerdings mit der Konsequenz, dass die Frage der generellen Vertretbarkeit einer Donogenen Inseminationsbehandlung bei den Reproduktionsmedizinern oder dem Gesetzgeber verbleibt.

Gegen den zweiten Einwand kann man das von Jürgen Habermas vorgeschlagene Konzept des antizipierten Konsenses[29] vorbringen. Demnach können sich Handlungen durch ›antizipierte‹, also angenommene Zustimmung rechtfertigen lassen, wenn der Betroffene selbst nicht – oder noch nicht – in der Lage dazu ist. Im Hinblick auf die Donogene Insemination wäre damit der Maßstab der Entscheidung die Frage, ob das noch nicht gezeugte, aber auf dem Wege der Donogenen Insemination zu zeugende Kind im Nachhinein diesem Vorgehen unzweifelhaft zugestimmt hätte. Legitim wäre die Donogene Insemination dann, wenn man davon ausgehen kann, dass das Kind den Weg bejahen würde, der zu seiner Zeugung geführt hat.

In beiden Punkten wird jedoch die Frage aufgeworfen, wer das Deutungsmonopol darüber besitzt, was das antizipierte Wohl, das beste Interesse des Kindes eigentlich ist. Dennoch führt der Rekurs auf die genannten ethischen Konzepte bei der Donogenen Insemination nicht in eine Sackgasse, sondern erweitert vielmehr den Blickwinkel, wenn

---

[26] Vgl. Downie/Randall (1997).
[27] Dörries (2003), S. 124.
[28] Vgl. a. a. O., S. 128.
[29] Vgl. Habermas (2001), S. 65 f.

man die Kritiken nochmals näher betrachtet, die diesem Ansatz entgegengebracht werden.

Allmark et al. weisen darauf hin, dass beim Best-Interest-Standard nicht zu vernachlässigen sei, dass bei klinischen Entscheidungen im Sinne des Kindeswohles auch der familiäre Zusammenhang einbezogen werden sollte, da das Kindeswohl überhaupt nur im Kontext der Familie und der Gesellschaft interpretiert werden könne.[30] Als Beispiel kann man therapeutische Entscheidungen bei chronisch kranken Kindern oder onkologischen Erkrankungen nehmen, wenn die Familie unweigerlich in eine kontinuierliche Therapie, Nachsorge oder Begleitung mit einbezogen ist, wenn also Entscheidungen in einem interpersonalen Bezugssystem angesiedelt sind und in der Praxis auch nicht davon getrennt erfolgen können. Das Kindeswohl ist demnach nicht autark ohne den familiären Kontext zu denken.

Dies wird allerdings in den meisten anwendungsbezogenen ethischen Theorien nicht berücksichtigt. Letztere werden von der Medizinethikerin Claudia Wiesemann als Form einer »Ethik des Fremden« bezeichnet und zeichnen sich dadurch aus, dass sie auf Individuen fokussieren und davon ausgehen, dass Menschen, die sich in einem moralischen Konflikt befinden, Interessen oder Rechte haben, die gegeneinander abzuwägen oder auszugleichen sind.[31] Allerdings ginge es doch gerade in der Medizin oft nicht um einander neutral gegenüberstehende, fremde Menschen, sondern um Menschen in sehr engen sozialen Beziehungen wie Eltern und ihr Kind.[32]

Genau diesem familiären Kontext und der Frage nach der Individualität aller Beteiligten geht Wiesemann auch mit ihrem Einwand gegen das Konzept des antizipierten Konsenses nach, wenn sie fragt, ob es überhaupt möglich ist, Entscheidungen, die Kinder und ihre Eltern betreffen, voneinander so zu trennen, als wären es Entscheidungen von und für jeweils unabhängige Individuen.[33]

Dabei würde man die ganz besondere Situation übersehen, in der Kinder nun einmal sind. Sie sind nicht nur eingebunden in einen familiären Bezugsrahmen, sondern die Familie selbst ist ein Netzwerk aus solchen fundamentalen Abhängigkeiten,[34] so dass es – überspitzt for-

---

[30] Vgl. Allmark et al. (2001).
[31] Wiesemann (2008), S. 82.
[32] Ebd.
[33] Ebd.
[34] Vgl. Wiesemann (2007), S. 70.

muliert – ein Fehler wäre, Kinder- und Elterninteressen gegeneinander abzuwägen, als habe man es mit zwei getrennten Interessengemeinschaften zu tun. Für die Existenz dieser fundamentalen Abhängigkeiten argumentiert Wiesemann mit der einfachen Tatsache, wonach kein neugeborenes Kind darüber entscheiden kann, wer seine Eltern sind und in welcher Familie es aufwachsen wird.[35] Dies benennt sie als das zentrale Dilemma einer Elternschaft:

»Ein Kind wird gezeugt unter nicht von ihm selbst, sondern von anderen bestimmten Bedingungen, mit von anderen bestimmten Absichten, in von anderen bestimmten Lebensumständen, und das Kind und auch der spätere Erwachsene müssen dies alles hinnehmen. [...] Es handelt sich um jene anthropologische Situation, die der Freiheit des Menschen am weitesten entgegen gesetzt ist. Es handelt sich deshalb auch um das Herzstück einer jeden elterlichen Ethik. Diese ist charakterisiert durch eine umfassende Verantwortung der Eltern für ein ganzes Menschenleben auf der einen, die Unfreiwilligkeit des zum Leben gebrachten Kindes auf der anderen Seite.«[36]

In Übereinstimmung mit dieser Auffassung hieße das, dass ein durch Samenspende gezeugtes Kind es ebenso ungefragt hinnehmen muss, dass sich die Wunscheltern für diese Form der Zeugung entschieden haben, so wie jedes auch auf natürliche Weise gezeugte Kind machtlos dem Schicksal unterworfen ist, unter welchen Bedingungen es zur Welt kommt. Es heißt aber auch, dass Eltern aus diesem Grund heraus eine lebenslange persönliche und moralische Verantwortung haben, die mehr ist als die Übernahme fixierter elterlicher Pflichten.[37] Elterliche Verantwortung entspringt immer Entscheidungen, die für eine andere Person bindend sind. Dies gilt sowohl für die Wunschmutter, die auf Spendersamen zurückgreift, als auch für den Samenspender, der ebenfalls seinen Beitrag an der Zeugung geleistet hat. Und schließlich gilt es auch für den Partner der Wunschmutter, der die soziale Vaterschaft für das Kind übernehmen wird.

Nach dieser Theorie orientiert sich die ethische Beurteilung einer Zeugung mittels Spendersamen nicht primär an der Frage, ob und wie eine Donogene Insemination mit einem – außerhalb des sozialrechtlichen Rahmens – schwer zu definierenden Kindeswohl in Übereinstimmung gebracht werden kann, sondern vielmehr daran, ob es inner-

---

[35] Vgl. a.a.O., S. 71.
[36] A.a.O., S. 77f.
[37] Vgl. Wiesemann (2008), S. 86.

halb einer vertretbaren elterlichen Verantwortung liegt, als Wunschmutter und Samenspender auf diesem Weg ein Kind zu zeugen.

Unter der Prämisse, dass es einer lebensnahen ethischen Theorie bedarf, die eine Vergleichbarkeit mit der natürlichen Fortpflanzung erlaubt, dabei möglichst vielen Interessen gerecht wird und gleichzeitig auch die besonderen Beziehungen der Handelnden und des zu zeugenden Kindes berücksichtigt, stellt sich der in diesem Aufsatz zugrunde gelegte ethische Ansatz folgendermaßen dar: In Fragen, die den Reproduktionsmediziner in seinen Ansprüchen und Pflichten gegenüber dem Samenspender und den Wunscheltern betreffen, können Interessen auf gleicher Ebene miteinander abgewogen werden. Gleiches gilt für Interessen, die von gesellschaftlicher Seite an die Beteiligten gestellt werden. Sobald jedoch mit dem Wohl des Kindes argumentiert wird, rücken nicht dessen (ohnehin lediglich antizipierbaren) Interessen in den Vordergrund, sondern gleichzeitig die Verantwortung, die Eltern durch die Zeugung eines Kindes eingehen.

5. Die Basis der Verantwortung: Blut oder Liebe?

Kein Kind kann die Bedingungen beeinflussen, unter denen es gezeugt und geboren wird. Aber im Gegensatz zur natürlichen Fortpflanzung, die durchaus ungeplant oder von einem oder beiden Partnern explizit ungewollt sein kann, ist eine Fortpflanzung mit Spendersamen immer gewollt und gewünscht. Somit sind die Chancen gut, dass ein Kind aus einer Spendersamenbehandlung von seinen Wunscheltern die Liebe und Zuneigung erfahren wird, die man einem Wunschkind gegenüber erwarten kann. Ebendies versteht Wiesemann unter den Kernpunkten einer Elternschaft: Eine auf Dauer angelegte, von Zuneigung und Verantwortung geprägte, sorgende Beziehung zu einem Kind, die das Ziel verfolgt, »Wachstum, Sozialisation und Enkulturation des Kindes zu ermöglichen und zu unterstützen.«[38] Dabei darf auch angenommen werden, dass es in den meisten Fällen ein vorrangiges Lebensziel der Eltern darstellt, Kindern zu einem glücklichen Leben zu verhelfen.[39]

Die zentrale Frage dabei ist, ob sich diese elterlichen Ziele auf Basis einer sozialen Konstruktion von ›Familie‹ oder aufgrund der bio-

---

[38] Wiesemann (2006), S. 99.
[39] Vgl. Woopen (2002), S. 237.

logischen Abstammung ergeben. Wiesemann spricht sich deutlich dafür aus, dass eine verantwortungsvolle Elternschaft nicht zwangsläufig auf der genetischen Verbindungen zwischen Eltern und Kindern aufbaut:

»Denn das wichtigste Element von Elternschaft, die Liebe und Zuneigung zum Kind, entsteht nicht aus einem biologischen Verhältnis, sondern durch ein persönliches Bekenntnis zu einem bestimmten Lebewesen.«[40]

Dieses Bekenntnis schließt auch ein, die Bedürfnisse eines Kindes verantwortungsvoll zu respektieren. So kann man die genetische Abstammung durchaus als unbedeutend für den Zusammenhalt einer Familie betrachten, wie man es auch in gut funktionierenden ›Patchworkfamilien‹ beobachten kann, gleichzeitig darf man aber nicht außer Acht lassen, dass genetische Abstammung in medizinischer Hinsicht[41] oder auch für den Identifikationsprozess eines Kindes äußerst wichtig sein kann. Ein zugestandenes Selbstbestimmungsrecht bei der Entscheidung für ein Kind durch Donogene Insemination bedeutet keinesfalls eine Verfügungsgewalt über die Interessen des Kindes, sondern verlangt vielmehr den Respekt vor dessen (zukünftiger) Autonomie.

Dies bedingt auch das Offenhalten von Möglichkeiten, weswegen eine Zentrierung auf die sozialen Bedingungen der Elternschaft nicht gleichbedeutend damit ist, die Bedeutung der genetischen Elternschaft, d.h. die biologische Vaterschaft des Samenspenders, gänzlich abzuwiegeln, wie dies von einigen Reproduktionsmedizinern versucht wird. So schreibt z.B. Katzorke in Bezug auf die Höhergewichtung von sozialen Beziehungen:

»Genetische Dispositionen existieren, aber Bindungen zwischen Menschen, ob genetisch unterlegt oder nicht, sind stets die Folge sozialer Prozesse, die ihre Zeit gedauert haben und von Gefühlen begleitet gewesen sein müssen. Familie ist eine soziale Konstellation; die sogenannten Blutsbande wurden in der Vergangenheit als Harmoniespender überschätzt und mystisch überhöht. Das wachsende Verständnis vom Einfluss der Umweltfaktoren auf die Entwicklung der Persönlichkeit relativiert den Wert der Verwandtschaft. […] Von daher muss es erlaubt sein, wirklich zu hinterfragen, ob im Nachhinein eine Beziehung zwischen DI-Kind und Spender zulässig sein soll.«[42]

---

[40] Wiesemann (2006), S. 99f.
[41] Vgl. Grace/Daniels/Gillet (2008).
[42] Katzorke (2008), S. 19f.

Zwar ist es zutreffend, dass Verwandtschaftsstrukturen in der gegenwärtigen Familienkultur freiwillig aufrechterhalten werden – oder eben auch nicht[43] – und dass dies unabhängig davon geschieht, ob eine genetische Verwandtschaft vorliegt, aber der Verweis darauf, dass ›Blutsbande‹ an Wichtigkeit verloren haben, kann keine Rechtfertigung dafür sein, das Interesse eines Kindes an seinem genetischen Ursprung als unbedeutend zu erklären. Solch eine Argumentation folgt eher dem Ideal, das die meisten Samenspender bezüglich ihrer Beziehung zu den aus ihrer Spende hervorgegangenen Kindern beschreiben. Und da die Spendebereitschaft stark von der Frage abhängt, welche Pflichten man einem Samenspender in Bezug auf sein Kind zuschreibt, wundert es nicht, dass gerade Reproduktionsmediziner die Elternrolle des Samenspenders besonders in Frage stellen. Immerhin profitieren sie durch die Spendebereitschaft, da sie ansonsten auch keine Spendersamentherapien anbieten könnten.

Wahr ist aber auch, dass die Rolle des Samenspenders schwierig zu definieren ist: Stellt man als Vorbedingung für eine Donogene Insemination nämlich die Verantwortung der Wunscheltern, die dem Kind Liebe versprechen – also den Aufbau eines sozialen Umfeldes, das dem Wohlergehen des Kindes zugutekommt, so bleibt für die Verantwortung des Samenspenders als dem zweiten genetischen Elternteil nur der Bereich der Verantwortung übrig, der sich direkt aus der biologischen Abstammung ableitet. Für diesen Fall sieht Wiesemann vor, dass auf Seiten des Samenspenders die Bereitschaft bestehen muss, sich dem Kind als ›Identifikationsfigur‹ zur Verfügung zu halten, weswegen anonyme Spendeverfahren nicht mit der Verantwortung einer Elternschaft in Einklang zu bringen sind – weder auf Seiten der Wunscheltern, die solch ein Verfahren wählen, noch auf Seiten der Samenspender:

»Im Falle der geteilten Vaterschaft bedeutet dies zum Beispiel, dass zwar der soziale Vater die Hauptverantwortung für das Wohlergehen des Kindes übernimmt, der genetische Vater aber dem Kind für alle Fragen, die seine Herkunft betreffen, zur Verfügung stehen sollte und damit auch eine gewisse, beschränkte Verantwortung für das Kind übernimmt. Anonyme Samenspende oder anonyme Adoption sind mit dieser Verantwortungsaufteilung nicht vereinbar.«[44]

---

[43] Haker (2003), S. 363.
[44] Wiesemann (2006), S. 146.

Daher bleibt zunächst zu konstatieren, dass sich aus ethischer Perspektive das Kindeswohl nicht im Kontrast zu den elterlichen Interessen verhält, sondern direkt aus diesen abgeleitet wird. Welche Verantwortung dabei dem Samenspender als Elternteil zukommt, hängt von der generellen Bedeutung ab, die man dem biologischen Aspekt der Vaterschaft zuschreibt.

6. Der Samenspender in der Elternrolle

Im Moment der Verschmelzung der Zellkerne der Eizelle (der Wunschmutter) und der Samenzelle (des Spenders) beginnt die Schwangerschaft, d. h. der Samenspender, der bislang nur seine Spermien für eine Donogene Inseminationstherapie bereitgestellt hat, wird bei günstigem Verlauf zum genetischen Vater eines Kindes. Damit ist sein biologischer Beitrag an der Fortpflanzung abgeschlossen. Er wird im Normalfall weder als sozialer noch als biologischer Vater gegenüber seinem biologischen Nachwuchs auftreten.

Daher gibt es auch Kritik an dieser Form der Spende.[45] Es wird argumentiert, dass es moralisch zumindest zweifelhaft sei, wenn ein Erzeuger keinerlei elterlichen Verantwortungen nachkommt, sondern sie bestenfalls »delegiert«.[46] Auf der anderen Seite steht jedoch die Frage, ob es überhaupt gerechtfertigt ist, dem Samenspender eine besondere ›Elternrolle‹ zuzuschreiben.[47] In der Reihe der Handlungsfolgen (Samenspende, Untersuchungen, Kryokonservierung, Aufbereitung, Insemination), die zur Zeugung eines Kindes führen, ist die Beteiligung des Samenspenders durch die bloße Bereitstellung seiner Samenzellen punktuell.

Allerdings wirken sich klarerweise die Erbinformationen des Spenders auf das Kind aus. Aus biologischer Sicht ist die Verbindung zwischen Samenspender und dem Kind unzweifelhaft gegeben. Unklar ist allerdings, welche Verantwortung aus dieser Form der genetischen Vaterschaft erwächst, die sich aus der (altruistisch oder finanziell motivierten) Intention, einen Beitrag zur Kinderwunscherfüllung für kinderlose Paare zu leisten, ergeben. Beispielhaft dafür können Open-

---

[45] Vgl. Nelson (1991); Benatar (1999).
[46] Vgl. Bayne (2003).
[47] Vgl. Fuscaldo (2006).

Identity-Programme sein. So hat die *Sperm Bank of California* bereits 1983 ihr sogenanntes ›Identity-Release-Program‹ gestartet, um erwachsenen Kindern, die aus einer Donogenen Insemination hervorgegangen sind, die Möglichkeit zu eröffnen, Informationen über ihren Samenspender und genetischen Vater zu erlangen. Und obgleich die kalifornischen Regelungen dem Spender grundsätzlich Anonymität zusichern, haben sich Spender gefunden. Diese erklärten sich bereit, dafür Sorge zu tragen, dass die mit ihrem Spendersamen gezeugten Kinder Zugang zu ihren genetischen Wurzeln haben, indem sie zustimmten, dass sie – sofern gewünscht – später zur Kontaktaufnahme mit dem Kind bereit sind. Dieses Programm ist jedoch nur zur Spenderseite hin offen, so dass dem Spender selbst keine Informationen über das Wunschelternpaar zukommen. Unter der Prämisse, dass nur das volljährige Kind (und nicht die Wunscheltern) über die Samenbank Kontakt mit dem Spender aufnehmen will, unterrichtet die Samenbank den Spender über diese Anfrage. Für den Fall einer Nachfrage kann der Spender die Samenbank dann autorisieren, seinen vollständigen Namen und seine Kontaktadressen an das Kind auszuhändigen. Immer mehr Familien wollen, so berichtet die *Sperm Bank of California*, ihren Kindern später die Möglichkeit eröffnen, etwas über ihren biologischen Vater zu erfahren. Aus den aktuellsten Studien geht hervor, dass eine immer wachsende Anzahl an Spendern sich an diesem Programm beteiligt,[48] das auch offensiv an die Spender appelliert, sich ihrer Verantwortung gegenüber dem Kind klar zu werden. Abgesehen von der Tatsache, dass open-identity-Spender für ihre Samenspende in den USA gut bezahlt werden und gesetzlich davor geschützt sind, dass jemals ihre soziale Vaterschaft eingeklagt werden kann, muss die Frage legitim sein, ob nicht dieser Typus Spender, der sich freiwillig bereit erklärt, seinem Kind später zumindest als Gesprächspartner zur Verfügung zu stehen, vorzuziehen ist.

Im Gegensatz zu den sozialen Vaterpflichten, die sich nicht unmittelbar aus der genetischen Abstammung eines Kindes von einem Samenspender ableiten lassen, besteht keine Möglichkeit, die genetische Vaterschaft ebenso zu delegieren. Vollkommen unabhängig davon, ob seitens des Kindes jemals der Wunsch besteht zu erfahren, wessen genetischer Nachkomme es ist, und ebenso unabhängig davon, ob die Beantwortung dieser Frage dem Kind gefällt, ist es nicht mit einer ver-

---

[48] Vgl. Scheib/Cushing (2007).

antwortungsvollen Elternschaft vereinbar, sich in die Anonymität zu flüchten. So wie kein Kind es sich aussuchen kann, welche Eltern es hat, so kann kein Erzeuger, im Besonderen kein Samenspender, der sogar schriftlich erklärt, dass seine Keimzellen nur für den einen Zweck genutzt werden sollen, um ein Kind damit zu zeugen, die damit verbundene Verantwortung negieren. Auch nicht mit dem Verweis, einem kinderlosen Paar zu helfen, da die neue Verantwortung dem Kind gegenüber entsteht, nicht den Wunscheltern.

7. Fazit

Bei der Betrachtung der Donogenen Insemination wurde die Frage aufgeworfen, ob das medizinisch unterstützte vorsätzliche Auseinanderfallen der Vaterschaft durch die Nutzung von Spendersamen mit den Interessen des so gezeugten Kindes in Einklang gebracht werden kann. Über die Problematisierung der Zentrierung auf das Kindeswohl zeigte sich, dass eine Abwägung von Interessen wenig zielführend ist, weil die Akteure von vornherein in dem besonderen Abhängigkeitsverhältnis der Elternschaft stehen, das durch asymmetrische Machtverhältnisse und daraus entstehende Verantwortungsfelder vorgeprägt ist. Elternschaft basiert zwar auf genetischen Verbindungen, aber primär kann eine gelingende Elternschaft über die Zuneigung zu einem Kind definiert werden. Somit konnte festgehalten werden, dass durch die Höherbewertung der sozialen Elternschaft, der Liebe, die einem Kind entgegengebracht wird, sowie der mit der Entscheidung zur Zeugung übernommene Verantwortung gegenüber dem Kind eine Donogene Insemination grundsätzlich gerechtfertigt ist, zumindest wenn das Verfahren dergestalt ausgerichtet ist, dass sich auch der Samenspender im Interessenfall des Kindes als Identifikationsfigur freiwillig zur Verfügung hält.

Damit ist aber noch keineswegs beantwortet, ob es weitere Bedingungen gibt, die neben der Bereitschaft zur Verantwortungsübernahme erfüllt sein müssen, um die Anwendung der Donogenen Insemination in toto ethisch rechtfertigen zu können.

Literatur

Allmark, Peter et al. (2001): Is it in a neonate's best interest to enter a randomised controlled trial? In: Journal of Medical Ethics 27 (2), S. 110–113.

Anselm, Reiner (2003): Kinderlosigkeit als Krankheit? Ethische Aspekte reproduktionsmedizinischer Fragestellungen. In: eproduktionsmedizin 19 (1), S. 15–21.

Barret, Christopher L. R./Chauhan, M./Cooke, Ian Douglas (1990): Donor insemination – a look to the future. In: Fertility and Sterility 54 (3), S. 375–378.

Bayne, Tim (2003): Gamete donation and parental responsibility. In: Journal of Applied Philosophy 20 (1), S. 77–87.

Beauchamp, Tom L./Childress, James F. (2009): Principles of biomedical ethics. New York: Oxford University Press.

Benatar, Davis (1999): The unbearable lightness of bringing into being. In: Journal of Applied Philosophy 16 (2), S. 173–180.

Birnbacher, Dieter (2007): Analytische Einführung in die Ethik. Berlin: De Gruyter.

Blyth, Eric (2006): Sperm donation: time to look forward, not back. Abruf unter: www.bionews.org.uk/commentary.lasso?storyid=3190 [September 2009].

BÄK/Bundesärztekammer (2006): (Muster-)Richtlinie zur Durchführung der assistierten Reproduktion, Novelle 2006. In: Deutsches Ärzteblatt 103 (20), S. A1392–1403.

Coester-Waltjen, Dagmar (2002): Reformüberlegungen unter besonderer Berücksichtigung familienrechtlicher und personen-standsrechtlicher Fragen. In: Reproduktionsmedizin 18 (4), S. 183–198.

Dörries, Andrea (2003): Der Best-Interest-Standard in der Pädiatrie – theoretische Konzeption und klinische Anwendung. In: Claudia Wiesemann et al. (Hrsg.): Das Kind als Patient. Ethische Konflikte zwischen Kindeswohl und Kindeswille. Frankfurt: Campus, S. 116–130.

Downie, Robin S./Randall, Fiona (1997): Parenting and the best interest of minors. In: Journal of Medicine and Philosophy 22 (3), S. 219–223.

Düwell, Marcus (2008): Bioethik. Methoden, Theorien und Bereiche. Stuttgart: Metzler.

Fischer, Tobias (2009): Genderspezifische Diskriminierung in der Reproduktionsmedizin? Das Beispiel Anonyme Samenspende. In: Dominik Groß (Hrsg.): Gender schafft Wissen – Wissen*schaft* Gender? Geschlechtsspezifische Unterscheidungen und Rollenzuschreibungen im Wandel der Zeit. Kassel: Kassel University Press, S. 295–328.

Fuscaldo, Giulianna (2006): Genetic ties: are they morally binding? In: Bioethics 20 (2), S. 64–76.

Grace, Victoria M./Daniels, Ken R./Gillet, Wayne (2008): The donor, the father, and the imaginary constitution of the family: Parents' constructions in the case of donor insemination. In: Social Science & Medicine 66 (2), S. 301–314.

Habermas, Jürgen (2001): Die Zukunft der menschlichen Natur. Auf dem Weg zu einer liberalen Eugenik? Frankfurt: Suhrkamp.

Haker, Hille (2003): Präimplantationsdiagnostik und die Veränderung der Elternschaft. In: Zeitschrift für medizinische Ethik 49 (4), S. 361–378.
Hick, Christian (2006): Klinische Ethik. Mit Fällen. Berlin: Springer.
Katechismus der katholischen Kirche (1993): Katechismus der Katholischen Kirche. Abruf unter: www.vatican.va/archive/DEU0035/_index.htm [September 2009].
Katzorke, Thomas (2003): Donogene Insemination. Gegenwärtiger Stand der Behandlung in der BRD. In: Gynäkologische Endokrinologie 1 (2), S. 85–94.
– (2007): Donogene Insemination. In: Der Gynäkologe 40 (10), S. 807–812.
– (2008): Entstehung und Entwicklung der Spendersamenbehandlung in Deutschland. In: Journal für Reproduktionsmedizin und Endokrinologie 5 (1), S. 14–20.
Koch, Hans-Georg (2001): Fortpflanzungsmedizin im europäischen Rechtsvergleich. In: Politik und Zeitgeschichte (B 27), S. 44–54.
Kreß, Hartmut (2008): Ethische Gesichtspunkte zu derzeitigen Behandlungsstandards der Fortpflanzungsmedizin in Deutschland. In: Klaus Dietrich et al. (Hrsg.): Reproduktionsmedizin im internationalen Vergleich. Berlin: Friedrich-Ebert-Stiftung.
Mahowald, Mary B. (1996): Conceptual and ethical considerations in medically assisted reproduction. In: Machelle M. Seibel/Susan L. Crockin (Hrsg.): Family building through egg and sperm donation. Medical, legal, and ethical issues, Boston: Jones and Bartlett, S. 263–273.
Maio, Giovanni (2007): Was ist eine gute Medizin? Zu den ethischen Fallstricken einer modernen Medizin im Wandel. In: Der Gynäkologe 40 (10), S. 755–762.
Müller, Helga (2008): Die Spendersamenbehandlung bei Lebenspartnerinnen und alleinstehenden Frauen – ärztliches Handeln unter dem Diktum vermeintlicher Illegalität. In: Gesundheitsrecht 7 (11), S. 573–580.
Nelson, James (1991): Parental obligations and the ethics of surrogacy: a causal perspective. In: Public Affairs Quarterly 5 (1), S. 49–61.
Ratzel, Rudolf (2002): Rechtslage bei heterologer Insemination. In: Reproduktionsmedizin 18 (1), S. 37.
Robert-Koch-Institut (2004): Gesundheitsberichterstattung des Bundes, H.20, Ungewollte Kinderlosigkeit, Berlin.
Scheib, Joanna E./Cushing, Rachel A. (2007): Open-identity donor insemination in the United States: is it on the rise? In: Fertility and Sterility 88 (1), S. 231–232.
Schreiber, Gerhard/Simon, D. V. (2004) Medizinische und rechtliche Aspekte der Samenspende. In: MMW – Fortschritte der Medizin 146 (44), S. 41–43.
Stauber, Manfred: Stichwort: Kinderlosigkeit/Kinderwunsch. In: Wilhelm Korff/ Ludwin Beck/Paul Mikat (Hrsg.): Lexikon der Bioethik. Gütersloh: Gütersloher Verlagshaus, S. 380–383.
Wiesemann, Claudia (2006): Von der Verantwortung ein Kind zu bekommen. Eine Ethik der Elternschaft. München: Beck.
– (2007): Grenzfälle der Bioethik oder: Was haben Jürgen Habermas und Shulamith Firestone gemein? In: Sharon B. Byrd/Joachim Hruschka/Jan C. Joerden (Hrsg.): Jahrbuch für medizinische Ethik 15. Berlin: Duncker, S. 67–80.
– (2008): Der Embryo im Kontext: Warum die Biopolitik die menschlichen Bezie-

hungen nicht vergessen darf. In: Gisela Bockenheimer-Lucius/Petra Thorn/ Christiane Wendehorst (Hrsg.): Umwege zum eigenen Kind. Göttingen: Universitätsverlag, S. 81–88.

Wiesemann, Claudia/Biller-Andorno, Nikola (2005): Medizinethik. Für die neue AO. Stuttgart: Thieme.

Wiesing, Urban (2004): Aufgabe und Gegenstand der medizinischen Ethik. In: Ethik in der Medizin. Ein Studienbuch. Stuttgart: Reclam, S. 29–36.

Woopen, Christiane (2002): Fortpflanzungsmedizin zwischen Natürlichkeit und Künstlichkeit. Zur ethischen und anthropologischen Bedeutung individueller Anfangsbedingungen. In: Reproduktionsmedizin 18 (5), S. 233–240.

Die normative Relevanz des Natürlichkeitsarguments

Zur Rechtfertigung des Verbots der heterologen Eizellspende

Clemens Heyder

Einleitung

In Deutschland ist die heterologe Eizellspende nach § 1 Abs. 1 Nrn. 1 und 2 ESchG ausnahmslos verboten. Dabei ist erwähnenswert, dass dieses Verbot nicht eigentlich die heterologe Eizellspende als solche betrifft. Eines der Hauptziele des Embryonenschutzgesetzes ist nämlich die Verhinderung der gespaltenen Mutterschaft,[1] also die Trennung der biologischen von der genetischen Mutterschaft.[2] Die dabei angeführte Begründung stützt sich vordergründig auf die Sorge um das Kindeswohl, welches durch die Divergenz der Mutterschaft gefährdet sein kann. Ausgehend von den Prämissen einer besonderen Bindung zwischen Kind und genetischer Mutter durch die gemeinsamen Erbanlagen einerseits und zwischen Kind und biologischer Mutter durch die Phase der Schwangerschaft andererseits, wurde angenommen, dass sich beide Beziehungen maßgeblich in der zukünftigen Entwicklung des Kindes niederschlagen: »Unter diesen Umständen liegt die Annahme nahe, daß dem jungen Menschen, der sein Leben gleichsam drei Elternteilen zu verdanken hat, die eigene Identitätsfindung

---

[1] »*Normzweck* der Vorschrift [§ 1 Abs. 1 Nr. 1] ist es, im Interesse des Kindeswohls eine *gespaltene Mutterschaft zu verhindern.*« Keller/Günther/Kaiser (1992), § 1 Abs. 1 Nr. 1, Rn. 1 (Hervorhebung im Original). Siehe dazu auch a. a. O., Vor § 1 I, Rn. 4; Bundesregierung (inf. zit. als RegEntw EschG) (1989), S. 7; Bundesminister für Forschung und Technologie, (inf. zit. als Benda-Bericht) (1985), S. 18; Günther/Taupitz/Kaiser (2008), § 1 Abs. 1 Nr. 1, Rn. 1.

[2] Schließlich eröffnen sich durch die heterologe Eizellspende neue Möglichkeiten der Mutterschaft. Nicht nur, dass die biologische Mutter (die das Kind gebärt) von der sozialen Mutter (die das Kind aufzieht) unterschieden werden kann, die Besonderheit der heterologen Eizellspende liegt außerdem darin, dass die biologische Mutter nicht mehr die genetische Mutter (von der das Kind abstammt) ist.

wesentlich erschwert wird.«³ Abgesehen davon, dass sich diese Annahme lediglich auf Vermutungen stützte, keinesfalls jedoch gesicherten Erkenntnissen entsprach, bleibt fraglich, warum davon ausgegangen wurde, dass eine Aufspaltung der Mutterschaft generell schädlich für das Wohl des Kindes sei.⁴ Proklamiert wurde nur: Eine

»Preisgabe der Eindeutigkeit der Mutter kann die Entwicklung des Kindes zur selbstverantwortlichen Persönlichkeit gefährden, kann erhebliche Probleme bei seiner Identitätsfindung aufwerfen und widerspricht damit dem Kindeswohl.«⁵

Zuerst muss festgehalten werden, dass der Begriff des Kindeswohls ein unbestimmter Rechtsbegriff ist, der sich somit nicht abstrakt erfassen lässt, sondern es immer einer Konkretisierung einzelner Aspekte bedarf.⁶ Eines dieser konkreten Ausgestaltungsmerkmale des Kindeswohls besteht nach herrschender Meinung in der Eindeutigkeit der Mutterschaft.⁷ Jedoch konnte allein durch die ausgewiesene Verknüpfung der eindeutigen Mutterschaft mit dem Kindeswohl noch nicht aufgezeigt werden, warum diese Verknüpfung überhaupt bestehen soll. Wieso also soll das Kindeswohl durch eine gespaltene Mutterschaft gefährdet sein? Warum hat es für das Kind negative Auswirkungen, wenn zwei Mütter Anteil an seiner Entstehung haben? Eine Antwort liegt in der Natürlichkeit der Sache.⁸ Die biologische und genetische Mutter bilden eine natürliche Einheit, die gespaltene Mutterschaft ist unnatürlich: »Die Mutter-Kind-Beziehung ist das natürlichste überhaupt denkbare Verhältnis zwischen Menschen. Es durch technische Manipulation zu verhindern oder zu ersetzen, ist unmenschlich.«⁹ Hier ist der direkte Rekurs auf die Natürlichkeit deutlich, und dementsprechend erfolgt auch der Verweis auf die Unnatürlichkeit der (hete-

---

³ RegEntw ESchG (1989), S. 7. Im Benda-Bericht wird auf diese natürliche Bindung nicht eingegangen. Schwierigkeiten bei der Identitätsfindung werden erst vermutet, wenn das Kind seine Herkunft erfährt. Siehe Benda-Bericht (1985), S. 18.
⁴ S. Günther/Taupitz/Kaiser (2008), § 1 Abs. 1 Nr. 1, Rn. 6 f.
⁵ Keller/Günther/Kaiser (1992), § 1 Abs. 1 Nr. 1, Rn. 7.
⁶ Siehe Keller (1989), S. 710; Keller/Günther/Kaiser (1992), § 1 Abs. 1 Nr. 1, Rn. 5; Hieb (2005), S. 143. Unabhängig davon ist auch zu fragen, »ob das Kindeswohl ein geeigneter Gradmesser für die Frage ist, ob Wunscheltern der Zugang zur assistierten Zeugung offenstehen oder verschlossen bleiben sollte.« Bernat (1991), S. 310.
⁷ Siehe Bernat (2000), S. 395; Keller/Günther/Kaiser (1992), § 1 Abs. 1 Nr. 1, Rn. 4.
⁸ Siehe Müller-Götzmann (2009), S. 252; Reinke (2008), S. 21.
⁹ Benda (1985a), S. 222. Ähnlich auch Benda (1985b), S. 1732; Laufs (1986), S. 775.

rologen) Eizellspende,[10] welche in der gesamten Natur nicht vorkommt: »Dieses Phänomen [die Aufspaltung der Mutterschaft, C. H.], willkürlich herbeigeführt, kennt in der Natur kein Vorbild.«[11] Damit entfaltet sich auch das eigentliche Argument, welches sich auf die Vorstellung der Unantastbarkeit der menschlichen Natur stützt; die biologische und die genetische Mutterschaft bilden eine natürliche Einheit, die gespaltene Mutterschaft ist unnatürlich. So kann das Standardargument wie folgt formuliert werden: Die heterologe Eizellspende samt der gespaltenen Mutterschaft ist moralisch nicht zulässig, weil sie unnatürlich ist.[12]

Der Vorwurf der Unnatürlichkeit, der hier ins Feld geführt wird, soll also davon überzeugen, dass die Fremdeizellspende moralisch nicht zu rechtfertigen sei. Jedoch scheint die moralische Konnotation der Natürlichkeit, so oft sie in bioethischen Debatten auch vorgetragen wird, wenig Überzeugungskraft zu besitzen. Das gesamte menschliche Handeln, mitsamt der Entwicklung von Kultur und Technik, sind in einem gewissen Sinne unnatürlich. Schließlich wird stets aufs Neue versucht, die Natur zu beherrschen oder sie wenigstens zu bewältigen.[13] Allein schon, dass in der Regel versucht wird, Kranke zu heilen, die andernfalls, bei ungehindertem Verlauf der Krankheit, durchaus

---

[10] Die Bund-Länder-Arbeitsgruppe »Fortpflanzungsmedizin« macht dies besonders gegenüber der Samenspende deutlich: »Während die Samenspende nur einen natürlichen Vorgang nachahmt, wird mit der Eispende ein Schritt getan, der sich von der natürlichen Fortpflanzung weit entfernt.« Bund-Länder-Arbeitsgruppe »Fortpflanzungsmedizin« (inf. zit. als BLAG) (1989), S. 21.
[11] Keller (1989), S. 720. Ähnlich wird dies auch im Kommentar zum EschG deutlich: »Auch die über Jahrtausende gewachsene römischrechtliche Vorstellung ›mater semper certa est‹ wirkt sich aus. Dass hingegen der Ehemann der das Kind gebärenden Frau nicht notwendig sein leiblicher Vater sein muss, entspricht den natürlichen Gegebenheiten und menschlicher Erfahrung. Eine solche nur ›halbe‹ biologische Verwandtschaft des Kindes allein mit seiner Mutter hat die Natur vorgesehen, nicht aber das Gegenstück der genetischen Verwandtschaft allein mit dem Vater.« Keller/Günther/Kaiser (1992), B V, Rn. 16.
[12] Ob der Rekurs auf die Natur dabei ein vorsichtiges Zurückgreifen in Vorsehung eines zu normativ aufgeladenen Menschenbilds oder doch eine affirmative Hervorhebung und Bestätigung ist, soll an dieser Stelle nicht weiter interessieren. Wichtig ist zu betonen, dass die gespaltene Mutterschaft ein durchweg unnatürliches Phänomen ist, welches es zu verhindern gilt.
[13] Der Mensch als Mängelwesen ist aufgrund seiner biologischen Beschaffenheit weltoffen und ist mangels einer ökologischen Nische auf Kultur angewiesen. Siehe Gehlen (1986).

sterben würden, ist ein Beispiel für nicht natürliches – wenn nicht gar widernatürliches – menschliches Handeln.

Wenn technologiekritische Argumente mit der Begründung der Unnatürlichkeit angeführt werden, dann müssten sie sich gegen jede Art der Technik und Kultur im Allgemeinen richten und nicht nur gegen bestimmte Technologien.[14] Dabei tendieren solch normative Naturbegriffe, bei einer prädikativen Setzung des Natürlichem als etwas Gutem, zu einer nicht unproblematischen Ideologieanfälligkeit, gerade dann, wenn historisch gewachsene Phänomene zu natürlichen Phänomenen umgedeutet und abweichende Lebensstile damit entwertet werden (nicht selten wird auch heute noch Homosexualität als unnatürliche Lebensform diskreditiert).[15]

Trotz wiederholt geäußerter Kritik[16] an einer normativen Deutung des Naturbegriffs wird diese stets wieder vorgetragen und ebenso unermüdlich kritisiert. Was sich aber hinter dem eigentlichen Argument bzw. im hier diskutierten Fall hinter der Ablehnung der heterologen Eizellspende aufgrund ihrer Unnatürlichkeit verbirgt, soll im Folgenden herausgearbeitet werden. Für die weitere Analyse des Arguments gilt es erstens zu fragen, was es überhaupt bedeutet, dass etwas (un)natürlich ist, und zweitens, welche moralische Relevanz dem Natürlichkeitsargument beigemessen wird. Abschließend wird eine Interpretationsmöglichkeit des Natürlichkeitsarguments vorgestellt, die unter ›natürlich‹ das Gewohnte versteht und derzufolge eine vertraute Lebensumgebung beibehalten werden soll sowie grundlegende Veränderungen einer Begründung bedürfen, was letztlich zu einem Verbot der heterologen Eizellspende führt.

---

[14] Solche radikale Art der Kulturkritik findet sich bei Rousseau, wenn er den durch kulturelle Entwicklung veränderten Menschen beschreibt. Eine der eindrucksvollsten Stellen ist wohl die Anmerkung IX im zweiten Diskurs: »Die Menschen sind schlecht. [...] Jedoch der Mensch ist von Natur aus gut, wie ich bewiesen zu haben glaube«. Rousseau (1983), S. 111. Auch in *Emile* setzt Rousseau mit der Erfahrung gesellschaftlich verkommener Existenz an: »Alles ist gut, wie es aus den Händen des Schöpfers kommt; alles entartet unter den Händen der Menschen.« Rousseau (1995), S. 9.
[15] Siehe Düwell (2008), S. 115 f.
[16] Siehe u. a. Birnbacher (2006); Düwell (2008); Gordijn (1999); Krohmer (2007).

Clemens Heyder

Was ist (un)natürlich?

Ehe die normative Relevanz des Natürlichkeitsarguments aufgedeckt werden kann, ist eine Betrachtung dessen nötig, was sich überhaupt hinter dem Begriff der Natürlichkeit verbirgt. Diese Begriffsklärung kann über den Begriff des Unnatürlichen erfolgen, denn hinsichtlich des vorgetragenen Arguments genügt es zu bestimmen, was nicht natürlich resp. unnatürlich ist. Eine vollständige Klärung dessen, was natürlich bedeuten kann, ist hierfür nicht notwendig.[17] Im Folgenden werden fünf Lesarten vorgestellt, was unter unnatürlich verstanden werden kann.[18]

Zum ersten kann, wenn von ›dem Unnatürlichen‹ gesprochen wird, das gemeint sein, was in der Natur nicht vorkommt. Demnach ist die heterologe Eizellspende unnatürlich, da es in der gesamten bekannten Natur kein biologisches Geschehen gibt, das dem der Fremdeizellspende bzw. der gespaltenen Mutterschaft gleicht. Unter allen Arten der Säugetiere sind genetische und biologische Mutter identisch.[19]

Der erste Einwand gegen diese Interpretation richtet sich gegen die Prämisse des Arguments, wonach alle in der Natur vorkommenden Begebenheiten bekannt sind. Es kann bezweifelt werden, dass alle (irdischen) Vorgänge tatsächlich bekannt sind.[20]

Weiterhin muss berücksichtigt werden, in welcher Hinsicht ein Phänomen mit der Eigenschaft natürlich beschrieben werden soll. Dies wird insbesondere deshalb relevant, da zwischen genetischer und qualitativer Natürlichkeit unterschieden werden kann. Während genetische Natürlichkeit auf die Entstehungsform abzielt, sagt qualitative Natürlichkeit etwas über die Beschaffenheit und die Erscheinungsform aus. Englische Gärten sind in ihrer Entstehungsform sicherlich künstlich, durch Menschenhand angelegt, in ihrer Beschaffenheit würde die-

---

[17] Es spielt hier keine Rolle ob es heißt, etwas sei nicht natürlich oder unnatürlich, etwas entspreche nicht der Natur, etwas sei kein natürlicher Vorgang oder eine unnatürliche Handlung. Die verschiedenen Ausdrücke sind sehr variantenreich und können hier begrenzt synonym verwendet werden, da sie den Kerngedanken des Arguments wiedergeben.
[18] Eine ähnliche Einteilung findet sich in kurzer Form schon bei Gordijn (1999), S. 21 f.
[19] Andere Fortpflanzungsarten zu betrachten, führt an dieser Stelle nicht weiter, da bei diesen das Prinzip der biologischen Mutter nicht existiert.
[20] Selbst wenn alle Vorgänge in der Natur bekannt wären, würde der Natur in dieser Lesart ein statischer Charakter zugeschrieben, der dem Gedanken der Evolution zuwiderläuft.

sen hingegen niemand eine gewisse Natürlichkeit absprechen.[21] Die Trennung des Natürlichen vom Unnatürlichen ist also nicht allein aufgrund des gegenwärtigen Bestehens möglich. Darüber hinaus muss attestiert werden, dass der Begriff der Natur hier als eine Art Kollektivname benutzt wird, unter den auch der Mensch subsumiert werden muss, wenn dieser nicht gleich von der Natur entkoppelt werden soll.[22]

Zweitens kann argumentiert werden, dass die heterologe Eizellspende und die gespaltene Mutterschaft in der menschlichen Natur nicht vorkommen.[23] Es liegt in der Natur des Menschen sich sexuell fortzupflanzen, was auch die Einheit von genetischer und biologischer Mutter bedingt.

Allerdings ist es denkbar, dass in der Zukunft künstliche Reproduktion samt heterologer Eizellspende alltäglich wird, so dass die heute übliche sexuelle Reproduktion für rückschrittlich gehalten wird. Hier offenbart sich die Identifikation des Natürlichen mit dem Gewöhnlichen. So kann die künstliche Befruchtung mit der heterologen Eizellspende, auch wenn sie bisher nicht vorkam, als eine spezielle Form der geschlechtlichen Fortpflanzung und damit als natürlicher Vorgang angesehen werden – nämlich ab dem Zeitpunkt, ab dem sie praktiziert wird.

Zudem muss gefragt werden, wie die Entkoppelung des Menschen von der übrigen Natur gedacht werden kann, insbesondere im Hinblick auf die Unterscheidung zwischen der vom Menschen beeinflussten und der von ihm unbeeinflussten Natur. Die Idee der Unterscheidung zwischen dem Gewordenen und dem Gemachten ist freilich nicht neu, wenngleich diese Trennung nicht problemlos zu vollziehen ist. Dies gilt auch für die Natur des Menschen. Es ist wohl kaum möglich zu bestimmen, was die eigentliche Natur bzw. der natürliche Kerngehalt des Menschen abseits kultureller Einflüsse ist. Nicht nur eine kontinuier-

---

[21] Zwar kann etwas künstlich Entstandenes natürlicher beschaffen sein, umgekehrt kann jedoch etwas genetisch Natürliches niemals qualitativ unnatürlich sein. Siehe Birnbacher (2006), S. 8.

[22] Auch wenn Mill den Menschen als etwas beschreibt, was den Naturgesetzen unterliegt, wird deutlich, dass der Mensch als Teil der Natur, diese verstanden als die Gesamtheit der Dinge, angesehen werden muss. Siehe Mill (1984), S. 11 f. und S. 61 f.

[23] Eine ähnliche Distinktion zum vorhergehenden Argument findet sich bei Mill: Natur kann auch als das verstanden werden, was vom Menschen unberührt ist bzw. was ohne willentliche Mitwirkung durch den Menschen existiert und geschieht. Siehe a.a.O., S. 13.

liche Kulturentwicklung steht einer solchen deskriptiven Bestimmung im Weg, sondern auch der eigentliche evolutionäre Fortgang in der Geschichte des Menschen lässt Schwierigkeiten aufkommen, ab welchem Zeitpunkt der Mensch als Mensch bestimmt werden kann. Es bleibt die Frage bestehen, ob der Mensch noch natürlich – in diesem Sinne als Teil der Natur verstanden – oder sich als kulturelles Wesen von dieser entfernt hat, demnach unnatürlich ist. Auch eine streng biologische Bestimmung des Menschen bliebe stets willkürlich und bietet kein zwingendes Kriterium, diesen losgelöst von der übrigen Natur zu beschreiben. An Deutlichkeit gewinnt die Schwierigkeit der Abgrenzung des Gewordenen von allem Gemachten noch in der durch menschliches Zutun vollzogenen Entstehung hybrider Lebewesen, den so genannten »Biofakten«, die sich aufgrund der Methoden ihrer biotechnischen Herstellung weder als Artefakt noch als Lebewesen verstehen lassen.[24] Wachstum und Entwicklung erfolgt auch bei Hybriden aus sich selbst heraus, wenngleich die Züchtung oder Herstellung durch den Menschen erfolgte. Hierin zeigt sich klar die Vermengung und Gradualität dessen, was als natürlich und künstlich erachtet werden kann.

Daneben ist festzuhalten, dass eine kategoriale Entkopplung der menschlichen von der übrigen Natur im Umkehrschluss bedeuten würde, dass alle im Laufe der Evolution entstandenen Wesensmerkmale, die den Menschen von der (übrigen) tierischen Natur unterscheiden, wie der aufrechte Gang oder das Kochen von Speisen, ebenso als unnatürlich gelten müssten. Wenn jedoch bestimmte menschliche Eigenheiten als natürliche Entwicklungen angesehen werden, warum dann nicht auch die künstliche Reproduktion, speziell die heterologe Eizellspende?

Eine *dritte*, etwas einschränkendere Interpretation dessen, was unnatürlich ist, bezieht sich auf das bisherige Nichtvorkommen eines Vorgangs. Eine Handlung ist demnach unnatürlich, wenn sie bislang in der menschlichen Natur nicht vorkam. Folglich muss an dieser Stelle festgestellt werden, dass die Fremdeizellspende samt der gespaltenen Mutterschaft unnatürlich ist. Allerdings ist die Tragweite dieses Argu-

---

[24] »Man sieht den artifiziellen Anteil nicht und findet ihn womöglich auch nicht einmal auf substantieller, molekularer Ebene, obwohl das lebende Subjekt in weiten Teilen künstlich zum Wachsen veranlaßt oder zumindest technisch zugerichtet wurde.« Karafyllis (2003), S. 16.

ments offensichtlich gering. Allein im Begriff der Innovation zeigt sich, dass alles irgendwann zum ersten Mal passieren muss. Das Tragen einer Brille galt zu einer bestimmten Zeit als ebenso unnatürlich wie das Überleben der Pest. Ebenfalls außer Acht gelassen wird dabei der Aspekt der Kontinuität der Menschheitsgeschichte. Bis zu welchem Zeitpunkt kann der Mensch als natürliches Wesen bezeichnet werden? Unklar dabei ist, ob der *Homo sapiens* im Vergleich zum *Homo erectus* schon unnatürlich ist. Wenngleich die phylogenetische Evolution aber selbst als natürlicher Vorgang betrachtet werden kann, somit auch jede Vorform des Menschen natürlich ist, bleibt die Frage offen, inwiefern die soziokulturelle Entwicklung als natürlich zu benennen ist oder ob innerhalb dieser eine Grenze gezogen werden kann. Dies trifft insbesondere auch auf die menschliche Fortpflanzung zu. Inwiefern ist diese als ein natürliches Moment zu verstehen und warum soll sie keine Variabilität aufweisen können, wenn sich doch jede historische Entwicklung als ein kontinuierlicher Prozess verstehen lässt?

Durch die Deklaration der heterologen Eizellspende als unnatürliche Art der menschlichen Fortpflanzung – gegenüber der sexuellen Reproduktion als natürliche – wird eine Zäsur markiert. Eine solche Grenzziehung innerhalb der als kontinuierliche Entwicklung aufgefassten Menschheitsgeschichte kann nur durch eine willkürliche Setzung erfolgen. So bleibt offen, warum alle bisherigen Veränderungen als einheitlicher Prozess begriffen werden und die Kontinuität gerade an dieser Stelle unterbrochen werden soll.

Zudem besteht auch nach dieser Lesart die schon erwähnte Problematik der Abgrenzung der menschlichen von der nichtmenschlichen Natur beziehungsweise der Unterscheidung des Menschen als natürliches und kulturelles Wesen.

Eine *vierte* Lesart der Unnatürlichkeit besteht darin, jeden Vorgang als unnatürlich zu deklarieren, der nur mittels künstlicher Hilfsmittel durchzuführen ist. Demnach wäre die Fremdeizellspende unnatürlich, da sie nur unter Zuhilfenahme von (künstlichen) Werkzeugen möglich ist. Was dabei unter künstlichen Hilfsmitteln verstanden werden soll, ist zunächst unklar. Einerseits könnte davon ausgegangen werden, dass darunter jede Art von Werkzeug oder Instrument zu verstehen sei. Das beinhalte sowohl einen einfachen Stein als auch ein Auto oder gar den eigenen Finger, wenn dieser als Werkzeug genutzt wird. Zudem besteht hierbei eine besondere Hürde darin, einen Begriff mit Hilfe seines unbestimmten Gegenbegriffs zu erklären. Nicht eindeutig benennen ließe sich auch, ob ein zum Werkzeug genutzter Stein oder ein durch Menschenhand entfachtes Feuer als artifizielles Hilfsmittel gelte. Es wird deutlich, dass die Trennung zwischen künstlichen und natürlichen Dingen nicht scharf vollzogen werden kann, weswegen dies nicht als Kriterium für Natürlichkeit dienen kann. Andernfalls müssten alle kulturellen Errungenschaften, die der Mensch sich im Laufe seiner Entwicklung angeeignet hat, als unnatürlich deklariert werden und die gesamte künstliche Befruchtung (ob mit heterologer oder homologer Eizellspende) wäre ebenso ein unnatürlicher Vorgang wie Ackerbau oder das Tragen von Kleidern.

Fünftens kann Unnatürlichkeit auf Handlungen bezogen und angenommen werden, insofern als unter unnatürlichen Handlungen all diejenigen zu verstehen sind, durch die der Mensch in seinen Fähigkeiten eingeschränkt wird.[25] Dies setzt – auch ohne die Annahme eines vorherbestimmten menschlichen Designs und eines Designers – eine Bestimmung grundlegender Fähigkeiten voraus, die mit dem Menschen assoziiert werden. So weist etwa Ruth Chadwick diese Interpretationsweise mit zwei Argumenten zurück: Erstens gibt es keine eindeutigen Kriterien, mittels derer sich ein Wesen als Mensch bestimmen lässt[26] und zweitens ist nur schwer der Vorteil eines Begründungszugangs zu entdecken, der sich an menschlichen Funktionen statt an menschlichen Interessen orientiert. Es ist leichter zu beschreiben, was Menschen wollen, als zu definieren, wie sie funktionieren sollten.[27] Zudem muss konstatiert werden, dass durch die gesamte künstliche Befruchtung zwar ein Teil menschlicher Funktionen, nämlich der der sexuellen Reproduktion, ersetzt wird, jedoch findet damit keine Fähigkeitseinschränkung statt. Zum einen kann das Substitut als Heilbehandlung für die Fälle verstanden werden, in denen sexuelle Reproduktion auf natürlichem Wege nicht möglich ist, und zum anderen

---

[25] Siehe Chadwick (1982), S. 202.
[26] Einen Ansatz zur Bestimmung menschlicher Fähigkeiten unter Berücksichtigung anthropologischer Annahmen bietet unter anderem der von Amartya Sen und Martha Nussbaum entwickelte *capability approach*. Fraglich ist jedoch die Eindeutigkeit als Ausschlusskriterium für weitere Fähigkeiten.
[27] Siehe a. a. O., S. 203. Jedoch ist die Darstellung menschlicher Funktionen nicht gänzlich zurückzuweisen, sondern nur im Kontext der Beschreibung dessen, was natürlich ist. Im Rahmen gerechtigkeitstheoretischer Überlegungen im Gesundheitswesen kann ein *normal species functioning* durchaus erkenntnisreich sein. Siehe Daniels (1985).

Die normative Kraft der Natürlichkeit

kann die Wahl zwischen beiden Reproduktionsarten bestehen, was klarerweise die sexuelle Reproduktion nicht ausschließt.[28]

Die normative Kraft der Natürlichkeit

Wenngleich nicht klar festzustellen ist, worin die Natürlichkeit eines Vorgangs oder einer Sache besteht, kann sie hypothetisch vorausgesetzt werden, wodurch sich die Frage eröffnet, inwiefern der Begriff der Natürlichkeit in einem normativen Kontext Gültigkeit erlangen kann.

Dabei muss die Deskriptivität der oben angeführten Unterscheidungen zwischen Natürlichkeit und Unnatürlichkeit berücksichtigt werden. Selbst wenn eine Handlung nicht natürlich ist oder als nicht natürlich angesehen wird, muss das nicht notwendig bedeuten, dass dieses Handeln auch moralisch falsch oder verwerflich ist. Es liegt nahe, an dieser Stelle einen naturalistischen Fehlschluss zu vermuten.[29] Das Gute, also das moralisch Richtige, wird dabei angesehen als das in der Natur Existierende. Um aber einen solchen Fehlschluss zu vermeiden, kann eben nicht aufgrund der bloßen Unnatürlichkeit der heterologen Eizellspende bzw. der gespaltenen Mutterschaft eine moralische Bewertung erfolgen, sondern es muss eine zusätzliche, normative Prämisse gesetzt werden.[30]

Eine Möglichkeit der Bestimmung normativer Kategorien bietet ein teleologisches Verständnis der Natur, nach welchem es eine der Natur innewohnende Ordnung gibt. Die Zuschreibung der Attribute natürlich bzw. unnatürlich, die gleichzeitig präskriptiven Charakter besitzen und Maßstäbe moralischer Bewertung sind, werden demnach

---

[28] Siehe Gordijn (1999), S. 22.
[29] Siehe ebd.; Moore (1996), S. 79–82.
[30] Freilich kann stets eine Art Syllogismus vorliegen, bei dem eben diese Prämisse unterschlagen wurde. Beispielsweise ließe sich sagen, dass menschliche Einflussnahme moralisch abzulehnen ist, da menschliches Tun moralisch verwerfliche Eigenschaften aufweist, siehe Krohmer (2007), S. 154. Falls jedoch überhaupt geklärt werden kann, welches die moralisch verwerflichen Eigenschaften sind, erfolgt dadurch lediglich eine Beweislastverschiebung der Begründung von einer unnatürlichen Handlung zu einer Wesensbestimmung des Menschen, welche zu einem moralischen Kriterium verwandelt wird, womit sich die Frage anschließt, warum gerade diese eine Wesensbestimmung unter vielen möglichen als moralisches Kriterium gelten soll. Siehe Birnbacher (1991), S. 63.

von der Natur selbst vorgegeben. Damit einher geht die Folgerung, dass alles, was der natürlichen Ordnung entspricht, moralisch richtig bzw. dass alles, was ihr nicht entspricht, moralisch falsch ist. Jedoch scheint in der unmittelbaren präskriptiven Verwendung des Begriffs der Natürlichkeit deren Beschreibung zu fehlen. Wenn keine inhaltliche Aussage vorgenommen wird, ergibt sich eine tautologische Bestimmung ohne jeglichen Erkenntnisgewinn: Alles, was natürlich ist, ist auch moralisch richtig und vice versa.[31] Dabei wird nicht beschrieben, was als natürlich angesehen wird.

Wie kann jedoch die innere Ordnung der Natur (und kann sie überhaupt) moralisch relevant werden? Um die Annahme einer solchen teleologischen Naturordnung zu vertreten, muss klar sein, worin die innere Ordnung der Natur besteht und worauf sie abzielt. Abgesehen vom Problem des moralischen Verpflichtungscharakters der Natur, der nicht aus ihrer bloßen Existenz abgeleitet werden kann, soll angenommen werden, es gäbe eine innere Ordnung der Natur, die an sich bestimmte Zwecke verfolgt. Das macht es jedoch nicht einfacher, moralisch richtiges oder falsches Verhalten zu bestimmen. In Anlehnung an den auf die zweite Interpretation von Natürlichkeit bezogenen Einwand, dass der Mensch als ein Teil der Natur der gleichen Natur entstammt, die auch diese Zwecke vorgibt, ist das Zuwiderhandeln gegen selbige nur begrenzt möglich,[32] wenn nicht gar unmöglich.

Ein Ausweg läge demnach nur in der Entkopplung von Mensch und Natur, wobei nicht ersichtlich wird, warum der Mensch kategorisch nicht mehr als Teil der Natur betrachtet werden sollte und welcher moralische Status dieser Trennung überhaupt beigemessen wird. Wenn es nämlich keinen Grund gibt, den Menschen von der übrigen Natur loszulösen, kann es auch nicht gültig sein zu behaupten, ein Vorgang komme in der nichtmenschlichen Natur nicht vor und ist aus diesem Grund unnatürlich, d. h. moralisch falsch. Unklar ist darüber hinaus auch, warum sich eine gesetzte Norm lediglich auf das Vorkommen innerhalb der menschlichen Natur bezieht und nicht auf die gesamte Natur.

Der nächste hier zu formulierende Einwand bezieht sich auf die Unterscheidung des Zweckbegriffs in praktische und funktionale Zwe-

---

[31] Siehe Mill (1984), S. 17; Krohmer (2007), S. 153.
[32] Siehe Birnbacher (2006), S. 56.

cke.³³ Praktische Zwecke gehen immer einher mit einer Intention oder Absicht sowie einer Verantwortbarkeit; funktionale Zwecke hingegen beschreiben nur eine von außen hineingetragene Zwecksetzung. Anthropogen formulierte funktionale Zwecke können freilich keine normative Wirkkraft entwickeln – andernfalls wäre es moralisch falsch, einen Traktor zu verschrotten, da dies nicht mit dem eigentlichen Zweck des Traktors korreliert. Der Natur praktische Zwecke zuzuschreiben, ist aber nicht weniger problematisch. Höher entwickelten Tieren kann dies möglicherweise zugestanden werden, nicht jedoch der Natur als Gesamterscheinung: »Nature performs function, but does not follow practical ends.«³⁴ Festzuhalten ist demnach, dass aus den der Natur inhärenten Zwecken keine moralische Handlungsanleitung folgen kann, da die Natur zwar als einheitliche Gesamterscheinung wahrnehmbar ist, doch an sich weder eine Absicht verfolgt noch eine Verantwortbarkeit aufweist³⁵ und demnach die Zuschreibung eines Zwecks immer von außen erfolgen muss.

In Anlehnung an das Naturrecht versuchte John Stuart Mill eine mögliche Verbindung zwischen moralischer Normativität und Natur aufzuzeigen, indem er das *naturam-sequi*-Argument aufgriff. Danach nimmt die Natur die Funktion der letzten Regel bzw. des höchsten Maßstabs richtigen Verhaltens ein. Dem üblichen Einwand des naturalistischen Fehlschlusses kann insoweit entgangen werden, indem nicht aus der reinen Tatsache der Natur oder der Natürlichkeit eine normative Grundlage des Handelns abgeleitet, sondern eine axiologische Position bezogen wird. Deskriptive Aussagen werden nicht durch logische Deduktion normativ aufgeladen, können aber durchaus den Rang eines Plausibilitätsurteils annehmen und ein Kriterium des gesetzten moralischen Maßstabs bilden.³⁶

Demnach wären eine heterologe Eizellspende und gespaltene Mutterschaft deswegen moralisch falsch, da sie in der nichtmenschlichen Natur nicht vorkommen. An dieser Stelle ist zu konstatieren, dass eine Entkopplung des Menschen von der Natur (ungeachtet aller Schwierigkeiten) vorausgesetzt werden muss, da andernfalls jegliches

---

[33] Siehe Krebs (1999), S. 102–104.
[34] A.a.O., S. 104.
[35] »If we reserve the concept of ›teleology‹ for practical ends, eliminating the source of confusion over the concept of ›teleology‹ due to its ambivalence, we may argue the concept of ›teleology‹ has no place in nature; nature is not a teleological agent.« Ebd.
[36] Siehe Birnbacher (1991), S. 65.

menschliche Handeln den natürlichen Vorgaben entspräche. Diese Distinktion kann allerdings in einer Weise ausgelegt werden, nach der jegliches menschliche Handeln abgelehnt werden muss, da es der Natur im eigentlichen Sinne widerstrebt, sogar soweit, dass die Existenz des Menschen an sich abzulehnen ist, da der Mensch stets Einfluss auf die Natur nimmt.[37]

Doch auch wenn diese Entkopplung angenommen würde, ist das Argument nicht überzeugend. Wie kann ein intrinsischer Wert der Natur formuliert werden, der letztlich nicht anthropozentrisch ist? Die Vorstellung von Werten, die unabhängig von wertenden Wesen existieren, erscheint schleierhaft. Nun ist zu fragen, ob die Natur selbst ein wertendes Wesen ist. Dies kann, da Werte in der Regel an subjektive Handlungsorientierungen gebunden sind, verneint werden.[38] Falls allerdings die Natur als ein Wert an sich angenommen werden kann, muss darüber hinaus ein Kriterium angegeben werden, welche Handlungsanweisungen daraus abgeleitet werden können.[39] Andernfalls wäre das *naturam-sequi*-Argument in der Praxis nicht zu gebrauchen.

Unter Annahme eines intrinsischen Wertes der Natur besteht für die Zuweisung einer Vorbildfunktion der Natur überdies eine Hürde darin, dass sie täglich Zustände hervorbringt, die keiner akzeptierten moralischen Norm entsprechen können. Gerade eine Naturkatastrophe ist ein solcher Zustand, der unter keinen Umständen als gut befunden werden kann.[40] Freilich bliebe zuletzt noch einzuräumen, dass es möglich wäre, nur einem bestimmten Teil der Natur eine Vorbildwirkung zuzuschreiben und diese damit zum kriteriellen Maßstab moralischen

---

[37] Siehe Mill (1984), S. 22 f. An dieser Stelle ließe sich das Argument sicher auch anders lesen, in dem nur die willentliche Einflussnahme seitens des Menschen berücksichtigt werden würde. Damit wären zwar immerhin sämtliche vegetative Funktionen, Affekte und Reflexe von einer Bewertung ausgeschlossen, nicht aber das eigentliche Handeln an sich. Siehe auch Krohmer (2007), S. 155.
[38] Siehe Krebs (1999), S. 121.
[39] Siehe ebd.
[40] Siehe a.a.O., S. 122; Parfit (2000), S. 93. In einer anthropomorphen Ausdrucksweise pointiert Mill: »[...] so mordet die Natur die überwiegende Mehrzahl aller lebenden Wesen, und zwar auf dieselben gewaltsamen und heimtückischen Weisen, mit denen die schlechtesten Menschen anderen das Leben nehmen. Sie pfählt Menschen, zermalmt sie, wie wenn sie aufs Rad geflochten wären, wirft sie wilden Tieren zur Beute vor, verbrennt sie, steinigt sie wie den ersten christlichen Märtyrer, läßt sie verhungern und erfrieren, tötet sie durch das rasche oder schleichende Gift ihrer Ausdünstungen und hat noch hundert andere scheußliche Todesarten in Reserve«. Mill (1984), S. 31.

Handelns zu erheben, wobei sich allerdings die Frage ergibt, welches dieser Teil sein soll und mit welcher Begründung die nichtmenschliche Natur in sich aufgespalten werden soll.[41] Auch hier zeigt sich wiederum, dass absolute Werte an einer menschlichen Perspektive gemessen werden müssen.[42] Darüber hinaus entstünde durch eine partielle Vorbildfunktion eine Zirkularität, da bereits bekannt sein muss, was moralisch richtig ist, um zu wissen, welchem Teil der Natur diese Funktion zugeordnet werden soll. Ein Moralitätskriterium wird dadurch nicht begründet, sondern muss dem vorausgehen.

Die letzte Möglichkeit für einen ethischen Naturalismus, die hier diskutiert werden soll, ist die Annahme eines normativ gezeichneten Menschenbilds. Dementsprechend lautet das Argument, ungeachtet aller aufgeführten Schwierigkeiten, in Anlehnung an die zweite deskriptive Interpretationsweise: Die heterologe Eizellspende ist deswegen moralisch verwerflich, da sie nicht dem natürlichen Bild des Menschen entspricht.[43]

Wie oben schon angedeutet, reicht die bloße Trennung zwischen dem, was in der menschlichen Natur auffindbar und dem, was nicht auffindbar ist, nicht für eine moralische Bewertung aus. Es besteht allerdings die Möglichkeit, diesem Einwand durch Festlegung anthropologischer Konstanten zu entgehen. Folglich bieten sich drei Ansichten an, was unter menschlicher Natur verstanden werden könnte.[44]

Erstens wäre von einer universalistischen Annahme auszugehen, nach der alle Menschen, also alle Wesen, die der Spezies *Homo sapiens* angehören, die gleichen Eigenschaften aufweisen. Dies würde jedoch bedeuten, dass die Fremdeizellspende an dieser Stelle kein hinreichendes Kriterium für die Natürlichkeit eines Menschen darstellt, da sie entweder Teil des menschlichen Reproduktionsvorgangs ist oder aber, dass alle Menschen, deren Zeugung mittels einer Fremdeizellspende zustande kam, keine bzw. unnatürliche Menschen sind.

Zweitens lässt sich die menschliche Natur als ein statistisch erfasstes Mittel aller Menschen verstehen. Dabei wird die so festgelegte

---

[41] Siehe a. a. O., S. 33.
[42] Siehe Krebs (1999), S. 122.
[43] Siehe Gordijn (1999), S. 21.
[44] Siehe Krohmer (2007), S. 157 f.

Natur des Menschen mit dem moralisch Wünschenswerten gleichgesetzt und ihr eine normative Kraft zugesprochen. Kritik kann diesbezüglich auf zwei Arten geäußert werden. Sie kann einerseits darauf abzielen, ob eine Fähigkeit tatsächlich für den Menschen normal ist und andererseits, ob dies auch moralisch wünschenswert ist.

Drittens kann eine Reihe von Funktionen festgelegt werden, die idealtypisch für den Menschen sind. Neben der Schwierigkeit, Kriterien für diese Festlegung zu bestimmen, muss auch hier gefragt werden, ob diese Funktionen tatsächlich wünschenswert in einem moralischen Sinne sind.

Dass es Schwierigkeiten gibt, die normalen Funktionen des Menschen zu bestimmen, ist offensichtlich.[45] Doch selbst wenn sich eine solche Liste normaler oder idealer menschlicher Fähigkeiten aufstellen ließe,[46] ist damit nicht gesagt, dass sich ein Kriterium angeben lässt, welches ausdrückt, wann diese Fähigkeiten als erfüllt gelten. Der Mensch zeichnet sich schließlich durch Innovationen und nicht durch immer gleiche Verhaltensweisen aus.[47] Sollte also die Fortpflanzung als normale oder ideale Fähigkeit des Menschen angesehen werden, ist damit noch nichts darüber gesagt, ob die heterologe Eizellspende auch zur Ausübung dieser Fähigkeit genutzt werden sollte oder nicht.[48]

Was steckt hinter dem Natürlichkeitsargument?

Nach diesen Überlegungen zum normativen Gehalt des Naturbegriffs bleibt jedoch immer noch das Phänomen der anhaltenden Formulierung und Verwendung des Natürlichkeitsarguments in aktuellen Debatten bestehen. So scheint es verwunderlich, warum gerade dieses Argument mit vehementer Beharrlichkeit verteidigt und hochgehalten wird – zwar weniger in bioethischen Fachkreisen, dafür umso mehr in

---

[45] Unklar bleibt dabei stets, inwiefern die Menschen, die bestimmte Fähigkeit nicht haben, also kriterielle Eigenschaften des Menschseins nicht erfüllen, noch als Menschen angesehen werden können.
[46] Siehe Nussbaum (1999).
[47] Siehe Krohmer (2007), S. 159.
[48] Hinzu kommt, dass bei einer idealen Beschreibung menschlicher Verhaltensweisen stets noch die Gefahr der Diskriminierung im gesellschaftspolitischen Kontext besteht, bspw. dann, wenn Homosexualität als Krankheit oder als pathologische Dysfunktion definiert wird.

gesellschaftspolitischen Debatten.[49] Was ist die Ursache für den hohen Stellenwert dieses argumentativen Standpunkts und warum wird dieser stets aufs Neue formuliert? Wenn aus der Natur an sich kein moralischer Bewertungsmaßstab abgeleitet werden kann, so muss sich dieser aus einer anderen Quelle speisen, der sich unter dem Deckmantel der ›Natürlichkeit‹ verbirgt.

In Anlehnung an die zweite angeführte Darstellungsmöglichkeit dessen, was als natürlich gelten kann, bezieht sich ein möglicher Interpretationsansatz auf die Gleichsetzung des Gewöhnlichen mit dem Natürlichen. Der Mensch möchte eine gewisse Vertrautheit in seiner Lebensumgebung und seinen Handlungsbezügen nicht missen, da sie durchaus eine Voraussetzung für ein glückliches und angenehmes Leben sein kann.[50] Diese Vertrautheit der Lebensumgebung wird nun zur natürlichen Beschaffenheit derselben deklariert, in welcher eine gespaltene Mutterschaft nicht vorkomme. Es scheinen latente Ängste in der Gesellschaft zu existieren, die durch eine Veränderung der vertrauten Umgebung hervorgerufen werden.[51] Wenn ein Kind seine Existenz zwei Müttern zu verdanken hat, gerät die Idee der Familie ins Wanken. Dies lässt sich einerseits darauf zurückführen, dass der Rolle der Mutter oftmals eine zentrale Bedeutung innerhalb einer Gesellschaft zukommt, welche nicht selten mystifiziert wird und die zugleich als einzig sichere personale Bezugsfigur die wichtigste Komponente für die Identitätsfindung des Kindes darstellt. So kann im Falle gespaltener Mutterschaft eine Identitätsfindungsstörung nicht nur aufgrund der besonderen mütterlichen Bindungen angenommen werden, sondern auch aufgrund dieser gesellschaftlich-kulturell geprägten Mutterrolle.[52] Wenn zwei Frauen Anteil an der Entstehung des Kindes haben,

---

[49] Siehe Düwell (2008), S. 115 f. Jedoch ist auch darauf hinzuweisen, dass nicht immer (nur) auf die natürliche Einheit der Mutterschaft als Vorbedingung für eine leibliche und seelische Beziehung zum Kind, welche damit unmittelbar positiv auf das Kindeswohl einwirkt, rekurriert wird, sondern auch die mütterliche Einheit zu einem zentralen Punkt der sozialen Ordnung erhoben wird, in die das Kind hineingeboren wird. Siehe Keller (1989).
[50] Siehe Düwell (2008), S. 117.
[51] Siehe Siep (1998), S. 191.
[52] Hieran wird letztendlich das Verbot der gespaltenen Mutterschaft als Hauptgrund des Verbots der heterologen Eizellspende ersichtlich. So »betreibt das ESchG weniger Embryonen- als vielmehr Tabuschutz; denn wenn Leihmutterschaft und Eizellspende verboten sind, obgleich dadurch einem Embryo gerade zum Leben verholfen werden könnte, so ist nicht der Lebensschutz das maßgebliche Verbotsmotiv, sondern die Rück-

müssen tradierte Vorstellungen eindeutiger Mutterschaft fallengelassen und der kulturelle Rahmen in einem bestimmten Maß neu bestimmt werden.[53] Pointiert lässt sich feststellen: »Ein solches Verfahren [welches zu einer gespaltenen Mutterschaft führt, C. H.] taste[t] die dem Menschen von Natur gegebene Prägung an und bedroh[t] unser überliefertes Bild vom Menschen.«[54]

Andererseits ist dadurch auch die Stabilität der sozialen Ordnung gefährdet, welche durch die Institution der Familie gestützt wird. So könnte weiterhin argumentiert werden, dass eine intakte Kleinfamilie[55] nicht nur eminent wichtig für das psychische Kindeswohl, sondern zugleich Garant eines »friedlichen sozialen Zusammenlebens«[56] sei. Die Familie gälte demnach als Fundament der Gesellschaft, welche nur durch sie funktionieren und auch fortbestehen kann.[57] Nur mittels tradierter Wertvorstellungen wäre es demnach möglich, so die Annahme, gesellschaftliche Funktionen zu erhalten. Alles andere würde die Gesellschaft in ihren Manifesten erschüttern. Fraglich ist allerdings, inwiefern die Familienstruktur tatsächlich durch die Aufspaltung der Mutterschaft beeinträchtigt wäre. Gerade neue Lebens- und Familienformen streben in ihrem Selbstverständnis nach dem Idealbild der Familie. So findet im Zuge von Elternschaften auch bei ungewöhnlichen Familienkonstellationen (speziell bei homosexuellen Paaren) ein Normalisierungsprozess hin zu einer bürgerlichen Familie statt.[58]

Ob allerdings das Bedürfnis nach Vertrautheit und der Erhaltung tradierter Vorstellungen ein durchschlagendes moralisches Argument für ein Verbot bestimmter Handlungen sein kann oder nicht, soll an dieser Stelle nicht weiter erörtert werden. Festzuhalten bleibt, dass der-

---

sichtnahme auf traditionelle Vorstellungen von Mutterschaft.« Eser/Koch (2003), S. 19. Ähnlich auch BLAG (1989), S. 21.

[53] Siehe Keller (1989), S. 720.
[54] Müller-Götzmann (2009), S. 248. Siehe auch Laufs (1986), S. 775.
[55] Die klassische Familie ist geprägt durch die Trias Vater-Mutter-Kind, deren Merkmale Geschlechterpolarität und Generationendifferenz sind. Dieses Verhältnis zeichnet sich durch Dauerhaftigkeit, Exklusivität und Verbindlichkeit aus. Siehe Funcke/Thorn (2010), S. 19.
[56] Keller (1989), S. 720.
[57] In nahezu der gesamten Diskussion im Vorfeld des EschG ist auch immer wieder darauf hingewiesen worden, dass eine assistierte Zeugung nur dann vorgenommen werden soll, wenn das Kind in eine Ehe oder wenigstens in eine stabile Paarbeziehung hinein geboren wird.
[58] Siehe dazu den Beitrag von Diekämper in diesem Band.

artige Innovationen stets eine Herausforderung für die vertraute Lebensumgebung sind, es aber möglich sein muss, sich einer solchen zu stellen, wenn gesellschaftlicher Fortschritt erwünscht ist und nicht in Stagnation oder gar Regression verfallen werden soll.

Literatur

Benda, Ernst (1985a): Erprobung der Menschenwürde am Beispiel der Humangenetik. In: Rainer Flöhl (Hrsg.): Genforschung – Fluch oder Segen? Interdisziplinäre Stellungnahmen. München: Schweitzer, S. 205–231.
- (1985b): Humangenetik und Recht – Eine Zwischenbilanz. In: Neue Juristische Wochenschrift 38 (30), S. 1730–1734.
Bernat, Erwin (1991): Fortpflanzungsmedizin und Recht. Bemerkungen zum Stand der Gesetzgebung in Österreich, Deutschland und Großbritannien. In: Medizinrecht 9 (6), S. 308–315.
- (2000): Anmerkung (zu VfGH 14.10.1999, G 91/98–13 und G 116/98–13). In: Medizinrecht 18 (8), S. 394–396.
Birnbacher, Dieter (1991): »Natur« als Maßstab menschlichen Handelns. In: Zeitschrift für philosophische Forschung 45 (1s), S. 60–76.
- (2006): Natürlichkeit. Berlin: De Gruyter.
Bund-Länder-Arbeitsgruppe »Fortpflanzungsmedizin« (1989): Abschlußbericht der Bund-Länder-Arbeitsgruppe »Fortpflanzungsmedizin«. In: Bundesanzeiger 41 Nr. 4a, vom 06.01.1989 (zit. als BLAG).
Bundesminister für Forschung und Technologie (Hrsg.) (1985): In-vitro-Fertilisation, Genomanalyse und Gentherapie. Bericht der gemeinsamen Arbeitsgruppe des Bundesministers für Forschung und Technologie und des Bundesministers der Justiz, München: Schweitzer (zit. als Benda-Bericht).
Bundesregierung (1989): Entwurf eines Gesetzes zum Schutz von Embryonen (Embryonenschutzgesetz – EschG). BT-Drs. 11/5460, 25. Oktober 1989 (zit. als RegEntw EschG).
Chadwick, Ruth (1982): Cloning. In: Philosophy 57 (220), S. 201–209.
Daniels, Norman (1985): Just health care. Cambridge: Cambridge University Press.
Düwell, Marcus (2008): Bioethik. Methoden, Theorien und Bereiche, Stuttgart: Metzler.
Eser, Albin/Koch, Hans-Georg (2003): Rechtsprobleme biomedizinischer Fortschritte in vergleichender Perspektive. Zur Reformdiskussion um das deutsche Embryonenschutzgesetz. In: Gedächtnisschrift für Rolf Keller. Hrsg. v. den Strafrechtsprofessoren der Tübinger Juristenfakultät und vom Justizministerium Baden-Württemberg. Tübingen: Mohr Siebeck, S. 15–37.
Funcke, Dorett/Thorn, Petra (2010): Statt einer Einleitung: Familie und Verwandtschaft zwischen Normativität und Flexibilität. In: Dies. (Hrsg.): Die gleichgeschlechtliche Familie mit Kindern. Interdisziplinäre Beiträge zu einer neuen Lebensform. Bielefeld: transcript, S. 11–33.

Gehlen, Arnold (1986): Der Mensch. Seine Natur und seine Stellung in der Welt. Wiesbaden: Aula-Verlag.

Gordijn, Bert (1999): Das Klonen von Menschen. Eine alte Debatte – aber immer noch in den Kinderschuhen. In: Ethik in der Medizin 11 (1), S. 12–34.

Günther, Hans-Ludwig/Taupitz, Jochen/Kaiser, Peter (2008): Embryonenschutzgesetz. Juristischer Kommentar mit medizinisch-naturwissenschaftlichen Einführungen. Stuttgart: Kohlhammer.

Hieb, Anabel Eva (2005): Die gespaltene Mutterschaft im Spiegel des deutschen Verfassungsrechts. Die verfassungsrechtliche Zulässigkeit reproduktionsmedizinischer Verfahren zur Überwindung weiblicher Unfruchtbarkeit. Ein Beitrag zum Recht auf Fortpflanzung. Berlin: Logos.

Karafyllis, Nicole C. (2003): Das Wesen der Biofakte. In: Dies. (Hrsg.): Biofakte. Versuch über den Menschen zwischen Artefakt und Lebewesen. Paderborn: Mentis, S. 11–26.

Keller, Rolf (1989): Das Kindeswohl: Strafschutzwürdiges Rechtsgut bei künstlicher Befruchtung im heterologen System? In: Hans-Heinrich Jeschek/Theo Vogler (Hrsg.): Festschrift für Herbert Tröndle zum 70. Geburtstag. Berlin: De Gruyter, S. 705–721.

Keller, Rolf/Günther, Hans-Ludwig/Kaiser,Peter (1992): Embryonenschutzgesetz. Kommentar zum Embryonenschutzgesetz. Stuttgart: Kohlhammer.

Krebs, Angelika (1999): Ethics of nature. A map. Berlin: De Gruyter.

Krohmer, Tobias (2007): Klonen oder nicht klonen? Analyse und Bewertung der bioethischen Argumente zum Thema Klonen. Berlin: LIT Verlag.

Laufs, Adolf (1986): Die künstliche Befruchtung beim Menschen – Zulässigkeit und zivilrechtliche Folgen. In: JuristenZeitung 41 (17), S. 769–777.

Mill, John Stuart (1984): Drei Essays über Religion. Natur – Die Nützlichkeit von Religion – Theismus. Stuttgart: Reclam.

Moore, George Edward (1996): Principia Ethica. Stuttgart: Reclam.

Müller-Götzmann, Christian (2009): Artifizielle Reproduktion und gleichgeschlechtliche Elternschaft. Eine arztrechtliche Untersuchung zur Zulässigkeit fortpflanzungsmedizinischer Maßnahmen bei gleichgeschlechtlichen Partnerschaften. Berlin: Springer.

Nussbaum, Martha C. (1999): Der aristotelische Sozialdemokratismus. In: Gerechtigkeit oder das gute Leben. Frankfurt: Suhrkamp, S. 24–85.

Parfit, Derek (2000): Gleichheit und Vorrangigkeit. In: Angelika Krebs (Hrsg.): Gleichheit oder Gerechtigkeit. Texte der neuen Egalitarismuskritik. Frankfurt: Suhrkamp, S. 81–106.

Reinke, Matthias (2008): Fortpflanzungsfreiheit und das Verbot der Fremdeizellspende. Berlin: Duncker & Humblot.

Rousseau, Jean-Jacques (1983): Schriften zur Kulturkritik. Hamburg: Meiner.

– (1995): Emile oder Über die Erziehung. Paderborn: Mentis.

Siep, Ludwig (1998): »Dolly« oder Die Optimierung der Natur. In: Johann S. Ach/Gerd Brudermüller/Christa Runtenberg (Hrsg.): Hello Dolly? Über das Klonen. Frankfurt: Suhrkamp, S. 191–198.

Ein Kind ja, aber erst irgendwann ...
Überlegungen zum Einsatz von Egg- und Ovarian-Tissue Freezing

Claudia Bozzaro

Einleitung

Am 13. Mai 2012 erschien in der *New York Times* ein Artikel über eine neue und erfolgreiche Geschenkidee für Eltern von kinderlosen Frauen in den Dreißigern: »The Gift of Hope«.[1] Diese vielversprechende Bezeichnung bezieht sich auf eine Egg-Freezing-Behandlung. Durch das Einfrieren eigener Eizellen schafft sich eine Frau eine Eizellreserve, die es ihr ermöglichen soll, zu einem späteren Zeitpunkt, sogar nach der Menopause, mit eigenen, jungen Eizellen schwanger zu werden. »The Gift of Hope« hat einen doppelten Vorteil, wie eine Mutter berichtet: Es befreit die Tochter von dem Druck ihrer biologischen Uhr und bewahrt für die Eltern die Perspektive, eines Tages Enkelkinder zu bekommen. »It was a gift of love«, so eine in dem Artikel zitierte Frau, »I'd had my kids at 22, and here she is, a healthy, beautiful young woman who felt her years passing her by.«[2] Egg-Freezing soll dem Vergehen der Zeit, vor allem der biologischen Zeit, Einhalt gebieten und somit die Möglichkeit bewahren, den eigenen Kinderwunsch zu einem späteren Zeitpunkt, auch jenseits der natürlichen Grenze der Menopause, zu verwirklichen.

Nach einer kurzen Darstellung der technischen Maßnahmen des Egg- und des Ovarian-Tissue-Freezing sollen die Ursachen näher beleuchtet werden, die dazu führen, dass Frauen sich immer später für das Kinderkriegen entscheiden und somit in die Situation gelangen, eine ›Eizellreserve‹ schaffen zu wollen. Während meistens längere Ausbildungszeiten und familienunfreundliche Strukturen in der Arbeitswelt als Hauptursachen für die Verschiebung der Elternschaft angeführt werden, soll im Folgenden gezeigt werden, dass die Ursachen für diese

---

[1] Gootman (2012).
[2] Ebd.

Verschiebung auch in einer veränderten Auffassung des Kinderwunsches, in einem neuen Frauenideal sowie in dem modernen Verständnis von Liebe zu finden sind. Die Problematik der Verschiebung der Elternschaft, so die These dieses Aufsatzes, ist als Symptom eines tiefergreifenden Problems zu verstehen: nämlich der Überforderung des modernen Subjektes, in Anbetracht des Verrinnens der eigenen begrenzten Lebenszeit Entscheidungen bezüglich des eigenen Lebensentwurfes zu fällen. Eine Überforderung, die in diesem speziellen Fall in dem verständlichen Wunsch vieler Frauen münden kann, die ›Zeit einfrieren zu wollen‹. Abschließend soll gefragt werden, ob die zeitliche Entgrenzung der weiblichen Fortpflanzung tatsächlich eine sinnvolle Antwort auf die geschilderte Problematik darstellt.

2. Egg-Freezing und Eierstockentnahme als Gegenmittel zum Diktat der ›biologischen Uhr‹

Die Fertilitätsphase der Frau ist, anders als die des Mannes, zeitlich limitiert, da eine Frau von Geburt an mit einer begrenzten Anzahl an Eizellen ausgestattet ist. Dieser Vorrat nimmt im Verlauf der Zeit bis zum Eintritt der Menopause, die das Ende der fertilen Phase markiert, kontinuierlich ab. Bei einer Frau gibt es somit ein klar definiertes Zeitfenster, innerhalb dessen sie sich fortpflanzen kann. Dieser Tatsache trägt die Redewendung von der ›biologischen Uhr‹ Rechnung, die immer lauter tickt, je näher sie dem Ende der von ihr gemessenen Zeit kommt. Während das durchschnittliche Lebensalter in den vergangenen Jahrzehnten konstant gestiegen ist,[3] hat sich der Zeitpunkt des Eintritts der Menopause im Wesentlichen nicht verändert. Ein neugeborenes Mädchen hat heute gute Chancen 100 Jahre alt zu werden, doch ihre Menopause wird nach wie vor um das 50. Lebensjahr eintreten, so dass sie fast die Hälfte ihrer Lebenszeit in der Menopause verbringen wird. Darüber hinaus sinkt bereits ab dem 30. Lebensjahr die Fertilitätsrate der Frau rapide ab, und zugleich nimmt die Rate chromosomaler Fehlverteilungen und somit das Risiko genetischer Erkrankungen beim Fötus zu.[4]

Während es bereits gelungen ist, durch verschiedene reproduktí-

---

[3] Vgl. dazu GBE (2012).
[4] Vgl. dazu den Beitrag von Geisthövel/Wetzka in diesem Band.

onsmedizinische Maßnahmen die Fortpflanzung von der Sexualität abzukoppeln (Pille, IVF) und sie von ›körperlichen Grenzen‹ zu befreien (Leihmutterschaft), richten sich aktuelle Bemühungen reproduktionsmedizinischer Forschung vor allem darauf, die weibliche Fortpflanzung zeitlich zu entgrenzen. Dabei spielen das so genannte Egg-Freezing und die Entnahme von Teilen des Eierstockes eine wesentliche Rolle.

Mit dem Begriff des ›Egg-Freezing‹ wird die Kryokonservierung von Oozyten bezeichnet. Bei diesem Verfahren werden einer Frau nach einer Hormonstimulation, die eine polyfollikuläre Reaktion induziert, durch eine transvaginale Follikelpunktion mehrere Eizellen entnommen. Diese können dann im unbefruchteten Zustand eingefroren und über mehrere Jahre konserviert werden. Zu einem späteren Zeitpunkt, der auch nach der Menopause liegen kann, können die aufgetauten Eizellen mit dem Sperma des Mannes befruchtet und der Frau wieder eingesetzt werden. In den vergangenen Jahren wurde ein neues Konservierungsverfahren erprobt, die so genannte Vitrifikation, die zu einem deutlichen Anstieg der erfolgreichen Geburtenraten geführt hat. Aktuell ist die Erfolgsrate an lebenden Geburten nach einer Kryokonservierung genauso hoch wie bei einer IVF mit frischen Oocyten,[5] und weit mehr als 1000 Kinder sind bereits nach diesem Verfahren geboren worden.[6]

Eine weitere Möglichkeit der Fertilitätserhaltung stellt die Kryokonservierung von Eierstockgewebe dar. Diese Methode wurde erstmals im Jahr 2000 erfolgreich erprobt. Durch eine Laparoskopie wurde ein Teil des Eierstocks der ersten Patientin entfernt und eingefroren konserviert. Zu einem späteren Zeitpunkt wurden Gewebeteile wieder aufgetaut und der Frau implantiert. Nach 15 Wochen hormoneller Stimulation konnten die Entwicklung eines Follikels und die Ovulation beobachtet werden. Zwei Wochen später bekam die Frau ihre Menstruation. Seit 2004 wurden weltweit mehrere erfolgreiche Transplantationen von kryokonserviertem Eierstockgewebe, die in eine Geburt mündeten, gemeldet,[7] wobei die Patientinnen jünger als 30 Jahre waren.

Sowohl das Egg-Freezing als auch die Kryokonservierung von Eierstockgewebe sind experimentelle Methoden, die ursprünglich entwickelt wurden, um onkologischen Patientinnen, die im Zuge einer

---
[5] Cobo et al. (2008).
[6] Noyes et al. (2011).
[7] Donnez et al. (2004) und (2011).

Krebsbehandlung infertil werden, eine Chance auf Fortpflanzung zu gewähren. Auch in Deutschland ist »das Einfrieren unbefruchteter Eizellen inzwischen ein gängiges Verfahren«, wie der Reproduktionsmediziner Olaf Naether vom Fertility Center Hamburg bestätigt.[8] Mittlerweile werden beide Maßnahmen immer häufiger auch für nicht-medizinische Belange angewendet und als kommerzielles Produkt Frauen angeboten, die aus sozialen Gründen infertil sind bzw. präventiv ihrer Infertilitätsphase vorbeugen wollen. Umfragen zeigen, dass eine stets größer werdende Gruppe von Frauen Interesse an diesen Techniken anmeldet. In einer englischen Studie gaben 69 % der befragten Medizinstudentinnen im Alter von 21 Jahren an, dass sie eine Eizellreserve anlegen würden.[9] Auch in Deutschland wächst das Interesse an diesen Methoden und in mindestens fünf reproduktionsmedizinischen Kliniken werden sie hierzulande auch für nicht-medizinische Belange angeboten.[10]

Doch was bedeutet soziale Infertilität und wodurch ist der steigende Wunsch von Frauen, ihre Eizellen oder ihr Eierstockgewebe einfrieren zu lassen, motiviert?

3. Soziale Infertilität

Wie oben dargestellt, ist die Fertilitätsphase der Frau zeitlich begrenzt. In den vergangenen Jahrzehnten hat sich das durchschnittliche Alter der Erstgebärenden in den westlichen Industrienationen stetig nach oben verschoben. Während 1965 das durchschnittliche Alter einer Frau bei ihrer ersten Geburt bei 24,9 Jahren lag, liegt es laut statistischem Bundesamt aktuell bei 30,5 Jahren. Das bedeutet, dass eine sehr große Anzahl von Frauen das Kinderkriegen auf ein höheres Alter verschiebt, obwohl sich dadurch das Risiko kinderlos zu bleiben sowie die Gefahren von Fehlgeburten und Schwangerschaftskomplikationen erhöhen. Dennoch nehmen ca. 30 % der (männlichen und weiblichen) Bevölkerung fälschlicherweise an, dass die Fertilitätsrate der Frau erst ab dem vierzigsten Lebensjahr abnähme.[11]

---

[8] Schäfer (2010).
[9] O'Callaghan (2010).
[10] Vgl. Profertilitas (2012).
[11] Sütterlin/Hoßmann (2007).

Ein Kind ja, aber erst irgendwann ...

Diese Tatsache ist sicherlich nur eine Ursache für die radikale Verschiebung, die sich seit einigen Jahrzehnten vollzieht, zumal diese Entwicklung nicht nur Frauen, sondern auch Männer betrifft. Laut einer Erhebung, die 2010 in Baden-Württemberg durchgeführt wurde, waren Väter bei der Geburt ihrer Kinder bereits 35 Jahre alt, im Jahr 2000 waren sie im Schnitt noch 1,6 Jahre jünger.[12] Die Erhebung zeigt darüber hinaus, dass es eine auffällig hohe Anzahl von Geburten gab, bei denen die Väter relativ alt waren: So gab es im Jahr 2010 bereits mehr Väter, die bei der Geburt ihrer Kinder mindestens 45 Jahre alt waren als Männer, die im Alter von höchstens 26 Jahren Vater geworden sind.[13] Auch in diesem Fall dürfte die weit verbreitete, aber falsche Annahme, die Fertilität des Mannes bliebe unverändert, da Männer bis ins hohe Alter Keimzellen produzieren und fortpflanzungsfähig sind, eine Ursache für diesen Trend sein. Studien haben allerdings gezeigt, dass das Sperma bei steigendem Alter des Vaters zunehmend genetische Mutationen produziert und in weitaus mehr Fällen als die weiblichen Keimzellen für Erkrankungen des Kindes ursächlich ist.[14]

Neben den Fehlinformationen bezüglich der weiblichen und der männlichen Fertilität werden längere Ausbildungszeiten, familienunfreundliche Strukturen in der Arbeitswelt sowie die aktuell stark verschärfte ökonomische Verunsicherung als Faktoren angegeben, die die genannte Entwicklung maßgeblich verursachen und beeinflussen.

Doch selbst in Frankreich – einem Land, das sich mit Irland und Großbritannien die Spitzenplätze im europäischen Vergleich der Geburtenraten teilt, weil dort viel in die Familienpolitik investiert wurde, so dass Frauen frühzeitig nach der Geburt ihrer Kinder wieder in den Beruf einsteigen[15] können – hat sich das Alter der Erstgebärenden von 25,1 Jahren im Jahr 1980 auf 27,9 Jahre im Jahr 2000 erhöht.[16] Dies scheint darauf hinzudeuten, dass strukturelle Probleme nicht allein eine Erklärung dafür geben können, weshalb sich Frauen wie Männer immer später für das Kinderbekommen entscheiden. Diese Entwicklung hat weitere Ursachen, die im Folgenden dargestellt werden sollen: *Erstens* die Veränderung der Bedeutung, die das Kinderkriegen für mo-

---

[12] Aus der Erhebung geht allerdings nicht hervor, ob es sich dabei um das erste Kind handelt.
[13] SLBW (2012).
[14] Wyrobek et al. (2006).
[15] Luci (2011).
[16] European Commission (2005).

derne Frauen hat, *zweitens* das Aufkommen eines neuen Frauenideals sowie *drittens* die moderne Vorstellung von Liebesbeziehungen.

3.1 Der Kinder-Wunsch

»Ich sage oft, ich habe meine Kinder so unbewußt auf die Welt gestellt, weil es einfach dazu gehört hat. […] Aber ich frage mich ab und zu, ob ich, wenn ich heute entscheiden könnte, so unbedingt das Gefühl hätte, ich müsse Kinder haben. Ich bin da nicht sicher.«[17]

Dieses Zitat zeigt auf prägnante Weise, dass eine radikale Verschiebung bezüglich der Bedeutung der Fortpflanzung stattgefunden hat. Kinder zu bekommen war über Jahrhunderte hinweg die eigentliche Aufgabe einer Frau und stellte eine nicht zur Disposition stehende Selbstverständlichkeit dar. Mittlerweile hat das ›Kinderkriegen‹ dagegen den Status eines Wunsches erlangt, den man hegen und verwirklichen kann, den man aber genauso gut nicht anstreben und nicht erfüllen muss.

Seit den sechziger Jahren haben sich weibliche Lebensläufe radikal verändert. Durch die feministische Emanzipationsbewegung entstand für immer mehr Frauen die Möglichkeit, ein selbstbestimmtes Leben zu führen, zu dem die Mutterschaft und ein Familienleben dazugehören konnten, es aber nicht zwangsweise mussten, wie es bis dahin der Fall gewesen war. Es wurden politische und gesellschaftliche Entscheidungen getroffen, die die Ausbildungs- und Berufswelt, die aktive Teilnahme am politischen und öffentlichen Geschehen für Frauen zugänglich machten. Doch es war vor allem eine medizinische Innovation, die dazu führte, dass immer mehr Frauen das eigene Frausein nicht mehr unmittelbar mit Muttersein in Verbindung brachten: die Einführung der Pille und die daraus folgende Entkopplung von Sexualität und Fortpflanzung. Die Pille ermöglichte es der Frau, bewusst die Wahl für oder gegen ein Kind zu treffen. Mutterschaft ist seither keine Selbstverständlichkeit mehr, sie ist nicht mehr das Resultat biologischer oder sozialer Zwänge, sondern einer bewusst getroffenen persönlichen Entscheidung. Erst dadurch, dass sich eine Frau bewusst für oder gegen das

---

[17] Interview-Aussage in Ley (1984).

Kinderkriegen entscheiden kann, gibt es so etwas wie einen Kinder*wunsch*. Indem das Kinderhaben zu einem individuellen Wunsch geworden ist, ist es gleichzeitig, wie die Soziologin Beck-Gernsheim bemerkt, zu einer *Frage* geworden, die sich jede Frau stellen muss.[18] Das Kinderkriegen ist eine mögliche Option unter vielen, die in Erwägung gezogen, verwirklicht oder ausgeschlossen werden kann.

3.2. Die Pflicht zur Pille

Die Emanzipationsbewegung hat das Selbstbestimmungsrecht der Frau erkämpft und Freiheiten eröffnet, die vermutlich kaum eine Frau heute missen will. Dennoch zeigt sich nach einigen Jahrzehnten, dass die errungenen Freiheiten auch eine Schattenseite haben. Die gewonnene Entscheidungsfreiheit scheint sich nämlich immer mehr in ihr Gegenteil zu verwandeln. Wenn es einerseits stimmt, dass Frauen heute erfreulicherweise größere Entscheidungsfreiheiten bezüglich der Gestaltung ihres Lebens genießen, so haben sich zugleich auch die gesellschaftlichen Erwartungen an sie gewandelt. Wie es scheint, hat die Einführung der Pille nicht nur dazu geführt, dass Frauen den Zeitpunkt ihrer Schwangerschaft planen können und sich somit auch auf andere Aspekte des Lebens, wie z. B. die Ausbildung oder den Beruf konzentrieren können, sondern stillschweigend ist aus diesem Können ein Sollen geworden. Die moderne Frau hat sich zwar von vielen Zwängen emanzipiert, die mit den im Verlauf des 18. und vor allem 19. Jahrhunderts etablierten Rollenbildern der Mutter und Hausfrau einhergingen. Allerdings ist an deren Stelle aktuell ein nicht weniger herausforderndes und leitendes Ideal getreten: das der jungen Frau, die aufgeklärt, aktiv und möglichst attraktiv zu sein hat, die ihren Lebensentwurf rational plant, umsetzt und bei ihrer Planung – und das ist, wie Beck-Gernsheim zu Recht bemerkt, der springende Punkt – nichts dem Zufall überlässt und daher selbstverständlich und konsequent die Verhütungsangebote der Reproduktionsmedizin nutzt.[19] Frauen wird heute nicht lediglich ermöglicht, eine Ausbildung und einen Beruf auszuüben, sofern sie es wollen, sondern es gilt, zumindest in der mittleren und oberen Schicht moderner westlicher Gesellschaften als eine

---

[18] Beck-Gernsheim (2006), S. 102–104.
[19] A.a.O., S. 116–117.

Selbstverständlichkeit, dass sie nach dem Schulabschluss eine Ausbildung bzw. ein Studium absolvieren und anschließend einen Beruf ausüben. Da die Frauen dabei oft erfolgreich sind, wachsen auch der eigene Wunsch und die soziale Erwartung, nicht nur teilzeitmäßig im Beruf aktiv zu sein, sondern sich in diesem zu etablieren, was im heutigen globalisierten Arbeitsmarkt bedeutet, dass man Zusatzqualifikationen, Auslandsaufenthalte, Sprachkenntnisse usw. erwerben und ein hohes Maß an zeitlicher sowie örtlicher Flexibilität aufbringen muss. Unter diesen Bedingungen hat sich stillschweigend eine Verschiebung vollzogen dahingehend, dass die moderne Frau nicht mehr lediglich die *Möglichkeit* hat, den Zeitpunkt einer Schwangerschaft nach eigenem Ermessen zu bestimmen, sondern geradezu die *Pflicht* dazu. Aus dem ›bewusst entscheiden Können‹ ist die Pflicht zur bewussten Entscheidung geworden.[20] Eine Frau, die nicht die Angebote der Verhütungsindustrie annimmt und somit ihren Lebensentwurf durch den ›Zufall‹ einer Schwangerschaft ›gefährdet‹, kann sich sogar mit dem Vorwurf des unvernünftigen und irrationalen Handelns konfrontiert sehen.[21]

Als Konsequenz aus diesem neuen weiblichen Leitbild sowie den damit verknüpften individuellen und gesellschaftlichen Erwartungen ergibt sich die Tatsache, dass das Zeitfenster, in dem sich eine Frau ›vernünftigerweise‹ mit dem Kinderwunsch beschäftigen und ihn gegebenenfalls verwirklichen sollte, immer kleiner wird. Sind Auslandsaufhalte, akademische Abschlüsse und eine gewisse berufliche und ökonomische Sicherheit erlangt, ist die moderne Frau Ende zwanzig, Anfang dreißig, was bedeutet, dass sie aus biologischer Sicht die ›besten Jahre‹, sprich die Jahre, in denen sie am fruchtbarsten ist, bereits hinter sich hat.

Doch neben den Anforderungen der Ausbildung und des Berufes kommen weitere entscheidende Aspekte hinzu, die die Frage nach dem Kinderwunsch für die moderne Frau zur Zerreißprobe werden lässt: Da das Kinderkriegen keine Selbstverständlichkeit mehr ist, sondern das Resultat einer bewussten individuellen Entscheidung, müssen neben pragmatischen Rahmenbedingungen, wie z. B. ökonomischer Sicherheit und Betreuungsmöglichkeiten, weitere persönliche Bedingungen erfüllt sein. Kinder werden heute nach wie vor meistens als Krönung eines Liebesverhältnisses angesehen. Doch auch Liebesverhältnisse

---

[20] Ebd.
[21] Ebd.

haben sich gewandelt und zwar so, dass das moderne Liebesverständnis dazu führen kann, dass die Entscheidung für ein Kind sowohl von Frauen als auch von Männern immer später und immer seltener getroffen wird.

3.3. Wo ist ›Mr. Right‹ bzw. wann kommt ›Die Richtige‹?

Im Zuge der Modernisierung westlicher Gesellschaften haben sich nicht nur das Rollenbild und Selbstverständnis von Frauen gewandelt, sondern auch das Verständnis von Liebe. Das moderne Verständnis von Liebe ist, wie die israelische Soziologin Eva Illouz überzeugend dargestellt hat,[22] dadurch charakterisiert, dass Liebesverhältnisse nicht mehr primär durch politische, ökonomische und gesellschaftliche Regeln normiert sind, sondern eine rein individuelle Angelegenheit darstellen. Männern und Frauen ist es nicht mehr vorgeschrieben, wen sie zu lieben bzw. zu heiraten haben, sondern sie dürfen diese Entscheidung den eigenen Vorlieben entsprechend treffen. Parallel zu dieser ›Individualisierung der Liebe‹ haben auch gesellschaftliche oder herkunftsbedingte Barrieren an Gültigkeit verloren, räumliche Distanzen können sowohl in der realen oder mittlerweile häufiger in der virtuellen Welt überwunden werden, so dass die Begegnungsmöglichkeiten mit immer mehr Menschen und potentiellen ›Liebesobjekten‹ stetig steigen. Doch diese Liberalisierung der Liebesverhältnisse hat wiederum eigentümliche Schwierigkeiten hervorgebracht: Der moderne Mann und die moderne Frau, die nun frei sind, sich aus einem immer größer werdenden Pool an potentiellen Liebespartnern zu entscheiden, stehen vor der Frage, wie, d. h. nach welchen Kriterien, sie die Entscheidung zugunsten eines Liebespartners fällen sollen. Zumal jedermann den Anspruch hat, die möglichst beste Wahl zu treffen, also den Partner zu finden, der am besten zu den eigenen Bedürfnissen, Wünschen, Lebensstilpräferenzen, Lebensplänen und nicht zuletzt zu den eigenen Gefühlen passt. Dabei bemerkt Illouz, dass die moderne romantische Liebeswahl »sich zwischen der kognitiven Überwachung der freiwilligen Entscheidung und der unfreiwilligen Dynamik spontaner Empfindungen einen Weg bahnen« muss und dabei von einem Übermaß an

---

[22] Illouz (2011).

Wahlmöglichkeiten geplagt wird.[23] Der moderne Mensch, der sein Leben nach individuellen Vorlieben entwirft und den geeigneten Partner für sich sucht, muss sich einem ständigen Prozess der Introspektion und der Selbstprüfung unterwerfen, um überhaupt herauszufinden und sicherzustellen, was er will und welche Kriterien der ideale Partner erfüllen muss. Dieser Prozess der Selbstfindung und Selbstprüfung wird ständig durch neue Angebote an Selbstverwirklichungsmöglichkeiten genährt und bleibt daher häufig in einem unabgeschlossenen Zustand. Parallel zu diesem ständigen Prozess der Selbstfindung findet ein Prozess der Informationssammlung statt, denn die moderne Liebessuche wird wie alle weiteren Aspekte des Lebensentwurfes zum großen Teil rationalisiert. Das heißt, dass das moderne Subjekt eine rational begründete Entscheidung fällen will. Es werden daher Informationen über potentielle Liebespartner gesammelt und verglichen (dies zeigt sich besonders deutlich an den Partnerbörsen im Internet), was jedoch dazu führt, dass Menschen immer häufiger Vergleiche anstellen, die letztlich die Fähigkeit zu einer intuitiven, schnellen Entscheidung blockieren. Im Endeffekt, so das Fazit von Illouz, führt die moderne Vorstellung von Liebe dazu, dass viele Menschen überhaupt nicht mehr in der Lage sind, eine Entscheidung zu treffen. Sie sind zum einen von dem Überangebot an Möglichkeiten überfordert und zum anderen wächst der eigene Anspruch, das Optimale für sich zu wollen und damit zusammenhängend die Befürchtung, die bessere Möglichkeit doch versäumen zu können. Hinzu kommt, dass viele Menschen nach wie vor an einem Liebesideal orientiert sind, das durch die Merkmale der Ausschließlichkeit und der ewigen Treue charakterisiert ist. Es versteht sich von selbst, dass unter diesen Voraussetzungen die Bereitschaft, sich auf einen Liebespartner einzulassen oder gar ein zeitlich in die Zukunft bindendes Versprechen, wie das der Ehe, abzugeben, schwindet.

Die Unfähigkeit eine Entscheidung zu treffen, mündet bei vielen in einen Zustand der Indifferenz und Ambivalenz. Ein Zustand, der, so Illouz, einer Form von Willenlosigkeit gleicht, welche aber nicht aus reinem Desinteresse entsteht, sondern vielmehr Ausdruck der Tatsache ist, dass man Vieles, oft vielleicht auch Widersprüchliches, will und kein Ausschlusskriterium findet, um eine Wahl zu treffen.[24] Die mo-

---

[23] A.a.O., S. 173.
[24] Ebd., S. 184 ff.

derne Frau und der moderne Mann sind häufig nicht in der Lage, eine Entscheidung zu fällen und sich zu binden. Es versteht sich von selbst, dass, wenn Liebesbeziehungen diese Struktur aufweisen und das Kinderkriegen nach wie vor im Rahmen einer partnerschaftlichen Liebesbeziehung angestrebt wird, mit dem Aufschub einer Entscheidung zugunsten eines Partners auch ein Aufschub der Entscheidung für ein Kind einhergeht.

Zusammenfassend stellt sich die folgende Problemkonstellation dar: Dadurch, dass Kinderkriegen keine Selbstverständlichkeit mehr, sondern das Resultat eines rational durchdachten und geplanten Kinderwunsches ist, müssen sich Frauen aktiv dafür entscheiden. Durch die Emanzipationsbewegung stehen Frauen heute vermehrt Möglichkeiten der Selbstverwirklichung offen, sei es durch Bildung, Beruf, Tätigkeiten im öffentlichen Leben usw. Die Liberalisierung der Liebe hat ebenfalls einen Zuwachs an Freiheit erbracht, und der Liebespartner darf heute nach individuellen Bedürfnissen und Vorstellungen ausgesucht werden. Doch speziell aus weiblicher Sicht sind diese errungenen Freiheiten auch mit Problemen verbunden, die letzlich darin münden, dass eine Frau in einem immer enger werdenden Zeitrahmen grundlegende Entscheidungen fällen muss wie die, ob sie ein Kind möchte oder nicht. Eine Entscheidung, die unter Umstände andere Selbstverwirklichungsmöglichkeiten ausschließt und die heute für viele zur Zerreißprobe wird, weil sich die idealen Rahmenbedingungen, in denen man ›vernünftigerweise‹ Kinder bekommen sollte, sehr verkompliziert haben.

Welchen Lösungsansatz für diese speziell weibliche Problematik bietet nun die Einführung von Egg- bzw. Ovarian-Tissue-Freezing? Eine Frau, die eine Eizellreserve angelegt hat, bringt es treffend auf den Punkt: »Ich habe im Grunde die Zeit angehalten.«[25] Das Versprechen dieser reproduktionsmedizinischen Maßnahmen ist es, Frauen von dem Druck ihrer biologischen Uhr, also dem Druck der Zeit und von dem damit zusammenhängenden Entscheidungsdruck zu befreien. Abgesehen davon, dass beide beschriebenen Methoden nach wie vor im experimentellen Zustand sind und es keine Langzeitstudien über die Entwicklung und das Wohlergehen der Kinder, die nach diesen Verfahren gezeugt wurden, gibt; abgesehen davon, dass beide Eingriffe mit Belastungen und möglichen gesundheitlichen Risiken für die Frau ein-

---

[25] Orig. »I've basically halted time«, zit. in Hughes (2012).

hergehen und die Erfolgsrate bei diesen Verfahren nach wie vor bescheiden ist, so dass von einer ›Fertilitäts-Versicherung‹ aktuell keine Rede sein kann; abgesehen von der von feministischer Seite bereits aufgeworfenen Befürchtung, dass auch in diesem Fall die Möglichkeit, diese Techniken zu nutzen bald zu einer Notwendigkeit bzw. Pflicht für Frauen werden könnte,[26] stellt sich grundlegend die Frage, ob der Versuch, ›die Zeit einzufrieren‹, ein adäquater Lösungsansatz für diese Problematik ist.

4. Das Leiden an der verrinnenden Zeit

Die beschriebene Problematik, die sich für Frauen in Bezug auf die Frage nach dem Kinderwunsch stellt, ist paradigmatisch für eine tiefergehende Problematik, die im Zuge der Moderne an Dringlichkeit gewonnen hat. Die Individualisierung, welche moderne Gesellschaften prägt, hat zu einer starken Aufwertung des individuellen Lebens geführt. Sofern man die eigenen Glücks- und Erfüllungserwartungen nicht mehr auf ein ›ewiges Leben‹ im Jenseits projiziert, hängt alles Glück und das Streben nach Erfüllung von Möglichkeiten ab, die sich im Hier und Jetzt ergeben müssen, nämlich in jenem einen Lebensentwurf, den man eigenständig, rational und selbstverantwortlich planen und gestalten muss. Parallel zu dem individuellen Anspruch der Selbstverwirklichung wächst in jedem Bereich moderner westlicher Gesellschaften – Peter Gross spricht dabei von der »Multioptionsgesellschaft«[27] – das Angebot an Verwirklichungsmöglichkeiten so rasch, dass das Leben unwahrscheinlich kurz erscheint: Denn es bleibt immer weniger Zeit für immer mehr Möglichkeiten und Wünsche. Die Menschen, so sieht es der britische Soziologe Michael Young,

> »sind sich vermehrt bewusst, dass es andere Orte auf der Welt gibt, wo sie sein könnten, zusammen mit anderen Männern oder mit anderen Frauen, in anderen Zusammenkünften bei anderen Konferenzen oder Ausstellungen, auf anderen Wanderwegen. Sie könnten andere Bücher lesen, in anderen Mondnächten«.[28]

---

[26] Vgl. Harwood (2009).
[27] Gross (2005).
[28] Young (1988), S. 217 (Übersetzung C. B.).

Lebensmöglichkeiten zu realisieren und damit eine Lebensgeschichte nach eigenen Plänen und Wünschen zu entwerfen, ist daher immer mit dem schmerzhaften Verzicht auf andere Lebensmöglichkeiten verbunden. Obwohl Menschen unterschiedliche Talente und Interessen in sich vereinigen, völlig disparate Pläne und Wünsche, die sie in vielfältiger Weise realisieren können, steht ihnen nur der Vollzug einer einzigen Lebensgeschichte zu.

Diese Tatsache kann in zweifacher Hinsicht problematisch werden: Einerseits, weil damit eine ständige Frustration der eigenen Selbstverwirklichungsansprüche einhergeht, da man nicht alle möglichen Facetten der eigenen Person entfalten und nicht alle Vorstellungen und Wünsche verwirklichen kann. Andererseits stellt sich dadurch die schwierige Frage nach den Kriterien, anhand derer die Entscheidung zugunsten der einen oder der anderen Möglichkeit gefällt werden soll. Eine Frage, die deshalb brisant ist, da sie letztlich über das Gelingen oder aber das Misslingen des eigenen Lebensentwurfes entscheidet. Sofern man sich der Tatsache bewusst ist, dass man als Autor der eigenen Lebensgeschichte auch die Verantwortung für ihren Verlauf trägt, wird ersichtlich, dass der Entwurf der eigenen Lebensgeschichte leicht zur Überforderung des Einzelnen führen kann. Diese Überforderung wächst, wie soeben gezeigt, in dem Maße, in dem die Auswahlmöglichkeiten sich ausweiten und kann letztlich zu einer Blockade der Entscheidungsfähigkeit führen. Mit der Konsequenz, dass man das Risiko eingeht, ein Leben im Aufschub zu leben, also eines, in dem man sich indifferent von einer Möglichkeit zur nächsten treiben lässt, ohne sich jemals festlegen zu können, oder eines, in dem man nichts Eigenes entscheidet und die Entscheidung passiv dem ›Lauf der Dinge‹ überlässt.

Die Angst, das Wichtigste und Beste zu versäumen, die Frustration überhaupt entscheiden zu müssen, statt alles, was man will, ausprobieren und ausleben zu können, sowie die Orientierungslosigkeit oder Überforderung in Anbetracht des reichen Angebots an Verwirklichungsmöglichkeiten führen zu dem ›Leiden an der verrinnenden Zeit‹. Denn faktisch stellt sich die Notwendigkeit, eine Wahl zu treffen, erst in Anbetracht der zeitlich-endlichen Konstitution der menschlichen Natur. Nur derjenige, der sich der Tatsache bewusst ist, dass er nur eine begrenzte Zeit zur Verfügung hat, um bestimmte Lebensoptionen und einen bestimmten Lebensplan zu verwirklichen, kann den Druck der verrinnenden Zeit wahrnehmen. Wer in dem Glauben lebt, unbegrenzt viel Zeit zur Verwirklichung seiner disparaten Wünschen und Pläne zur Verfügung zu haben, der wird die Notwendigkeit einer Entscheidung nicht verspüren.

5. Die biologische Uhr: Fluch oder Segen?

Betrachtet man die Problematik, die sich hinter dem Angebot des Egg- und Ovarian-Tissue-Freezing verbirgt, unter dem Aspekt der Temporalität, so wird deutlich, dass die Menopause im Grunde genommen eine spezielle Form von Endlichkeitserfahrung ist, die technisch umgangen werden soll. Die Gründe und die Bedingungen, die dazu führen, dass Frauen den Wunsch verspüren, diese zeitliche Grenze zu umgehen, sind dargestellt worden. Es stellt sich nun die Frage, wie dieser Wunsch zu bewerten ist und ob durch diese Handhabe tatsächlich eine Lösung der Problematik erlangt werden kann.

Die Menopause markiert den Zeitpunkt, in dem die Möglichkeit Kinder zu bekommen unwiederbringlich erloschen ist. Faktisch ist jeder Augenblick menschlichen Lebens durch seine Vergänglichkeit und Unwiederbringlichkeit ausgezeichnet. Doch solange man die Hoffnung hat, Lebensmöglichkeiten noch verwirklichen zu können, solange noch ein Möglichkeitshorizont vorhanden ist, spielt die Vergänglichkeit der Zeit meistens keine Rolle – in dem Sinne, dass man sie nicht bewusst wahrnimmt. Dies zeigt sich insbesondere an den Unterschieden, die im Zeiterleben jüngerer und älterer Menschen bestehen. Die Jugend kann sich häufig der Illusion der eigenen Unsterblichkeit hingeben, da ihr noch alle Lebensmöglichkeiten offen zu stehen scheinen. Im Alter ist das Zeiterleben dagegen durch eine verstärkte Wahrnehmung des Vergehens der Zeit charakterisiert, die dadurch zustande kommt, dass die Zukunft durch den absehbaren Eintritt des eigenen Todes begrenzt ist.[29] Die bewusste Wahrnehmung einer zeitlichen Grenze führt unmittelbar zur bewussten Einsicht in die Vergänglichkeit der eigenen Lebenszeit und der damit zusammenhängenden Lebensmöglichkeiten. So gesehen haben zeitliche Begrenzungen, wie die

---

[29] Für eine ausführliche Darstellung der Veränderungen des Zeiterlebens vgl. Claudia Bozzaro: Das Leiden an der verrinnenden Zeit. Eine ethisch-philosophische Untersuchung zum Zusammenhang von Alter, Leid und Zeit am Beispiel der Anti-Aging-Medizin. Stuttgart-Bad Cannstatt: frommann-holzboog (erscheint vorauss. Ende 2013).

der weiblichen Fortpflanzung, eine doppelte Valenz: Sie sind einerseits eine Begrenzung des Selbstverwirklichungsanspruches der Frau, denn sie zwingen dazu, sich zu der Frage nach dem eigenen Kinderwunsch zu verhalten, andererseits kann dies aber auch als Chance begriffen werden, sowohl die eigenen als auch die gesellschaftlich induzierten Selbstverwirklichungsansprüche nach ihrer Relevanz für sich und den eigenen Lebensentwurf zu hinterfragen. Anders gesagt, der Entscheidungsdruck, der mit dem Vergehen der begrenzten Zeit entsteht, kann positiv als Gelegenheit verstanden werden, die Wertvorstellungen, nach denen man den eigenen Lebensentwurf ausrichten will, zu hinterfragen und genauer zu fokussieren.

Der nachvollziehbare Wunsch nach einer Entgrenzung des weiblichen Fortpflanzungszeitraumes, welche in einzelnen Fällen durchaus sinnvoll sein kann, kann aber auch dazu führen, dass die Frage nach dem eigenen Kinderwunsch immer wieder aufgeschoben wird. Denn wie die oben geschilderte Suche nach dem ›perfekten Partner‹ Schwierigkeiten aufwirft, die letztlich in der Unfähigkeit, sich zu entscheiden und zu binden, münden – genauso problematisch dürfte es sein, den ›perfekten Zeitpunkt‹ für das Kinderkriegen festzulegen, wenn man auf keine zeitlichen Grenzen mehr Rücksicht nehmen muss. Der Druck der ›biologischen Uhr‹ kann dagegen als Chance aufgefasst werden, sich die Frage zu stellen, welchen Stellenwert Kinder im eigenen Leben haben könnten und ob man bereit ist, das Wagnis einzugehen, ein Wesen mit eigenen Bedürfnissen, einem eigenständigen Charakter und eigenen Lebensvorstellungen in den eigenen durchdachten und durchgeplanten Lebensentwurf zu integrieren.

Techniken wie das Egg- und das Ovarian-Tissue-Freezing sind zwar konsequente, aber unzureichende Antworten auf das Problem der Verschiebung der Elternschaft. Zwar mag in einzelnen Fällen der Rekurs auf diese Techniken sinnvoll sein, es bleibt jedoch zu befürchten, dass eine Entgrenzung der Fortpflanzung dazu führen könnte, dass Frauen die Auseinandersetzung mit der Frage nach dem eigenen Kinderwunsch bzw. die Verwirklichung ihres Wunsches immer wieder aufschieben würden. Wichtiger wäre es, sowohl auf individueller als auch auf gesellschaftlicher Ebene das Bewusstsein entstehen zu lassen, dass die menschliche Natur endlich und kontingent ist und somit nicht alle Selbstverwirklichungsansprüche gleichermaßen realisiert werden können.

Claudia Bozzaro

Literatur

Beck-Gernsheim, Elisabeth (2006): Die Kinderfrage heute. Über Frauenleben, Kinderwunsch und Geburtenrückgang. München: Beck.
Cobo, Ana et al. (2008): Comparison of concomitant outcome achieved with fresh and cryopreserved donor oocytes vitrified by the Crotop method. In: Fertility and Sterility 89 (6), S. 1657–64.
Donnez, Jacques et al. (2004): Livebirth after orthotopic transplantation of cryopreserved ovarian tissue. In: Lancet 364 (9443), S. 1405–1410.
– (2011): Children born after autotransplantation of cryopreserved ovarian tissue. A review of 13 live births. In: Annals of Medicine 43 (6), S. 437–450.
European Commission (2005) (Hrsg.): Reconciliation of work and private life: a comparative review of thirty European countries. Luxemburg: Office for Official Publications of the European Communities.
GBE/Gesundheitsberichterstattung des Bundes (2012): Durchschnittliche Lebenserwartung (OECD Health Data). Abruf unter: http://www.gbe-bund.de/gbe10/abrechnung.prc_abr_test_logon?p_uid=gastg&p_aid=&p_knoten=FID&p_sprache=D&p_suchstring=9120 [September 2012].
Gootman, Elissa (2012): So eager for grandchildren, they're paying the egg-freezing clinic. In: New York Times, 13.05.2012.
Gross, Peter (2005): Die Multioptionsgesellschaft. Frankfurt: Suhrkamp.
Harwood, Karey (2009): Egg freezing. A breakthrough for reproductive autonomy? In: Bioethics 23 (1), S. 39–46.
Hughes, Virginia (2012): Frozen in time. In: New Scientist, 214 (2860), S. 40–43.
Illouz, Eva (2011): Warum Liebe weh tut. Berlin: Suhrkamp.
Ley, Katharina (1984): Von der Normal- zur Wahlbiographie? In: Martin Kohli/Günther Robert (Hrsg.): Biographie und soziale Wirklichkeit. Neue Beiträge und Forschungsperspektiven. Stuttgart: Metzler, S. 239–260.
Luci, Angela (2011): Frauen auf dem Arbeitsmarkt in Deutschland und Frankreich. Warum es Französinnen besser gelingt, Familie und Beruf zu vereinbaren. Berlin: Friedrich-Ebert-Stiftung.
Noyes, Nicole et al. (2011): Oocyte cryopreservation as a fertility preservation measure for cancer patients. In: Reproductive Biomedicine Online 23 (3), S. 323–333.
O'Callaghan, Tiffany (2010): Freezing eggs to delay starting a family? In: Time Healthland v. 28.06.2010. Abruf unter: http://healthland.time.com/2010/06/28/freezing-eggs-to-delay-starting-a-family/#ixzz26Qmd8Ccj [September 2012].
Profertilitas (2012): Einfrieren von Eizellen – wenn der Kinderwunsch noch fern ist. Abruf unter: http://www.presseportal.de/pm/105159/2240411/einfrieren-von-eizellen-wenn-der-kinderwunsch-noch-fern-ist [September 2012].
Schäfer, Susanne (2010): Mehrheit der Frauen wollen ihre Eizellen einfrieren lassen. In: Spiegel online v. 29.06.2010. Abruf unter: http://www.spiegel.de/wissenschaft/medizin/familienplanung-mehrheit-der-frauen-moechte-ihre-eizellen-einfrieren-a-703502.html [September 2012].

SLBW/Statistische Landesamt Baden-Württemberg (2012): »Späte Vaterschaft« liegt im Trend. Abruf unter: http://www.statistik-bw.de/pressemitt/2012190.asp [September 2012].

Sütterlin, Sabine/Hoßmann, Iris (2007): Ungewollt kinderlos. Was kann die moderne Medizin gegen den Kindermangel in Deutschland tun? Berlin: Berlin-Institut für Bevölkerung und Entwicklung.

Wyrobek, Andrew J. et al. (2006): Advancing age has differential effects on DNA damage, chromatin integrity, gene mutations, and aneuploidies in sperm. In: Proceedings of the National Academy of Sciences of the United States of America, 103 (25), S. 9501–9506.

Young, Michael (1988): The metronomic society – natural rhythms and human timetables. London: Thames and Hudson.

Natürlichkeit und Kontingenz

Zu zwei Begriffen und deren Orientierungsfunktion bei reproduktionsmedizinischen Anwendungsfragen

Oliver Müller

Die moderne Medizin verändert den Handlungsrahmen des Menschen. Immer umfangreichere Eingriffe in den menschlichen Körper sind möglich geworden, die weit reichende Folgen sowohl für die leiblich-seelische Konstitution von Personen und für die individuelle Lebensgestaltung als auch für soziale Praxen und gesellschaftliche Gefüge haben. Die medizintechnischen Erweiterungen der Verfügbarkeitssphäre verlangen Entscheidungen auf den verschiedensten Ebenen: Patienten und ›Kunden‹ müssen sich zu den Therapieangeboten verhalten, bei denen sich mitunter die Krankheitsbehandlung von der ›Gestaltung‹ der Lebensführung nur noch schwer unterscheiden lässt, wie die Debatte um eine »wunscherfüllende Medizin« zeigt.[1] Ärzte müssen Entscheidungen darüber fällen, wann sie in ihrem Handeln Technologien oder Pharmazeutika verwenden, die dem Therapieziel dienen, und wann sie sich bloß von technologischen Moden leiten lassen und sich etwa fragwürdiger Präventionsbegriffe zur Legitimierung ihres Handelns bedienen. Auf politischer Ebene müssen Entscheidungen darüber gefällt werden, ob die medizintechnischen Entwicklungen sich weiterhin mit dem Wertesystem einer Gesellschaft vereinbaren lassen und ob die bestehenden Gesetze ausreichend sind oder novelliert werden müssen.

Für gewissenhafte und sachgerechte Entscheidungen bedarf es transparenter normativer Reflexionen und evaluativer Sensibilisierungsprozesse. Dabei kann es helfen, kulturell tief verankerte Begriffe auf ihre normative Orientierungsfunktion hin zu untersuchen, da wir auf diese Weise Orientierungsräume erschließen können, die zur Vielschichtigkeit der conditio humana gehören. Zu derartigen Begriffen gehört die ›Natürlichkeit‹ ebenso wie die ›Kontingenz‹. Mit beiden Begriffen können wir normativ relevante Erfahrungs- und Sinndimensio-

---

[1] Siehe dazu Kettner (2009); Maio (2011a.); Eichinger (2011).

nen erfassen, die helfen können, zu Entscheidungen zu kommen, denn mit ihnen rücken Selbst- und Weltverhältnisse in den Blickpunkt, die weder in den in der Medizinethik verbreiteten prinzipienethischen Ansätzen, noch in den deontologischen oder utilitaristischen Ethiktypen angemessen zum Thema werden. Mit dem Rekurs auf Begriffe wie Natürlichkeit und Kontingenz wird man den Herausforderungen durch aktuelle Medizintechnologien insofern gerecht, als diese nicht selten an Grundüberzeugungen unserer Lebenspraxis und an elementare Wertvorstellungen rühren. Wenn wir die durch Medizintechnologien provozierten Änderungen in unserem Selbst- und Weltverhältnis samt der entsprechenden Implikationen für unseren Handlungshorizont angemessen beschreiben und bewerten wollen, hilft es, sich derjenigen Begriffe zu bedienen, mit denen wir auch Fragen der Lebensführung in den Blick bekommen.

Dies muss in keiner Weise den Schluss bedeuten, dass Natürlichkeit und Kontingenz als *Konkurrenzbegriffe* zu etablierten Prinzipien, wie dem Nicht-Schadens-Prinzip, oder zu Begriffen wie dem der Person zu verstehen sind, sondern als *Korrespondenzbegriffe*, die das oft intrikate Verhältnis zwischen existentiellen Fragen und den durch Medizintechnologien erweiterten Handlungs- und Eingriffsoptionen besser zu erfassen und tiefer zu durchdringen helfen. Während die Kontingenz in der medizinethischen Debatte immer wieder fruchtbar gemacht wird,[2] gleichwohl aber eine Randexistenz führt, wird in Bezug auf den Natürlichkeitsbegriff seit längerem eine hitzige Debatte geführt.[3] Dies kann man vor aller inhaltlichen Festlegung als Ausdruck eines sich in diesem Begriff prismatisch brechenden Orientierungsbedürfnisses verstehen.

In einem ersten Teil soll im Folgenden die ethische Orientierungsfunktion von Natürlichkeit und Kontingenz mit begrifflichen und normativen Überlegungen philosophisch gerahmt werden. Im zweiten Teil wird am Beispiel der postmenopausalen Schwangerschaft und dem mit dieser verbundenen Einsatz von reproduktionsmedizinischen Technologien gezeigt werden, wie Natürlichkeit und Kontingenz zur Evaluierung dieser Technologien beitragen können.

---

[2] Siehe exemplarisch Gethmann (2008).
[3] Siehe dazu Müller (2008).

Oliver Müller

I. Zu Begriff und normativer Funktion von Natürlichkeit und Kontingenz

Ausgangspunkt der Überlegungen ist, dass wir in der ethischen Einschätzung von Medizintechnologien auch die durch diese Technologien veränderte Lebenspraxis thematisieren müssen. Daher bedürfen wir grundsätzlich einer Ethik der Selbstaufklärung des Menschen, die die zentralen Aspekte der conditio humana ebenso berücksichtigt wie Selbstverständnisfragen,[4] um diese mit den personalen Selbstverhältnissen der humanen Lebensform in Verbindung zu bringen. Da dem Begriff der Lebenspraxis ein recht weiter und variabler Rahmen von Normen zugeschrieben werden muss – schließlich haben wir es hier mit einem Komplex von individuellen Entfaltungsformen, sozialen Einbindungen und kulturellen Mustern zu tun –, kann der Begriff der Orientierung normativ fruchtbar gemacht werden. Schon Kant hatte ein »Bedürfnis nach Orientierung« formuliert,[5] das dazu führt, dass Menschen nach Orientierungsrahmen für ihre Lebenspraxis suchen und Routinen, Identitäten, Rollen, Narrationen, Werttraditionen etc. kritisch reflektieren und sich in dem damit zusammenhängenden Geflecht von Normen zu verorten suchen.[6] Die Kernvorstellung von Menschen als Personen, die Gründe für ihr Handeln formulieren können und bewusst und verantwortungsvoll ihr Leben zu führen in der Lage sind, kann mithilfe des Orientierungsbegriffs um die ›sperrigen‹ Aspekte der menschlichen Lebensform ergänzt werden, denn Personen integrieren auch Fragen nach Endlichkeit, Fragilität und Vulnerabilität in ihren Bewertungshorizont, wenn es um das Verständnis ihrer Lebenspraxis geht.[7] Daher konnte Hermann Lübbe plausibel machen,

> »wieso zur rationalen Lebenspraxis nicht nur die Vollzüge des Erkennens und Handelns gehören, vielmehr unterscheidungspraktisch gleichursprünglich, das heißt auf die genannten Vollzüge nicht reduzierbar auch die Anerkennung der Unverfügbarkeiten unseres Daseins.«[8]

Im Rekurs auf Natürlichkeit und Kontingenz – und das gilt auch für andere Sphären des Unverfügbaren – wird man keine streng verbind-

---

[4] Gerhardt (1999), S. 98.
[5] Kant (1912/1786).
[6] Siehe zum Orientierungsbegriff Stegmaier (2008).
[7] Siehe Nussbaum (1986).
[8] Lübbe (2004), S. 167.

lichen Normen generieren können,⁹ gleichwohl kann man normative Anhaltspunkte formulieren, die bei Lebensführungsfragen helfen können. Daher bedarf es der dichten Beschreibung der Dialektik des Verfügbaren und Unverfügbaren in der Lebenspraxis, um Orientierung in normativer Hinsicht zu gewinnen. Deskriptives und Normatives ist hier also nicht strikt zu trennen. Pointiert gesagt: Aus der deskriptiven und analytischen Existenzerhellung ergibt sich der normative Orientierungsrahmen für den Vollzug dieser Existenz.¹⁰

1. Natürlichkeit

Dass der Begriff der ›Natürlichkeit‹ eine wichtige Rolle in der humanen Selbstauslegung spielt, zeigt sich vor allem in der Alltagssprache. Die Abgrenzung gegen das Widernatürliche (Perverse), gegen das Unnatürliche (Technische, Künstliche und/oder Entfremdete) und gegen das Übernatürliche (Wundersame, Irrationale und/oder Göttliche) gibt uns Möglichkeiten an die Hand, Maßstäbe für unser Selbstverständnis und damit für unser Handeln zu finden. Das Natürliche als das Selbstverständliche und Unverfälschte ist wesentlicher Bestandteil unserer alltäglichen Redeweise und unseres Bewertungshorizonts. Aber auch im medizinethischen Fachdiskurs wird vielfach auf das Natürliche rekurriert: die vertraute Rede von der ›natürlichen‹ und ›künstlichen‹ Befruchtung und dem ›natürlichen‹ Tod ist dafür ein Beispiel.¹¹

Dass wir trotz der kantischen und utilitaristischen Theoriebildungen und deren Ausschluss von anthropologischen und naturphilosophischen Begründungsfiguren in der Ethik auf den Begriff des Natürlichen zurückgreifen, liegt an dem, was Theodor W. Adorno und Max Horkheimer in der *Dialektik der Aufklärung* das »Eingedenken der Natur im Subjekt« genannt hatten.¹² »Dass Vernunft«, schreibt Adorno in der *Negativen Dialektik*, »ein anderes als Natur und doch ein

---

⁹ Das Problem des sog. ›naturalistischen Fehlschlusses‹ stellt sich hier nicht, da in keiner Weise in direkter Weise aus Kontingenzerfahrungen Normen abgeleitet werden sollen. Es bedarf einer Ethik der Orientierung, in der das Unverfügbare als Element personaler Selbstverhältnisse seinen Platz hat.
¹⁰ Siehe Jaspers (1932).
¹¹ Siehe insgesamt zur begrifflichen Differenzierung der Natürlichkeit und ihrer normativen Implikationen Birnbacher (2006).
¹² Adorno/Horkheimer (2003), S. 58.

Moment von dieser sei, ist ihre zu ihrer immanenten Bestimmung gewordene Vorgeschichte«.[13] Wir sind organische Naturwesen, die sich von ihrer eigenen Natur distanzieren können. Doch trotz allem subjektivistischen Desengagements[14] ist das Naturhafte in uns ein Grund unserer Existenz, den wir nicht restlos szientifizieren können und der uns dadurch an Aspekte der Unverfügbarkeit unserer Existenz erinnert. Was auch immer es heißt, sich ›als Teil der Natur‹ zu begreifen: diese Perspektive ist bei aller Distanz zur Natur aus dem menschlichen Selbstdeutungshorizont nicht wegzudenken. Und in seiner »Vorlesung zu den Problemen der Moralphilosophie« schreibt Adorno:

»Und das, was sich dem entzieht, was man in einem sehr emphatischen Sinn Subjekt überhaupt nennen könnte, das ist nichts anderes als jene Selbstbesinnung, jene Besinnung auf das Ich, in der das Ich merkt: ich selber bin ja ein Stück Natur – und gerade dadurch wird es der blinden Verfolgung der Naturzwecke ledig und zu etwas anderem.«[15]

Über Adornos prägnant formulierte Dialektik von Freiheit und Unverfügbarkeit hinaus, wie es sich in dem »ich selber bin ja ein Stück Natur« komprimiert manifestiert, können wir die Selbstdeutung als freie Naturwesen auch im Blick auf die Praxis der humanen Lebensform operationalisieren und die mit dem Natürlichen verbundenen Metaphern in sinnexplikativer Hinsicht erschließen, denn wir haben es etwa bei den Natur-Metaphern des ›Gedeihens‹ und ›Entfaltens‹ mit Formen des »figurativen Wissens« zu tun,[16] das wir zur Deutung unseres Selbst und unserer Lebenspraxis heranziehen können. Da das Natürliche im Menschen ontologisch und normativ alles andere als klar ist – dem Natürlichen im Sinne des ›Gewordenen‹ per se einen Wert zusprechen, kann sogar zynisch sein –, kommt es darauf an, die evaluative Orientierung an der Natürlichkeit im Horizont der menschlichen Selbstdeutung plausibel zu machen. Ein solcher kulturell orientierter, selbstreflexiver Wertbildungs- und Orientierungsprozess lässt den Menschen den ›Gehalt‹ seiner ›ersten Natur‹ erkennen und erfahren und kann einen empirischen Bereich in einen evaluativen verwandeln.

---

[13] Adorno (1975), S. 285. Siehe zu diesem Motiv bei Adorno auch Habermas (2005).
[14] Siehe Taylor (1995).
[15] Adorno (1996), S. 154.
[16] Siehe dazu Konersmann (2007). Generell zur Bedeutung von Metaphern für die menschliche Selbstauslegung Blumenberg (1998).

Natur ist in dieser Hinsicht ein »Reflexionsbegriff«, wie etwa Michael Quante betont.[17]

Vor diesem Hintergrund haben Vorstellungen vom ›Gedeihenkönnen‹, ›Reifen‹, ›Wachsen‹ etc. auf einer metaphorischen Ebene eine Bedeutung für unsere Lebensgestaltung und unsere Selbstentfaltung. Das Vokabular des Natürlichen in der Selbst- und Weltbeschreibung ist eine Sinnressource unseres Existierens. Das, was wir als natürlich empfinden, ist nicht nur Gegenstand begrifflicher Ausdifferenzierungen und Abgrenzungsversuche von dem ›Künstlichen‹, sondern das Natürliche ist auch eine Form von kulturellem Erfahrungswissen, das nicht immer in Begriffe überführt werden kann. Daher sind für unsere Lebensführung die Metaphern des ›Organischen‹ und ›Natürlichen‹, die Vorstellungen des ›Wachsens‹ und ›Gedeihens‹ so wichtig, denn diese Bilder geben uns Orientierung darüber, wie der Lebensgang sein sollte.[18]

Im Anschluss an Charles Taylor kann man das Natürliche als eine »Quelle des Selbst« sehen.[19] Die Vorstellung von dem, was natürlich ist oder was wir als natürlich empfinden, prägt unser Selbstbild fundamental. Wir haben einen Sinn für eine natürliche Entfaltung unserer Kräfte (auch wenn wir sie überbeanspruchen), wir ›wissen‹ von der natürlichen Dauer, die wir einer Sache zu widmen haben und kennen damit ein Gefühl für die Natürlichkeit bestimmter Zeitstrukturen, etwa den richtigen Zeitpunkt für eine Handlung – das, was man in der Antike ›Kairos‹ genannt hat, ist keinesfalls berechenbar, sondern aus narrativen Beschreibungen unserer Existenz gewonnen, in denen Metaphern eine Rolle spielen. Arbeitsrhythmen, Schlafgewohnheiten, Ess- und Trinkgewohnheiten – dies alles verbinden wir alltäglich mit dem Begriff des Natürlichen. Auch wenn damit das Natürliche an ein Begriffsfeld angeschlossen wird, das auch das Gewohnte, Normale etc. umfasst, unterscheidet sich das Natürliche durch den mit ihm verbundenen Bildhorizont.

Der an der Lebensführung ausgerichtete, im weitesten Sinne leibphänomenologische Natürlichkeitsbegriff erscheint hier als ein bloß intuitives Wissen um uns, doch ist er immer schon Teil eines ethischen Reflexionsprozesses. Friedrich Schiller hat die Situation des mo-

---

[17] Quante (2006).
[18] Siehe dazu etwa Siep (1998); Siep (2004).
[19] Taylor (1994).

dernen (»sentimentalischen«) Menschen gegenüber dem vormodernen (»naiven«) Menschen folgendermaßen beschrieben: »Sie empfanden natürlich, wir empfinden das Natürliche.«[20] Das heißt: Die idyllische Eingepasstheit in die Natur und der fraglose Zugang zu unserer eigenen Natur passt nicht zu unserem modernen menschlichen Selbstverständnis. Der Imperativ, nach der Natur zu leben, ist ein Anachronismus. Trotzdem aber gibt es in ästhetischer und orientierungsethischer Hinsicht noch einen Sinn für das Natürliche, der in die individuelle Lebensführung integrierbar ist. Die Auseinandersetzung mit dem, was die Natur für uns ist oder was für uns ›natürlich‹ ist, was uns unsere Natur ist, ist also ein kultureller Selbstbildungsprozess.

Die genannten Begriffe und Bilder des Natürlichen sind für die Reflexion über die Art und Weise der Lebensführung von orientierender Bedeutung. Es können Sinnressourcen erschlossen und in Lebenspraxis transformiert werden. Auch wenn wir hier immer einen individuellen Spielraum ansetzen müssen und wenn es mit der abzuleitenden Werthaftigkeit oder Handlungsanweisung aus dem Natürlichen schwierig ist, kann die pauschale Verabschiedung jeder Rede von Natürlichkeit und die Privilegierung eines zu engen Mensch-Verständnisses unter Delegitimierung bestimmter Sinnhorizonte zu Verlusterfahrungen und Desorientierungen führen, die man als ethisch problematisch einstufen kann. Dabei geht es in keiner Weise darum, Natur und Freiheit in einen Gegensatz zu bringen; viel plausibler ist es, von einer »Naturgeschichte der Freiheit« zu reden.[21] Es soll lediglich betont werden, dass wir die metaphorische Rede von Aspekten des Natürlichen als normative Orientierungspunkte in Bezug auf unsere Lebenspraxis in unser personales Selbstverhältnis integrieren können.

2. Kontingenz

Der Begriff der Kontingenz kommt aus einer spezifischen philosophischen und theologischen Reflexionstradition:[22] ›contingentia‹ ist die lateinische Übersetzung des griechischen Begriffs ›endechómenon‹, den Aristoteles verwendet hatte, um das nicht Unmögliche, aber doch

---

[20] Schiller (1962/1795), S. 431.
[21] Siehe Heilinger (2007).
[22] Siehe dazu die umfangreiche Studie von Vogt (2011).

nicht Notwendige zu bezeichnen. Der Begriff wurde daher in der mittelalterlichen Metaphysik produktiv aufgegriffen, weil damit die aus dem Nichts geschaffene Welt als eine beschrieben und verstanden werden konnte, die in ihrer Faktizität nicht notwendig so war, weil Gott sie hätte anders schaffen können. Da mit der Kontingenz also die Wirklichkeit als nicht-notwendig so seiende beschrieben wurde, deckte der Kontingenzbegriff ab der frühen Neuzeit auch das Zufällige mit ab. Zufälle bestimmen zwar unsere Realität, die aber auch anders sein könnte, wenn eben andere Zufälle eingetreten wären.

Drei Bedeutungsdimensionen der Kontingenz haben sich heute etabliert und diese Bedeutungsdimensionen schließen auch normativ zu verstehende Orientierungsrahmen für die Lebenspraxis ein.

Erstens: Mit dem Kontingenzbegriff wird der Phänomenbereich des Zufälligen, Gewordenen und ›Schicksalhaften‹ erschlossen,[23] also das, was Wilhelm Kamlah den Widerfahrnischarakter des Lebens nennt.[24] Personen planen ihr Leben rational, können Gründe für das angeben, was sie tun, gehen Verpflichtungen ein, entfalten sich, wo es geht, nach ihren Vorstellungen – und werden gleichzeitig mit Ereignissen und Geschehnissen konfrontiert, die nicht planbar oder voraussehbar sind. Das mögen glückliche Fügungen, unerwartete Wendungen oder Schicksalsschläge sein. In jedem Fall müssen Personen einen Weg finden, derartige Widerfahrnisse in die Lebenspraxis zu integrieren, das Verfügbare und Unverfügbare des eigenen Lebens auszutarieren.[25] Daher darf das Thema der Kontingenz in gehaltvollen Person-Konzeptionen nicht fehlen.[26]

Zweitens: Mit dem Kontingenzbegriff wird aber auch das Fragile der menschlichen Existenz bezeichnet. Martha Nussbaum unterscheidet zwischen »external contingency« und »internal contingency«.[27] Während erstere den gerade genannten Widerfahrnischarakter erfasst, versteht sie unter der »internal contigency« die Fragilität und insbesondere Vulnerabilität der menschlichen Existenz, wobei für sie die Einsicht in die eigene Vulnerabilität die menschliche Lebensform cha-

---

[23] Siehe zur Fruchtbarmachung des Schicksalsbegriffs im Blick auf Fragen der modernen Medizin Maio (2011).
[24] Kamlah (1973), S. 39.
[25] Siehe zu einem Modell Müller (2011), S. 141 f.
[26] Siehe Sturma (1997), S. 254 ff.
[27] Siehe Nussbaum (1986), S. 7.

rakterisiert, sie vielleicht sogar »besonders« macht.[28] Carl Friedrich Gethmann wiederum nennt etwa die »Bedürftigkeit« als Angewiesenheit auf Nahrung oder soziale Einbindung, die »Störanfälligkeit« wie die Erfahrung der Verletzbarkeit (dies entspricht Nussbaums »Vulnerabilität«), die »Sterblichkeit«, also das Bewusstsein des eigenen Todes, was auch unter dem Begriff der »Endlichkeit« verhandelt wird, und schließlich die »Phasenhaftigkeit« des Lebens, die Erfahrung von Jugend und Altern.[29] Diese Liste ließe sich sicher noch verlängern oder modifizieren, doch wird deutlich, dass man die Kontingenzerfahrung zu recht als konstitutiv für die menschliche Selbst- und Welterfahrung bezeichnen kann.[30] Es ist typisch für die menschliche Lebensform, Antworten auf derartige Erfahrungen zu suchen und das eigene Leben gerade im Blick auf Kontingenzerfahrungen zu führen, vielleicht Formen der »Kontingenzbewältigung« zu praktizieren.[31] Auch wenn sowohl die Erschließungsformen der Kontingenzerfahrungen als auch die Bewältigungspraktiken kulturell variabel sind, können wir festhalten, dass die deskriptive Erschließung dieser Kontingenzerfahrungen zu normativen Orientierungsformen führt, da wir die Transformation des Beschriebenen in Lebenspraxis immer voraussetzen müssen.

Drittens: Auf einen weiteren Aspekt, den es bei der Kontingenz zu beachten gilt, hat Hans Blumenberg hingewiesen. Mit der Neuzeit entsteht ein ›Kontingenzbewusstsein‹, das Motor für Technisierungsprozesse ist. Denn mit dem Begriff der Kontingenz beurteilen wir die Wirklichkeit aus der Perspektive des Möglichen und Notwendigen – und dies ist nach Blumenberg eine technische Einstellung gegenüber dem Gegebenen:

»Wenn die gegebene Welt nur ein zufälliger Ausschnitt aus dem unendlichen Spielraum des Möglichen ist, wenn die Sphäre der natürlichen Fakten keine höhere Rechtfertigung und Sanktion mehr ausstrahlt, dann wird die Faktizität der Welt zum bohrenden Antrieb, nicht nur das Wirkliche vom Möglichen her zu beurteilen und zu kritisieren, sondern auch durch Realisierung des Möglichen, durch Ausschöpfung des Spielraums der Erfindung und Konstruktion das nur Faktische aufzufüllen zu einer in sich konsistenten, aus Notwendigkeit zu rechtfertigenden Kulturwelt.«[32]

---

[28] Ebd., S. 2 ff.
[29] Gethmann et al. (2005), S. 11.
[30] Ebd.
[31] Siehe dazu Lübbe (2004), S. 160 ff.
[32] Blumenberg (1981), S. 47.

Das heißt: Die Kontingenzthematik steht in einem besonderen Verhältnis zu Technisierungsvorgängen. Da Kontingenzerfahrungen auch eine ›Bewältigung‹ derselben verlangen, können Bewältigungsformen auch technischer Art sein. Dies mag in vielen Fällen unproblematisch sein, weil die Technik zur Kultursphäre gehört, die uns typischerweise hilft, mit Kontingenzerfahrungen umzugehen. Im medizinischen Bereich ist die technische Behandlung von Krankheiten sicher eine zu begrüßende Form des Umgangs mit Kontingenzerfahrungen. Und doch können aus technischen Logiken und Dynamiken heraus – wie Akzelerierungen, Ausweitungen des Verfügbarkeitsrahmens[33] – Formen des Umgangs mit Kontingenz entstehen, die wir mit Skepsis zu betrachten haben. Gethmann hat dies im Blick auf aktuelle Medizintechnologien folgendermaßen pointiert: Kontingenz*bewältigungs*praktiken sollten nicht zu Kontingenz*beseitigungs*praktiken werden.[34]

II. Die Orientierungsfunktion von Natürlichkeit und Kontingenz bei postmenopausalen Schwangerschaften

1. Das Verfahren

Das als ›egg freezing‹ bezeichnete Verfahren ähnelt der In-Vitro-Fertilisation.[35] Beide verlangen eine hormonelle Stimulation der Eierstöcke, ihre Punktierung sowie die anschließende Kryokonservierung der entnommenen Eizellen. Es gibt jedoch auch Unterschiede, die vor allem in der Einfrier- und Auftautechnik zu finden sind. So bedarf es bei dem Einfrieren von unbefruchteten Eizellen der ›Vitrifikation‹. Mit diesem Verfahren kann eine nicht-alternde Eizellreserve geschaffen werden und gleichzeitig können Kristallisationsschäden verhindert werden. Damit ist es möglich, auch unbefruchtete Eizellen zu kryokonservieren und über mehrere Jahre aufzubewahren.[36] Anders als bei Männern ist die Fertilitätsphase von Frauen durch die bereits schon vorgeburtlich festgelegte Gesamtanzahl von Keimzellen im weiblichen Organismus zeitlich begrenzt. Frauen kommen mit einem festen (medizintechnisch

---

[33] Siehe dazu Müller (2010).
[34] Gethmann (2008).
[35] Siehe zu dem Folgenden ausführlicher Bittner/Müller (2009).
[36] Siehe dazu Harwood (2009).

derzeit nicht erweiterbaren) Vorrat an Eizellen zur Welt, dessen Abbau schon vorgeburtlich einsetzt (›Apoptose‹). Hat ein weiblicher Fötus vorgeburtlich noch etwa 6 bis 7 Millionen Eizellen, so sind es bei der Geburt nur noch etwa 1 Million, und bis zum ersten Auftreten der Menstruation nimmt der Vorrat nochmals deutlich ab, so dass ein Mädchen seine fortpflanzungsfähige Phase nur noch mit einem Vorrat von etwa 400.000 bis 600.000 Eizellen beginnt.[37] Diese Reserve wird mit jedem ovariellen Zyklus kleiner. Die Fortpflanzungsfähigkeit nimmt bei Frauen mit dem chronologischen Alter ab – bis gar keine Eizellen mehr übrig sind. Mit der Menopause endet die reproduktive Phase von Frauen.

Dieses je individuelle Fertilitätsfenster einer Frau kann nun mit Hilfe technischer Interventionen ausgeweitet werden. Mit dem Einfrieren von Eizellen können sich Frauen gegen den Eintritt der altersabhängigen Infertilität schützen.[38] Das Einfrieren von Eizellen wird nicht mehr nur allein als Option gesehen, überhaupt die Möglichkeit des Kinderkriegens aufrechtzuerhalten, sondern vielmehr als Mittel, den Kinderwunsch an sich als disponible Größe im individuellen Lebensplan zu handhaben. Wie spät sich der Wunsch nach einem Kind auch einstellt, er soll in den Verfügungsbereich einer jeden Frau gelegt werden – unabhängig von ihrem chronologischen Alter. Die genannten Technologien führen zu einem neuen medizinischen Angebot, das sich vor allem an gesunde Frauen richtet.

2. Änderung der Lebenspraxis und normative Orientierung

a) Natürlichkeit

Wie oben schon gesehen, müssen wir mit dem Begriff der Natürlichkeit als Element in Normbildungsprozessen vorsichtig umgehen. Hier soll umrissen werden, wie dieser zur Orientierung im Kontext des ›egg freezings‹ beitragen kann, weil er hilft, ein Charakteristikum der menschlichen Lebensform – nämlich die ›Natürlichkeit‹ von Lebensphasen als Orientierungsmuster in der Lebensplanung – in den Blick zu bekommen.[39]

---

[37] Siehe zu den Fakten insgesamt Gosden (1985).
[38] Siehe Harwood (2009), S. 39.
[39] Auch hier finden sich schon ähnliche Überlegungen in Bittner/Müller (2009).

Natürlichkeit und Kontingenz

Zu den Bedingungen unserer Existenz gehört nicht nur, dass wir endlich sind, sondern dass sich mit der Endlichkeit ein grobes Szenario von Lebensphasen, von Lebensrhythmen und den entsprechenden Anhaltspunkten für die Angemessenheiten der in diesen Phasen üblichen Aktivitäten, Handlungen, Einstellungen und Entscheidungen ergibt. Die deskriptiv erfassbaren Lebensphasen des Menschen haben immer eine normative Orientierungsfunktion. Wenn wir sagen, dass es uns ›natürlich‹ vorkommt, dass der Mensch in einem bestimmten Alter spielt und lernt, dann immer mehr Verantwortung übernimmt, Grundlagen für eine selbstbestimmte Existenz schafft und schließlich auch wieder Verantwortung abgeben kann etc., dann fließen hier gesellschaftliche Normen, kulturelle Praktiken und individuelle Vorstellungen zusammen. Auch wenn wir es als unangemessen empfinden, wenn Lebensformen von politischen und kirchlichen Autoritäten vorgeschrieben werden, gehören doch die Orientierung an Lebensphasen und die damit verbundenen Ziele zur Selbstexplikation der humanen Lebensform.

Durch die ›egg freezing‹-Technik könnte sich die Praktik durchsetzen, dass Kinder erst im letzten Lebensdrittel Teil der Eltern-Kind-Gemeinschaft werden. So wäre eine erste ethische Einschätzung wohl: Das Kind könne einen Schaden erleiden, wenn es relativ alte Eltern hat. Es könnte vorzeitig zum (Halb-)Waisen werden oder keine seinen Ansprüchen gemäße Erziehung erhalten, weil die Mutter nicht mehr über die nötigen physischen und mentalen Kräfte für die Ausübung der Kindeserziehung verfügt. Im gleichen Kontext werden zudem auch Bedenken geäußert, dass Kinder in noch frühem Alter möglicherweise dazu genötigt werden könnten, ihre alten und gebrechlichen Eltern zu pflegen – eine Aufgabe, die ›normalerweise‹ bei jungen Müttern erst in höherem Alter auf die Kinder zukommt.[40] Inwiefern die Natürlichkeit der Lebensphasen hinsichtlich des Altersunterschiedes von Eltern und Kind(ern) in der gesellschaftlichen Praxis eine Rolle spielt, zeigt das Beispiel der Adoption. Die Bundesarbeitsgemeinschaft der Landesjugendämter empfiehlt, dass der Altersunterschied zwischen Adoptivkind und Adoptiveltern 40 Jahre nicht überschreiten sollte.

Die ›natürliche Grenze‹, die die Menopause beziehungsweise der begrenzte Vorrat an weiblichen Keimzellen vorgibt, scheint ein Beispiel der Willkür der Natur zu sein, die durch Technik überwunden

---

[40] Goold/Savulescu (2009), S. 54.

werden kann. Doch blickt man auf die lebensweltlichen Konsequenzen dieser ›natürlichen Grenze‹, also die Ausrichtung und Gestaltung des Lebens, dann scheint diese Grenze einen Lebensrhythmus vorzugeben, den man nicht unbedingt als Zwang der Natur auffassen muss, sondern der zur produktiven Reflexion über die Integration von Kindern in den Lebensplan anregen kann, über die Gestaltung des Lebens mit Familie. Niemand muss mit Kindern leben wollen, doch wenn man Kinder haben will, sollte man überlegen, ob es nicht ›natürlich‹ ist, sie zu einem möglichst großen Teil seines Lebens zu machen. Wenn man Kinder im letzten Lebensdrittel bekommt, dann rückt man die Säuglings- und Kleinkindphase in den Mittelpunkt; doch abgesehen von dieser frühen Elternschafts-Idylle, ist das Eltern-Kind-Verhältnis auch für wichtige Lebensabschnitte wie die Entscheidungen für einen Beruf oder andere Fragen der Lebensplanung wichtig. Eine späte Elternschaft muss eine derartige Teilhabe mehr oder weniger ausschließen.

Dagegen könnte man sagen: Kinder profitieren durch das reifere Alter ihrer Eltern, da ihre Eltern zum einen wesentlich vorbereiteter und überlegter die Rolle der Elternschaft übernehmen und zudem noch über die nötige finanzielle Sicherheit verfügen, um ihren Kindern eine nicht von finanziellen Sorgen erfüllte Kindheit und Schulzeit zu ermöglichen.[41] Außerdem verliert dieser Einwand im Zuge der beständig steigenden Lebenserwartung bei ebenfalls zunehmender körperlicher Fitness und Lebensqualität im Alter (nicht zuletzt offensiv propagiert durch die Anti-Aging-Bewegung) an Gewicht.[42] Ebenfalls angeführt wird das Argument der reproduktiven Gleichberechtigung: was Männern aufgrund ihrer biologischen Konstitution ohne Intervention möglich ist – die Vaterschaft auch im hohen Alter – dürfte gerechterweise Frauen nicht mit Rekurs auf ihr Alter verwehrt bleiben. Doch auch wenn es bei Männern in Bezug auf das Kinderkriegen diese biologische Grenze nicht gibt, gilt doch auch für diese, dass die Reflexion über die Lebenspraxis und die Integration von Kindern ins eigene Leben dazu beitragen kann, Kinder nicht nur als disponibles Element oder bloßes Produkt eines Fruchtbarkeits-Heroismus im Alter zu sehen.

Dass Technisierungsprozesse insgesamt Auswirkungen auf lebensführungsrelevante Zeitstrukturen haben, lässt sich phänomeno-

---

[41] Ebd., S. 55.
[42] Siehe Eichinger/Bittner (2010).

logisch und soziologisch belegen.[43] Die Sensibilisierung für die ›organische Entwicklung‹ und ›natürliche Entfaltung‹ kann zur Offenheit für Alternativen der Lebensgestaltung führen, die sich nicht einseitig an den Paradigmen der Akzelerierung und Linearisierung der Zeit und der damit einhergehenden »Anästhesierung der Endlichkeitserfahrung« orientieren.[44]

b) Kontingenz

Da auch in Bezug auf das ›egg freezing‹ mit der »reproduktiven Autonomie« argumentiert wird,[45] bietet es sich an, in der ethischen Evaluation bei dem Begriff der Autonomie anzusetzen. Dabei soll es hier nicht auf die Diskussion des Autonomie-Begriffs ankommen, sondern auf die Rückbindung autonomer Entscheidungen an die alltägliche Lebenspraxis – und entsprechend auf den Umgang mit Kontingenzerfahrungen.[46]

Zunächst soll von der These ausgegangen werden, dass es charakteristische Eigenschaften der humanen Lebensform gibt,[47] die für Fragen der Lebenspraxis fruchtbar gemacht werden können. Der Umgang mit Kontingenzerfahrungen spielt in Fragen der Lebenspraxis eine zentrale Rolle. Die Orientierung an Zielen und Sinndimensionen, die Verortung in sozialen Kontexten und die Selbstbeschreibung vor dem Hintergrund eines Konzeptes narrativer Identität geschieht ganz wesentlich in Auseinandersetzung mit Kontingenzerfahrungen (nicht nur, aber auch in ›Grenzsituationen‹) und den dem Handeln zur Verfügung stehenden Mitteln zur Bewältigung dieser Erfahrungen. Wenn nun eine Technik weitreichende Änderungen der eigenen Lebenssituation und des Lebensplans zur Folge hat, dann ist es von eminenter Bedeutung für die ethische Einschätzung, den Einsatz der Technik im Horizont von Lebenspraxisfragen zu beschreiben.

Die Schaffung einer eigenen Eizellreserve zum Zweck einer postmenopausalen Schwangerschaft eröffnet auf den ersten Blick die Möglichkeit, das eigene Leben durch eine späte Schwangerschaft zu berei-

---

[43] Siehe Müller(2010), S. 111 ff.; Rosa(2005).
[44] Siehe dazu ausführlicher Müller/Bozzaro (2010).
[45] Harwood (2009).
[46] Siehe dazu Nussbaum (1986).
[47] Siehe dazu Gerhardt (1999).

chern – und so könnte die Reproduktionstechnik des ›egg freezing‹ dazu beitragen, das Leben ›gelingender‹ zu machen, weil Frauen sowohl in der Lage wären, erst Karriere zu machen – was gemeinhin als erfüllende Form der Selbstentfaltung gilt –, um dann das Familienglück in einer Phase der Sicherheit und Zufriedenheit zu genießen. Doch dieser auf den ersten Blick überzeugende Lebensentwurf muss auf seine Stimmigkeit befragt werden.

Zum gelingenden menschlichen Leben gehört die Teilhabe am sozialen Leben, gehört der Austausch mit Freunden und Familie, und die Integration von Beruf und Privatleben. Wenn es also nicht gelingen sollte, Kinder in das eigene berufstätige Leben zu integrieren, dann ist das nicht nur ein politisches Problem. Kinder sind nicht einfach nur ein disponibles Element der Lebensplanung oder ein zu erfüllendes ›Programm‹, sondern sie sollten Teil des Lebens sein – und diese Teilhabe auch selber so erfahren. Daraufhin könnte man einwenden, dass die Integration von Kindern in das eigene Leben ja gerade mit der späten Schwangerschaft möglich sein kann – denn endlich hat man Zeit und Muße, mit Kindern das Leben zu gestalten. Doch muss die Idee, bis zum Alter von 60 Jahren ohne Kinder zu leben, um dann, befreit von den beruflichen Sorgen, sich der Familie zu widmen, Skepsis wecken, denn wir entwickeln uns nicht isoliert von den anderen, sondern im Dialog. Es wirkt unglaubwürdig, wenn eine Frau mit 60 Jahren plötzlich Kinder in ihr Leben integrieren will, wenn sie es vorher nicht wollte oder konnte (dasselbe gilt uneingeschränkt auch für Männer). Wenn man 60 Jahre lang sein Leben vor dem Hintergrund eines ›solipsistischen Paradigmas‹ führt, muss man sich die Frage stellen, warum sich das mit 60 ändern sollte – und wie authentisch ein solcher Wandel vor dem Hintergrund einer kohärenten Lebensführung ist. Wenn man die Angewiesenheit auf andere, aber auch die durch Kinder gesteigerte Offenheit, Unplanbarkeit und ›Anfälligkeit‹ des Lebens als Formen von Kontingenz betrachtet, dann könnte man sagen, dass die Integration dieser Kontingenzformen in die Lebensführung zu den traditionellen Herausforderungen des ›gelingenden‹ Lebens zählen kann. Sollte die Rede von der reproduktiven Autonomie diese Aspekte ignorieren, könnte man hier kritisch von der einseitigen Privilegierung einer selbst-suffizienten Lebensweise sprechen.

Die Frage nach dem guten Leben behandelt klassischerweise den Habitus einer Person, die charakterliche Einstellung, die über die Jahre hin ausgebildet wird. Das Leben ist nicht einfach nur eine Aneinanderreihung von Ereignispunkten, sondern ein Werden: die Erfahrungen und Erlebnisse bauen aufeinander auf, bilden einen narrativ-identischen Zusammenhang. Da vor diesem Hintergrund das selbstbestimmte Leben nicht einfach als die Fähigkeit, unter möglichst vielen Optionen wählen zu können, erfasst werden kann, sondern es mit Formen der gelebten Selbstkultivierung zusammenhängt, könnten technische Lösungen für ›Probleme des Lebens‹ die habituelle Selbstbildung unterlaufen. Frei ist nicht jemand, der möglichst viele Handlungsoptionen hat, sondern der mit den Bedingungen der Existenz souverän umgehen kann.[48] Der souveräne Umgang mit den Bedingungen unserer Existenz ist aber nur als Kontingenzbewältigung zu verstehen.

c) Fazit

Die Überlegungen sollten in keiner Weise eine abschließende Einschätzung und ethische Beurteilung des ›egg freezing‹ darstellen. Dafür müsste man die soziale Situation der veränderten Arbeitsbedingungen, Karrierewege und Beziehungsformen untersuchen und in Bezug auf den veränderten Handlungshorizont von Personen kritisch reflektieren. Wir sind ›wir selbst‹ erst durch unser Eingebundensein in soziale Beziehungen; und ein Strukturwandel durch Modernisierungs- und Ökonomisierungsprozesse trägt zur Konstitution unseres Selbst bei. Doch trotzdem sind wir durch diese Prozesse nicht determiniert, Formen der ›Sorge um sich‹ bleiben erhalten. Die Überlegungen zu Kontingenz und Natürlichkeit sollten genau das zeigen, nämlich dass es unverfügbare Reflexionsräume gibt, mit denen wir uns, salopp ausgedrückt, einen Reim auf unser Leben und die ›richtige‹ Weise, es zu führen machen können. Dass dies nicht als ein dogmatisches Vorschreiben einer Lebensweise zu verstehen ist, sondern explorativ als ethischer Orientierungsraum und dass die Überlegungen auf beide Geschlechter gleichermaßen zutreffen, dürfte hoffentlich deutlich geworden sein.

Für die ethische Reflexion über die Legitimität des ›egg freezing‹ können die Begriffe der Natürlichkeit und der Kontingenz folgendermaßen beitragen: Wenn wir davon ausgehen, dass der Mensch nicht losgelöst von den Bedingungen seiner Lebensführung zu sehen ist, dann muss dies nicht als Manko begriffen werden. Die Reflexion über

---

[48] In diesem Punkt kann man anschließen an Böhme (2008), S. 188 ff.

Natürlichkeit und Kontingenz in Lebensführungsfragen kann zur Erhellung der eigenen Lebenspraxis beitragen und unter Umständen zur Offenheit für den ›Kairos‹ führen, den richtigen Zeitpunkt für Lebensentscheidungen – zu deren wichtigsten sicher das Kinderkriegen gezählt werden kann.

Literatur

Adorno, Theodor W. (1975): Negative Dialektik. Frankfurt: Suhrkamp.
– (1996): Probleme der Moralphilosophie. In: Nachgelassene Schriften. Vorlesungen, Bd. 10. Frankfurt: Suhrkamp.
Adorno, Theodor W./Horkheimer, Max (2003): Dialektik der Aufklärung. In: Theodor W. Adorno: Gesammelte Schriften, Bd. 3. Frankfurt: Suhrkamp.
Birnbacher, Dieter (2006): Natürlichkeit. Berlin: De Gruyter.
Bittner, Uta/Müller, Oliver (2009): Technisierung der Lebensführung. Zur ethischen Legitimität des Einfrierens von Eizellen bei gesunden Frauen als Instrument der Familienplanung. In: Jahrbuch für Wissenschaft und Ethik 14, S. 23–45.
Blumenberg, Hans (1981): Lebenswelt und Technisierung unter Aspekten der Phänomenologie. In: Wirklichkeiten, in denen wir leben. Aufsätze und eine Rede. Stuttgart: Reclam, S. 7–54.
– (1998): Paradigmen zu einer Metaphorologie. Frankfurt: Suhrkamp.
Böhme, Gernot (2008): Ethik leiblicher Existenz. Über unseren moralischen Umgang mit der eigenen Natur. Frankfurt: Suhrkamp.
Eichinger, Tobias (2011): Ausweitung der Kampfzone: Anti-Aging-Medizin zwischen Prävention und Lebensrettung. In: Willy Viehöver/Peter Wehling (Hrsg.): Entgrenzung der Medizin. Von der Heilkunst zur Verbesserung des Menschen? Bielefeld: transcript, S. 195–228.
Eichinger, Tobias/Bittner, Uta (2010): Macht Anti-Aging postmenopausale Schwangerschaften erstrebenswert(er)? In: Ethik in der Medizin 22 (1), S. 19–32.
Gerhardt, Volker (1999): Selbstbestimmung. Das Prinzip der Individualität. Stuttgart: Reclam.
Gethmann, Carl Friedrich (2008): Wunscherfüllende Medizin. Kontingenzbewältigung oder Kontingenzbeseitigung? In: Dietrich Grönemeyer/Theo Kobusch/Heinz Schott (Hrsg.): Gesundheit im Spiegel der Disziplinen, Epochen, Kulturen. Tübingen: Niemeyer, S. 333–343.
Gethmann, Carl Friedrich et al. (2005): Gesundheit nach Maß? Eine transdisziplinäre Studie zu den Grundlagen eines dauerhaften Gesundheitssystems. Berlin: Akademie Verlag.
Goold Imogen/Savulescu, Julian (2009): In favour of freezing eggs for non-medical reasons. In: Bioethics 23 (1), S. 47–58.

Gosden, Roger G. (1985): Biology of menopause. The causes and consequences of ovarian aging. London: Academic Press.
Habermas, Jürgen (2005): »Ich bin selber ja ein Stück Natur« – Adorno über die Naturverflochtenheit der Vernunft. Überlegungen zum Verhältnis von Freiheit und Unverfügbarkeit. In: Zwischen Naturalismus und Religion. Philosophische Aufsätze. Frankfurt: Suhrkamp, S. 187–215.
Harwood, Karey (2009): Egg freezing. A breakthrough for reproductive autonomy? In: Bioethics 23 (1), S. 39–46.
Heilinger, Jan-Christoph (2007) (Hrsg.): Naturgeschichte der Freiheit. Berlin: De Gruyter.
Kamlah, Wilhelm (1973): Philosophische Anthropologie. Sprachkritische Grundlegung und Ethik. Mannheim: B. I.-Wissenschaftsverlag.
Kant, Immanuel (1912, original 1786): Was heißt: Sich im Denken orientieren? In: Kant's gesammelte Schriften. Herausgegeben von der Königlich Preußischen Akademie der Wissenschaften [Akademie-Ausgabe], Bd. 8, Berlin: Reimer, S. 131–148.
Kettner, Matthias (2009) (Hrsg.): Wunscherfüllende Medizin. Ärztliche Behandlung im Dienst von Selbstverwirklichung und Lebensplanung. Frankfurt: Campus.
Konersmann, Ralf (2007): Vorwort: Figuratives Wissen. In: Ders. (Hrsg.): Wörterbuch der philosophischen Metaphern. Darmstadt: Wissenschaftliche Buchgesellschaft, S. 7–21.
Jaspers, Karl (1932): Philosophie II. Existenzerhellung. Berlin: Springer.
Lübbe, Hermann (2004): Religion nach der Aufklärung. München: Fink.
Maio, Giovanni (2011a) (Hrsg.): Altwerden ohne alt zu sein? Ethische Grenzen der Anti-Aging-Medizin. Freiburg: Alber.
– (2011b): Gefangen im Übermaß an Ansprüchen und Verheißungen. Zur Bedeutung des Schicksals für das Denken der modernen Medizin. In: Giovanni Maio (Hrsg.): Abschaffung des Schicksals? Freiburg: Herder, S. 10–48.
Müller, Oliver (2008): Der Mensch und seine Stellung zu seiner eigenen Natur. Zum Status anthropologischer Argumente in der bioethischen Debatte. In: Giovanni Maio/Jens Clausen/Oliver Müller (Hrsg.): Mensch ohne Maß? Reichweite und Grenzen anthropologischer Argumente in der biomedizinischen Ethik. Freiburg: Alber, S. 15–57.
– (2010): Zwischen Mensch und Maschine. Vom Glück und Unglück des Homo faber. Berlin: Suhrkamp.
– (2011): Wie die Bahn zweier Sterne im Gang der Gestirne. Das Verhältnis von Schicksal und Technik bei Martin Heidegger. In: Giovanni Maio (Hrsg.): Abschaffung des Schicksals? Freiburg: Herder, S. 119–143.
Müller, Oliver/Bozzaro, Claudia (2010): Endlichkeit und Technisierung. Philosophisch-anthropologische Überlegungen zur Veränderung von Zeiterfahrungen und zum angemessenen Umgang damit am Beispiel der Anti-Aging-Medizin. In: Markus Höfner/Stephan Schaede/Günter Thomas (Hrsg.): Endliches Leben. Interdisziplinäre Zugänge zum Phänomen der Krankheit. Tübingen: Mohr Siebeck, S. 93–112.

Nussbaum, Martha (1986): The fragility of goodness. Luck and ethics in Greek tragedy and philosophy. Cambridge: Cambridge University Press.
Quante, Michael (2006): Ein stereoskopischer Blick? Lebenswissenschaften, Philosophie des Geistes und der Begriff der Natur. In: Dieter Sturma (Hrsg.): Philosophie und Neurowissenschaften. Frankfurt: Suhrkamp, S. 124–145.
Rosa, Hartmut (2005): Beschleunigung. Die Veränderung der Zeitstrukturen in der Moderne. Frankfurt: Suhrkamp.
Schiller, Friedrich (1962, original 1795): Naive und sentimentalische Dichtung. In: Schillers Werke, Bd. 20 [Nationalausgabe]. Weimar: Böhlau.
Siep, Ludwig (1998): Natur als Norm? Zur Rekonstruktion eines normativen Naturbegriffs in der angewandten Ethik. In: Mechthild Dreyer/Kurt Fleischhauer (Hrsg.): Natur und Person im Disput. Freiburg: Alber, S. 191–206
– (2004): Konkrete Ethik. Grundlagen der Natur- und Kulturethik. Frankfurt: Suhrkamp.
Stegmaier, Werner (2008): Philosophie der Orientierung. Berlin: De Gruyter.
Sturma, Dieter (1997): Philosophie der Person. Die Selbstverhältnisse von Subjektivität und Moralität. Paderborn: Schöningh.
Taylor, Charles (1994): Quellen des Selbst. Die Entstehung der neuzeitlichen Identität. Frankfurt: Suhrkamp.
– (1995): Das Unbehagen an der Moderne. Frankfurt: Suhrkamp.
Vogt, Peter (2011): Kontingenz und Zufall. Eine Ideen- und Begriffsgeschichte. Berlin: Akademie-Verlag.

Eine Ethik der Elternschaft

Hille Haker

›Eltern werden ist nicht schwer – Eltern sein dagegen sehr‹ – dieses ironische Sprichwort trifft heute offensichtlich nicht mehr ganz zu. Zweifellos befindet sich die Praxis, die im Sprichwort mit dem Begriff ›Eltern werden‹ beschrieben ist, in einer Umbruchsituation, die nach der Generation der ›Baby Boomer‹ eingesetzt hat – zunächst wegen der immer leichter verfügbaren Kontrazeptiva, seit den 1980er Jahren aber auch wegen der nun möglichen assistierten Fortpflanzung (AF). Während es für einen Teil der Erwachsenen durchaus nicht mehr selbstverständlich ist, Eltern zu werden, bemüht sich ein anderer Teil umso mehr darum, eine Familie zu gründen, und für diese Paare ist ein Leben ohne (eigene) Kinder häufig mit dem Zerbrechen ihres Lebensplans verbunden. Ungewollte Kinderlosigkeit ist zweifellos eine leidvolle Erfahrung, die unter Umständen die eigene Identität, aber auch die Partnerschaft massiv verstören kann. In den letzten vier Jahrzehnten hat sich jedoch bekanntlich die Reproduktionsmedizin als Behandlungsmöglichkeit etabliert, für die sich immer mehr Paare und zuweilen auch Einzelpersonen entscheiden. Da es in den europäischen Ländern wie auch international unterschiedliche rechtliche Regelungen gibt, steht zumindest denjenigen, die die Kosten und die oft jahrelangen gesundheitlichen, sozialen und partnerschaftlichen Belastungen tragen können, die ganze Palette der reproduktionsmedizinischen Behandlungen zur Verfügung, von der hormonellen Eizellstimulation und Insemination zur In-Vitro-Fertilisation mit oder ohne Ei- und Spermienspende sowie der Leihmutterschaft, mit und ohne Gendiagnostik vor und während der Schwangerschaft, bis hin zur so genannten Mehrlingsreduktion, die ein teilweiser Schwangerschaftsabbruch ist. Aufgrund der breiten Berichterstattung kann davon ausgegangen werden, dass die ›Kinderwunschbehandlung‹ heute nicht mehr so tabuisiert ist wie noch vor einigen Jahren; Personen, die ungewollt kinderlos sind, werden, wenn nicht in ihrem sozialen Umfeld, dann zumindest im Internet auf Gesprächspartner und Gesprächspartnerinnen stoßen, mit denen sie ihre eigenen Erfahrungen austauschen können.[1] Die Bundeszentrale für gesundheitliche Aufklärung unterhält zudem eine eigene Fachdatenbank zum Thema Pränataldiagnostik und unerfüllter Kinderwunsch,[2] die öffentlichen Medien dokumentieren und debattieren regelmäßig das Thema, und zumindest Frauen werden in den gynäkologischen Vorsorgeuntersuchungen mit Informationsmaterial versorgt – und dennoch ist der gesellschaftliche Diskurs über die *Ethik* der Elternschaft unter den neuen Bedingungen der Reproduktionsmedizin und Gendiagnostik erst am Anfang.

Im deutschsprachigen Kinderwunsch-Blog werden kontinuierlich Erfahrungsberichte gepostet sowie die gesellschaftliche Debatte kommentiert; hier wird von Paaren vor allem, neben der finanziellen Belastung, die als restriktiv empfundene deutsche Rechtslage als ein großes Problem angesehen – viele wünschen sich offenkundig eine größere Toleranz sowie Solidarität mit ungewollt kinderlosen – heterosexuellen oder homosexuellen – Paaren sowie auch Einzelpersonen.

In Deutschland sind bisher Eizellspenden und Leihmutterschaften bzw. Fremdschwangerschaften verboten, während die Spermienspende unter bestimmten Bedingungen erlaubt ist.[3] Das heißt aber natürlich nicht, dass es nicht auch deutsche Paare gibt, die die Möglichkeiten der europäischen und internationalen Agenturen und Kliniken nutzen, um ihren Kinderwunsch zu verwirklichen.

Im Folgenden will ich fünf idealtypische Modelle von Elternschaft benennen, um dann eine Analyse des ethischen Gehalts der Elternschaft vorzunehmen, die einerseits hermeneutische bzw. strebensethische Aspekte aufnimmt, andererseits aber die normativen Bedingungen der modernen Reproduktionsmedizin erläutert.

---

[1] Vgl. IVF Patientenblog (2012).
[2] Vgl. BZgA (2012).
[3] Ohne dass ich hier näher darauf eingehen kann, überrascht es, dass in Deutschland offenkundig das Verbot der anonymen Spermienspende weder eingehalten wird noch kontrollierbar ist, solange es nämlich kein zentrales Register gibt. Dies hat aber Auswirkungen auf das Informationsrecht der (erwachsenen) Kinder, die dadurch womöglich nicht in der Lage sind, ihre genetische Abstammung in Erfahrung zu bringen.

Ethisch relevante Modelle von Elternschaft

Elternschaft wird im Kontext der Reproduktionsmedizin meistens im Zusammenhang mit der Forderung nach reproduktiver Autonomie diskutiert.[4] Damit ist der Schutz der privaten Entscheidungsfreiheit von Paaren gemeint, in die – so die häufig geäußerte These – im Kontext der Reproduktionsmedizin zu Unrecht eingegriffen wird. Dies betrifft nicht nur die staatliche Regulierung, sondern auch die ethische Argumentation, sofern sie etwa den Lebensschutz von Embryonen über die Freiheitsrechte stellt. Reproduktive Autonomie ist eine Kernthese der Reproduktionsmedizin, die aber noch wenig über den ethischen Gehalt der Elternschaft aussagt: Auf dieser Ebene wird dann häufig mit der ›naturwüchsigen‹ Sorge von Eltern gegenüber ihren Kindern argumentiert, ohne diese eigens ethisch zu begründen oder verständlich zu machen. So reduziert das Argument der reproduktiven Autonomie die Debatte um die Ethik der Elternschaft entweder auf die rechtsethischen Aspekte oder auf eine strebensethische Fassung der Sorgeethik; die spezifischen normativen Bedingungen, in deren Rahmen die Sorgebeziehung realisiert werden muss, bleiben dabei aber häufig unberührt.[5]

Nun unterliegt die Elternschaft notwendig historischen, kulturellen und sozialen Bedingungen, die im individualistischen Autonomiekonzept kaum aufgegriffen werden. Wenngleich es sicherlich richtig ist, *Freiheit* bzw. Autonomie als den bestimmenden Begriff der modernen Ethik zu fassen – ergibt sich doch für die Praxis der Elternschaft, die ein Bestandteil der sozialen Institution ›Familie‹ darstellt, ein komplexes Bild, weil verschiedene, normativ wirkmächtige Modelle von Elternschaft den jeweiligen ethischen Bewertungen zugrunde liegen. Fünf solche ethisch relevanten Modelle möchte ich exemplarisch kurz skizzieren:

Das *naturrechtliche Modell*, das zum Beispiel vom katholischen Lehramt vertreten wird, charakterisiert die Elternschaft als das natürliche Telos der sexuellen Vereinigung von Mann und Frau, das zugleich damit auch den sittlichen Horizont beschreibt. Elternschaft wird dabei ›geschlechterdifferent‹, gleichwohl aber ›essentialistisch‹ gefasst: Mut-

---

[4] Vgl. exemplarisch Wiesemann (2006). Einen Überblick über die Geschichte dieses Arguments gebe ich in Haker (2006).
[5] Vgl. Wiesemann (2006).

terschaft und Vaterschaft ziehen aufgrund der (vom Lehramt behaupteten) ontologisch begründeten weiblichen bzw. männlichen Identität unterschiedliche Rollen nach sich – Frauen streben demnach besonders danach, als Mütter für ihre Kinder zu sorgen, während die Vaterschaft weitgehend unbeschrieben bleibt. Das Kind ist das Symbol der auf Dauer abgestellten (ehelichen) Liebe als der wechselseitigen Achtung und Zuwendung zu ihrem Kind, zugleich aber auch ein Geschenk Gottes.[6] Medizinische Interventionen können nur unter der Voraussetzung vorgenommen werden, dass sie nicht die natürliche sittliche Ordnung stören. Zugelassen sind entsprechend solche medizinischen Verfahren, die den ethischen Sinngehalt des Zeugungsakts ergänzen bzw. unterstützen (etwa: Hormonstimulation), nicht aber solche Verfahren, die diesen ersetzen wie die Insemination oder die IVF. Die Begründung für diese Grenzziehung liegt nicht in der ›Künstlichkeit‹ der Reproduktionsmedizin, wie dem Lehramt häufig unterstellt wird, sondern in der Nivellierung des (sittlich sublimierten) Sexualakts. Das naturrechtliche Modell wird in der (theologischen) Ethik heute kaum mehr in der Fassung des katholischen Lehramts vertreten,[7] sondern wird eher im Hinblick auf die Moralfähigkeit des Menschen und die natürliche Ausrichtung auf das ›Gute‹ interpretiert, als Fundierung der Menschenrechte in der anthropologisch begründeten Moralfähigkeit, oder aber nurmehr als ›Erbe‹ betrachtet, das die Grenzziehung zwischen menschlicher Intentionalität, technischen Möglichkeiten und natürlichen Potentialen als Problem kenntlich macht.[8] Konträr zur katholisch-lehramtlichen Position, die das Naturrecht als Sittengesetz begreift, liegt jedoch, wenn nicht ein naturrechtliches, dann doch ein ›naturalistisches‹ Denken solchen Ansätzen zugrunde, die davon ausgehen, dass der Kinderwunsch in der Natur des Menschen verankert ist – während das Lehramt von einer ethischen Position auf eine

---

[6] »Der Ursprung des menschlichen Lebens hat aber seinen authentischen Ort in Ehe und Familie, wo es durch einen Akt gezeugt wird, der die gegenseitige Liebe von Mann und Frau zum Ausdruck bringt. Eine gegenüber dem Ungeborenen wahrhaft verantwortliche Zeugung muss die Frucht der Ehe sein.« Kongregation für die Glaubenslehre (2008), Nr. 6, unter Hinweis auf die Instruktion »Donum Vitae« von 1988. Weiter heißt es: »Die Weitergabe des Lebens ist in die Natur eingeschrieben, und ihre Gesetze bleiben eine ungeschriebene Norm, auf die alle Bezug nehmen müssen.« Ebd.
[7] Zur Kritik vgl. Wendel (2011); Haker (2012).
[8] Vgl. das Themenheft »Naturrecht und Menschliche Natur« der Zeitschrift Concilium (2010), vor allem die Beiträge von Schockenhoff und Siep.

›Naturordnung‹ schließt, verfallen diese Ansätze dem gegenteiligen Fehler und leiten aus einer behaupteten Natürlichkeit die moralische Richtigkeit ab: die medizinische Assistenz stellt danach das natürliche Potential nur wieder her bzw. verhilft mittels Technologie zu dessen Realisierung; wie S. Franklin gezeigt hat, wurde zu Beginn der Reproduktionsmedizin häufig die Metapher der Medizin als Helferin der Natur verwendet, was ein ebenso essentialistisches Bild der menschlichen Natur darstellt wie die lehramtliche Position sie im Hinblick auf die menschliche Natur vertritt.[9]

Für eine Ethik der Elternschaft ist das naturrechtliche Modell der Reproduktion ein Referenzrahmen, zu dem sie sich verhalten muss – demgegenüber können, wie ich unten zeigen werde, kulturanthropologische Studien zusammen mit einer Ethik der Verantwortung einen Weg weisen, wie der Gegensatz von ›Natur‹ und ›Biologie‹ bzw. ›Kultur‹ überwunden werden kann, ohne den normativen Gehalt der Elternschaft als einer auf Dauer ausgerichteten Verantwortungsbeziehung aus dem Blick zu verlieren.

Das *romantische Modell* der Elternschaft leugnet nicht, dass der Sexualakt ein besonderer Ausdrucksakt der ›Einheit‹ der Liebenden ist, verankert diesen aber in der jeweiligen Subjektivität, nicht in der Natur. Das romantische Modell liefert sicherlich eine der wichtigsten Grundlagen für das moderne Elternschaftsverständnis, verbindet es doch die Subjektivität und Individualität des prinzipiell freien Liebesverhältnisses mit der sozialen Praxis der Familie. Im Zuge der ›Romantisierung‹ der Familie rückt seit dem 18. Jahrhundert auch die Individualität und Subjektivität des Kindes ins Blickfeld – was schließlich, im 20. Jahrhundert, in der Formulierung spezifischer Rechte von Kindern resultiert. Im romantischen Elternschaftsmodell ist das Kind, wie Hegel in seiner Rechtsphilosophie zeigt, der ›objektive‹ Ausdruck der Einheit seiner Eltern, und es ist insofern jenseits aller sozialen und ökonomischen Aspekte von besonderem symbolischem Wert.[10] Das romantische Modell der Partnerschaft ist sehr stark abhängig von der Gefühlsqualität der ›Liebe‹. Was jedoch in der Paarbeziehung eine Er-

---

[9] Vgl. Franklin (1997).
[10] »Zwischen Mann und Frau ist das Verhältnis der Liebe noch nicht objektiv; denn wenn die Empfindung auch die substantielle Einheit ist, so hat diese noch keine Gegenständlichkeit. Eine solche erlangen die Eltern erst in ihren Kindern, in welchen sie das Ganze der Vereinigung vor sich haben.« Hegel (1969–1971/1821), S. 326. Vgl. zum romantischen Liebes- und Elternschaftsmodell ausführlicher Haker (2002), Kap. 2.

rungenschaft darstellt und Freiheitsräume eröffnet, kommt in der Elternschaft unter Umständen an eine Grenze, die zumindest wahrzunehmen ist: Denn Elternschaft ist eine irreversible Beziehung – man kann sie zwar praktisch leugnen oder sich ihr entziehen, man kann aber nicht die einmal übernommene – biologische oder soziale – Elternschaft rückgängig machen. Dies ist vor allem im Hinblick auf das kindliche Recht auf Wissen bezüglich der eigenen Herkunft wichtig – dieser Aspekt gerät aber im romantischen Modell durch die Überbetonung der Gefühlsqualität der Beziehung leicht in den Hintergrund.

Das *Modell der Selbstverwirklichung*, das im modernen Verständnis der Identitätsgestaltung eine zentrale Rolle spielt und auf die Emanzipierung von vorgegebenen sozialen Rollen reagiert, enthält als Teilaspekt die reproduktive Selbstbestimmung oder Autonomie. Diese ist zum einen als negative Freiheit formuliert, zum anderen aber vor allem als Authentizität.[11] Sie ist Ausdruck einer bestimmten modernen Auffassung der Freiheit als ›reflexiver Freiheit‹, die sich darin manifestiert, dass das Leben weitgehend nach den eigenen Wünschen und Plänen gestaltet werden kann (und muss).[12] Dabei spielt das Zusammenleben mit Kindern in einer Familie eine große Rolle – die Fortpflanzung wird aber nicht, wie im naturrechtlichen Modell, als ›natürliches‹ Telos der Sexualität begriffen, sondern als Wahl einer bestimmten Biographie; das romantische Modell, das leicht mit dem Modell der Selbstverwirklichung verknüpfbar ist, ist jedoch insofern kein notwendiger Referenzrahmen für dieses Modell der Elternschaft, als das Kind nicht unbedingt als Ausdruck der ›Einheit‹ der Liebenden betrachtet wird – vielmehr bezieht sich das Modell der Selbstverwirklichung auf eine soziale Praxis der Biographieplanung.[13] Das Selbstverwirklichungsmodell kann in rechtsethischer Hinsicht also in der Tat als reproduktive Autonomie aufgefasst werden – insofern es den privaten Schutzbereich respektiert, der nach moderner liberaler Auffassung, die vor allem die Freiheitsrechte von Individuen betont, vom Recht nicht mehr reguliert werden sollte. Ein dergestalt individualistisches Verständnis des Modells lässt jedoch zweierlei unberücksichtigt: Zum ei-

---

[11] Vgl. Taylor (1989) und (1992).
[12] Vgl. Beck (1994).
[13] Vgl. Giddens (1993). Zur Betonung der biographischen Lebensgestaltung vgl. ausführlich Haker (1999). Dort zeige ich auch, wie in ethischer Hinsicht die Verantwortung als der zentrale Begriff der moralischen Identität betrachtet werden muss.

nen, dass im ›Rücken‹ individueller Entscheidungen und Entwürfe historische, soziale und kulturelle Einflüsse wirksam sind, die durch eine individuelle Freiheitstheorie kaum beschreibbar sind, zum anderen aber Freiheit aktiv als relational bzw. sozial zu verstehen ist, so dass die vielfältigen Interaktionen selbst Bestandteil der individuell *erfahrenen* Freiheit sind.[14]

Das *Modell der Elternschaft als Sphäre sozialer Freiheit* stellt insofern eine Weiterführung des Modells der Selbstbestimmung und Selbstverwirklichung dar, die im Begriff der reproduktiven Autonomie verdeckt wird. Wird diese nämlich auf die soziale Freiheit hin erweitert, wird Elternschaft bzw. die Familie als eine Sphäre der Freiheit erkennbar, in der die *soziale* Freiheit einerseits auf der zunehmenden Gleichberechtigung der Mitglieder basiert, andererseits aber hier eine ansonsten beispiellose Konkretisierung des Lebenszyklus von der Geburt und der Kindheit bis ins Alter und zum Tod ermöglicht wird. Axel Honneth fasst die Erfahrung der temporalen Identität treffend im Sinne einer »wechselseitigen Versinnbildlichung von vergangenen und zukünftigen Altersstufen«, ohne dass die Ausgestaltung der Familie oder Elternschaft damit schon vorgegeben ist – sowohl in der »Egalisierung« als auch in der Offenheit gegenüber verschiedenen Ausgestaltungen liegt die Modernität dieses Modells, das auf der modernen Priorisierung der Freiheit als negativer Freiheit wie auch als individueller Selbstverwirklichung aufruht, diese aber insofern angemessener »einbettet«, als erst die soziale Freiheit die soziale Identität beschreibbar macht.

Das *marktliberale Modell der Elternschaft* ist demgegenüber eine radikal individualistische Weiterführung der modernen Freiheitskonzeption der Autonomie. Das marktwirtschaftliche Modell beerbt das vormoderne ›oikonomische‹ Verständnis der Elternschaft (Ökonomie bezieht sich zunächst auf den oikos: die Struktur und Organisation der Hausgemeinschaft), zeigt aber heute die Veränderungen von El-

---

[14] Haker (1999), vor allem Kap. 1. Vgl. zu diesem Komplex jetzt auch die sehr aufschlussreiche Untersuchung von Axel Honneth, die auf der Grundlage der differenzierten Darstellung des modernen Freiheitsbegriffs – Freiheit verstanden als negative Freiheit, als reflexive Freiheit, d. h. (individuelle) Selbstbestimmung und Selbstverwirklichung, sowie als soziale Freiheit – die gesellschaftliche Vermittlung der individuellen Freiheit zu integrieren vermag und diese Vermittlung von individueller und sozialer Freiheit als normativen Fluchtpunkt der sozialen Praktiken begreift. Vgl. Honneth (2011).

ternschaft in besonders radikaler Weise: Bis weit ins 19. Jahrhundert dienten Kinder nicht primär der Selbstverwirklichung, sondern vor allem der ökonomischen Absicherung der Eltern im Alter. Elternschaft umfasste nicht die Anerkennung der Subjektivität des Kindes oder gar von Kinder*rechten*. Im marktliberalen Modell der Elternschaft kehrt eine gewisse Objektivierung des Kindes in einem neuen Gewand zurück. Während die individuelle oder private ›Familienplanung‹ des Selbstverwirklichungsmodells Fragen des richtigen Zeitpunkts oder auch der Zahl der Kinder, die ein Paar zeugen möchte, und auch die Fragen, wie Eltern das Zusammenleben mit dem Kind bzw. den Kindern gestalten wollen, beinhaltet, wird im Kontext der Reproduktionsmedizin das Kind zu weit mehr als nur einem lebensweltlichen ›Projekt‹: Wenn sich die Wahl eines Kindes nicht mehr nur auf das Kind als solches bezieht, sondern vielmehr auf bestimmte Eigenschaften, die von den Eltern erwünscht und die von marktwirtschaftlich organisierten Agenturen erfüllt werden, indem die Spender von Eizellen und Spermien in kommerziellen Vermittlungsagenturen nach bestimmten Eigenschaften ausgesucht werden können, werden Kinder ›passgenau‹ für die sozialen Eltern gemacht: Hautfarbe, Herkunftsfamilien, Bildungsgrad u.a. werden zu Kriterien für die subjektive Wahl, während zu einem späteren Zeitpunkt, also nach der Zeugung in vitro, Embryonen nach Gesundheit, Geschlecht oder auch ihrer Fähigkeit der Gewebespende ausgewählt werden können. Der potentielle Effekt dieser ökonomischen Dynamik ist eine Angleichung des Prozesses, Eltern zu werden, mit dem marktliberalen Konsumverhalten, bei dem die Wahl zwischen verschiedenen Angeboten konstitutiv für die kapitalistisch organisierte Marktwirtschaft ist. Auf das ›Eltern-Werden‹ bezogen, enthält diese Praxis aber eine Verdinglichungstendenz eben dieses Prozesses des ›Erwerbs‹ eines Kindes, was nachträglich, mit der Anerkennung des gezeugten Kindes als ›Wunschkind‹, jedoch wieder zurückgenommen wird – und zurückgenommen werden muss, um die Personalität des Kindes zu bestätigen.[15] Die Analogie der kommerziel-

---

[15] Denn: Elternschaft kann nicht als Warentausch verstanden werden, ohne seinen grundlegenden Charakter zu verlieren. Auch deshalb verwahren sich Eltern (sic!) gegen den Vorwurf, sie würden ihr Kind wie ein Ding behandeln. Sie beziehen sich dabei zu Recht auf das Verhältnis zu ihrem Kind, müssen aber oft dennoch beachtliche Anstrengungen unternehmen, den Beginn der Elternschaft zu rechtfertigen. Ob diese Rechtfertigung vor allem ein soziales Problem ist oder aber der *Analogie* des Elternwerdens zum Warentausch geschuldet ist, kann hier nicht entschieden werden.

Eine Ethik der Elternschaft

len Akte im Kontext der Reproduktionsmedizin zum Warentausch, die in der Praxis der ›Katalogbestellung‹ von Keimzellen sowie der Bewerbung von ›Leih-Müttern‹ einen nur zu konkreten Ausdruck findet, ist jedoch unübersehbar. Es wundert nicht, dass diese Analogie rhetorisch kompensiert wird, indem der Verkauf der Keimzellen oder auch die Fremdschwangerschaft als ›Gabe‹ bzw. als ›Spende‹ bezeichnet wird, also ›altruistisch‹ und gerade nicht kommerziell motiviert erscheint.[16] Die Empfänger dieser reproduktiven Dienstleistungen tun sich denn auch häufig schwer damit, die für die Erfüllung ihres Kinderwunsches notwendigen finanziellen ›Transaktionen‹ offen zu legen.

Für die Ethik der Elternschaft ist die Weiterführung des Selbstverwirklichungsmodells im marktliberalen Modell eine besondere Herausforderung: Zum einen muss die Ethik nämlich Wege aufzeigen, wie die kommerzielle Reproduktionsmedizin die Freiheitsrechte von Eltern gewähren kann, ohne zugleich Grundrechte von Spendern, Spenderinnen und Kindern zu verletzen; zum anderen muss sie aber zeigen, dass Kinder in der Praxis der Reproduktionsmedizin in der Tat als Subjekte anerkannt werden und Elternschaft als personale Beziehung konstituiert wird. Zudem wird auch das Recht auf Nichtschädigung der Beteiligten (vor allem sind hier die Eizellspenderinnen und Leihmütter zu nennen) Gegenstand der normativ-ethischen Auseinandersetzung. Im ökonomischen Diskurs spielt dies jedoch kaum eine Rolle – wird hier doch insofern libertär argumentiert, als davon ausgegangen wird, dass mit der Einwilligung in eine Praxis auch das Risiko der gesundheitlichen Schädigung bewusst eingegangen wird. Die *Ethik* einer dergestalt kommerzialisierten Reproduktionsmedizin ist bisher weitgehend ein Desiderat; durch die Betonung der reproduktiven Autonomie ist *diese* Dimension der Reproduktionsmedizin bis vor kurzem kaum in den Blick geraten.[17]

Neben diesen Modellen, die nicht chronologisch gemeint sind, sondern die sich vielmehr zum Teil ausschließen, zum Teil aber auch überlappen und im derzeitigen Diskurs um die Ethik der Elternschaft meines Erachtens bisher nicht genügend differenziert werden, ist jedoch ein weiteres gesellschaftstheoretisches Verständnis der Familie wirkmächtig, das als ein möglicher *sozialethischer* Kontext der jeweiligen Elternschaftsmodelle zu begreifen ist. Danach ist die *Familie der*

---

[16] Vgl. Spar (2006).
[17] Vgl. u. a. Dickenson (2009).

Kernbereich und zugleich das Symbol der Vergesellschaftung, und sie gewährleistet die gesellschaftliche Reproduktion. Dieses Familienkonzept ist ein historisch und kulturell geprägtes gesellschaftliches Hintergrundmodell für die individuellen Elternschaftsmodelle, insofern es als Verbindungsglied zwischen individuellen Entscheidungen – der reproduktiven Autonomie – und der gesellschaftlichen Solidarität bzw. Generationengerechtigkeit fungiert. Mit dem sozialethischen (sozialen, demographischen, volkswirtschaftlichen) Familienmodell wird die Elternschaft gesellschaftlich in besonderer Weise anerkannt, so dass sich Paare in ihrem je individuellen Wunsch, eine Familie zu gründen, bestätigt sehen können. Der Kinderwunsch wird dadurch vielleicht nicht direkt als Recht auf ein Kind interpretiert,[18] wohl aber wird er eingebettet in den weiteren sozialen Zusammenhang, so dass zum Beispiel die medizinische Behandlung der ungewollten Kinderlosigkeit in einigen Ländern ganz oder teilweise durch das Solidarsystem finanziert wird, während es in anderen Ländern (wie den USA) als private Entscheidung aufgefasst wird. In Deutschland herrscht bisher die Meinung vor, dass die assistierte Fortpflanzung mittels einer ›solidarischen‹ Kostenübernahme finanziert werden soll, die wie andere Fördermaßnahmen für Familien gerechtfertigt erscheint – damit ist nicht gesagt, dass es nicht durchaus widersprüchliche Regelungen gibt, die dieser Leitlinie nicht genügd Rechnung tragen; diese zu beseitigen, ist aber eine Sache der politischen und gesetzlichen Aushandlung.

Das Konzept der sozialen Freiheit, das eine Kritik der Verdinglichung bereits enthält, ohne die Errungenschaften der modernen Freiheitskonzeption als *wechselseitiger* Ermöglichung von Schutz, Förderung und Partizipation aus dem Auge zu verlieren, erscheint mir gegenüber den anderen Modellen dasjenige Modell zu sein, welches die *Vermittlung* von ›privaten‹ und sozialen Aspekten der Elternschaft zu analysieren ermöglicht, ohne dabei die Grundlage der modernen Freiheitskonzeption zu verlassen. Vor diesem Hintergrund wäre die reproduktive Autonomie ganz neu auszubuchstabieren.[19] Einige

---

[18] Zu den Schwierigkeiten, die assistierte Fortpflanzung als ein Anspruchs- oder Förderrecht zu definieren, vgl. Haker (2002), Kap. 4.
[19] Dass bereits die Familie ein Ort der gelebten Freiheiten ist, die normativ in den drei Formen der Menschenrechte (Schutzrechte, Förderrechte und Freiheitsrechte im Sinne der Partizipation an Entscheidungen) festgehalten sind, ist eine Pointe der hegelianischen Interpretation, die Honneth vorlegt. Sie hat weitreichende Auswirkungen da-

Aspekte einer Ethik der Elternschaft, die sich aus diesem Konzept ergeben könnten, will ich im Folgenden benennen.

Auf dem Weg zu einer responsorischen Ethik der Elternschaft

Im einzigen Buch, das Jürgen Habermas zu einem Thema der Bioethik geschrieben hat, kritisiert er die moderne Reproduktionsmedizin, insofern sie eine ›liberale Eugenik‹ vorantreibt bzw. praktisch zugrunde legt. Seine Kritik richtet sich auf die Nivellierung der Differenz zwischen Gegebenen und Erworbenen bzw. zwischen ›natürlich Gegebenem‹ (Personen) und ›von uns Gegebenem‹ (Sachen), sofern sich diese Nivellierung auf die Fortpflanzung bezieht:

»[…] sobald Erwachsene eines Tages die wünschenswerte genetische Ausstattung von Nachkommen als *formbares Produkt* betrachten und dafür nach eigenem Gutdünken ein *passendes Design* entwerfen würden, übten sie über ihre *genetisch manipulierten Erzeugnisse* eine Art der Verfügung aus, die in die somatischen Grundlagen des spontanen Selbstverhältnisses und der ethischen Freiheit einer anderen Person eingreift und die, wie es bisher schien, nur über Sachen, nicht über Personen ausgeübt werden dürfte. Dann könnten die Nachgeborenen die *Hersteller ihres Genoms* zur Rechenschaft ziehen und für die aus ihrer Sicht unerwünschten Folgen der organischen Ausgangslage ihrer Lebensgeschichte verantwortlich machen. Diese neue Struktur der Zurechnung ergibt sich aus der Verwischung der Grenze zwischen Personen und Sachen […].«[20]

Die (intendierte) Determination des Kindes durch den Willen der Eltern erschwere, so Habermas, eine zukünftige reziproke Beziehung zwischen Eltern und Kindern wegen der Haltung der Verfügung, der Erosion der Un-bedingtheit der Eltern-Kind-Beziehung, die die ›Autorschaft‹ des Kindes über die eigene Lebensgeschichte, mithin also seine Freiheit, verunmöglicht. Dadurch aber wird ein Gleichgewicht aufgehoben, das in der Symmetrie der Verantwortung besteht:

»Diese unscheinbare Kontingenz [der Unverfügbarkeit des Befruchtungsvorgangs, H. H.] scheint sich aber – im Augenblick ihrer Beherrschbarkeit – als eine notwendige Voraussetzung für das Selbstseinkönnen und die grundsätz-

---

rauf, wie die innerfamiliären Rechte und Pflichten gefasst werden können – darauf werde ich unten zurückkommen.
[20] Habermas (2001), S. 30 (Hervorhebungen H. H.).

lich egalitäre Natur unserer interpersonalen Beziehungen herauszustellen. […] Indem einer für einen anderen eine irreversible, tief in dessen organische Anlagen eingreifende Entscheidung trifft, wird die unter freien und gleichen Personen grundsätzlich bestehende Symmetrie der Verantwortung eingeschränkt.«[21]

Wenn Habermas Recht darin hat, dass die Verfügungsmacht der Eltern an der zukünftigen Freiheit ihrer Kinder eine Grenze hat, dann ist dem Konzept oder Begriff der Elternschaft diese normative Grenze eingeschrieben. Für Habermas ist es vor allem die »Symmetrie der Verantwortung«,[22] die mit der Verfügbarkeit über die genetische Ausstattung des zukünftigen Kindes auf dem Spiel steht. Auf die oben genannten Modelle bezogen, heißt dies, dass das Modell der sozialen Freiheit in das Modell des auf Verdinglichung basierenden Warentausches transformiert oder doch durch dieses überschrieben wird, elterliche Freiheit also *über* oder in Form einer Verdinglichung des zukünftigen Kindes realisiert wird – unter Umständen ohne dass dies von denjenigen, die zur Fortpflanzung auf die Reproduktionsmedizin angewiesen sind, überhaupt so intendiert ist.[23]

---

[21] Ebd., S. 29, 30f. Die Frage, ob der Beginn der Elternschaft relevant für den weiteren Gehalt der Beziehung zwischen Eltern und Kind ist, steht auch im Hintergrund der naturrechtlichen Reflexion: dort wurde der Respekt vor dem Zeugungsakt als konstitutiv für die Elternschaft angesehen – als ethisches Argument, welches die Unverfügbarkeit der Entstehung eines Menschen mit der Anerkennung der Partner als Vater oder Mutter eines zukünftigen Kindes verband. Habermas hält ähnlich die Unverfügbarkeit – die freilich für ihn nicht ausschließlich an den sexuellen Zeugungsakt gebunden ist, wohl aber an die Nichtintervention ins menschliche Genom – für einen Ausdruck der modernen Würdekonzeption, insofern diese die prinzipielle Freiheit des Kindes garantiert und dadurch die prinzipielle Reziprozität einer personalen Beziehung erst ermöglicht.

[22] Insbesondere, wenn man Honneths Lebenszyklus-These ernst nimmt, kann in der Tat vom Fluchtpunkt der *wechselseitigen* Verantwortung gesprochen werden – denn Kinder werden mit zunehmendem Alter der Eltern potentiell eine vergleichbare Verantwortung übernehmen wie diese für sie während der Kindheit. Die Wechselseitigkeit bezieht sich dann auf unterschiedliche Lebensphasen, was man als zeitlich verschobene Reziprozität bezeichnen könnte.

[23] So lässt sich jedenfalls die Empörung erklären, mit dem ungewollt kinderlose Paare auf diese These reagieren: Während sie ihren Kinderwunsch zu erfüllen versuchen und dabei oft verzweifelt nach jedem Strohhalm greifen, sehen sie sich mit dem Vorwurf konfrontiert, eine Art Menschenzucht zu betreiben. Dass sich Paare gegen diesen Vorwurf wehren, ist nachvollziehbar – aber basiert womöglich auf einem Missverständnis: denn ›hinter‹ den Paaren stehen nun einmal Institutionen der Reproduktionsmedizin, die nach eigenen Gesetzen organisiert sind, wie ich anhand des marktliberalen Modells

Eine Ethik der Elternschaft

Während für Habermas Elternschaft im normativen Verständnis auf die Möglichkeit der symmetrischen Verantwortung bezogen bleiben muss, und für Honneth – in der normativen Rekonstruktion – die Familie eine Sphäre sozialer Freiheit ist, in der sich die verschiedenen Mitglieder reziprok als gleichwertige Partner anerkennen (bzw. anerkennen sollen), ist es notwendig, mit Blick auf die Elternschaft – die nur einen Aspekt der Familie betont – die Asymmetrie der Beziehung von Eltern zu ihren Kindern eigens zu reflektieren. Denn in der Eltern-Kind-Beziehung werden, wie vielleicht nirgendwo sonst, die Abhängigkeit und die Freiheit, die Kontingenz der Beziehung und die Notwendigkeit der Zugehörigkeit, die Gleichheit durch die Leiblichkeit und Verwandtschaft und die Differenz durch die personale Unterschiedenheit verhandelt. Während die Biologie die Gleichheit und Zugehörigkeit des Eltern-Kind-Verhältnisses betont, beschreiben die Geisteswissenschaften, wie die Asymmetrie der Beziehung durch die Verantwortungsübernahme vonseiten der Eltern kompensiert wird. Die grundsätzliche Asymmetrie, die der Elternschaft eingeschrieben ist, muss auf unseren Kontext der modernen Reproduktionsmedizin bzw. der Kinderwunschbehandlung bezogen werden.

Ich möchte nun behaupten, dass in allgemeiner Hinsicht die in einer Verantwortungstheorie verankerte »responsorische« Ethik[24] die Besonderheit der ethischen Dimensionen der Eltern-Kind-Beziehung angemessen abbildet; ich möchte aber in einer Rekonstruktion der normativen Ansprüche zeigen, dass in die elterliche Verantwortung bereits die Anerkennung des Kindes als Subjekt eingeschrieben ist, aus der sich spezifische Pflichten des Schutzes, der Förderung und des Respekts der Freiheit ergeben. Dies kann hier gewiss nur schemenhaft erfolgen, vermag aber zumindest die Richtung zukünftiger Forschung anzugeben.

Schauen wir zunächst auf die allgemeine Bestimmung der Elternschaft als Beziehung der asymmetrischen Verantwortung. Für Hans Jonas stellt sie – in seinem grundlegenden Buch zur Verantwortung unter den Bedingungen moderner Technologien – eine »Totalverant-

---

der Elternschaft gezeigt habe. Hier spielen Effizienz und Qualität des ›Produkts‹ sehr wohl eine große Rolle, wie auch auf dem Reproduktionsmarkt sehr wohl die ›Qualität‹ des Körpermaterials geprüft und bewertet wird, bevor es den Eltern angeboten wird. Das Problem besteht in der Überlagerung verschiedener Interessen, die *zusammen* eine Eigendynamik entfalten, die womöglich von keinem einzelnen Akteur so intendiert ist.
[24] Vgl. dazu u. a. Waldenfels (2006).

wortung« dar, die auf der *Wahrnehmung der totalen Hilfsbedürftigkeit* des Kindes beruht, das allmählich in den Zustand der Selbstständigkeit überführt werden soll – Elternschaft ist danach eine asymmetrische Beziehung, die auf Symmetrie angelegt ist, Verantwortung *für* eine andere Person, die (noch) nicht für sich selbst einstehen kann, die im strengen Sinne also (noch) kein moralisches Subjekt, Subjekt der reziproken Verantwortungsübernahme, ist.[25] Die Eltern-Kind-Beziehung, so Jonas, bedeutet eine radikale *Kontinuität*, die keinerlei Unterbrechungen erlaubt. Elterliche Verantwortung meint darüber hinaus die Anerkenntnis der ›Urheberschaft‹ und das Wissen um das ›Telos‹, nämlich das ›Ende‹ der spezifischen Totalverantwortung am Ende der Kindheit, unter Umständen auch die Umkehr der asymmetrischen Beziehung im Alter der Eltern.[26] Jonas erinnert ähnlich wie Habermas und Honneth daran, dass Eltern die Verpflichtung haben, den Kindern (und den zukünftigen Generationen) eine »offene Zukunft« zu bewahren bzw. zu ermöglichen.

Hans Jonas hat die elterliche Verantwortung als »Archetyp aller Verantwortung« bezeichnet.[27] Auch Emmanuel Levinas hat als zentrales Moment der moralischen Identität die Verantwortung benannt und diese in der Asymmetrie verankert.[28] Freilich ist für ihn die Asymmetrie Ausdruck der *moralischen* Einstellung, des ›moral point of view‹: Erst die moralische Einstellung verbindet nämlich die Macht, die dem Moralsubjekt als *Akteur* gegeben ist, mit der Konfrontation, die durch die Präsenz des Anderen gegeben ist: dieser fordert – implizit oder explizit – vom Handelnden, seine (Handlungs-)Macht nicht so zu gebrauchen, dass das Handeln dem Anderen Gewalt antut.[29] Die moralische Erfahrung des Sollens *im* Können bringt überhaupt erst die Bedürfnisse, vielleicht auch die Schutzansprüche, zum Vorschein; in der

---

[25] Jonas (1979).
[26] Ebd., S. 189–198.
[27] Ebd., S. 190.
[28] Vgl. dazu vor allem Levinas (1998), der diese Verantwortungsethik (die keine Ethik sein will) am umfassendsten beschreibt.
[29] Levinas bezeichnet dies als das Tötungsverbot, das er jedoch potentiell immer als Bestandteil der Handlungsfähigkeit betrachtet. Im Rahmen der Reproduktionsmedizin ist diese Dimension der Handlungsfähigkeit gewiss konkret zu verstehen – sofern die ›Erzeugnisse‹ der Reproduktionsmedizin nicht als ›Dinge‹ angesehen werden, die vom Menschen produziert werden, sondern (zugleich) als ›Gegenüber‹ – unabhängig davon, ob dies nun die Personalität, die Potentialität zur Personalität oder die Kontinuität des Prozesses der Mensch-Werdung meint.

moralischen Einstellung, die Levinas vor Augen hat, erscheinen diese nun aber gerade wichtiger als die ›Willkürfreiheit‹ bzw. Handlungsmöglichkeiten, die mit der eigenen Handlungsfähigkeit und Autonomie im Sinne der Selbstbestimmung gegeben sind. Elterliche Verantwortung antwortet daher auf die Gegenwart eines Gegenübers, für das Verantwortung übernommen werden *soll*. Nun ist es sicherlich so, dass die normativen Ansprüche aus dieser phänomenologischen ›Ursprungserfahrung‹ der Moral nicht unmittelbar abgeleitet, geschweige denn begründet werden können. Deshalb ist es wichtig, die moralische Einstellung – als Transzendierung der *selbstbezogenen* Autonomie im Sinne *des Wohlwollens* – vom strikten moralischen Sollen zu unterscheiden. Bezogen auf die Elternschaft, kann in diesem Sinn Folgendes festgehalten werden. *Erstens:* Elternschaft ist ein relationaler Begriff, für den das Kind als Gegenüber konstitutiv ist – wo es kein Kind gibt, gibt es auch keine Elternschaft. *Zweitens:* Das Eltern-werden bezieht sich nicht nur auf die biologische Zeugung, sondern auch auf den ethischen Prozess des Perspektivwechsels im Angesicht des ›Auftauchens‹ eines Gegenübers: Eltern-Werden bedeutet die responsorische Ver-Gegenwärtigung eines Kindes, das durch seine Existenz oder Gegenwart die Aufforderung an die Eltern enthält, ihm durch ihr Handeln, negativ ausgedrückt, zumindest keine Gewalt anzutun – oder, wenn wir Habermas folgen, nicht über sein Leben in einer Weise zu verfügen, dass dies die eigenständige und freie Identitätsbildung unmöglich macht.[30] Positiv ausgedrückt impliziert die Antwort auf die Präsenz des Kindes jedoch die Für-Sorge, die das Wohlergehen des Kindes umfasst.

Die moralische, responsorische Einstellung, die Levinas hier fordert, ist zum einen strebensethisch – also auf der Grundlage der Eigen-

---

[30] Habermas ist zu Recht dafür kritisiert worden, dass er die graduelle Prägung, die mit jeder Erziehung gegeben ist, nicht angemessen abgebildet hat. Meines Erachtens ist aber das Kriterium gar nicht konsequentialistisch, also vom Resultat der Erziehung, die immer auch Freiheiten reduziert, indem sie bestimmte Freiheitsräume eröffnet, zu bestimmen, sondern betrifft vielmehr die Motive des elterlichen Handelns: geht es in ihrem Handeln primär um *ihre* Wunscherfüllung, so transzendieren sie gerade nicht die Perspektive der selbstbezogenen Freiheit – dies ist nach Levinas aber eine vormoralische Haltung, die der moralischen Perspektive gerade nicht gerecht wird, insofern sie nämlich die impliziten Sorge-Ansprüche des Gegenübers nicht wahrnimmt. Deshalb erscheint mir die responsorische Elternethik eine angemessenere Einfallstür für die Ethik der Elternschaft. Im Unterschied zu Levinas stelle ich diese jedoch trotzdem in den Horizont der (reziproken) sozialen Freiheit. Diese ist aber erst in einem zweiten Schritt einzuführen.

motivation zum Wohl-*Wollen* – zu interpretieren; dies meint die ›Sorge‹ um und für das Kind. Zum anderen ist sie normativ – also auf der Grundlage einer begründeten *Sollensforderung* – zu interpretieren; dies meint dann die spezifischen Pflichten, wie sie allgemein in den Menschenrechten, aber auch im medizinethischen Handeln in den normativen Prinzipien der Nichtschädigung sowie der Benefizienz, der Sorge für das Wohlergehen des Kindes, festgehalten sind.

Die strebensethische, responsorische Verantwortungsethik beschreibt eine Sorgebeziehung, die der asymmetrischen Elternschaft im Sinne eines auf den anderen gerichteten Wohl-Wollens eingeschrieben ist; dieses muss daher gar nicht deontologisch begründet sein, überschreitet aber dennoch die Perspektive des selbstbezogenen Freiheitsstrebens. Paul Ricœurs Ausführungen, die er in seinem Buch »Das Selbst als ein Anderer« ausführlich dargelegt hat, enthalten für diese Dimension der Ethik meines Erachtens wertvolle Einsichten; auf die Elternschaft bezogen, meint Sorge dort eine ›wohlwollende Spontaneität‹ im Umgang mit dem Kind, eine Hinwendung zu ihm, welche die Form eines Versprechens annimmt:

»›Von dir‹, sagt mir der Andere, ›erwarte ich, dass du dein Wort hältst‹; und dir antworte ich: ›Du kannst auf mich zählen‹. Dieses ›Zählen auf‹ verbindet den moralischen Gehalt der Selbst-Ständigkeit mit dem in der Fürsorge gründenden Prinzip der Gegenseitigkeit. [...] Sein Versprechen nicht zu halten bedeutet zugleich, die Erwartung des Anderen zu enttäuschen und die Institution zu verraten, die das gegenseitige Vertrauen der sprechenden Subjekte vermittelt.«[31]

Die strebensethisch verankerten Sorgebeziehungen der ›wohlwollenden Spontaneität‹ lassen sich sowohl auf gewählte Beziehungen (etwa Freundschaften) als auch auf Verwandtschaftsbeziehungen beziehen. Die ›Natürlichkeit‹ stellt für die Fürsorge bzw. für das Versprechen der Sorge kein notwendiges Kriterium dar – so gefasst, unterscheidet sich der ethische Gehalt der Elternschaft einzig durch die temporäre Asymmetrie. Auf den ersten Blick ist dies kontraintuitiv, gerade auch vor

---

[31] Ricœur (1996), S. 325. In diesem Sinne hatte schon Hans Jonas beschrieben, wie die Elternschaft über die Zeit hinweg zu realisieren sei. Wichtig ist aber, dass für Ricœur die Strebensethik auf die deontologische Ethik bezogen ist, die dann greifen muss, wenn die spontane Sorge nicht realisiert wird. Für Ricœur ist daher eine Verbindung von strebensethischer Sorge und deontologischer Menschenrechtsethik notwendig. Vgl. dazu ausführlich: Haker (1999).

dem Hintergrund, dass Kinder nicht nur faktisch ihre Herkunft wissen wollen, sondern sie auch ein Recht auf das Wissen ihrer biologischen Herkunft haben. Für die gegenwärtigen Veränderungen der Elternschaft ist die Thematisierung der Verwandtschaftsbeziehung jedoch gerade deshalb von zentraler Relevanz: wie neuere anthropologische Untersuchungen zur Verwandtschaft zeigen, ist die Differenz zwischen Verwandtschaftsbeziehungen und gewählten Beziehungen keineswegs so radikal, wie dies lange angenommen wurde[32] und wie dies auch als Hintergrundvorstellung der Reproduktionsmedizin lange vertreten wurde: demnach *wollen* Eltern vor allem ein ihnen genetisch zugehöriges Kind, das mit ihnen biologisch bzw. genetisch verwandt ist – womöglich wollen Paare aber in erster Linie ein Kind, das sie über Adoptionen nicht bekommen können, oder sie wollen ein Kind mitsamt einer Schwangerschaft. Welche Rolle das Motiv der biologischen Verwandtschaft wirklich für Paare spielt, ist meines Erachtens viel unklarer geworden, seitdem Paare so häufig auf Keimzellspenden zurückgreifen. Carsten geht jedenfalls in ihrer Studie davon aus, dass Verwandtschaft immer auf Mechanismen der Inklusion und Exklusion basieren, für die die Kriterien auch im traditionellen Verständnis nicht ausschließlich an die biologische Verwandtschaft gekoppelt sind – heute werden Verwandtschaftsbeziehungen demgegenüber, so ihre These, nur transparenter konstruiert, und das heißt, dass die sozialen Kriterien der Verwandtschaft viel stärker hervortreten. Das heißt, dass die Ethik der Elternschaft weniger die Verwandtschaft im Sinne der biologischen Abstammung thematisieren muss, als vielmehr die Konstituierung des Elternschaftsverhältnisses als biologische und sozial konstruierte ›Verwandtschaft‹. Eine solche Interpretation scheint nicht nur die allgemeine Pluralisierung der Familienverhältnisse besser abzubilden, sondern eröffnet auch Möglichkeiten für die Reinterpretation der so genannten ›gespaltenen‹ Elternschaft durch die Reproduktionsmedizin.

Das *erste* Kriterium, das sowohl im naturrechtlichen Modell als auch im Modell der sozialen Freiheit einen zentralen Stellenwert hat, betont auch Carsten in Bezug auf ihre anthropologischen Analysen: dies ist die *Dauer* der Beziehung. Ein *zweites* Kriterium, das Carsten anführt, bezieht sich auf die (soziale) Anerkennung eines Gegenübers als Person, was wiederum stark mit den jeweiligen Konzepten zugrun-

---

[32] Einen sehr guten Überblick über die Forschung des 20. Jahrhunderts bietet Carsten (2004).

de liegenden sozialen Normen der Inklusion vermittelt ist; aus den anthropologischen Studien wird ersichtlich, dass der moralische Status der Person, der in der westlichen Reproduktionsmedizindebatte einen so herausragenden Stellenwert einnimmt und hier darauf basiert, dass er mit dem Rechtsstatus im moralischen wie auch rechtlichen Sinne identifiziert wird, in verschiedenen Kulturen viel abhängiger vom sozialen Anerkennungsakt ist. Damit wird aber der moralisch relevante Subjektstatus, der nicht nur die personale Beziehung zwischen Eltern und Kind, sondern auch die Rechte des Kindes konstituiert, diesen faktischen Anerkennungsakten unterworfen. Auch wenn ich dies hier nicht weiter begründen kann, erscheint es mir demgegenüber als eine Errungenschaft der modernen Ethik, *allen Menschen* den Personenstatus unabhängig von der faktischen sozialen Anerkennung rechtlich (und moralisch normativ) zuzuerkennen[33] – Frauen und Kindern (aber auch zum Beispiel Sklaven) wird ja erst im Zuge der moralischen Transformation der Moderne ein moralisch-rechtlich gleicher Status zuerkannt wie denjenigen Männern, die traditionell dem ›oikos‹, der Hausgemeinschaft, vorstanden und diese auch in der Öffentlichkeit zu vertreten hatten. Für das Elternschaftsverständnis bedeutet diese moralische Entwicklung eine Erweiterung der moralischen und rechtlichen Rechtssubjekte, eine ›Demokratisierung‹ bzw. Egalisierung der Beziehungen innerhalb der Familie, die zunächst einmal die Frauen betrifft, spätestens mit der UN Deklaration der Kinderrechte aber auch Kinder – und dies markiert unmittelbar den Freiheitsspielraum, den Eltern in der Beziehung zu ihren Kindern haben.

Damit stellt sich nun eine doppelte Frage hinsichtlich der elterlichen Anerkennung ihres Kindes – die ich für entscheidend dafür halte, wie der Übergang vom ›Etwas‹ zu einem ›Jemand‹ im Prozess des Eltern-Werdens erfolgt: erstens stellt sich die Frage, inwiefern das ›Eltern-*Werden*‹ von der Normativität der Eltern-Kind-Beziehung tangiert ist – also von der für das Eltern-*Sein* konstitutiven Anerkennung des Kindes als Subjekt. Zweitens ist aber die Rolle der rechtlichen Anerkennung in ihrer Beziehung zur Ethik der Elternschaft zu klären. Womöglich ist es angemessen, den Prozess des biologisch-sozialen Eltern-Werdens zugleich auch als einen Prozess der graduellen (ethischen) Anerkennung zu beschreiben – der einmal besser, einmal schlechter gelingen mag und gewiss nicht ohne innere Konflikte von-

---

[33] Joas (2011).

stattengeht, weil der Perspektivwechsel von der Selbstsorge zur responsorischen Verantwortung ja nicht nur theoretisch, sondern auch praktisch vollzogen werden muss.[34] Dies scheint zumindest eine große Plausibilität zu haben und ist für die Beschreibung des Anerkennungsprozesses im Kontext der Reproduktionsmedizin besonders relevant – so ist es zum Beispiel unvorstellbar, dass prospektive Eltern anders als imaginär eine Beziehung zu ›ihren‹ tiefgefrorenen Embryonen haben können; vielmehr ist diese Perspektive dem ›Wunschkind‹, das Paare sich vor der Zeugung imaginativ erträumen, vergleichbar, ohne dass damit eine faktische Beziehung schon eingetreten ist. Der Unterschied zum rein imaginierten Kind ist, dass die tiefgefrorenen Embryonen tatsächlich bereits gezeugt sind[35] und potentiell Kinder ihrer Eltern werden können.[36] Bekanntlich trauern Frauen (und Paare) häufig nach einer frühen Fehlgeburt um ihr Kind, auch wenn es zu diesem Zeitpunkt kaum eine im strikten Sinne *personale* Beziehung ist, die die Trauer begründet. Im Laufe der Schwangerschaft kommt es (normalerweise) zu immer persönlicheren Beziehungsmomenten, die bestenfalls darin kulminieren, dass ein Kind mit der Geburt nicht nur rechtlich-normativ, sondern eben auch sozial anerkannt wird.[37] Sowohl bei der Adoption als auch in einigen Fällen der Reproduktionsmedizin erfolgt die elterliche Anerkennung über die ›sozialen‹ Eltern – darin scheint mir zwar ein ethisch relevanter Sonderfall der Elternbeziehung zu liegen, aber er beschreibt trotz allem eher eine Varianz, die es schon immer gegeben hat.

Dennoch ist die aus der Beziehung abgeleitete (soziale) Anerkennung eines Kindes ›einzubetten‹ in eine normative Rekonstruktion der Anerkennung.[38] Erst hier greift die Tradition der Menschenrechte, die

---

[34] Dies ist auch ein Ansatzpunkt für Schwangerschaftskonflikte sowie für die potentiellen Probleme der Anerkennung der Vaterschaft im moralischen Sinne.
[35] Ich lasse hier unberücksichtigt, dass in Deutschland rechtlich nicht Embryonen eingefrorenen werden dürfen, sondern befruchtete Eizellen im Vorkernstadium.
[36] Auch wenn dies gerne in der bioethischen Literatur behauptet wird, besteht ein Unterschied zwischen einem nicht-existenten, aber möglicherweise zu zeugenden Embryo und einem existenten gezeugten Embryo, der sich möglicherweise zu einem Kind entwickeln kann.
[37] In dieser Hinsicht sind die modernen Visualisierungsverfahren zu interpretieren, die nämlich sowohl die Erfahrungen als auch die soziale Sichtbarkeit von Kindern während der Schwangerschaft verändern. Dies habe ich ausführlicher beschrieben in Haker (2002), Kap. 2, dort weitere Literatur.
[38] Die Theorie der Anerkennung umfasst ja gerade nicht nur die persönliche und sozia-

die Pflichten von Eltern als Sollensanspruch begründet, den ein Kind berechtigterweise an seine Eltern stellen kann.

Da Elternschaft eine soziale Praxis ist, die auf gesellschaftlichen Bedingungen aufruht und in diese eingebettet ist, ist diese Anerkennungsforderung *subsidiär* an die Eltern adressiert; sie geht jedoch in der *elterlichen* Anerkennung gerade nicht auf. Wie der Prozess der Entstehung der subjektiven Rechte von Kindern letztlich bewertet wird – und wann genau der Zeitpunkt ist, an dem sie einsetzen, ist gewiss *auch* abhängig von historisch vermittelten Argumenten und rechtsphilosophischen Erwägungen; nicht zuletzt ist die rechtliche Normierung aber auch abhängig von der wissenschaftlichen Erkenntnis hinsichtlich der menschlichen Entwicklung. Es spricht meines Erachtens vieles dafür, die Schutzrechte weit auszulegen, wie dies etwa im deutschen Recht der Fall ist – aber es ist dennoch zu konzedieren, dass in die Bestimmung des Anfangspunktes des moralischen (Schutz-)Status immer auch gesellschaftliche Abwägungen eine Rolle spielen.[39]

Letztlich ist es also das Recht, das die *normative* Anerkennung der Kinderrechte festsetzt und ihre Einhaltung garantieren muss.[40] Dem Staat obliegt die Kontrolle über die Schutz-, Förder- und Freiheitsrechte – er hat den Schutz der Grundrechte, die Bereitstellung der für das Wohlergehen notwendigen Güter, und die Respektierung der zunehmenden Freiheits- und Entscheidungsrechte zu gewährleisten, die Eltern wie Kinder dazu befähigen, die Asymmetrie der Beziehung in eine wechselseitige, symmetrische Verantwortung zu überführen. Vor diesem hier nur allgemein skizzierten normativen Hintergrund ist zu klären, wie im Kontext der Reproduktionsmedizin alle beteiligten Akteure, letztlich aber vor allem die prospektiven Eltern dazu ermächtigt werden können, die Pflichten gegenüber Kindern (bzw. Embryonen oder Föten) zu realisieren:

1. Eltern haben die Pflicht, die Grundrechte ihrer Kinder zu schützen. In dem Moment, wo sie Eltern werden, beginnt nicht nur ihre

---

le, sondern auch die rechtliche Anerkennung – so jedenfalls in der Fassung, die Honneth ihr in seiner Rekonstruktion der Hegelschen Anerkennungstheorie gegeben hat. Vgl. Honneth (1992).

[39] Zur ausführlichen Argumentation siehe Haker (2002), besonders Kap. 4.

[40] Es ist irritierend, dass Deutschland die UN-Konvention über die Rechte von Kindern bis heute nicht ins Grundgesetz aufgenommen hat – es zeigt aber auch gut, dass die Geltung der Menschenrechte nicht ohne den rechtlichen ›Beistand‹ erfolgen kann, ohne dass dies mit ihrer Rechtfertigung verwechselt werden darf.

(strebensethisch verankerte) Sorge, die sich im Versprechen manifestiert, sich dauerhaft um ein Kind zu kümmern, sondern ebenso ihre (normativ begründete) Pflicht, das Leben ihres Kindes zu schützen. Da nun aber die Reproduktionsmedizin einen komplexen Prozess des Elternwerdens darstellt, ist das Eltern-Werden ebenso als ein Prozess anzusehen, an dessen Ende die Anerkennung des Kindes und die Übernahme der Pflicht stehen – in diesem Prozess kann es durchaus zu Abwägungen zwischen der Selbst- und Fürsorge kommen, wie dies etwa im Schwangerschaftskonflikt geschieht. Die biologische Transformation von Körpermaterial zu einem Gegenüber, dem Embryo als dem zukünftigen Kind, muss aber, wie gesagt, rechtlich abgesichert werden, indem der Embryonenschutz den Zeitpunkt der Konstituierung normativer Rechte markiert.

2. Die Pflicht, das Wohlergehen der Kinder zu fördern, bezieht sich im Kontext der Reproduktionsmedizin zum Beispiel auf Pflichten der Ärzte, die Gesundheitsrisiken durch die Technologie für die Entwicklung von Kindern transparent zu machen und nach internationalen medizinischen Standards abzusichern. Das seit einigen Jahren diskutierte Prinzip der elterlichen Pflicht zur Vermeidung genetisch bedingter Gesundheitsrisiken oder gar die behauptete elterliche Pflicht, die genetische Ausstattung nach Gesichtspunkten der Chancengerechtigkeit auszusuchen,[41] impliziert nicht nur, dass es für ein Kind unter Umständen besser ist, nicht geboren zu werden, sondern auch, dass die prospektiven Eltern über die vermutete Lebensqualität (und den Lebens-Wert) ein Urteil fällen sollen – dies scheint mir aber in dem Moment, wo ein Embryo bereits erzeugt ist, eine falsche Schlussfolgerung: die elterliche Pflicht der Förderung des Wohlergehens dieses Embryos würde dann nämlich gegenüber der Pflicht, seine Grundrechte zu schützen, als vorrangig betrachtet werden – dies ist in der Konstruktion der verschiedenen Menschenrechtstypen meines Erachtens jedoch gerade nicht möglich, insofern der Schutz der Grundrechte konstitutiv für die Förder- und Freiheitsrechte ist.

3. Die zukünftigen Freiheitsrechte des Kindes sind ebenfalls als normative Begrenzung der elterlichen Freiheitsrechte zu betrachten. Dies gilt konkret zum Beispiel in der Pflicht, dem Kind sein Wissen auf Herkunft zu ermöglichen, indem Daten von Keimzellspendern und -spenderinnen aufbewahrt und zugänglich gemacht werden; es gilt

---

[41] Vgl. Savulescu (2001).

aber auch in Bezug auf so genannte spät ausbrechende Krankheiten, über deren Testung Kinder selbst entscheiden können müssen, und es gilt erst recht für die so genannten Technologien des genetischen enhancement, die Habermas vor Augen hat.

4. Der warenökonomischen Tendenz der Reproduktionsmedizin ist insofern rechtlich entgegenzutreten, als Keimzellen als ›besondere‹ Körperzellen von anderen Zellen unterschieden werden müssen – und daher der Kommerzialisierung entzogen bleiben müssen (wie dies bereits Gegenstand einer europäischen Richtlinie, in Deutschland Gegenstand des Gewebegesetzes ist).

Für die Ethik der Elternschaft stellen die normativen, staatlich vermittelten Rechte von Kindern eine Grenze für das Handeln der Eltern und ihre reproduktive Autonomie dar. *Innerhalb* dieses normativen Rahmens können (und sollen) Eltern sicher sein, dass ihr ›spontanes Wohlwollen‹ mit den normativen Ansprüchen, die an sie gestellt werden, im Einklang stehen. Ihre Verantwortung weist gewiss über diese Pflichten hinaus, insofern sie die auf Dauer gestellte Antwort auf die Forderung ihres Kindes ist, es nicht nur nicht zu schädigen, sondern alles in ihrer Macht Stehende für sie zu tun, um ihnen die Bedingungen für ein eigenes, selbstbestimmtes ›gutes‹ Leben zu ermöglichen – im Kontext der Debatte um die reproduktive Autonomie ist eine Vergewisserung über die normativen Aspekte jedoch notwendig. Insofern leistet eine normative Rekonstruktion der in der Elternschaft enthaltenen unterschiedlichen Rechte ›mehr‹ als eine Betonung der elterlichen Autonomie und zugleich ›weniger‹ als ihre Verantwortung. Beide Ebenen, so hoffe ich gezeigt zu haben, müssen in einer responsorischen Verantwortungsethik zusammengeführt werden.

Literatur

Beck, Ulrich/Beck-Gernsheim, Elisabeth (1994): Riskante Freiheit. Frankfurt: Suhrkamp.
BZgA/Bundeszentrale für gesundheitliche Aufklärung (2012): Fachdatenbank Pränataldiagnostik und Unerfüllter Kinderwunsch. Abruf unter: http://artemis.bzga.de/pndukw [August 2012].
Carsten, Janet (2004): After kinship. Cambridge: Cambridge University Press.
Dickenson, Donna (2009): Body shopping: the economy fuelled by flesh and blood. London: oneworld.

Franklin, Sarah (1997): Embodied progress. A cultural account of assisted conception. New York: Routledge.
Giddens, Anthony (1993): Wandel der Intimität. Sexualität, Liebe und Erotik in den modernen Gesellschaften. Frankfurt: Suhrkamp.
Habermas, Jürgen (2001): Die Zukunft der menschlichen Natur. Auf dem Weg zu einer liberalen Eugenik? Frankfurt: Suhrkamp.
Haker, Hille (1999): Moralische Identität. Literarische Lebensgeschichten als Medium ethischer Reflexion. Mit einer Interpretation der »Jahrestage« von Uwe Johnson. Tübingen: Francke.
– (2002): Ethik der genetischen Frühdiagnostik. Sozialethische Reflexionen zur Verantwortung am menschlichen Lebensbeginn. Paderborn: Mentis.
– (2006): Reproductive rights in the 21st century. In: Heather Widdows/Itziar Alkorta Idiakez/Aitziber Emaldi Cirión (Hrsg.): Women's reproductive rights. Hondmills: Palgrave Macmillan, S. 167–187.
– (2012): Feministische Theologie und Ethik. In: Theologie und Glaube 102 (2), S. 261–274.
Hegel, Georg Friedrich Wilhelm (1969–1971, orig. 1821): Grundlinien der Philosophie des Rechts. Frankfurt: Suhrkamp.
Honneth, Axel (1992): Kampf um Anerkennung. Zur moralischen Grammatik sozialer Konflikte. Frankfurt: Suhrkamp.
– (2011): Das Recht der Freiheit. Grundriss einer demokratischen Sittlichkeit. Frankfurt: Suhrkamp.
IVF Patientenblog (2012): Abruf unter: http://ivf-patienten-blog.com [August 2012].
Joas, Hans (2011): Die Sakralität der Person. Eine neue Genealogie der Menschenrechte. Frankfurt: Suhrkamp.
Jonas, Hans (1979): Das Prinzip Verantwortung. Versuch einer Ethik für die technologische Zivilisation. Frankfurt: Suhrkamp.
Kongregation für die Glaubenslehre (2008): Instruktion »Dignitas Personae« über einige Fragen der Bioethik (Verlautbarungen des Apostolischen Stuhls 183, hrsg. von der deutschen Bischofskonferenz). Bonn.
Levinas, Emmanuel (1998): Jenseits des Seins oder anders als Sein geschieht. Freiburg: Alber.
Ricœur, Paul (1996): Das Selbst als ein Anderer. München: Finck.
Savulescu, Julian (2001): Procreative beneficence: why we should select the best children. In: Bioethics 15 (5–6), S. 413–426.
Schockenhoff, Eberhard (2010): Ein transzendentalphilosophischer Zugang zur Naturrechtslehre des Thomas von Aquin. In: Lisa Sowle Cahill/Hille Haker/Eloi Metogo Messi (Hrsg.): Concilium 46 (3): »Naturrecht und menschliche Natur«, S. 272–278.
Siep, Ludwig (2010): Naturrecht und Bioethik. In: Lisa Sowle Cahill/Hille Haker/ Eloi Metogo Messi (Hrsg.): Concilium 46 (3): »Naturrecht und menschliche Natur«, S. 279–299.
Spar, Deborah (2006): The baby business: how money, science, and politics drive the commerce of conception. Boston: Harvard Business School Press.

Taylor, Charles (1989): Sources of the self. The making of the modern identity. Cambridge: Harvard University Press.
– (1992): The ethics of authenticity. Cambridge: Harvard University Press.
Waldenfels, Bernhard (2006): Schattenrisse der Moral. Frankfurt: Suhrkamp.
Wendel, Saskia (2011): Sexualethik und Genderperspektive. In: Konrad Hilpert (Hrsg.): Zukunftshorizonte katholischer Sexualethik. Freiburg: Herder, S. 36–56.
Wiesemann, Claudia (2006): Von der Verantwortung ein Kind zu bekommen. Eine Ethik der Elternschaft. München: Beck.

III.
Neue Formen von Elternschaft: Soziologische, kultur- und rechtswissenschaftliche Perspektiven

Elternschaft – Planung oder Schicksal?

Fortpflanzung zwischen gesellschaftlichen Mustern, individuellen Erwartungen und Versprechungen der Reproduktionsmedizin

Yve Stöbel-Richter, Annekathrin Sender, Kerstin Weidner, Elmar Brähler

1. Gesellschaftliche Muster

Der gesellschaftliche Wandel in den letzten Jahrzehnten kann hinsichtlich familiensoziologischer Aspekte auch als Spannungsfeld zwischen Freiheit und Risiko beschrieben werden. Familiengründung ist nur noch eine Wahloption unter vielen, was auch die Option offen lässt, gar keine Familie zu gründen. Vielfach wird in diesem Kontext von ›Bastelbiographien‹ und hinsichtlich der verschiedenen Familienformen von ›Patchworkfamilien‹ oder auch ›Wahlverwandtschaften‹ gesprochen. War Elternschaft früher selbstverständlich, so wird heute mehr und mehr ein Problem daraus. Dabei sind Zögern, Abwägen und Aufschub kein privater Konflikt, sondern vielmehr Ausdruck des derzeitigen epochalen gesellschaftlichen Wandels. Dieser Wandel hat dazu geführt, dass alte Bindungen aufgelöst wurden und neue Formen des Lebenslaufs und – damit einhergehend – neue Erwartungen und Anforderungen, neue Freiräume, aber auch Abhängigkeiten entstehen.

»Der Anspruch auf ein Stück eigenes Leben, der im Gefolge des Wandels entsteht […] ist wie ein Spiegel, in dem wir den Aufbruch und Umbruch der Lebensformen der Moderne erkennen, ihre Verheißungen und Sehnsüchte, ihre Enttäuschungen und Ängste […] und ihre Konflikte und Widersprüche, die sich hinein schieben in das Leben der Frau und in das Verhältnis zwischen Mutter und Kind.«[1]

Die aktuelle, postindustrielle generative Gesellschaftsstruktur ist somit durch eine starke Auffächerung der einst verbindlichen Kleinfamiliennorm in verschiedenartige Familien- und Partnerschaftsformen, durch

---

[1] Beck-Gernsheim (2006), S. 22 f.

ein Geburtenniveau unterhalb des Ersatzes der Elterngeneration (Nettoreproduktionsrate unter 1,0), eine weiter steigende Lebenserwartung und demographisches Altern charakterisiert. Somit ist generatives Verhalten in der heutigen, postindustriellen Gesellschaft weitgehend zu einer privaten Entscheidung des Einzelnen avanciert. Notestein meinte in einer Rede bereits 1964, dass die Fertilität sinken würde, wenn deren Kontrolle nicht länger durch institutionelle Faktoren, sondern eher im Bereich der rationalen Wahl durch die Paare selbst bestimmt wäre. Und er zog schon zu diesem Zeitpunkt den Schluss, dass es durch die sozioökonomische Entwicklung, Bildung und Wohlstand letztlich zu einem Rückgang der Geburtenziffern kommen würde, auch dadurch, dass diese Faktoren die Anwendung von empfängnisverhütenden Mitteln fördern würden.[2]

Ansley J. Coale – führender Demograph in Princeton/US – nannte drei Bedingungen, die erfüllt sein müssen, damit Geburtenzahlen selbstbestimmt limitiert würden:

»(1) The idea of fertility regulation had to become part of the ›calculus of conscious choice‹; (2) limiting the size of a family had to be perceived as being advantageous; and (3) people had to have the knowledge and means to practice contraception.«

Diese drei Spezifizierungen wurden auch bekannt als »ready, willing, and able«-Formel.[3]

Durch das erforderliche ständige Austarieren von eigenen Lebenschancen und -optionen ist die Familienplanung in den letzten 25 Jahren mehr und mehr zu einer Option unter anderen geworden und hat damit an Verbindlichkeit verloren.[4] Ehe und Elternschaft werden nicht mehr als normativ vorgegebene, selbstverständliche Lebensperspektive, sondern als Gegenstand freier Wahl und individueller Lebensentscheidung gesehen. Aufgrund veränderter struktureller Bedingungen innerhalb der modernen Gesellschaftssysteme entsteht eine größere Vielfalt faktisch gelebter Formen von familiärer oder familienähnlicher Gemeinschaftlichkeit; das bis dato vorherrschende traditionelle Leitbild von Ehe und Familie verliert seine Verbindlichkeit. Es kommt zu einer Krise der Normalfamilie, da sich familiäre Denkmodelle zunehmend wandeln und nichteheliche Lebensgemeinschaften verstärkt so-

---

[2] Van de Kaa (1997).
[3] Van de Kaa (2004), S. 509.
[4] Schmid (1989) und (2002); Van de Kaa (1987).

ziale Akzeptanz erfahren.[5] Darüber hinaus erfolgt eine Entkopplung von Ehe und Elternschaft, aber auch von biologischer und sozialer Elternschaft. Das bedeutet, dass eine Heirat nicht automatisch Elternschaft nach sich zieht, ebenso wenig wie Elternschaft nicht nur bei verheirateten Paaren auftritt.[6]

Kinder zu haben ist teuer geworden; bereits zu Beginn des 20. Jahrhunderts trugen Kinder immer weniger zur materiellen Wohlfahrtsproduktion der Eltern bei, der sogenannte »flow of wealth« kehrte sich innerhalb der Familie um.[7] Dieser Prozess ist heute stärker denn je; sowohl die direkten als auch die Opportunitätskosten wachsen ständig.

Damit sind Kinder nicht mehr alleiniges Ziel der Partnerschaft und Zentrum der Familie, sondern werden im Verhältnis zur Persönlichkeitsentwicklung der Partner und der Qualität der Paarbeziehung gesehen.[8] Aufgrund höherer Bildung, besserer Verhütungsmethoden sowie guter wirtschaftlicher und medizinischer Verhältnisse wird eine explizite Entscheidung oftmals erst erforderlich, wenn das Paar den Wunsch hat, ein Kind zu bekommen. Dennoch kann der Übergang zur Elternschaft nicht als ausschließlich rationaler Entscheidungsprozess interpretiert, sondern muss in der Betrachtungsweise relativiert werden.[9]

Die starke Individualisierung in der Gesellschaft hat zur Folge, dass Kinder immer mehr im Zusammenhang mit den ökonomischen Nachteilen und Behinderungen gesehen werden, welche sie mit sich bringen. Durch verlängerte Ausbildungswege werden lebensgeschichtlich wichtige Entscheidungen, wie die Entscheidung, ein Kind zu bekommen, zeitlich nach hinten verschoben. Frauen in modernen, komplexen und hoch industrialisierten Gesellschaften haben ihre eigene, ökonomisch selbständige Karriere, die aber allzu häufig im starken Kontrast zur traditionellen Identifizierung mit Weiblichkeit und Mütterlichkeit steht. Dies führt zu einer starken Ambivalenz hinsichtlich der Fragen ob und vor allem wann der Übergang zur Elternschaft rea-

---

[5] Schneewind (1991).
[6] Huinink (1995); Birg (2004).
[7] Huinink (1996); Huinink/Brähler (2000).
[8] Venth/Ludwig (1979); Urdze/Rerrich (1981); Herlyn/Krüger (2003); Leip (2004); Beck-Gernsheim (2006).
[9] Rost/Schneider (1995); Kühn (2001).

lisiert werden soll. In der Lebensplanung stehen sich die Wünsche nach (ökonomischer) Selbständigkeit und Mutterschaft konkurrierend gegenüber.[10]

Grundsätzlich ist es in Deutschland schwierig, konkrete statistische Berechnungen zur Geburtenentwicklung aufzustellen, viele Angaben beruhen auf Schätzungen bzw. auf Teilstichproben, wie z. B. dem Mikrozensus, so dass Interpretationen eher behutsam vorgenommen werden sollten. Vielfach wird in statistischen Aufstellungen impliziert, dass die Daten des Statistischen Bundesamtes, aus dem Mikrozensus, dem Sozioökonomischen Panel etc. über alle demographischen Entwicklungen in Deutschland genaue Auskünfte ermöglichen. Dies erweist sich jedoch bei genauerem Hinsehen als schwierig. Vor allem die genaue Zahl der kinderlosen Männer und Frauen in Deutschland ist mehr als vage, ganz davon abgesehen, dass hierbei nicht zwischen gewollter und ungewollter Kinderlosigkeit unterschieden wird. Da es sich um einen veränderlichen Prozess handelt und im Lebensverlauf auch aus einer gewollten eine ungewollte Kinderlosigkeit werden kann, ist die Erhebung solcher Zahlen durch amtliche Statistiken erst nach dem Abschluss der fertilen Phase von Frauen und damit derzeit bis zum Geburtsjahrgang 1965 möglich.

Bei den statistischen Angaben zu aktuellen Kinderzahlen pro Mann oder Frau handelt es sich um Querschnittsmaßzahlen, welche allerdings keine Aussagen über die Höhe der Kinderzahl oder der Kinderlosigkeit eines speziellen Geburtsjahrgangs zulassen; Voraussagen zur zusammengefassten Geburtenziffer vor allem für Frauenjahrgänge, die ihre fertile Phase noch nicht abgeschlossen haben, sind schwierig.[11]

Auch die Angaben zur Kinderlosigkeit beruhen überwiegend auf Schätzungen bzw. auf Teilstichproben, eine offizielle Statistik steht hierfür nicht zur Verfügung.[12] Die umfassendste Teilstichprobe stellt der Mikrozensus dar, in welchem jährlich 1 % der Bevölkerung befragt wird. Allerdings konnten bis 2007 durch das gesetzlich geregelte Verbot, aus Datenschutzgründen beim Mikrozensus genauer nach der Zahl der Kinder zu fragen, erst ab dem Jahr 2008 alle 15- bis 75-jäh-

---

[10] Stöbel-Richter (2000); Herlyn/Krüger (2003).
[11] Grundig (2006); Leip (2004).
[12] Grundig (2006); Duschek/Wirth (2005).

rigen Frauen nach der Zahl der von ihnen geborenen Kinder befragt werden. Im Jahr 2006 war deshalb zusätzlich eine Sondererhebung zur Geburtensituation in Deutschland durchgeführt worden. In dieser konnte bereits gezeigt werden, dass der Anteil der Mütter in den Frauenjahrgängen kontinuierlich abnimmt, allerdings die durchschnittliche Kinderzahl relativ kontinuierlich bei 1,6 bzw. 1,7 Kindern lag, für jene Jahrgänge der Frauen, die im Jahr 2006 45 Jahre und älter waren.[13]

2. Individuelle Erwartungen

Die Entscheidung für oder gegen Kinder ist ein Prozess, der verschiedene Stadien durchlaufen kann. Oft liegt zunächst eine gewollte Kinderlosigkeit vor, die später in eine ungewollte übergehen kann.

Eigene Erhebungen[14] zeigen, dass ca. 10 % der befragten Personen gewollt kinderlos bleiben wollen. In einer bevölkerungsrepräsentativen Befragung aus dem Jahr 2003 hatten 61 % der Befragten bereits Kinder. In dieser Teilstichprobe stand für 78 % fest, dass sie keine weiteren Kinder bekommen wollen. Knapp 7 % waren entschlossen, weitere Kinder zu bekommen, 12 % waren ambivalent. 3 % gaben an, kein weiteres Kind bekommen zu können. Von denjenigen, die zum Befragungszeitpunkt kein Kind hatten, stand für 25 % fest, kein Kind zu wollen – das entspricht 10 % bezogen auf die Gesamtstichprobe. 42 % wollten mit Sicherheit ein Kind, 29 % hatten sich noch nicht entschieden. 3 % gaben an, keine Kinder bekommen zu können. Allgemein wünschten sich Frauen stärker ein Kind als Männer.

In der Sächsischen Längsschnittstudie werden jährlich Personen zu aktuellen biographischen Themen befragt, u. a. auch zur Familiengründung.[15] Die Auswertungen zeigen, dass trotz Planung einer Schwangerschaft diese nur etwa bei der Hälfte derjenigen, die eine implizite Absicht äußern, zustande kommt. Andererseits berichten Personen von einer Schwangerschaft, die diese nicht explizit geplant hatten bzw. ambivalent waren (vgl. hierzu Tabelle 1).

---

[13] Pötzsch/Emmerling (2008).
[14] Stöbel-Richter/Brähler (2006).
[15] Vgl. Stöbel-Richter (2010).

Tabelle 1: Planung von Schwangerschaft

	Schwangerschaft 2006	
Schwangerschaft in den nächsten zwei Jahren (2004)	Ja	Nein
Sehr/eher wahrscheinlich (29,4 %)	45 (14,9 %)	44 (14,5 %)
Eher/sehr unwahrscheinlich (57,9 %)	29 (9,6 %)	146 (48,3 %)
Kann ich nicht sagen (12,5 %)	11 (3,6 %)	27 (8,9 %)
Gesamt (N = 302)	85 (28,1 %)	217 (71,9 %)

Diese Planungsambivalenz ist oftmals verbunden mit einem zunächst bewussten Aufschub in der Hoffnung, dass die Familiengründung dann geplant klappt, wie das folgende Zitat zeigt:

»*Auf die Frage, ob sie einmal Kinder wollen, hatten sie stets mit einem unbestimmten ›mal sehen, vielleicht‹ geantwortet. Nach vielen Jahren Ausbildung hatten beide endlich einen guten Job gefunden. Viel Arbeit gab es, nicht selten auch am Wochenende. Ans Kinderkriegen war nicht zu denken. Erst vor zwei Jahren, nachdem sie zusammengezogen waren, stand die Kinderfrage plötzlich im Raum. … Ein paar Monate noch ging es hin und her, ob der Zeitpunkt schon der richtige sei, dann setzte sie die Pille ab. … wenn es schnell ging, rechneten sie sich aus, könnte der Nachwuchs im nächsten Sommer da sein. Doch bis zum Sommer kam kein Kind. Auch keines im nächsten Winter. Monat für Monat folgte die gleiche blutige Enttäuschung. Innerhalb von zwei Jahren war aus dem ›Mal sehen, vielleicht‹ erst ein ›Irgendwann bestimmt‹, dann ›In jedem Fall, am liebsten sofort‹ geworden. Die Kinderfrage hatte sich in einen heftigen Kinderwunsch verwandelt.*«[16]

In psychologisch orientierten Analysen zu den Anforderungen und Belastungen ungewollter Kinderlosigkeit wurde festgestellt, dass diese zu den schlimmsten Lebensereignissen gehört, welches einem Paar, aber auch insbesondere einer Frau, widerfahren kann. Durch diesen Leidensdruck wird verständlich, warum Frauen ihrerseits die Fortpflanzungsmedizin unter starken Handlungsdruck setzen.[17]

Die Tatsache, dass der Kinderwunsch sich nicht, wie geplant, realisieren lässt, führt in der Folge oftmals zu Kränkung und Enttäuschungen. In einer Erhebung zum Stellenwert der psychosozialen Beratung

---

[16] Spiewak (2002), S. 17 f.
[17] Hjelmstedt et al. (1999); Koropeckyj-Cox (1998); Beyer (2004); Stöbel-Richter et al. (2011).

Elternschaft – Planung oder Schicksal?

in reproduktionsmedizinischen Zentren in Deutschland[18] wurden auch Kinderwunschberaterinnen nach ihrer Wahrnehmung der Unfruchtbarkeit bei den von ihnen beratenen Frauen befragt. Zwei Zitate[19] zeigen die mit der Nichterreichung einer Schwangerschaft einhergehenden Gefühle:

»[…] für die meisten Frauen ist die, ich sage jetzt mal Unfruchtbarkeit, eine der schwersten Kränkungen, die es gibt, weil sie sich hilflos fühlen, nichts daran machen können. Und sonst können sie sich auf alles vorbereiten und mit Erfolg schaffen, aber hier fühlen sie sich oft total unfähig. Naja, alle kriegen Kinder, aber sie sind ausgeschlossen«.[20]

»[…] also Zweifel am eigenen Frau-Sein, aber auch Zweifel als Partnerin zu versagen, also dem Partner das nicht geben zu können, was jetzt eine andere Frau geben könnte. Selbstzweifel werden dadurch sehr stark ausgelöst«.[21]

»Bis zum Zeitpunkt der Feststellung einer Fruchtbarkeitsstörung oder gar der Diagnose vollständiger Infertilität bzw. Sterilität gehen viele Menschen wie selbstverständlich davon aus, dass sie ein Kind zeugen, schwanger werden und Elternschaft leben können. Im Vorfeld haben sich die meisten nicht mit ungewollter Kinderlosigkeit auseinandergesetzt, dies geschieht in aller Regel erst beim Auftreten von Problemen. Bei vielen Betroffenen löst die Diagnose eine Krise aus, die zu den schwersten gehört, denen Paare in ihrem Leben ausgesetzt sein können. Der Leidensdruck steigt in der Regel mit zunehmender Dauer des unerfüllten Kinderwunsches. Die Bewältigung der Krise hängt nicht zuletzt davon ab, auf welche Rahmenbedingungen Frauen und Männer während der Diagnosestellung und der möglicherweise daraus resultierenden Kinderwunschbehandlung mithilfe reproduktionsmedizinischer bzw. -technologischer Verfahren treffen«.[22]

Die Ursachen für Sterilität und Infertilität können unterschiedlicher Art sein. Durch die Verbesserung der klinischen Diagnostik weiß man inzwischen, dass diese sich fast gleichwertig auf Mann und Frau verteilen. Diedrich et al.[23] geben an, dass in 15 bis 20 % der Fälle eine von beiden Partnern verursachte Sterilität vorliegt. Bei 45 % der Fälle

---

[18] Vgl. Stöbel-Richter et al. (2011); Revermann/Hüsing (2011).
[19] Sender (2011), S. 75 f.
[20] Ebd., S. 77 f.
[21] Ebd., S. 78.
[22] Revermann/Hüsing (2011), S. 21.
[23] Diedrich/Felberbaum (1998), S. 86.

liege eine Störung der Frau zugrunde und bei 40 % der Fälle liegen die Gründe für die Sterilität beim Mann.[24] Die aktuellen Daten der European Society of Human Reproduction and Embryology (ESHRE)[25] zur assistierten Reproduktion vom Juni 2010 zeichnen in der Verteilung ein anderes Bild. Hier wird angegeben, dass in 20–30 % der Fälle die physiologischen Ursachen der Unfruchtbarkeit beim Mann liegen und in 20–35 % bei der Frau. In 20–40 % der Fälle ist eine geteilte Verursachung feststellbar und bei 10–20 % der Fälle wird keine erklärbare medizinische Ursache gefunden (idiopathische Sterilität). Die ESHRE weist an dieser Stelle jedoch darauf hin, dass Unfruchtbarkeit auch durch ›Life-Style-Faktoren‹ wie Rauchen, Stress, Gewicht und Alter bedingt sein kann.

Unterschiedliche Angaben in der Literatur finden sich auch in Bezug auf die Gesamtzahl der an Unfruchtbarkeit leidenden Paare. Während Diedrich et al.[26] und auch Ludwig et al.[27] die Zahl der unfruchtbaren Paare im reproduktionsfähigen Alter auf 15–20 % schätzen, geben Stauber und Uhl[28] eine Zahl von 10–15 % an. In den derzeit in Überarbeitung befindlichen Leitlinien zu Fertilitätsstörungen[29] werden neuere Quellen angegeben, die vermuten lassen, dass die Prävalenzrate für Sterilität bzw. Infertilität nicht ganz so hoch zu sein scheint, wie bisher häufig angenommen. In dem 2007 publizierten Review von Boivin et al.[30] wird eine weltweite mediane Prävalenzrate von 9 % (Range 5–15 %) angegeben.

Bezogen auf die Langzeitprävalenz muss man jedoch davon ausgehen, dass 20–30 % aller Paare einmal in ihrem Leben unter verminderter Fruchtbarkeit leiden und 30 % aller Frauen im Verlauf ihrer reproduktiven Lebensphase eine mindestens 12-monatige Episode der Unfruchtbarkeit erleben.[31] In der o. g. Leitlinie[32] geht man davon aus, dass 3 % aller Paare dauerhaft kinderlos bleiben und schätzt, dass 6–

---

[24] Vgl. Uhl (2006), S. 516.
[25] ESHRE (2010).
[26] Diedrich/Felberbaum. (1998), S. 86.
[27] Ludwig et al. (2006), S. 164.
[28] Stauber (2007), S. 429; Uhl (2006), S. 516.
[29] Vgl. auch Strauß/Brähler/Kentenich (2004).
[30] Boivin et al. (2007).
[31] Stöbel-Richter (2010); Vgl. Schmidt et al (1995).
[32] Strauß/Brähler/Kentenich (2004).

9 % der Paare in Mitteleuropa vorübergehend kinderlos sind und sich eine Behandlung wünschen.

3. Reproduktionsmedizinische Optionen

Als letzte Option, sich den Kinderwunsch doch noch zu erfüllen, bleibt oftmals die Inanspruchnahme reproduktionsmedizinischer Maßnahmen. Diesbezüglich kann in den letzten Jahren eine zunehmende Nachfrage verzeichnet werden, einerseits durch eine wachsende öffentliche Akzeptanz, aber andererseits auch dadurch, dass die Reproduktionsmedizin scheinbar die Möglichkeit eröffnet, die eigene reproduktive Lebensphase hinauszuzögern bzw. zu ›entfristen‹ und also auch jenseits der 40 noch Eltern zu werden. Betrachtet man mediale Berichte über Frauen, die 40 Jahre oder älter sind, und nun scheinbar in der ›Blüte ihres Lebens‹ ihr erstes Kind erwarten, so wird oftmals verschwiegen, welche enormen Anstrengungen unternommen wurden und auch wie viele Fehlschläge (Behandlungsmisserfolg und/oder Aborte) der Schwangerschaft voraus gingen.[33] Die Konsequenzen dieses, durch die Entwicklung moderner Reproduktionstechniken in Gang gesetzten, sozialen Prozesses sind bis dato noch nicht endgültig abzusehen. Der fortschreitende Trend zum Aufschub der ersten Geburt steht letztlich auch, obgleich nicht nur, mit diesen Entwicklungen im Zusammenhang.[34]

Betrachtet man allerdings die Erfolgsraten der IVF-Zentren, so muss man resümieren, dass die Mehrzahl aller Paare die reproduktionsmedizinische Behandlung erfolglos beendet. Dabei konnte in zahlreichen Studien ein Zusammenhang zwischen dem Alter der behandelten Frau und dem Behandlungserfolg nachgewiesen werden: je später sich die Frau in reproduktionsmedizinische Behandlung begibt, desto geringer sind die Erfolgsaussichten.[35] Der rapide Rückgang an Graviditäten bei Frauen nach dem 35. Lebensjahr im Rahmen der IVF-Behandlung entspricht allerdings auch dem Rückgang der generellen natürlichen Schwangerschaftswahrscheinlichkeit bei Frauen in diesem Alter. Das deutsche IVF-Register (DIR)[36] weist in diesem Kontext die

---

[33] Revermann/Hüsing (2011).
[34] Kemkes-Grottenthaler (2003); Dorbritz (2005).
[35] Schover et al. (1994); Templeton/Morris/Parslow (1996); DIR (2010).
[36] Ebd.

folgenden Fakten für Deutschland aus: Im Durchschnitt ist die behandelte Frau 33,7 + 4,4, Jahre alt, der unerfüllte Kinderwunsch besteht seit 3,4 Jahren. Pro Patientin werden 2,7 Zyklen durchgeführt, die maximale Zahl von Therapiezyklen bei einer Frau betrug 22. Die Zahl der Lebendgeburten aus den Zyklen 1–6 betrug 1.705, hiervon waren 19,7 % Zwillinge und 0,3 % Drillinge. Die Erfolgsrate nach 1–6 durchgeführten Therapiezyklen wird mit einer Wahrscheinlichkeit von 72 % angegeben. In den Jahren 2010 bis 08/2011 sind 50.583 IFV- bzw. ICSI-Zyklen durchgeführt worden, aus diesen sind 13.318 (28,69 %) klinische Schwangerschaften hervorgegangen. Diese führten in 37,8 % zur Geburt, in 18,7 % zum Abort und in 1,7 % zur Extrauterinen Schwangerschaft. 41,6 % der klinischen Schwangerschaften wurden in ihrem weiteren Verlauf (noch) nicht erfasst.[37]

4. Gesellschaftliche Erwartungen

In einer bevölkerungsrepräsentativen Befragung[38] von 2110 Männern und Frauen in Deutschland zeigte sich, dass die Kenntnisse über reproduktionsmedizinische Verfahren und hierbei vor allem auch über die Erfolgsraten sehr verzerrt sind. 71 % der Befragten hatten zum Befragungszeitpunkt bereits etwas über Fortpflanzungsmedizin gehört, gesehen oder gelesen. 21 % hatten noch nichts über die Thematik gehört, 8 % waren sich nicht sicher. Frauen hatten sich häufiger mit der Fortpflanzungsmedizin beschäftigt als Männer, vor allem die Frauen zwischen 31–40 Jahren. 1,3 % der Befragten hatten bereits reproduktionsmedizinische Maßnahmen in Anspruch genommen.

Danach gefragt, was man im Falle einer ungewollten Kinderlosigkeit unternehmen würde, antworteten 35,9 % der Frauen und 26,1 % der Männer, dass sie alle medizinisch möglichen Verfahren nutzen würden. Dabei war die Akzeptanz für diese Verfahren bei der Altersgruppe der 18–30-jährigen höher als bei den anderen Altersgruppen. Viel mehr Männer (26 %) als Frauen (19 %) würden sich mit ihrem Schicksal der Kinderlosigkeit abfinden. Knapp 22 % der Männer und Frauen würden ein Kind adoptieren, 26 % der Männer und 23 % der Frauen wussten nicht, was sie tun würden.

---

[37] Ebd.
[38] Vgl. Stöbel-Richter et al. (2005).

Die Erfolgsrate, mit der die Behandlung durch eine künstliche Befruchtung bei einer Frau zu einer Schwangerschaft führt und die Frau das Kind bekommt, wurde von vielen Probanden zu hoch eingeschätzt. Im Mittel gehen die Probanden von einer Erfolgsrate von 44 % aus. Die durchschnittliche Erfolgsrate wurde dabei von den Männern höher eingeschätzt (45 %) als von den Frauen (42 %). 19 % schätzen die Wahrscheinlichkeit auf bis zu 10 %, weitere 13 % schätzen die Wahrscheinlichkeit auf bis zu 25 %. Von 32 % der Probanden wurde der Erfolg zwischen 26–50 % geschätzt, 28 % schätzen die Erfolgsrate zwischen 51 und 80 % ein, 8 % gingen von einer Wahrscheinlichkeit von nahezu 1:1 aus. Insgesamt wurde die Erfolgsquote lediglich von 7,6 % der Befragten in der Allgemeinbevölkerung und von 25,1 % parallel dazu befragter Paare zu Beginn einer Kinderwunschbehandlung realistisch eingeschätzt. Erstaunlich ist, dass auch »Kinderwunschpaare« die Erfolgsquoten trotz Aufklärungsgespräch vielfach zu optimistisch einschätzen.[39]

Die Probanden wurden nach verschiedenen allgemeinen Aspekten der Fortpflanzungsmedizin befragt, die unterschiedliche Werthaltungen widerspiegeln. 50 % der Befragten waren der Meinung, dass kinderlose Paare alle Techniken der Fortpflanzungsmedizin nutzen sollten, um leibliche Kinder zu bekommen. 32 % stimmten diesem Aspekt teilweise zu, 17 % stimmten nicht zu. 31 % der Befragten stimmten zu, dass unfruchtbare Paare die Techniken der Fortpflanzungsmedizin in Anspruch nehmen, ohne die Risiken wirklich abschätzen zu können. 41 % der Befragten stimmten teilweise, 27 % stimmten nicht zu.

Dass auch ältere Frauen die Möglichkeit haben sollten, unabhängig von ihrer biologischen Altersgrenze ihren Kinderwunsch mit Hilfe der Fortpflanzungsmedizin zu verwirklichen, lehnten 65 % ab, 21 % stimmten teilweise, 14 % stimmten eher bzw. voll zu. Generell wurde diesem Aspekt von den Männern eher zugestimmt als von den Frauen.

42 % der Probanden stimmten teilweise zu, dass die Anwendungen neuer Techniken in der Fortpflanzungsmedizin mit moralischen Konflikten verbunden seien, 27 % stimmten nicht bzw. eher nicht zu, 31 % stimmten eher bzw. voll zu (Abb. 1).

---

[39] Vgl. ebd.; Stöbel-Richter et al. (2006).

Abb. 1: Meinungen zu verschiedenen Aspekten der Fortpflanzungsmedizin

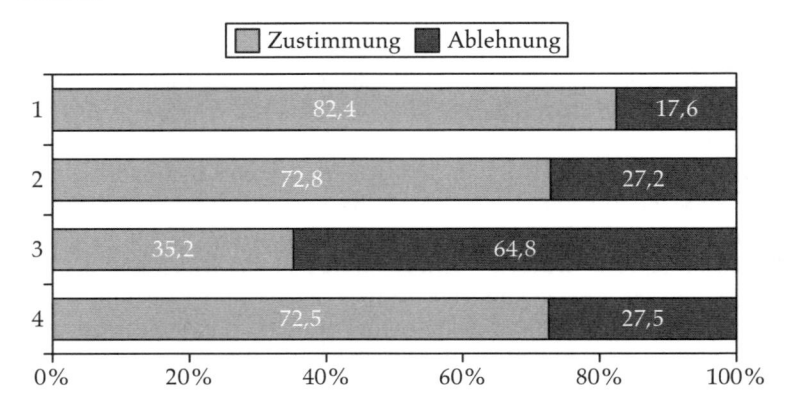

	Zustimmung	Ablehnung
1	82,4	17,6
2	72,8	27,2
3	35,2	64,8
4	72,5	27,5

Legende:
1: Ungewollt kinderlose Paare sollten alle Techniken der Fortpflanzungsmedizin nutzen, um leibliche Kinder zu bekommen.
2: Unfruchtbare Paare nehmen Techniken der Fortpflanzungsmedizin in Anspruch, ohne die Risiken wirklich abschätzen zu können.
3: Auch ältere Frauen sollten, unabhängig von ihrer biologischen Altersgrenze, ihren Kinderwunsch mit Hilfe der Fortpflanzungsmedizin verwirklichen können.
4: Die Anwendung neuer Techniken in der Fortpflanzungsmedizin verursacht schwerwiegende moralische Konflikte.

Nach einem ›abschließenden‹ Urteil über die Vor- und Nachteile der Fortpflanzungsmedizin gefragt, gaben 6 % an, dass eindeutig die Vorteile überwiegen. 20 % meinten, dass eher die Vorteile überwiegen, 36 % gaben an, dass sich Vor- und Nachteile die Waage halten. 17 % waren der Meinung, dass eher die Nachteile und 9 % meinten, dass eindeutig die Nachteile überwiegen. 12 % der Befragten waren unentschieden.

5. Individuelle Konsequenzen

Auch wenn die reproduktionsmedizinischen Verfahren in den letzten Jahren weiter spezifiziert und verbessert wurden, sind doch die psychosozialen Aspekte der Belastungen durch den unerfüllten Kinderwunsch, während der Behandlung und nach erfolgloser Behandlung, unverändert. Nachvollziehbar gewandelt haben sich allerdings die Umgangsweisen mit ungewollt kinderlosen Paaren im medizinischen Kontext. Wurden früher infertile Paare hinsichtlich der Paarbeziehung, des (›überwertigen‹) Kinderwunsches und der Behandlungsbewältigung sehr stark pathologisiert[40], hat sich inzwischen eine verstärkt psychosomatische Behandlungsweise durchgesetzt, die auch eine Entpathologisierung der Paare mit sich brachte.[41] Nunmehr weiß man, dass ungewollt kinderlose Paare auch wie andere Paare sind und doch aber auch anders:

»Sie müssen erklären, warum sie ohne Kinder leben. Sie nehmen große Belastungen auf sich, um eine Familie zu gründen. Sie müssen Entscheidungen treffen, wie weit eine Behandlung für sie geht. Die Kinderlosigkeit beeinträchtigt ihr Selbstwertgefühl und ihr ursprünglicher Lebensplan wird in Frage gestellt«.[42]

Dabei leiden sowohl Männer als auch Frauen gleichermaßen unter der ungewollten Kinderlosigkeit.[43] Vor allem psychische Beeinträchtigungen (überwiegend Depressivität und Ängstlichkeit) sind in diesem Kontext verstärkt zu beobachten – sowohl nach der Diagnosestellung,[44] vor, während und nach der Behandlung, bei Behandlungsmisserfolg (Abort) und schließlich bei erfolglosem Ausgang der Behandlung und der damit einhergehenden langfristigen Bewältigung von Kinderlosigkeit.[45] Insgesamt gibt es keine wissenschaftlichen Belege für einen ›fixierten‹ Kinderwunsch oder für ein spezifisches Beziehungsmuster bei infertilen Paaren, die als erklärende Ursache für die Fertilitätsstörung herangezogen werden könnten.[46]

In der jüngst erschienenen Metanalyse von Boivin[47] wurden 14 prospektive Studien (mit insgesamt 3.583 infertilen Frauen) hinsichtlich des Auftretens von Ängstlichkeit und Depressivität vor einem Be-

---

[40] Vgl. Stauber (1994); Maier et al.(2001); Auhagen-Stephanos (2007); Frick-Bruder (1995).
[41] Wischmann (2009); Greil et al. (2010).
[42] Kleinschmidt/Thorn/Wischmann (2008), S. 21 f.
[43] Fisher (2010); Peronace et al. (2007).
[44] Wischmann, (2004); Vgl. Kirchmeyer (2004).
[45] Wischmann (2006); Voglsten et al. (2010); Nelson et al. (2008); Berghuis/Stanton (2002); Vgl. Verhaak et al. (2007a).
[46] Wischmann (2012).
[47] Boivin et al. (2011).

handlungszyklus mit ART und hinsichtlich des Behandlungsausgangs (›schwanger‹ bzw. ›nicht schwanger‹) ausgewertet. Die Ergebnisse zeigen, dass vor Behandlungsbeginn bestehender emotionaler Disstress in keinem Zusammenhang steht zum Eintreten einer Schwangerschaft. Somit kann die These, dass Frauen, die psychisch stärker belastet sind bzw. den durch die Behandlung hervorgerufenen Disstress stärker empfinden, geringere Chancen haben, durch die Behandlung schwanger zu werden, nicht weiter verfolgt und auch ein eindeutiger (linearer) Zusammenhang zwischen psychischem Stress und Infertilität nicht bestätigt werden.

Etwa 15–20 % aller Paare erleben die reproduktionsmedizinische Behandlung als so belastend, dass sie psychologische Beratung benötigen.[48] Dabei werden vielfach nicht nur die Erfolgsraten, sondern auch die physischen und psychischen Belastungen einer reproduktionsmedizinischen Behandlung deutlich unterschätzt.[49]

Wie belastend die jeweilige Behandlung erlebt wird, hängt nicht zuletzt auch von den im Vorfeld kommunizierten Erfolgsaussichten und den sich daraus ergebenden Erwartungen der Paare ab. In den qualitativen Interviews mit BeraterInnen von Sender[50] bestätigte sich, dass viele Paare mit überhöhten Erfolgserwartungen in die Behandlung einsteigen. Daraus folgt, dass die Paare bei eintretendem Misserfolg stark enttäuscht sind und ihre Erfolgserwartungen relativieren müssen. In den Interviews zeigte sich aber auch, dass die Erfolgsquoten von den Kinderwunschzentren und Reproduktionsmedizinern unterschiedlich realistisch kommuniziert werden. Teilweise werden überhöhte Erfolgsraten an die Paare vermittelt, nur die Schwangerschaftsraten/Embryotransferraten genannt oder der Unterschied zwischen diesen und Lebendgeburtenraten nicht eindeutig kommuniziert.

In den von Sender[51] geführten Interviews wird sichtbar, dass die Kinderwunschpaare die Behandlung auf zwei Weisen erleben. Einerseits gibt es vereinzelt Paare, die die Behandlung sehr idealisieren und scheinbar keinerlei Belastungen durch die Behandlung erfahren. Auf der anderen Seite erlebt die Mehrheit der Paare die reproduktions-

---

[48] Wischmann (2009), S. 214; Vgl. Boivin/Kentenich (2002); Cwikel/Gidron/Sheiner (2004).
[49] Van Balen/Naaktgeboren/Trimbos-Kemper (1996); Onnen-Isemann (2000a) und (2000b); Waldschmidt (2002).
[50] Sender (2011).
[51] Ebd.

medizinischen Maßnahmen als enorm stressend und emotional belastend. Besonders der organisatorische Aufwand, um die Behandlungstermine einzuhalten, sowie das scheinbar endlose Warten auf Erfolg nach der Behandlung werden als psychisch belastend und als Hauptstressoren empfunden.[52]

Die reproduktionsmedizinische Behandlung wird zum zentralen Lebensmittelpunkt. Während anfänglich noch Euphorie und Aktionismus bei den Paaren vorliegen, wird bei eintretenden Fehlversuchen die Behandlung als zunehmend belastender empfunden. Psychisch stressend und anstrengend ist weiterhin vor allem das ständige Auf und Ab in der Behandlung, bei der sich Euphorie und Enttäuschung abwechseln.[53]

Ebenso zeigt die Untersuchung, dass einige Paare die Behandlung als Abfertigungsmaschinerie und seitens der Behandler als sehr routiniert erleben und dementsprechend den mangelnden Raum für die individuellen Bedürfnisse und Wünsche beklagen.[54]

Erleben von Misserfolg und Bewältigungsstrategien des Misserfolgs

Tritt innerhalb bzw. nach der reproduktionsmedizinischen Behandlung Misserfolg (in Form einer nicht eingetretenen Schwangerschaft, einer Fehlgeburt oder eines Fehlversuches) auf, so erleben die Kinderwunschpaare diesen immer als hochdramatischen und schockierenden Verlust, der mit großer Enttäuschung und Trauer verbunden ist.[55] Ebenso zeigen die Ergebnisse von Sender[56], dass dem Misserfolg meistens depressive Reaktionen und Ursachenforschung folgen. Diese Ergebnisse entsprechen auch denen von Holter et al.[57], die von starken emotionalen Reaktionen nach Behandlungsmisserfolg berichteten.

Für die Frauen stellt der Misserfolg ein persönliches Versagen dar. Einige versuchen, das Erlebte zu verdrängen, stürzen sich schnell in einen neuen Versuch oder lenken sich mit anderen Tätigkeiten ab. Bei Misserfolg im Behandlungsprozess setzen die Paare oftmals ihre Hoff-

---

[52] Vgl. Wischmann (2008).
[53] Vgl. Alesi (2005).
[54] Sender (2011).
[55] Vgl. Volgsten et al. (2010).
[56] Sender (2011).
[57] Holter et al. (2006).

nungen in den nächsten Versuch. Dauerhafter Misserfolg und die erfolglose Beendigung der reproduktionsmedizinischen Behandlung kann von vielen Paaren nur schwer akzeptiert werden und bewirkt häufig depressive Reaktionen und Trauer.

Als wichtigste Strategien zur Bewältigung des Misserfolgs sind eine intensive Trauerarbeit und die Generierung von alternativen Perspektiven zum Kinderwunsch zu nennen. Ähnliche Aussagen finden sich im Review von Verhaak et al.[58]

Für einen erfolgreichen Abschied vom Kinderwunsch und der guten Bewältigung von Misserfolgen ist es nötig, den Paaren Zeit für die Trauer zu lassen und ihnen mit ihren eigenen Ressourcen den Umgang mit der ungewollten Kinderlosigkeit zu ermöglichen. Gleichwohl sollte schon während der Behandlung ein ›Plan B‹ entwickelt werden, in welchem weitere Möglichkeiten wie z. B. Adoption oder andere Lebensziele und Ideen thematisiert bzw. vorausgedacht werden. Viele Paare nutzen als weitere Bewältigungsstrategie die Möglichkeit einer psychosozialen Beratung.

So wie die Behandlung unterschiedlich erlebt wird, wird auch das Ende einer erfolglosen Behandlung sehr unterschiedlich erlebt; einigen Paaren fällt der Abschied vom Kinderwunsch sehr schwer; Resignation, vermehrtes Grübeln, depressive Verstimmung, Verbitterung und sozialer Rückzug können die Paare längerfristig belasten.[59]

Erleben bei erfolgreicher reproduktionsmedizinischer Behandlung

War die Behandlung erfolgreich, so wird die Schwangerschaft ›automatisch‹ als Risikoschwangerschaft klassifiziert, d. h. stärker überwacht und ggf. umfangreichere (invasive) diagnostische Verfahren der Pränataldiagnostik eingesetzt.[60] In den Interviews von Sender zeigte sich, dass Frauen nach reproduktionsmedizinischer Behandlung eine erhöhte Ängstlichkeit während der Schwangerschaft zeigen sowie verstärkt einen möglichen Verlust der Schwangerschaft fürchten.[61]

---

[58] Verhaak et al. (2007a).
[59] Vgl. Kraaij/Garnefski/Vlietstra (2008); Verhaak et al. (2007b).
[60] Strauß/Brähler/Kentenich (2004); Vgl. Wunder (2005); Revermann/Hüsing (2011).
[61] Vgl. Sender (2011); Hjelmstedt et al. (2003).

Wenn Frauen im Vorfeld in der reproduktionsmedizinischen Behandlung Fehlgeburten erlebten, ist die Ängstlichkeit noch zusätzlich verstärkt. Weiterhin berichteten die Berater vereinzelt, dass sie bei den Frauen Schwierigkeiten wahrnehmen, sich zuversichtlich auf die Schwangerschaft einzulassen. Zieht man die verschiedenen Risiken einer reproduktionsmedizinischen Behandlung (vor allem Mehrlingsrisiko)[62] heran, scheinen diese Reaktionen der Frauen durchaus nachvollziehbar. Gleichwohl kann als wichtiger Befund festgehalten werden, dass sich das Erleben der Schwangerschaft mit fortschreitender Zeit bei den Frauen normalisiert. Auch Geburt und Elternschaft werden als unproblematisch erlebt. Die Freude und Dankbarkeit über das eigene Kind lassen bei den meisten Paaren die erlebten Ängste verblassen.[63]

Häufungen gravierender Auffälligkeiten in der sozialen und psychischen Entwicklung der Kinder, in der Paarbeziehung sowie in der Eltern-Kind-Beziehung können nicht berichtet werden.[64]

6. Gesellschaftliche Konsequenzen

Durch die schrittweise Entkopplung von Sexualität, Befruchtung und Fortpflanzung kommt es zu nachhaltigen Veränderungen, welche das Leben zukünftiger Generationen entscheidend bestimmen werden.

Dabei haben die Verfahren der künstlichen Befruchtung eine lange Geschichte; bereits im Jahr 1878 wurden erste Experimente durchgeführt, die der späteren Entwicklung der In-vitro-Fertilisation (IVF) dienten. Nachdem im Jahr 1951 die Spermienflüssigkeit entdeckt wurde, sowie zahlreiche Tierversuche mit Hamstern, Mäusen und Kaninchen unternommen wurden, konnten die Verfahren weiter spezifiziert werden. Erste Erfolge zeichneten sich bei verschiedenen Spezies ab; erstmalig konnten Eizellen von verschiedenen Säugetieren außerhalb des Körpers, in vitro, befruchtet werden. Diese entwickelten sich nach dem ›Einpflanzen‹ normal und lebende Tiere wurden geboren. Die erste erfolgreiche Befruchtung menschlicher Eizellen wurde bereits 1969

---

[62] Vgl. Borkenhagen et al. (2004).
[63] Sender (2011).
[64] Wischmann (2008).

verzeichnet[65], dennoch dauerte es noch einmal 9 Jahre, bis das erste Kind nach IVF geboren wurde.

Die Einführung der ›Pille‹ ermöglichte die Sexualität ohne Zeugung und wurde deshalb von vielen als Befreiung empfunden. Der Erfinder der ›Pille‹, Carl Djerassi, sprach sich in einem Interview dafür aus, dass Frauen und Männer im Alter von 20 Jahren ihre Ei- bzw. Samenzellen einfrieren lassen sollten, um diese dann zu gegebener Zeit – nach beruflicher und finanzieller Etablierung – wieder auftauen und mittels reproduktionsmedizinischer Verfahren befruchten und in die Frau einspülen zu lassen.[66]

Die Entwicklung der IVF 1978 ermöglichte eine Abkopplung der Fortpflanzung von der Sexualität, denn das (zukünftige) Kind wurde im Reagenzglas, durch Dritte (Biologen, Fortpflanzungsmediziner) gezeugt. Mit der Entwicklung von ICSI (Intracytoplasmatische Spermieninjektion) 1991 wurde die Fortpflanzung auch ohne die Fruchtbarkeit des Mannes möglich, da bei diesem Verfahren Spermien des Mannes direkt aus dem Hodensack punktiert und im Reagenzglas mit der Eizelle der Frau zusammengebracht werden. Durch die Entwicklung der PID (Präimplantationsdiagnostik) und die damit mögliche Rohstoffgewinnung aus embryonalen Stammzellen wird inzwischen die Befruchtung auch ohne Fortpflanzung angedacht. Welche Folgen sich aus therapeutischem Klonen oder Klonen zum Zwecke der Reduplikation von Personen ergeben, ist heute überhaupt noch nicht abschätzbar.

In Deutschland sind die Grenzen des Machbaren durch das Embryonenschutzgesetz streng geregelt. Aber mit seinen Verboten für z. B. Eizellspende und Leihmutterschaft, sowie den beschränkten Möglichkeiten zur Stammzellforschung und Präimplantationsdiagnostik steht Deutschland vielfach allein. Vor allem in den USA ist die Anwendung der o. g. Verfahren erlaubt und somit möglich. Aber auch in Deutschland geraten Politiker zunehmend unter Druck, ob die strengen Auflagen des Embryonenschutzgesetzes gelockert werden sollen, nicht zuletzt, um im internationalen Wettbewerb mithalten zu können. Die Debatte um die Zulassung der PID erreichte durch die Selbstanzeige eines Arztes, welcher die PID in Einzelfällen durchgeführt hatte, einen Höhepunkt[67] und führte zur Gesetzesänderung durch den

---

[65] Edwards et al. (1969); Bavister (2002).
[66] Schindele (2000).
[67] Vgl. Borkenhagen/Kentenich (2012).

Deutschen Bundestag am 07.07.2011. Demnach ist die PID grundsätzlich verboten, aber dann zulässig, wenn aufgrund der genetischen Veranlagung der Eltern eine schwerwiegende Erbkrankheit beim Kind oder eine Tot- oder Fehlgeburt wahrscheinlich ist.[68]

Vor dem Hintergrund dieser Debatte sei daran erinnert, dass bei der Einführung der IVF die Indikation für die Anwendung dieser Technik zunächst auch relativ eng gefasst war: angedacht war der Einsatz des Verfahrens bei Frauen mit verschlossenen Eileitern. Inzwischen wird in vielen Zentren jede Frau behandelt, wenn sie ihren Wunsch nur explizit zum Ausdruck bringt und die Behandlung bezahlen kann. Bereits seit etlichen Jahren gelten reproduktionsmedizinische Verfahren wie IVF und ICSI, aber auch die Anwendung pränataldiagnostischer Verfahren vielerorts als selbstverständliche Dienstleistung.[69]

Seit der Einführung der IVF im Jahr 1978 sowie der Einführung der intrazytoplasmatischen Spermieninjektion (ICSI) im Jahre 1992 bis zum Jahre 2011 wurden mehr als 4 Millionen Kinder nach Anwendung der assistierten Befruchtung (ART) gezeugt.

7. Zusammenfassung

Elternschaft bzw. Familiengründung ist in der heutigen Zeit als individuelle Wahloption (bei der Männer und Frauen auch kinderlos bleiben können) gesellschaftlich akzeptiert und kann in verschiedensten Formen auftreten.

Die Entscheidung für oder gegen ein Kind und wenn ja: wann und mit wem, wird durch individuelle, soziale, gesellschaftliche, wirtschaftliche und ökonomische Faktoren beeinflusst. Darüber hinaus scheinen aber auch die biologischen Grenzen durch die Machbarkeitsversprechen der Reproduktionsmedizin nahezu unbegrenzt verschiebbar.

Der individuelle Aufschub der Erfüllung des Kinderwunsches scheint nachvollziehbar. Umso schmerzhafter und unerwarteter sind dann die Erfahrungen, wenn aus einer gewollten Kinderlosigkeit eine ungewollte wird und auch mit Hilfe von IVF und ICSI die Erfüllung des Kinderwunsches nicht gelingt.

Reproduktionsmedizinische Verfahren gelten gesellschaftlich

---

[68] Deutscher Bundestag (2011).
[69] Sorg/Fränznick (2002).

schon längst als etablierte Möglichkeit, um ungewollte Kinderlosigkeit zu ›behandeln‹. Gleichwohl sind die Kommunikation und die Darstellung realistischer Erfolgsraten noch verzerrt und bedürfen angesichts der Belastungen durch den unerfüllten Kinderwunsch, die Behandlungen und den möglichen Behandlungsmisserfolg einer Relativierung.

Die Reproduktionsmedizin ist hierbei jedoch nur ein Teil im Gesamtgeschehen. Wie auf den gesellschaftlichen Wandel der Familienstrukturen in all seinen modernen Erscheinungsformen in den nächsten Jahrzehnten – insbesondere aus staatlicher Sicht – reagiert werden kann, bleibt spannend. Fraglich ist, ob entsprechende staatliche Maßnahmen eine Veränderung der individuellen Lebensentwürfe nach sich ziehen und somit dem (weiteren) Aufschub der Familienplanung entgegengewirkt werden kann. Denn fest steht: das reproduktionsfähige Alter passt sich nicht der medial transportierten Lifestyle-Botschaft ›die 30er sind die neuen 20er‹ an. Eigene Elternschaft ist nur bedingt aufschiebbar.

Literatur

Alesi, R. (2005): Infertility and its treatment. An emotional roller coaster. In: Australian Family Physicians 34 (3), S. 135–138.

Auhagen-Stephanos, U. (2007): Unfruchtbarkeit – Wenn die Seele nein sagt. München: Goldmann.

Bavister, B. D. (2002): Early history of in vitro fertilization. In: Reproduction 124 (2), S. 181–196.

Beck-Gernsheim, E. (2006): Die Kinderfrage heute. Über Frauenleben, Kinderwunsch und Geburtenrückgang. München: Beck.

Berghuis, J. P./Stanton, A. L. (2002): Adjustment to a dyadic stressor: a longitudinal study of coping and depressive symptoms in infertile couples over an insemination attempt. In: Journal of Consulting and Clinical Psychology 70 (2), S. 433–438.

Beyer, C. (2004): Ungewollte Kinderlosigkeit. Dissertationsschrift an der Fakultät für Sozial- und Verhaltenswissenschaften der FSU Jena.

Birg, H. (2004): Historische Entwicklung der Weltbevölkerung. In: Ders. (Hrsg.). Bevölkerungsentwicklung. Informationen zur politischen Bildung 2004 (282), S. 4–11.

Boivin, J. et al. (2007): International estimates of infertility prevalence and treatment-seeking: potential need and demand for infertility medical care. In: Human Reproduction 22 (6), S. 1506–1512.

Boivin, J./Kentenich, H. (Hrsg.) (2002): Guidelines for counselling in infertility. Oxford: Oxford University Press.

Boivin, J./Griffiths, E./Venetis, C. A. (2011): Emotional distress in infertile women and failure of assisted reproductive technologies: meta-analysis of perspective psychosocial studies. In: British Medical Journal (Published Online), 1–9. Abruf unter: http://www.ncbi.nlm.nih.gov/pmc/articles/PMC3043530 [März 2012].

Borkenhagen, A. et al. (2004): Mehrlingsproblem bei Kinderwunschpaaren – Einstellungen und Informationsgrad von Kinderwunschpatienten zur Mehrlingsschwangerschaft, selektiver Mehrlingsreduktion und Single-Embryo-Transfer. In: Gynäkologische Endokrinologie 2 (3), S. 163–168.

Borkenhagen, A./Kentenich, H. (2012): Präimplantationsdiagnostik oder das Schreckgespenst vom Designerbaby. In: A. Borkenhagen/Elmar Brähler (Hrsg.): Die Selbstverbesserung des Menschen. Gießen: Psychosozial-Verlag, S. 135–147.

Cwikel, J./Gidron, Y./Sheiner, E. (2004): Psychological interactions with infertility among women. In: European Journal of Obstetrics & Gynecology and Reproductive Biology 117 (2), S. 126–131.

Deutscher Bundestag (2011): Drucksache 17/5451. Entwurf eines Gesetzes zur Regelung der Präimplantationsdiagnostik. Abruf unter: http://dipbt.bundestag.de/dip21/btd/17/054/1705451.pdf [März 2012].

Diedrich, K./Felberbaum, R. E. (1998): Einführung in die Thematik der Infertilität und Sterilität. In: H. G. Bender/K. Diedrich/W. Künzel (Hrsg.): Endokrinologie und Reproduktionsmedizin III. München: Urban & Schwarzenberg, S. 85–88.

DIR/Deutsches IVF-Register (2010): DIR Jahrbuch 2009, modifizierter Nachdruck aus: Journal für Reproduktionsmedizin und Endokrinologie 7 (6), S. 470–497. Abruf unter: http://www.deutsches-ivf-register.de/pdf-downloads/dirjahrbuch2009-d.pdf [März 2012].

Dorbritz, J. (2005): Kinderlosigkeit in Deutschland und Europa – Daten, Trends und Einstellungen. In: Zeitschrift für Bevölkerungswissenschaften 30 (4), S. 359–408.

Duschek, K. J./Wirth, H. (2005): Kinderlosigkeit von Frauen im Spiegel des Mikrozensus. In: Wirtschaft und Statistik (8), S. 800–820.

Edwards, R. G./Bavister, B. D./Steptoe, P. C. (1969): Early stages of fertilisation in vitro of human oocytes matured in vitro. In: Nature 221 (5181), S. 632–635.

ESHRE/European Society of Human Reproduction and Embryology (2010): ART fact sheet. Abruf unter: http://www.eshre.eu/ESHRE/English/Guidelines-Legal/ART-fact-sheet/page.aspx/1061 [März 2012].

Fisher, J. R. W./Baker, G. H. W./Hammarberg, K. (2010): Long-term health, wellbeing, life satisfaction, and attitudes toward parenthood in men diagnosed as infertile: challenges to gender stereotypes and implications for practice. In: Fertility and Sterility 94 (2), S. 574–580.

Frick-Bruder, V. (1995): Betreuung des infertilen Paares unter Einbeziehung psychosomatischer und psychodynamischer Aspekte. In: C. Schirren et al.: Unerfüllter Kinderwunsch. Leitfaden Reproduktionsmedizin für die Praxis. Köln: Deutscher Ärzte-Verlag, S. 233–253.

Greil, A. L./Slauson-Blevins, K./McQuillan, J. (2010): The experience of infertility: a review of recent literature. In: Sociology of Health & Illness 32 (1), S. 140–162.

Grundig, B. (2006): Kinderlose Frauen vs. Frauen ohne Kinder: Zum Problem der Messung der Kinderlosigkeit in Deutschland. In: Ifo Dresden berichtet 13, S. 31–35.

Herlyn, I./Krüger, D. (2003) (Hrsg.): Späte Mütter. Opladen: Leske & Budrich.

Hjelmstedt, A. et al. (1999): Gender differences in psychological reactions to infertility among couples seeking IVF- and ICSI-treatment. In: Acta Obstetricia et Gynecologica Scandinavica 78 (1), S. 42–48.

– (2003): Patterns of emotional response to pregnancy: a comparative study. In: Acta Obstetricia et Gynecologica Scandinavica 82 (2), S. 151–161.

Holter, H. et al. (2006): First IVF treatment – short-term impact on psychological well-being and the marital relationship. In: Human Reproduction 21 (12), S. 3295–3302.

Huinink, J. (1995): Warum noch Familie? Zur Attraktivität von Partnerschaft und Elternschaft in unserer Gesellschaft. Frankfurt: Campus.

– (1996): Sozialpolitik und individuelles Handeln. Zu beabsichtigten Folgen politischer Intervention am Beispiel der DDR. In: Zeitschrift für Sozialreform 42 (1), S. 1–16.

Huinink, J./Brähler, E. (2000): Die Häufigkeit gewollter und ungewollter Kinderlosigkeit. In: E. Brähler/H. Felder/B. Strauß (Hrsg.): Jahrbuch der Medizinischen Psychologie 17. Göttingen: Hogrefe, S. 43–54.

Kemkes-Grottenthaler, A. (2003): Postponing or rejecting parenthood? Results of a survey among female academic professionals. In: Journal of Biosocial Science 35 (2), S. 213–226.

Kirchmeyer, P. (2004): Psychische Belastungen infertiler Paare bei neuen Verfahren reproduktionsmedizinischer Behandlung. Ergebnisse einer Querschnittsstudie mit 299 Paaren. Hamburg: Kovac.

Kleinschmidt, D./Thorn, P./Wischmann, T. (2008): Beratungsnetzwerk Kinderwunsch – Beratungsangebot und Selbstverständnis. In: Dies. (Hrsg.): Kinderwunsch und professionelle Beratung. Das Handbuch des Beratungsnetzwerkes Kinderwunsch Deutschland. Stuttgart: Kohlhammer, S. 21–22.

Koropeckyj-Cox, T. (1998): Loneliness and depression in middle and old age: are the childless more vulnerable? In: Journal of Gerontology and Social Sciences 53 (6), S. 303–313.

Kraaij, V./Garnefski, N./Vlietstra, A. (2008): Cognitive coping and depressive symptoms in definitive infertility: a prospective study. In: Journal of Psychosomatic Obstetrics & Gynecology 29 (1), S. 9–16.

Kühn, T. (2001): Die Planung der Familiengründung – verschiedene Entwicklungsverläufe in den ersten Berufsjahren. In: Zeitschrift für Familienforschung 13 (2), S. 29–48.

Leip, E. (2004): Geburtenentwicklung und gesellschaftliche Struktur. Zur Reichweite von Rational-Choice-Ansätzen am Beispiel generativen Verhaltens. Inauguraldissertation am Fachbereich Sozialwissenschaften der Johannes-Gutenberg-Universität Mainz.

Ludwig, A. K. et al. (2006): Fertilitätsstörungen und Sterilität. In: M. Kaufmann/

S. D. Costa/A. Scharl (Hrsg.): Die Gynäkologie. Berlin: Springer Medizin Verlag, S. 163–193.
Maier, B. et al. (2001): Der Wunsch nach einem Kind und seine Erfüllung in der Reproduktionsmedizin. In: Journal für Fertilität und Reproduktion 2 (2), S. 25–31.
Nelson, C. J. et al. (2008): Prevalence and predictors of sexual problems, relationship stress, and depression in female partners of infertile couples. In: The Journal of Sexual Medicine, 5 (8), S. 1907–1914.
Onnen-Isemann, C. (2000a): Ungewollte Kinderlosigkeit und die Auswirkungen der Reproduktionsmedizin: Der Fall Deutschland. In: Forum Qualitative Sozialforschung/Forum Qualitative Social Research (Online Journal), 1 (1). Abruf unter: http://qualitative-research.net/fqs [März 2012].
– (2000b): Wenn der Familienbildungsprozeß stockt ... Eine empirische Studie über Streß und Coping-Strategien reproduktionsmedizinisch behandelter Partner. Heidelberg: Springer.
Peronace, L. A./Boivin, J./Schmidt, L. (2007): Patterns of suffering and social interactions in infertile men: 12 months after unsuccessful treatment. In: Journal of Psychosomatic Obstetrics and Gynecology 28 (2), S. 105–114.
Pötzsch, O./Emmerling, D. (2008): Geburten und Kinderlosigkeit in Deutschland. Bericht über die Sondererhebung 2006 »Geburten in Deutschland«. Wiesbaden: Statistisches Bundesamt, Destatis.
Revermann, C./Hüsing, B. (2011): Fortpflanzungsmedizin. Berlin: edition sigma.
Rost, H./Schneider, N. F. (1995): Differentielle Elternschaft – Auswirkungen der ersten Geburt auf Männer und Frauen. In: B. Nauck/C. Onnen-Isemann (Hrsg.): Familie im Brennpunkt von Wissenschaft und Forschung. Neuwied: Luchterhand, S. 177–194.
Schindele, E. (2000). Weibliche Lebensentwürfe und moderne Reproduktionstechnologien. Vortragsmanuskript.
Schmid, Josef (1989): The background of fertility behaviour in Europe – New social and psychological aspects. In: Population and Family in the Low Countries VI. (Netherlands Interdisciplinary Demographic Institute Den Haag and The Population and Family Study Centre Brüssel) 18, S. 1–16.
– (2002): Bevölkerungssoziologie. Berlin-Institut für Weltbevölkerung und globale Entwicklung: Online-Leitfaden. Abruf unter: http://prof-josef-schmid.de/de/pdf/Online-Leitfaden-Berlin-2002.pdf [März 2012].
Schmidt, L./Münster, K./Helm, P. (1995): Infertility and the seeking of infertility treatment in a representative population. In: British Journal of Obstetrics and Gynaecology 102 (12), S. 978–984.
Schneewind, K. A. (1991): Familienpsychologie. Stuttgart: Kohlhammer.
Schover, L. et al. (1994): Psychological screening and the success of donor insemination. In: Human Reproduction 9 (1), S. 176–178.
Sender, A. (2011): Die psychosoziale Beratung in der Reproduktionsmedizin in Deutschland. Diplomarbeit an der Universität Leipzig, unveröffentl.
Sorg, B./Fränznick, M. (2002): Frauen in der Reproduktionsmedizin: Hoffnungen – Entscheidungszwänge – Behandlungsspiralen. In: E. Brähler/Y. Stöbel-Richter/U. Hauffe (Hrsg.): Vom Stammbaum zur Stammzelle. Reproduktionsmedi-

zin, Pränataldiagnostik und menschlicher Rohstoff. Gießen: Psychosozial-Verlag, S. 75–95.
Spiewak, M. (2002): Wie weit gehen wir für ein Kind? Frankfurt: Eichborn.
Stauber, M. (1994): Psychologie der ungewollten Kinderlosigkeit. In: Der Frauenarzt 35 (10), S. 1177–1186.
– (2007): Sterilität und Infertilität. In: M. Stauber/T. Weyerstahl (Hrsg.): Gynäkologie und Geburtshilfe. Stuttgart: Thieme, S. 429–454.
Stöbel-Richter, Y. (2000): Kinderwunsch als Intention. Zur Relevanz persönlicher und gesellschaftlicher Kinderwunschmotive als Prädiktoren des aktuellen Kinderwunsches. Berlin: Verlag Colloquium Psychoanalyse.
– (2010): Fertilität und Partnerschaft. Eine Längsschnittstudie zu Familienbildungsprozessen über 20 Jahre. Gießen: Psychosozial-Verlag.
Stöbel-Richter, Y./Brähler, E. (2006): Ausgewählte Fakten zum politischen Lamento über sinkende Kinderzahlen. In: Journal für Reproduktionsmedizin und Endokrinologie 3 (5), S. 307–314.
Stöbel-Richter, Y. et al. (2005): Einstellungen und Wissen zu kontroversen medizinischen und ethischen Fragen in der Reproduktionsmedizin und der Präimplantationsdiagnostik. BMBF-Verbundprojekt, unveröffentl. Abschlussbericht.
– (2006): Wissen und Einstellungen der deutschen Bevölkerung zu Aspekten der modernen Reproduktionsmedizin. Ergebnisse einer aktuellen Bevölkerungsbefragung. In: Dies. (Hrsg.): Anspruch und Wirklichkeit in der psychosomatischen Gynäkologie und Geburtshilfe. Gießen: Psychosozial-Verlag, S. 163–171.
– (2011): Umfrageergebnisse in reproduktionsmedizinischen Zentren in Deutschland – eine Pilotstudie. In: Journal für Reproduktionsmedizin und Endokrinologie 8 (6), S. 416–423.
Strauß, B./Brähler, E./Kentenich, H. (2004): Fertilitätsstörungen – psychosomatisch orientierte Diagnostik und Therapie: Leitlinie und Quellentext. Stuttgart: Schattauer.
Templeton, A./Morris, J. K./Parslow, W. (1996): Factors that affect outcome of invitro fertilisation treatment. In: Lancet 348 (9039), S. 1402–1406.
Uhl, B. (2006): Gynäkologie und Geburtshilfe compact. Alles für Station, Praxis und Facharztprüfung. Stuttgart: Thieme.
Urdze, A./Rerrich, M. S. (1981): Frauenalltag und Kinderwunsch. Frankfurt: Campus.
Van Balen, F./Naaktgeboren, N./Trimbos-Kemper, C. M. (1996): In-vitro fertilization: the experience of treatment, pregnancy and delivery. In: Human Reproduction 11 (1), S. 95–98.
Van de Kaa, D. J. (1987): Europe's second demographic transition. Population Reference Bureau Washington, Population Bulletin 42, 1.
– (1997): Verankerte Geschichten: Ein halbes Jahrhundert Forschung über die Determinanten der Fertilität – Die Geschichte und Ergebnisse. In: Zeitschrift für Bevölkerungswissenschaft 22 (1), S. 3–57.
– (2004): Comment and controversy. In: Journal of Interdisciplinary History xxxiv (3), S. 509–512.
Venth, O./Ludwig, K. (1979): Kinder – das unbequeme Glück. In: Interview und Analyse 6, S. 81–91.

Verhaak, C. M. et al. (2007a): Women's emotional adjustment to IVF: a systematic review of 25 years of research. In: Human Reproduction 13 (1), S. 27–36.
- (2007b): Long-term psychological adjustment to IVF/ICSI treatment in women. In: Human Reproduction 22 (1), S. 305–308.

Voglsten, H. et al. (2010): Risk factors for psychiatric disorders in infertile women and men undergoing in vitro fertilization treatment. In: Fertility and Sterility 93 (4), S. 1088–1096.

Waldschmidt, A. (2002): Agonie oder Autonomie – die Verheißungen der Reproduktionsmedizin. In: ReproKult Frauen Forum Fortpflanzungsmedizin, S. 61–66.

Wischmann, T. (2004): Heidelberger Kinderwunsch-Sprechstunde – Psychosomatische Beratungs- und Betreuungskonzepte für Paare mit unerfülltem Kinderwunsch. Heidelberg: Universität Heidelberg.
- (2006): Psychogenese von Fertilitätsstörungen – eine Übersicht. In: Geburtshilfe und Frauenheilkunde 66 (1), S. 34–43.
- (2008): Der Traum vom eigenen Kind: Psychosoziale Aspekte bei unerfülltem Kinderwunsch. In: Gynäkologische Endokrinologie 6 (Supplement 1), S. 1–6.
- (2009): Implikationen der psychosozialen Unterstützung bei Fertilitätsstörungen- eine kritische Bestandsaufnahme. In: Journal für Reproduktionsmedizin und Endokrinologie 6 (5), S. 214–222.
- (2012): Psychosomatische Diagnostik. In: H. Kentenich/T. Wischmann/Y. Stöbel-Richter (Hrsg.): Fertilitätsstörungen – Psychosomatisch orientierte Diagnostik und Therapie. Leitlinie und Quellentext. Überarbeitete Neuauflage, im Druck.

Wunder, D. (2005): Fehlbildungen nach assistierter Reproduktionsmedizin. In: Der Gynäkologe 38 (1), S. 33–38.

Zum Spannungsverhältnis von Familie, Medizin und Reproduktion

Stefan Bär

Einleitung

Die Frage nach einer Reproduktionskrise der Familie berührt die ethisch relevante Fragestellung, ob mit der De-Naturalisierung der Fortpflanzung[1] durch reproduktionsmedizinischen Fortschritt die Familie obsolet wird, und welche Folgen sich daraus ergeben. Haben wir es vor diesem Hintergrund mit einem Wandel oder mit dem Ende der Familie zu tun? Was dadurch gewonnen werden kann, wenn das Spannungsverhältnis von Familie, Medizin und Reproduktion differenzierungstheoretisch angeleitet und in einer Mehrebenen-Perspektive betrachtet wird, ist Gegenstand der nachfolgenden Überlegungen. Es soll gezeigt werden, dass die Einführung von Analyseebenen dabei helfen kann, Diskussions- und Argumentationsstränge so auseinander zu halten, dass diese nicht zu ungedeckten Schlussfolgerungen führen. Zum zweiten soll angedeutet werden, dass die derzeit beobachtbaren Veränderungen der familialen Konstellationen und Bedingtheiten in Bezug auf die Gesellschaft keineswegs eine Bedrohung darstellen, sondern im Gegenteil wesentliche Voraussetzung für deren Fortbestand sind. Dabei bleiben diese Überlegungen auf einer theoretischen Ebene und notwendigerweise vorläufig. Denn, was sich wie, und mit welchen Folgen in diesem Dreieck Familie – Medizin – Reproduktion wandelt, kann ausschließlich empirisch beantwortet werden. Eine anders gelagerte Frage ist die der Bewertung dieser Folgen. Für die Medizinethik scheint sie dem Problemkomplex vorgelagert. Eine sozialwissenschaftliche Sicht dagegen blendet bei der Behandlung empirischer Tatsachen diese Frage aus, und hat von der Zuweisung von Werturteilen abzusehen, bzw. diese beiden heterogenen Probleme strikt auseinanderzuhalten.[2]

---

[1] Hess (2008), S. 5.
[2] Weber (1973/1917), S. 500.

Zum Spannungsverhältnis von Familie, Medizin und Reproduktion

Die These, dass es im Zuge der Ausdifferenzierung im Teilsystem der Medizin – hier der fortschreitenden Entwicklung im Bereich der Reproduktionsmedizin – zu einer Binnendifferenzierung im Bereich des sozialen Teilsystems der Familie kommt, die keineswegs zu krisenhaften Erscheinungen auf der gesellschaftlichen Ebene führen muss, soll im Folgenden entwickelt (1) und in drei Schritten plausibilisiert werden. Zunächst soll über einen Mehrebenenansatz im Anschluss an Max Weber[3] eine Klärung der Frage versucht werden, ob die Themenkomplexe Kinderwunsch und Reproduktionsmedizin, in dieser Verbindung gedacht, überhaupt zu einfach beantwortbaren Fragestellungen bezüglich ihrer Wechselwirkungen führen können (2). Im zweiten Schritt soll verdeutlicht werden, warum bei der Beleuchtung der Frage nach der wechselseitigen Beeinflussung von Medizin und familialer Reproduktion die getrennte Betrachtung gesellschaftlicher Teilsysteme gewinnbringend sein kann (3). Zuletzt soll skizzenförmig anhand der Spannungen und Irritationen, die sich aus der Wechselbeziehung zwischen medizinischem und familialem Teilsystem ergeben, über mögliche Folgen und Entwicklungen nachgedacht werden (4).

1. Steckt die Familie in einer Reproduktionskrise?

Die Familie – nicht nur ihr Idealmodell moderner bürgerlicher Gesellschaft, die Kernfamilie – scheint bedroht.[4] Das ›Ende der Familie‹ wird wiederkehrend vorhergesagt. Zumeist ist diese Rede vom Ende der Familie eingebettet in eine kritische Betrachtung gesamtgesellschaftlicher Entwicklungen, so bspw. im Zuge der Einschätzung fortschreitender Modernisierung,[5] hierbei besonders im Zuge fortgesetzter Individualisierungsprozesse.[6] Ob nun Kontinuität und Wandel bei gleichzeitiger Formerhaltung oder Diskontinuität und Verfall die korrekten zeitdiagnostischen Merkmale der Familie sind, wichtig ist zunächst, dass es sich nach einem differenzierungstheoretischen Ver-

---

[3] Bei einem solchen Erklärungsansatz wird ein Mehrebenen- mit einem Mehrseitenansatz kombiniert und die Handlungs- und die Handlungskoordinations- oder Strukturebene analytisch zunächst auseinander gehalten, und erst in der Erklärung selbst wieder verbunden, vgl. Stachura (2009), S. 32 f. unter Hinweis auf Schluchter (2005).
[4] Vgl. Nave-Herz (2001), S. 207 f.
[5] Vgl. Meyer (1993) und (2002).
[6] Vgl. Beck/Beck-Gernsheim (1994); Beck-Gernsheim (1994).

ständnis bei Familie um einen institutionellen Bereich moderner Gesellschaft handelt. Familie wird als ein soziales Teilsystem neben anderen verstanden.[7] Dieser institutionelle Bereich ist durch Einflüsse aus anderen gesellschaftlichen Teilbereichen weder einfach transformier-, noch gestaltbar. Die gesellschaftlichen Teilsysteme sind im Anschluss an Luhmann als operativ geschlossen zu verstehen.[8] Veränderungen ergeben sich im Wesentlichen lediglich durch Irritationen aus der Umwelt der Teilsysteme. Was sich demnach wandelt, entscheidet sich im Teilsystem selbst. Ich folge Meyer in der Ansicht, dass es einer unaufgeregten Art der Interpretation der tatsächlichen Wandlungsprozesse in diesem Bereich bedarf, um diese als ein »Stück ganz normaler Modernität« in den Blick zu bekommen.[9] Warum ist dies ratsam? War in der Vergangenheit das auf die Familie bezogene Szenario geprägt von Wert-, Erziehungs- und/oder Bindungskrisen, so kommt heute eine vermutete Reproduktionskrise hinzu: Eine Krise, angestoßen durch Entwicklungen, welche im weitesten Sinne im Bereich der Medizin zu verorten sind. Die Familie erscheint in der Frage der Reproduktion obsolet zu werden. Nichts Geringeres scheint davon berührt, als die Veränderung der ›conditio humana‹,[10] als ob die menschliche Natur unter dem Einfluss von Wissenschaft und Technik kontingent gesetzt würde,[11] und das Wesen des Menschen zur Disposition stehe[12], wenn davon gesprochen wird, dass durch das Aufkommen neuer Technologien im Bereich der Medizin die menschliche Fortpflanzung aus ihren natürlichen Bahnen geworfen würde.[13]

---

[7] Vgl. Burkart (2005).
[8] Luhmann (1998), S. 413 ff.
[9] Vgl. Meyer (2002), S. 200 ff.
[10] Van den Daele (2009), S. 68.
[11] So Beck-Gernsheim (1998), S. 130.
[12] Vgl. Balkenohl (2005).
[13] Allzu schnell gerät dabei der Diskurs ins Normative. Aber nicht nur moralisch und ethisch, sondern auch rechtlich wird dies relevant, wenn bspw. das Aussortieren mit genetischem Risiko behafteter Embryonen die schwierige Frage aufwirft, welche Grundrechte solchen ›Reagenzglaswesen‹ zustehen. So im Fall des Verfahrens gegen den Reproduktionsmediziner Mathias Blöchle, vgl. Bahnsen/Spiewack (2010). Diese Art der Problematisierung gilt es freilich in einer sozialwissenschaftlichen Reflexion zu vermeiden. Ein Urteil darüber, ob solche Phänomene wünschenswert sind oder nicht, kann nicht im Vordergrund der sozialwissenschaftlichen Beschäftigung mit diesen stehen, unabhängig davon, dass es selbstverständlich jedem freisteht, darüber nach eigenen Maßstäben zu urteilen. Wichtig erscheint es mir aber, festzuhalten, dass diese Beurtei-

Reproduktionskrise meint hier zunächst den Bezug auf lediglich eine von zwei Seiten der familialen Reproduktionsfunktion, nämlich diejenige, die sich auf den biologischen Fortbestand und Erhalt der Familie als Familie im Sinne eines verwandtschaftlichen Zusammenhangs bezieht. Der technischen Überformung der Fortpflanzung durch reproduktionsmedizinische Verfahren wird die Rolle zugeschrieben, diese biologisch-körperliche Reproduktion ihrer Natürlichkeit zu entkleiden und so neuen Begehrlichkeiten Tür und Tor zu öffnen.[14] Damit einher gehend scheint die Familie einem forcierten Wandel dahingehend unterworfen, dass das idealtypische – und auch standesamtlich legitimierte – Modell Vater-Mutter-Kind beginnt hinfällig zu werden.[15] Kommt es also infolge der reproduktionsmedizinischen Landnahme zum ›Ende der Familie‹?

Bei der Beantwortung dieser Frage ist nun die zweite Seite der Reproduktionsfunktion der Familie von Belang, nämlich die der sozialen. Mit diesen beiden Seiten, der biologischen und der sozialen Reproduktionsfunktion, kommen demnach der Familie

»im Rahmen der institutionellen Vorgaben […] die Zeugung und Pflege des Nachwuchses sowie dessen primäre Sozialisation, die grundlegende Einführung in die Sprache, Normen und Werte der Gesellschaft, als Aufgaben zu«[16].

Diese institutionelle Einbettung gilt es bei der Diskussion um die Folgen reproduktionsmedizinischen Fortschritts für die Familie zu reflektieren. Die These dabei ist, dass es auf der Seite der Familie dazu kommt, dass der – bedingt durch diesen Fortschritt – gestiegenen Komplexität im Außenverhältnis dadurch Rechnung getragen wird, dass im Innenverhältnis Binnendifferenzierung angestoßen wird. Vereinfacht gesagt stößt der medizinische Fortschritt familienseitig eine Zunahme der Formenvielfalt an.

---

lung die adäquate Beschreibung und Analyse des Phänomens nicht kontaminieren darf. Das Nachstehende ist insofern dieser und keiner relativistischen Position geschuldet.
[14] Wie bspw. der genetischen Manipulation werdenden Lebens auf der Grundlage individueller Optimierungs- und Gestaltungswünsche. Vgl. Beck-Gernsheim (1998), S. 124.
[15] Ebd., S. 11 ff.
[16] Meyer (1996), S. 305.

Stefan Bär

2. Führen neue Technologien im medizinischen Bereich zwangsläufig zur Durchsetzung neuer Formen der Fortpflanzung?

Wählt man die Verbindung von Kinderwunsch und Reproduktionsmedizin als Ausgangspunkt, dann fällt aus einer soziologischen Perspektive zunächst auf, dass diese beiden Phänomene auf unterschiedlichen Analyseebenen liegen. Kinderwunsch würde man im ersten Zugriff als ein Phänomen betrachten, das auf der Mikroebene der Akteure zu verorten ist. Kinderwunsch wird von Individuen oder Paaren artikuliert, wenn sich die Partner über einen solchen Wunsch verständigt haben. Nun resultieren selbstverständlich nicht alle Kinder aus Kinderwünschen, und auch der Wunsch selbst muss nicht einmal expliziert sein, wesentlich ist vielmehr, dass er als beschreib- und beobachtbar auf der Akteurs- oder Subjektebene liegt. Dagegen liegen, analytisch betrachtet, solche Fragestellungen, die aus dem Auftreten von medizinisch-technologischen Entwicklungen, wie dem Aufkommen reproduktionsmedizinischer Verfahren, auf einen Wandel von Realisierungsmöglichkeiten von Kinderwünschen zielen, auf der Ebene gesellschaftlicher Makrophänomene. Ebenso sind hier Fragen zu verorten, die den Wandel des Reproduktionsverhaltens adressieren. Die Konsequenzen, die sich in der Folge aus einem veränderten Reproduktionsverhalten ergeben könnten, sind es, die nach der Erwünschtheit ihrer gesellschaftlichen Folgen thematisiert werden, also ethische Fragen aufwerfen. Die ›natürliche‹, biologische Reproduktion, die traditionell oder in der Regel im familialen Kontext erfolgt, wird so auf ihren Wandel infolge des Aufkommens neuer Techniken hin befragt. Das Auftreten einer als nicht-natürlich oder reproduktionsmedizinisch überformt zu bezeichnenden Fortpflanzungsweise würde in einer solchen Erklärungsweise, die auf der Makroebene verbleibt, im Wesentlichen der Existenz dieser neuen Technologien zugeschrieben. Diese Art der Erklärung greift jedoch zu kurz. Denn die unterschiedlichen Arten der Reproduktion stellen sich in einem Mehrebenenansatz lediglich als eine Aggregation von Handlungen oder Entscheidungen einzelner Akteure dar. Es muss, neben den Aggregationsregeln, die angeben, wie sich Einzelhandlungen zu kollektiven Mustern aufsummieren, zumindest in Form von Brückenannahmen geklärt werden, wie von den Subjekten das Aufkommen neuer Technologien in diesem Bereich rezipiert, wahrgenommen und gedeutet wird. In einem zweiten Schritt

Zum Spannungsverhältnis von Familie, Medizin und Reproduktion

muss geklärt werden, wie das Ergebnis dieser Aneignung – also die Übersetzung von sozialen Situation in Orientierungs-, Denk- und Handlungsmuster – in die jeweils individuellen Handlungskontexte eingebaut wird, um dann handlungsorientierend wirksam werden zu können. Denn, um neue Optionen nutzen zu können, müssen diese nicht nur verfügbar, sondern sie müssen vor allem in den jeweils eigenen Kontext, die individuelle soziale Situation, sinnvoll integrierbar sein. Hierzu bedarf es Übersetzungsmechanismen. Dies alleine einem Marketing medizinischer Leistungsanbieter zuzuschreiben,[17] oder als ein Angebot-Nachfrage-Modell zu denken, erscheint mir unterkomplex. Die Rolle des Akteurs ist dabei allzu sehr an ein Kunden-/Konsumentenmodell angelehnt, und der Aneignungsakt erscheint zu sehr als passives Rezipieren und als Diffusionsprozess interpretiert.

Die Reproduktionsmedizin selbst, den zweiten Anteil der obigen Verbindung, würde man in einem Mehrebenenmodell eher auf der Mesoebene der Organisation und Institution zu verorten haben. Denn die Koordination von Handlungen findet maßgeblich vermittelt über diese Ordnung stiftende, mittlere Ebene statt. So spielt hier zum Beispiel eine Rolle, welche rechtlichen Rahmenbedingungen gelten, welche Organisationsformen die medizinische Versorgung[18] und Beratung besitzt, und welche institutionellen Pfade den Zugang zu dieser Versorgung anleiten. Gleichzeitig ist hier der institutionelle Wandel, dem das medizinische System zweifellos unterliegt, zu thematisieren.[19] Denn die Frage, ob es sich bei bspw. Enhancement[20] um etwas handelt, das dem institutionell verfassten Medizinsystem zugehört oder ob hier nicht vielmehr lediglich im handwerklichen Sinne medizinische Dienstleistungen eine Rolle spielen und diese Art ›Verbesserungsmedizin‹ also eher in der ökonomischen Sphäre zu verorten wäre, berührt genau die genannte institutionelle Verfasstheit, welche Handlungsorientierung für Akteure bietet. Dabei kommt es mir darauf an, auch hier begrifflich klar zu unterscheiden zwischen Ökonomisierung und Kommerzialisierung. Denn, Differenzierungstheorie ernst genommen,

---

[17] Zum Beispiel von Samenbankkatalogen und der Auswahl von gewünschten Eigenschaften vgl. Beck-Gernsheim (1998), S. 124f.
[18] So sie noch eine medizinische Versorgung ist; hierzu unten mehr.
[19] Hierauf komme ich im Weiteren noch zurück.
[20] Vgl. hierzu Gesang (2006).

würde Ökonomisierung gleichbedeutend sein mit Entdifferenzierung. Dieser Umstand erscheint mir theoretisch zwar nicht unmöglich, aber nur eingeschränkt denkbar.[21] Kommerzialisierung dagegen ist durchaus vorstellbar, und in einigen Teilbereichen der Medizin gesellschaftliche Realität und Praxis, wenn man z.B. an ›Wunschleistungen‹ in Form von Individuellen Gesundheitsleistungen (IGeL) oder im Bereich der kosmetischen (Schönheits-) Chirurgie denkt.

Die Frage, unter welchen Bedingungen Entscheidungen für die Wahrnehmung eines fortpflanzungsmedizinischen Angebotes erfolgen, kann nicht einfach aus dem Auftauchen dieses Angebotes erklärt werden. Hierzu erscheint es mir nicht nur im Hinblick auf eine analytische Trennung sinnvoll, in einem Mehrebenenmodell zu denken, sondern vor allem dann, wenn man Fragen über mögliche Folgen und Konsequenzen und deren ethische oder moralische Bedeutung und Bewertung stellt. Will man also wissen, ob neue Technologien zu neuen Formen der Fortpflanzung führen, dann ist zunächst offensichtlich, dass dem faktisch so ist. Weniger klar ist allerdings, ob diese neuen Formen Kulturbedeutsamkeit erlangen, gesellschaftlich relevant werden, ob sie also Auswirkungen zeitigen, die sich in grundsätzlich verändertem Reproduktionsverhalten äußern, und so das Sozialsystem der Familie in seinen Grundfesten zu erschüttern vermögen oder gar zu dessen Auflösung führen. Und ebenso unklar ist, wie dieser Prozess, der im Moment noch eher fiktionalen Charakter besitzt, dann zu erklären sein könnte. Hierbei kann die Mehrebenenanalyse ein hilfreiches Instrument sein, das darauf hinweist, dass wir es auf der Ebene der Akteure mit Handlungsorientierungen, auf der Mesoebene mit Handlungskoordination und strukturellen Gegebenheiten und auf der Makroebene mit kulturellen Mustern zu tun haben, die analytisch auseinandergehalten werden, und deren Wechselbeziehungen in der Erklärung wieder zusammengeführt werden müssen.

---

[21] Die Diskussion von Graden der Ökonomisierung zeigt zwar in diese Richtung, den Kommerzialisierungsbegriff halte ich aber an dieser Stelle dennoch für instruktiver als den Ökonomisierungsbegriff. Zu Graden der Ökonomisierung vgl. Schimank/Volkmann (2008), S. 385 ff.

3. Familie und Medizin als institutionelle Felder oder Teilsysteme

Für die Medizin ist in unserem Zusammenhang der Anlass um tätig zu werden in der ungewollten Kinderlosigkeit zu sehen.[22] Als Indikation verstanden mündet diese in eine ›Kinderwunschbehandlung‹ und der kurative Anspruch der Medizin ist durch die Behandlung einer »Fruchtbarkeitsstörung«[23] gedeckt. Anders gesagt, ist die Orientierung am Heilen, die dem gesellschaftlichen Teilsystem der Medizin seine Legitimation verleiht, auch im Segment der Fortpflanzungsmedizin erhalten. Dabei gibt es zunächst vielfältige Ursachen für den Umstand des unerfüllten Kinderwunsches, von denen einige keine primär biologischen sind.[24] So führt ein zeitlich hinausgezögerter Kinderwunsch aufgrund anderer Einflüsse, z.B. verlängerte Ausbildungszeiten, Karriereambitionen oder auch der Mangel an einem passend erscheinenden Partner dazu, dass der Altersdurchschnitt bei Erstschwangerschaften anhaltend steigt.[25] Damit verbunden ist, dass mit fortschreitendem Alter der Frau die Wahrscheinlichkeit einer erfolgreich verlaufenden Schwangerschaft abnimmt. Fertilität ist altersabhängig.[26] Für das Ausbleiben einer gewollten Schwangerschaft bedarf es daher im medizinischen Bereich zunächst zur Klärung der Ursache einer umfänglichen Differentialdiagnostik. Erst im Anschluss an die Diagnosestellung erfolgt je nach individueller Konstellation und rechtlicher Rahmung eine Behandlungsempfehlung. Soweit die Praxis. Wie lässt sich dieses Feld nun theoretisch reflektieren?

Wir haben es beim geschilderten Ablauf mit Vorgängen zu tun, die zweifelsfrei im medizinischen Teilsystem zu verorten sind. Das Verständnis, das der Betrachtung gesellschaftlicher Teilsysteme zu Grunde liegt, geht von der Vorstellung einer funktional differenzierten Gesellschaft aus. Die als gesellschaftliche Teilsysteme beschreibbaren Gefüge wie bspw. Politik, Wissenschaft, Wirtschaft oder eben der Bereich der Medizin, bestehen in ihren jeweiligen Teilbereichen relativ unabhängig voneinander und folgen einer jeweils eigenen Logik. Das

---

[22] Vgl. Strauß/Beyer (2004); ebenso Eichinger/Bittner (2010), S. 20.
[23] Strauß/Beyer (2004), S. 8.
[24] Sekundär kommt mit einem limitierten Zeitfenster der weiblichen Fruchtbarkeit *die* Biologie selbstverständlich zum Tragen.
[25] Ebd., S. 12.
[26] Ebd.

bedeutet, dass in diesen Teilsystemen jeweils eigene institutionell produzierte und abgesicherte Werte oder auch Regeln zum Tragen kommen, die sie gegenüber anderen Teilsystemen abgrenzbar machen, und die innerhalb des jeweiligen Teilsystems für eine gewisse Immunität gegenüber anderen Wert- und Regelsystemen sorgen. Diese Auffassung einer funktionalen Differenzierung von Gesellschaft knüpft an die Webersche Vorstellung einer Freisetzung von »Wertsphären« an.[27] Nach Weber haben sich Formen einer eigensinnigen Logik sozialen Handelns und sozialer Ordnung herausgebildet, und so für die Entstehung gesellschaftlicher Sphären mit Eigengesetzlichkeiten und Eigenrationalitäten gesorgt, die jeweils eigenen Sinnbezügen verpflichtet sind.[28]

Differenzierung meint aber auch die Institutionalisierung von Perspektiven, unter denen die Realität behandelt wird.[29] Sie stellen damit einen definierten Bezugspunkt zur Welt dar. Es ist also nicht alleine die Benennung von bestimmten strukturellen Elementen, welche die funktionale Differenzierung ausmacht, sondern der Rückbezug auf spezifische institutionalisierte Perspektiven. Diese Perspektiven werden auch als Leitdifferenzen bezeichnet,[30] weil diese auf doppelte Weise Unterscheidungen treffen.[31] Sie markieren einmal den Unterschied zu anderen Teilsystemen und dienen zudem der Unterscheidung relevanter Objekte nach sogenannten binären Codierungen. Auf diese beziehen sich bei der jeweiligen Leistungsproduktion die Handlungen der in dem jeweiligen Teilsystem inkludierten Akteure.[32] Dabei besteht für die auf diesen Leitdifferenzen basierenden Teilsysteme eine Präferenz für eine der Ausprägungen dieser Codierung. Diese wird als Leitpräferenz verstanden, und gewährleistet die Selbstlegitimation in dem Sinne, dass sie eine alltagsweltliche Letztbegründung darstellt, die keiner weiteren Legitimation mehr bedarf. Dies ist im Falle des medizinischen Systems die Gesundheit.[33] Als eines der institutionellen Gefüge oder Teilsysteme der modernen funktional differenzierten Gesell-

---

[27] Vgl. Weber (1988/1920), S. 542 ff.; vgl. dazu auch Schluchter (2007), S. 307 ff.
[28] Vgl. dazu auch Schluchter (1998), S. 88 ff.
[29] Vgl. hierzu Türk (1995), S. 171 ff.
[30] Eingeführt wurde der Begriff der Leitdifferenz von Luhmann (1984); vgl. dazu auch Schluchter (2007), S. 2.
[31] Türk (1995).
[32] Schimank (2008).
[33] Ebd.

schaft ergibt sich so das Gesundheitssystem,[34] welches der Heilung von Krankheiten dient.

Indem sich nun *die* Medizin mit ihrem Ethos oder ihrer Logik als sinnstiftend in diesem Teilbereich der Gesellschaft verstehen lässt, wird auch klar, dass sich deren Ansprüche sukzessive ausweiten, weil die Teilsysteme relativ autonom gegenüber anderen Sinnsphären sind. Es gibt sozusagen keine Stoppregel, die angeben würde, dass an einer definierten Stelle die Grenze der Zuständigkeit der Medizin erreicht ist. So wird verständlich, was gemeint ist, wenn Luhmann von der »Hypostasierung der eigenen Funktion« spricht.[35] Es bedeutet, dass sich die Ansprüche auf prinzipiell alle Belange der Gesundheit – nicht mehr nur der Krankheit – und auf die Gesamtbevölkerung – nicht mehr nur auf eine ausgewählte Klientel ausweiten. Wir sehen dies z. B. an der Ernährung oder an der Freizeitgestaltung (Stichworte sind hier u. a. Cholesterin, body-mass-index, Nahrungsergänzungen durch Spurenelement und Vitamine, ›Fitness-Bewegung‹ etc.), aber eben auch bezogen auf die Medikalisierung aller Vorgänge rund um die Schwangerschaft. Boten sich der Medizin als Orientierung zunächst lediglich gesundheitliche Problemlagen und deren Behandlung an,[36] so lässt sich in der Ausweitung ihres Zuständigkeitsbereichs sehen, dass für werdende Mütter, die primär keine Kranken sind und daher ›eigentlich‹ nicht in die Obhut von Medizinern gehören, es heute in der modernen Gesellschaft übliche Praxis ist, Vorsorgeuntersuchungen wahrzunehmen. Dies ist längst gesellschaftlich anerkannt und durchgesetzt. Durch die Betreuung von Schwangeren und jungen Müttern sollen »mögliche Gefahren für Leben und Gesundheit von Mutter oder Kind abgewendet sowie Gesundheitsstörungen rechtzeitig erkannt und der Behandlung zugeführt werden«[37]. Mit der Ausstellung des sogenannten Mutterpasses ist gar die Feststellung, dass eine Frau schwanger ist, institutionell ausschließlich an die Medizin – in diesem Fall an eine Fachärztin/einen Facharzt für Gynäkologie – gebunden. Dieses Phänomen zeigt sich z. B. ebenso im Hinblick auf Prävention in anderen Be-

---

[34] Ich verbleibe bei der üblichen Begrifflichkeit des Gesundheitssystems, obwohl man aufgrund des Anlasses zur Systembildung nach Luhmann konsequenterweise von Krankheits- oder Krankenbehandlungssystem sprechen müsste. Luhmann (1983), S. 30 f. Vgl. hierzu ebenfalls Pelikan (2007).
[35] Luhmann (1983).
[36] Vgl. Luhmann (1990a).
[37] Vgl. GBA (2010).

reichen – deren Ausgangspunkt bekanntermaßen ebenfalls nicht Kranke, sondern Gesunde sind. Der Zugriff der Medizin ergibt sich hierbei jeweils aus einer temporalen Vorverlegung, verbunden mit der Wahrscheinlichkeit von Krankheit oder der Antizipation noch nicht eingetretener Erkrankung. Der Startpunkt des Ansetzens medizinischer Operationen (im technischen, nicht im medizinischen Sinne) ist lediglich zeitlich verschoben, und zwar vor das Eintreten eines Krankheitsfalles. Bereits die antizipierte potentielle Krankheit wird so zum Auslöser für die Zuweisung der medizinischen Codierung, und damit zum Angriffspunkt für die Medizin.[38] Dieses Geschehen spricht für die bereits genannte immanente Ausweitung des Zuständigkeitsbereichs, der Funktionssysteme unterliegen: der Hypostasierung der eigenen Funktion.[39] Teilsysteme neigen demnach zur Ausweitung ihrer Zugriffssphäre und Kompetenzbereiche, gerade weil sie von anderen Imperativen freigesetzt sind, und die Teilsystemlogik wird auf immer weitere Felder ausgedehnt und angewandt.

So ist es also nicht erstaunlich, dass auch der Bereich der Fortpflanzung – im Prinzip eine ›natürliche‹ Angelegenheit – heute mit der Entwicklung neuer Technologien als medizinisches Tätigkeitsfeld erschlossen worden ist. Dies hat nun Folgen für die Familie.[40] Dabei gilt es zu reflektieren, dass die Teilsysteme zwar relativ autonom gegenüber anderen Teilsystemen sind, d. h. die Regeln, nach denen sie ihre Funktion erfüllen, selbstgesetzte sind, aber die Teilsysteme sind eben nicht autark. Das heißt, sie sind in ihren wechselseitigen Leistungsbezügen aufeinander verwiesen.

---

[38] Beim Gesunden hat erst die Zuweisung der Codierung krank/gesund über Prävention (›krank‹ soll vermieden werden) oder über eine Verdachtsdiagnose (›krank‹ soll spezifiziert werden) medizinisches Handeln zur Folge. ›Gesund‹ ist für den Arzt nicht instruktiv und im Medizinsystem nicht anschlussfähig in dem Sinne, dass dadurch keine »unzweideutige Zuordnung zu jeweils einem und nur einem Funktionssystem« erfolgt, siehe Luhmann (1990a), S. 186. Wehling et al. diskutieren dies als eine der Dynamiken der biopolitischen Entgrenzung – ich komme auf diesen Punkt noch einmal bei der Thematisierung von Spannungen zwischen den Teilsystemen zurück. Siehe Wehling et al. (2007), S. 551 ff.
[39] Luhmann (1983); ebenso Bauch (1996).
[40] Plausibilität gewinnt diese Annahme alleine dadurch, dass *die* Medizin in der jüngeren Vergangenheit mehrfach für ›Irritationen‹ im Bereich der Familie gesorgt hat, bspw. durch das Senken der Säuglings- und Müttersterblichkeit, aber auch durch Einführung und Verordnung von Kontrazeptiva oder durch diverse Methoden des Schwangerschaftsabbruchs.

4. Wechselbeziehung und Spannungen zwischen medizinischem und familialem Teilsystem und die Frage der Folgen

Mit der Familie kommt nun zum oben Hergeleiteten ein ebenfalls als gesellschaftliches Teilsystem anzusehender, wenn auch mit spezifischen Besonderheiten versehener,[41] zweiter institutioneller Bereich zu unseren Überlegungen hinzu. Die Ansprüche der Medizin geraten bei der Frage der Reproduktion an dessen Grenze, was nicht ohne Irritationen bleibt.[42] Im Übrigen sorgen solche Spannungen an den Teilsystemgrenzen in mehrerlei Richtung für Irritation: man kann dies für das medizinische System leicht an der Entstehung eines professionalisierten »Ethik-Betriebes«[43] plausibel machen: Die Externalisierung von ethischen Fragestellungen aus dem medizinischen Betrieb verweist darauf, wie solche Irritationen im System aufgenommen und transformiert werden können. Es sind im medizinischen Bereich also nicht einfach ökonomische Rationalitätskriterien übernommen worden, sondern diese wurden durch Veränderungen im Binnenverhältnis aufgenommen und in Einzelaspekten aus dem direkten medizinischen Kontext ausgeklammert.

Für die Seite der Familie stellt sich nun im diskutierten Zusammenhang die Frage, wie die Irritation durch die anwachsenden Möglichkeiten einer Reproduktionsmedizin im familialen System verarbeitet wird. Meine These ist, dass dies durch Binnendifferenzierung geschieht. Familiale Formen wandeln sich bereits seit Längerem[44] und werden sich weiterhin, möglicherweise forciert, wandeln und so dafür sorgen, dass das Teilsystem funktionsfähig bleibt. So finden sich schon heute Ein-Eltern-Familien, Patchworkfamilien, gleichgeschlechtliche Partner mit Kindern usw. Funktionsfähig meint nun in erster Linie, dass das Teilsystem sich fortwährend selbst reproduziert. Reprodukti-

---

[41] Diese Besonderheiten bestehen darin, dass hier Vollinklusion der Person vorliegt und im Bereich des Systems der Intimbeziehung keine Organisationsbildung stattgefunden hat. Beides ist in der hier unternommenen Betrachtung aber nicht zentral, und wird daher außer Acht gelassen. Zur weiteren Diskussion um den Stellenwert der Familie als Funktionssystem in systemtheoretischer Perspektive siehe Luhmann (1990b); vgl. Burkart (2005), S. 101 ff.
[42] Siehe hierzu auch Fn 41.
[43] Vgl. hierzu Kühn (2006).
[44] Vgl. neben vielen anderen Meyer (1996) und (2002).

on bedeutet hier also, dass das System als gesellschaftliches Teilsystem erhalten bleibt, dabei zwar durchaus möglichem Formwandel unterliegt, aber seiner eigenen inneren Logik folgt: Familien erzeugen neue Familien und erfüllen dabei ihre gesellschaftlich-soziale Funktion der primären Sozialisation weiterhin. Daran, so leite ich aus dem differenzierungstheoretischen Zugang ab, wird sich nichts Grundlegendes ändern. Selbst bei der Hinzunahme von Konstellationen, die sich in Zukunft vielleicht vermehrt durch fortpflanzungsmedizinische Unterstützung reproduzieren, ändert sich an diesem Grundsatz nichts.

Dasselbe gilt auch für die Medizin. Durch Binnendifferenzierung infolge des Aufkommens neuer Technologien, die aus dem Teilsystem der Wissenschaft stammen, ergeben sich kommerzialisierte Bereiche, in welchen Medizin als handwerkliche Dienstleistung abläuft. Dadurch wird sich aber am Medizinsystem selbst und dessen grundsätzlicher Logik nichts Wesentliches ändern. Das Medizinsystem erfährt vielmehr Formen der Dynamik, die als Grenzüberschreitungen gedeutet wurden.[45] Ich möchte vorsichtiger von Grenz*gängen* sprechen und kurz skizzieren, was damit gemeint ist. Diese Grenzgänge – oben als immanente Ausweitung der Ansprüche bezeichnet – führen zu Spannungen im hier interessierenden familialen System. Eine Dynamik der »Ausweitung medizinischer Diagnostik«[46] ist zweifellos im Bereich der Mutterschaft bereits heute gegeben. Gemeint ist die Belegung von Zuständen und Phänomenen mit medizinischer Terminologie, welche vormals nicht in dieser Weise wahrgenommen wurden. Dieser Sachverhalt ist unter dem Begriff der Medikalisierung bekannt. Ebenfalls bekannt, und damit eng zusammenhängend, ist uns die Dynamik der »Entzeitlichung von Krankheit«[47]. Prävention, Vorsorgeuntersuchungen und Früherkennung sind die Stichworte, die kenntlich machen, dass es mit der Antizipation potentieller Störungen der Gesundheit zu einer Verlagerung medizinischer Ansprüche auf – wenn nicht Gesunde, so doch zumindest – symptom- und beschwerdefreie, also klinisch unauffällige Menschen und seine Frühformen gekommen ist. Eine »Entgrenzung von Therapie«[48] und die »Perfektionierung und Trans-

---

[45] Wehling et al. (2007).
[46] A.a.O., S. 551 ff.
[47] A.a.O., S. 555 f.
[48] A.a.O., S. 554 f.

formation der menschlichen Natur«[49] weisen nun auf Grenzgänge hin, welche die Dimensionen ›gesund/krank‹ und ›Therapie/Enhancement‹ gleichzeitig berühren. Ursprünglich therapeutische Verfahren werden nun an Gesunden angewendet (Schönheitschirurgie, Teile der Anti-Aging-Medizin), und Funktionen und Leistungen des menschlichen Körpers sollen nun nach Möglichkeit über das natürliche Maß hinaus optimiert werden.[50] Diese Grenzgänge erzeugen mit Sicherheit Spannungen zwischen und Irritationen in den davon betroffenen gesellschaftlichen Teilbereichen – wie der Familie. Was sich aber auf welche Weise wandelt, das sollten die bisherigen Überlegungen zeigen, ist nicht alleine dadurch vorentschieden, dass es die besagten Tendenzen im medizinischen System gibt.

Auf eine Kurzformel gebracht, lässt sich sagen: es wird im System der Medizin weiterhin geheilt werden, und im Familiensystem werden weiterhin neue Familien entstehen. Spannungen entstehen daraus trotzdem und notwendigerweise. Sicherlich werden bereits heute reproduktionsmedizinische Leistungen zum Teil als Dienstleistungen verstanden und auch zur individuellen Wunscherfüllung nachgefragt. Der Regelfall, so meine These, wird aber bleiben, dass dies im medizinischen Teilsystem als ›unerfüllter Kinderwunsch‹, der zu einer Indikation für eine Behandlung führt, prozessiert wird. Medizin bleibt damit am Heilen orientiert und wird nicht per se zur Dienstleistung. Ebenso kann es im familialen System über die Frage der Reproduktion sicherlich zum Auflösen und Scheitern einzelner Familieneinheiten, also zu einem ›Ende der Familie‹ im Einzelfall kommen. Der Regelfall wird aber bleiben, dass Familiengründung – in welcher Form auch immer – stattfindet, und dieser Modus der familialen Reproduktion, der darin besteht, Nachkommen zu erzeugen, die wiederum Familien gründen, erhalten bleibt. Die moderne Gesellschaft wird, so meine vorsichtig positive Prognose, Umgangsformen kreieren, die sich gerade deshalb ergeben, weil wir es mit relativ autonomen Teilbereichen zu tun haben, deren Eigenlogiken nicht einfach aufgrund von Veränderungen in einem dieser Bereiche zu durchbrechen sind.

---

[49] A.a.O., S. 556f.
[50] Ebd.

Stefan Bär

Schluss

Der Ausgangspunkt meiner Überlegungen war die Frage nach einer Reproduktionskrise der Familie, ausgelöst durch reproduktionsmedizinischen Fortschritt. Damit einher ging die ethisch relevante Fragestellung, ob durch diese medizinische Überformung der Fortpflanzung die Familie obsolet wird, und welche Folgen sich hieraus ergeben. Dieses Spannungsverhältnis von Familie, Medizin und Reproduktion wurde mit Bezugnahmen auf die Differenzierungstheorie und in einer Mehrebenen-Perspektive betrachtet. Die Einführung dieser beiden Analyse- oder Betrachtungsperspektiven in den Diskussionszusammenhang – so das Anliegen des Vorangegangenen – kann für die medizinethische Problematisierung dieses Problemkomplex nutzbar gemacht werden, indem die derzeit beobacht- und prognostizierbaren Veränderungen familialer Konstellationen infolge reproduktionsmedizinischen Fortschritts nach Ebenen differenziert auf ihre Folgen und deren Erwünschtheit hin befragt werden. Zu trennen wäre demnach zwischen Fragestellungen und Thesen, die auf die Ebene gesellschaftlicher Makrophänomene und deren Kulturbedeutsamkeit zielen, solchen, die die Akteursebene in den Blick nehmen und damit auf Handlungsorientierungen und Aspekte der Lebensführung fokussieren und zuletzt solchen, die die Mesoebene der organisationalen und institutionellen Settings adressieren. Erst in der Zusammenschau und der Zusammenführung der unterschiedlichen Momente – dies sollte veranschaulicht werden – ist es aus einer soziologischen Perspektive möglich, die Auswirkungen von medizintechnologischem Wandel auf das familiale System in ihrer Komplexität abzuschätzen.

Literatur

Bahnsen, Ulrich/Spiewack, Martin (2010): PID. Um Leid zu verhindern. In: Die Zeit, Nr. 43 vom 21.10.2010.
Balkenohl, Manfred (2005): Moderne Befruchtungstechnologien. Anmerkungen zur ethischen Perspektive. In: Schriftenreihe der Aktion Leben e. V., Nr. 21.
Bauch, Jost (1996): Gesundheit als sozialer Code. Von der Vergesellschaftung des Gesundheitswesens zur Medikalisierung der Gesellschaft. Weinheim: Juventa.
Beck, Ulrich/Beck-Gernsheim, Elisabeth (1994): Individualisierung in modernen Gesellschaften – Perspektiven und Kontroversen einer subjektorientierten Soziologie. In: Dies. (Hrsg.): Riskante Freiheiten. Frankfurt: Suhrkamp, S. 10–39.

Beck-Gernsheim, Elisabeth (1994): Auf dem Weg in die postfamiliale Familie – Von der Notgemeinschaft zur Wahlverwandtschaft. In: Ulrich Beck/Elisabeth Beck-Gernsheim (Hrsg): Riskante Freiheiten. Frankfurt: Suhrkamp, S. 125–138.
– (1998): Was kommt nach der Familie? Einblicke in neue Lebensformen. München: Beck.
Burkart, Günter (2005): Die Familie in der Systemtheorie. In: Runkel, Gunter/ Burkart, Günter (Hrsg.): Funktionssysteme der Gesellschaft. Beiträge zur Systemtheorie von Niklas Luhmann. Wiesbaden: VS Verlag für Sozialwissenschaften, S. 101–128.
Eichinger, Tobias/Bittner, Uta (2010): Macht Anti-Aging postmenopausale Schwangerschaften erstrebenswert(er)? In: Ethik in der Medizin 22 (1), S. 19–32.
GBA/Gemeinsamer Bundesausschuss (2010): Mutterschafts-Richtlinien. Richtlinien des Bundesausschusses der Ärzte und Krankenkassen über die ärztliche Betreuung während der Schwangerschaft und nach der Entbindung. Abruf unter: http://www.g-ba.de/downloads/62-492-429/RL_Mutter-2010-02-18.pdf [Januar 2011].
Gesang, Bernward (2006): »Enhancement« zwischen Selbstbetrug und Selbstverwirklichung. In: Ethik in der Medizin 18 (1), S. 10–26.
Hess, Sabine (2008): Der Planungswille zum Kind. In: Gen-ethischer Informationsdienst: Verwandtschaft, Gender, Reproduktionstechnologien. Berlin: GID (186), S. 5.
Kühn, Hagen (2006): Der Ethikbetrieb in der Medizin. Korrektur oder Schmiermittel der Kommerzialisierung. Berlin: Wissenschaftszentrum für Sozialforschung.
Luhmann, Niklas (1983): Anspruchinflation im Krankheitssystem. Eine Stellungnahme aus gesellschaftstheoretischer Sicht. In: Philipp Herder-Domeich/ Alexander Schuller (Hrsg.): Die Anspruchsspirale. Stuttgart: Kohlhammer, S. 28–49.
– (1984): Soziale Systeme. Grundriß einer allgemeinen Theorie. Frankfurt: Suhrkamp.
– (1990a): Der medizinische Code. In: Ders. (Hrsg.): Soziologische Aufklärung 5. Konstruktivistische Perspektiven. Opladen: Westdeutscher Verlag, S. 183–195.
– (1990b): Sozialsystem Familie. In: Ders. (Hrsg.): Soziologische Aufklärung 5. Konstruktivistische Perspektiven. Opladen: Westdeutscher Verlag, S. 196–217.
– (1998): Die Gesellschaft der Gesellschaft. Frankfurt: Suhrkamp.
Meyer, Thomas (1993): Der Monopolverlust der Familie. Vom Teilsystem Familie zum Teilsystem privater Lebensformen. In: Kölner Zeitschrift für Soziologie und Sozialpsychologie, 45 (1), S. 23–40.
– (1996): Familienformen im Wandel. In: Rainer Geißler: Die Sozialstruktur Deutschland. Zur gesellschaftlichen Entwicklung mit einer Zwischenbilanz zur Vereinigung. Opladen: Westdeutscher Verlag, S. 306–332.
– (2002): Das »Ende der Familie« – Szenarien zwischen Mythos und Wirklichkeit. In: Ute Volkmann/Uwe Schimank (Hrsg.): Soziologische Gegenwartsdiagnosen II. Opladen: Leske & Budrich, S. 199–224.
Nave-Herz, Rosemarie (2001): Familie und Verwandtschaft. In: Bernhard Schä-

fers/Wolfgang Zapf (Hrsg.): Handwörterbuch zur Gesellschaft Deutschlands. Opladen: Leske & Budrich, S. 207–216.
Pelikan, Jürgen M. (2007): Zur Rekonstruktion und Rehabilitation eines absonderlichen Funktionssystems – Medizin und Krankenbehandlung bei Niklas Luhmann und in der Folgerezeption. In: Soziale Systeme 13 (1 + 2), S. 290–303.
Schimank, Uwe (2008): Gesellschaftliche Ökonomisierung und unternehmerisches Agieren. In: Andrea Maurer/Uwe Schimank (Hrsg.): Die Gesellschaft der Unternehmen – Die Unternehmen der Gesellschaft. Gesellschaftstheoretische Zugänge zum Wirtschaftsgeschehen. Wiesbaden: VS Verlag für Sozialwissenschaften, S. 220–236.
Schimank, Uwe/Volkmann, Ute (2008): Ökonomisierung der Gesellschaft. In: Maurer, Andrea (Hrsg.): Handbuch der Wirtschaftssoziologie. Wiesbaden: VS Verlag für Sozialwissenschaften, S. 382–393.
Schluchter, Wolfgang (1998): Die Entstehung des modernen Rationalismus. Eine Analyse von Max Webers Entwicklungsgeschichte des Okzidents. Frankfurt: Suhrkamp.
– (2005): Handlung, Ordnung und Kultur. Studien zu einem Forschungsprogramm im Anschluss an Max Weber. Tübingen: Mohr Siebeck.
– (2007): Grundlegungen der Soziologie. Band II. Tübingen: Mohr Siebeck.
Stachura, Mateusz (2009): Einleitung. Der Standort weberianischer Institutionentheorie im Raum konkurrierender Forschungsprogramme. In: Ders. et al. (Hrsg.): Der Sinn der Institution. Mehr-Ebenen und Mehr-Seiten Analyse. Wiesbaden: VS Verlag für Sozialwissenschaften, S. 8–39.
Strauß, Bernhard/Beyer, Karla (2004): Ungewollte Kinderlosigkeit. Berlin: Robert-Koch-Institut.
Türk, Klaus (1995): »Die Organisation der Welt«. Herrschaft durch Organisation in der modernen Gesellschaft. Opladen: Westdeutscher Verlag.
Van den Daele, Wolfgang (2009): Biopolitik, Biomacht und soziologische Analyse. In: Leviathan (37), S. 52–76.
Weber, Max (1973, orig. 1917): Der Sinn der »Wertfreiheit« der soziologischen und ökonomischen Wissenschaften. In: Gesammelte Aufsätze zur Wissenschaftslehre. Tübingen: Mohr Siebeck, S. 489–540.
– (1988, orig. 1920): Gesammelte Aufsätze zur Religionssoziologie I. Tübingen: Mohr Siebeck.
Wehling, Peter et al. (2007): Zwischen Biologisierung des Sozialen und neuer Biosozialität: Dynamiken der biopolitischen Grenzüberschreitung. In: Berliner Journal für Soziologie 17 (4), S. 547–567.

Kinderwunsch ohne Grenzen?

Globalisierte Fortpflanzungsmedizin und neue Formen der Elternschaft

Elisabeth Beck-Gernsheim

Einleitung[1]

Im Jahr 1978 wurde Louise Brown geboren, das erste Retorten-Baby der Welt. Dies Ereignis bedeutete eine historische Zäsur: Erstmals in der Menschheitsgeschichte wurde ein Kind außerhalb des Mutterleibs gezeugt. Es war eine Sensation, die in Medien und Politik, in Wissenschaft und Öffentlichkeit enorme Turbulenzen auslöste. Auch innerhalb der Medizin war die Aufregung groß: Von »gewissenloser Forschung« sprach damals der britische Ärzteverband.[2] In vielen Ländern wurde vehement darum gestritten, ob die Zeugung außerhalb des Mutterleibes erlaubt sein sollte oder verboten, ob sie Fortschritt war oder Frevel.

Im Dezember 2010 erhielt John Edwards, Pionier der In-vitro-Fertilisation (IVF), den Nobelpreis für Medizin. Inzwischen ist dieses Verfahren längst Teil der Normalität geworden: Mithilfe der IVF wurden weltweit mehr als fünf Millionen Kinder geboren. Heute sind es diverse Weiterentwicklungen und neue Anwendungsgebiete der Reproduktionsmedizin, die Schlagzeilen machen. Zum Beispiel: »70-jährige Inderin wird Mutter von Zwillingen«; »Embryo mit zwei Müttern und einem Vater geschaffen«; »Schwules Paar bestellt Kind bei Leihmutter in Russland«.

In solchen Meldungen deutet sich ein tiefgreifender Wandel in der Geschichte der Menschheit an. In der Verbindung von Medizin, Biologie und Genetik haben sich ganz neue Formen des Eingriffs in das menschliche Leben eröffnet, eine Transformation von Fortpflanzung und Elternschaft, die noch vor drei Jahrzehnten unvorstellbar erschien.

---

[1] Zu einer ausführlicheren Version der folgenden Überlegungen siehe Beck/Beck-Gernsheim (2011), Kap. 8: »Meine Mutter war eine spanische Eizelle«.
[2] Demmer/Udo (2004).

Ein kurzer Weg also von Louise Brown zur globalen Kinderproduktion. Wie konnte ein Wandel solchen Ausmaßes geschehen, in so kurzer Zeit? Was sind die gesellschaftlichen, sozialen, politischen Hintergründe, die diesen Umbruch ermöglicht haben?

Das sind die Leitfragen des folgenden Beitrags. Dabei kann es angesichts des gegenwärtigen Forschungsstandes nicht darum gehen, eine vollständige Antwort zu liefern. Mein Anspruch ist deutlich bescheidener. Ich will, in Form einer ersten Annäherung, zentrale Rahmenbedingungen dieses Wandels ins Blickfeld rücken. Der Grundgedanke lautet, vorweg auf Stichworte zusammengefasst: Dieser Wandel ist zustande gekommen durch das Zusammenwirken dreier Entwicklungen, die in den 1970er bis 1990er Jahren eingesetzt haben. Das sind (1) eine äußerst kontrovers verlaufende Ethikdebatte, die die Legitimation gesetzlicher Regelungen unterhöhlt; (2) der Aufstieg neuer Lebensformen und damit neuer Gruppen, die Anspruch auf Elternschaft anmelden; (3) die Globalisierung der Reproduktionsmedizin, was zum Abbau rechtlicher und finanzieller Barrieren beiträgt.

Zum Forschungsstand

Angesichts des enormen gesellschaftsverändernden Potentials, das in der Medizintechnologie angelegt ist, ist es erstaunlich, wie wenig sich die Soziologie bislang mit dieser Thematik befasst hat. Während andere Disziplinen – z. B. Juristen, Philosophen, Theologen, Anthropologen – die Brisanz der neuen Handlungschancen bald erkannt haben, hat die soziologische Profession dieses Thema nur selten aufgegriffen. Deshalb kann ich mit meinen Überlegungen nicht auf einem etablierten Wissensbestand aufbauen, sondern nur mögliche Entwicklungslinien skizzieren. Weil bislang wenig empirische Studien mit verlässlichen Daten existieren, werde ich oft auf Quellen jenseits der Soziologie zurückgreifen, vor allem auf Befunde aus anderen Disziplinen, dann auch auf internationale Medienberichte. Darüber hinaus werde ich auf eigene Internet-Recherchen zurückgreifen und die Werbeverheißungen internationaler Fertilitätskliniken genauer betrachten.[3]

---

[3] Ich habe seit 2008 im Internet nach Angeboten einschlägiger internationaler Kliniken gesucht und (teils in Zusammenarbeit mit Ulrich Beck) inzwischen circa 80 solcher Websites genauer betrachtet. Dabei habe ich, um keine einseitige Auswahl zu treffen,

1. Ethikdiskussion ohne Konsens

Wenn die biologischen Grundlagen des Menschen zunehmend machbar werden, entsteht eine Situation neuer Offenheit: Wo der existentielle Bauplan des Menschen vorher durch die Vorgaben, Grenzen, Zwänge der Biologie bestimmt war, wird er nun gezielten Eingriffen zugänglich. Wo vorher Schicksal war, das eherne Gehäuse biologischer Notwendigkeit, können wir nun immer mehr gestalten, auswählen, entscheiden, welche Anlagen wir für uns selbst und für unsere Nachkommen wollen.

Weil solche Optionen die Zukunft der Gesellschaft wie die Interessen, Hoffnungen, Ängste der Menschen betreffen, sind sie schnell zu einer *contested area* geworden, zu einem umkämpften Bereich, wo Gruppen verschiedenster Art ihre Weltanschauungen und Normen einzubringen versuchen. So haben viele Staaten Gesetze entwickelt, um die mit Reproduktionsmedizin, Pränataldiagnostik und Gendiagnostik sich eröffnenden Handlungsmöglichkeiten zu steuern. In ähnlicher Weise haben Vertreter der großen Religionen zu den Angeboten der Medizintechnologie Stellung genommen und Gebote bzw. Verbote in Bezug auf deren Nutzung erlassen. Darüber hinaus haben auch weitere Gruppen in die Diskussion eingegriffen, von Vertretern der Wissenschaft bis hin zu Interessenverbänden und Betroffenengruppen.

Normative Lücken

Wenn man die entsprechenden Plädoyers und ihre Argumentationsmuster analysiert, wird jedoch schnell ein Grundproblem solcher Diskurse erkennbar. Weil die Medizintechnologie in einen Raum bislang unvorstellbarer Möglichkeiten vorstößt, sind die etablierten Grund-

---

bewusst Kliniken verschiedenster geographischer Standorte gewählt – von Indien bis Russland, von Israel bis zu Südafrika und den USA. Die Selbstdarstellungen dieser Kliniken wurden dann auf häufig wiederkehrende Aussagen untersucht. Dabei geht es insbesondere um Fragen wie: Welche medizinischen Behandlungsverfahren werden angeboten? Welche sonstigen Leistungen werden angeboten? Was wird als besonderes Kennzeichen bzw. als besonderer Vorzug des eigenen Unternehmens hervorgehoben? Inwieweit wird explizit ein internationaler Klientenkreis angesprochen? Wie wird die Preisgestaltung dargestellt, wie die juristische Situation? Auf dieser Grundlage habe ich ein Profil charakteristischer Angebote und Verheißungen entwickelt.

werte und Normen, auf die sich die verschiedenen Gruppen berufen, nur bedingt anwendbar. Stets bleibt eine Kluft, die sich nur überbrücken lässt durch mehr bis minder schlüssige, mehr bis minder gewagte Interpretationen. Dabei geht es um Fragen folgender Art:

Ist die In-vitro-Fertilisation ein Verfahren, um Leben zu schaffen, um dem Leid der ungewollt Kinderlosen zu begegnen, damit der gesellschaftlichen Unterstützung, Zustimmung, Förderung würdig? Oder ist sie ein Verfahren, das gegen die Menschenwürde verstößt, gefährliche Manipulationen erlaubt, mit weitreichenden, noch völlig unabsehbaren Folgen verknüpft ist? Ist die Präimplantationsdiagnostik als Form der Eugenik zu betrachten oder ein legitimes und effektives Verfahren, schwere Erbkrankheiten zu verhindern? Oder ist sie unter bestimmten Bedingungen zulässig, unter anderen nicht, und wie sind gegebenenfalls die Bedingungen zu definieren?

Auf solche wird man bei den etablierten Autoritäten nie eindeutige Antwort finden – egal, ob diese Autorität der Koran ist oder die Zehn Gebote oder das Grundgesetz der Bundesrepublik Deutschland. Stets bleibt eine Lücke, die nur auf dem Weg der Auslegungen gefüllt werden kann. In der Folge finden wir in den Stellungnahmen zur Reproduktionsmedizin komplizierte Argumentationsketten und eine Akrobatik des Auslegens. Und vielfach kommt es zu voneinander abweichenden, ja gegensätzlichen Antworten, innerhalb wie zwischen verschiedenen Kulturen und Religionen, innerhalb wie zwischen verschiedenen Gesellschaften und Wissenschaftsdisziplinen. Zum Beispiel:

- Vor ein paar Jahren warb Gerhard Schröder, der damalige Kanzler, für die schnelle Ausweitung von Genforschung und Reproduktionsmedizin;[4] gleichzeitig argumentierte Jürgen Habermas, der weltweit anerkannteste deutsche Philosoph, mit Nachdruck dagegen.[5]
- Ein aktuelles Beispiel ist der Streit um die Präimplantationsdiagnostik. Nachdem dieses Verfahren in Deutschland zunächst verboten war, weil als unvereinbar mit dem Embryonenschutzgesetz eingestuft, wurde (aufgrund eines Urteils des Bundesgerichtshofs) eine neue Abstimmung nötig. Nun wurde der frühere Beschluss revidiert: Die Mehrheit der Parlamentarier votierte im Juli 2011 für eine (begrenzte) Zulassung des Verfahrens.

---

[4] Schröder (2000).
[5] Habermas (2005).

- Differierende Einschätzungen auch im internationalen Bereich: Führende Vertreter des schiitischen Islam erklärten die Eizellenspende für zulässig; im Gegensatz dazu sahen führende Vertreter des sunnitischen Islam sie als nicht vereinbar mit ihrer Religion.[6]
- Auffallende Differenzen erst recht zwischen Israel und Deutschland: Während Deutschland weltweit eine der restriktivsten Gesetzgebungen auf dem Gebiet der Reproduktionsmedizin hat, gibt es in Israel kaum rechtliche Beschränkungen. (Fast) alles, was technisch möglich ist, wird auch gemacht, und zwar in großem Umfang und mit großzügiger finanzieller Unterstützung vonseiten des Staates[7] – wobei sich, das ist besonders interessant, beide Länder auf dieselbe historische Erfahrung berufen.[8]

Durch solche Kontroversen wird eine Situation der öffentlichen Verunsicherung erzeugt. Im Wechselspiel von Rede und Gegenrede werden alle Positionen relativiert, unterhöhlen sich wechselseitig. Für viele Bürger bleibt als Fazit der Eindruck zurück, die Materie sei verwirrend und niemand habe die sichere Wahrheit. Im Ergebnis fehlt allen Geboten und Verboten die selbstverständliche Überzeugungskraft, aus der sich normative Bindekraft entwickeln kann. Weil der Legitimitätsanspruch der Gesetze entwertet ist, fühlen sich die Bürger und Bürgerinnen wenig daran gebunden.

Entwicklungstempo

Die Verunsicherung wird weiter verschärft durch das enorme Tempo, in dem die Entwicklung der Medizintechnologie voranschreitet. Schon die einschlägig tätigen Mediziner können oft nicht mehr mithalten und fühlen sich überfordert.[9] Umso mehr dürfte bei den Nicht-Medizinern die Ratlosigkeit zunehmen. Wie sollen Normalbürger noch verstehen, was die diversen Angebote der Medizintechnologie je beinhalten, wie die Unterschiede oder Gemeinsamkeiten zwischen IVF und ICSI, Ei-

---

[6] Inhorn (2003).
[7] A.a.O., S. 36 f.; Waldman (2006); Weiss (2004).
[8] Beide Länder berufen sich auf die NS-Zeit und die systematische Ermordung der deutscher Juden. Die Deutschen haben daraus die Schlussfolgerung gezogen: »Nie wieder Auschwitz! Nie wieder Eugenik«. Dagegen heißt die Schlussfolgerung in Israel »Nach den millionenfachen Morden brauchen wir neues Leben«.
[9] Baitsch/Sponholz (1994), S. 141 ff.

zellenspende und Leihmutterschaft, Pränataldiagnostik und Präimplantationsdiagnostik kennen? Wie sollen Männer und Frauen dies können, die nur die Hauptschule besucht haben, vielleicht auch gar keinen Schulabschluss haben? Oder Migranten, vor kurzem erst zugewandert, die schon an der Sprachhürde scheitern?

Hinzukommt die schnelle Ausweitung der medizinischen Indikationen. Das Grundmuster ist aus vielen Bereichen der Medizin bekannt: Bei Verfahren, die zunächst für eng umrissene Problemlagen entwickelt wurden, wird später entdeckt, dass sie auch in ganz anders gelagerten Situationen einsetzbar sind. Während dieser Prozess aber meist in allmählichen Schritten abläuft, vollzieht er sich in Reproduktionsmedizin, Pränatal- und Gendiagnostik innerhalb weniger Jahre. Ein einschlägiges Beispiel ist die In-vitro-Fertilisation. Was anfangs als Verfahren für Frauen entwickelt wurde, die aufgrund eines Eileiter-Verschlusses unfruchtbar waren, und was im Jahr 1978 zum ersten Mal mit Erfolg praktiziert wurde, wird inzwischen bei einem breiten Spektrum unterschiedlichster medizinischer Indikationen angewandt. So etwa, wenn die Ursachen der Kinderlosigkeit beim Mann liegen (mangelnde Quantität bzw. Qualität des Spermas); bei Paaren, bei denen die Ursachen der Infertilität unklar sind; bei Paaren, die ein erhöhtes genetisches Risiko aufweisen, um (in Kombination mit der Präimplantationsdiagnostik) Embryonen auszuwählen, die die entsprechende genetische Disposition nicht aufweisen; bei Paaren, die ein erkranktes Kind haben, um (wiederum in Kombination mit der Präimplantationsdiagnostik) ein genetisch passendes Geschwister-Kind zu zeugen und darüber das für Therapiezwecke benötigte Zellmaterial zu gewinnen.

Je schneller aber das Tempo der Ausweitung, desto eher trifft die neue Technik-Option auf eine unvorbereitete Gesellschaft und desto weniger Zeit bleibt, um zu prüfen, wo möglicherweise Grenzen gesetzt werden müssen.[10] Soll man die In-vitro-Fertilisation überhaupt zulassen, ist sie vereinbar mit unserem Begriff von der Würde menschlichen Lebens? Oder ist die Anwendung bei Paaren gerechtfertigt, die auf natürlichem Weg keine Kinder bekommen können, nicht dagegen bei denen, die ein genetisches Risiko ausschließen wollen? Welche Form der Anwendung wollen wir zulassen, welche nicht? Wenn ein

---

[10] Schroeder-Kurth (1989).

Anwendungsbereich eng an den anderen anschließt, wie kann man da zwischen ›zulässig‹ und ›nicht zulässig‹ noch unterscheiden – und wie kann man das, wenn innerhalb kürzester Zeit ein Schritt auf den anderen folgt?

2. Aufstieg neuer Lebensformen

»*Love, marriage, baby carriage*«, das war in den 1950er und 1960er Jahren der klassische Rhythmus der Familiengründung. Damals, im sogenannten Goldenen Zeitalter von Ehe und Familie, gab es ein anerkanntes und von den meisten Menschen auch praktiziertes Lebensmodell. Es war die ›Normalfamilie‹, bestehend aus einem erwachsenen Paar mit seinen Kindern; die Erwachsenen waren selbstverständlich verschiedenen Geschlechts, also Mann und Frau; sie waren verheiratet und blieben dies auch bis zum Tod; die Frau war für Haushalt und Kindererziehung zuständig, der Mann dagegen für die Außenwelt, Beruf und Öffentlichkeit.

Tempi passati. Wie hat sich die Welt seit damals verändert. Zum Beispiel was die Partnerschaft angeht: Schwule und lesbische Paare, vor ein paar Jahrzehnten noch kriminalisiert und verfolgt, können heute in zahlreichen Ländern ihre Partnerschaft offiziell registrieren lassen, ja zum Teil sogar heiraten. Bei den heterosexuellen Paaren dagegen ist der Trend umgekehrt. Viele dieser Paare sehen nicht ein, warum sie für ihre Beziehung eine staatliche Absegnung brauchen, und bleiben dem Standesamt fern. Und so sie noch heiraten, wird der ›Bund fürs Leben‹ oft vorzeitig beendet. Scheidung wiederum, früher mit Stigma und Ausschluss aus der bürgerlichen Gesellschaft bestraft, ist inzwischen Teil der gesellschaftlichen Normalität geworden. Ähnlich, was Mutterschaft bzw. Elternschaft angeht: Ein Kind jenseits der Ehe war früher in bürgerlichen Kreisen ein ›Bastard‹ und vor allem: eine Katastrophe im Leben der Frau. Heute sind Kinder nicht-verheirateter Eltern nicht nur im Alltag der meisten westlichen Länder selbstverständlich akzeptiert, sondern auch im Recht zunehmend gleichgestellt worden. Kurzum: innerhalb weniger Jahre hat eine Pluralisierung der Lebensformen stattgefunden. Bindungs- und Beziehungsmuster, die vor ein paar Jahrzehnten als abweichend, ja defizitär galten, werden heute von immer mehr Menschen praktiziert. Und vor allem: sie sind heute auch akzeptiert. Vieles von dem, was einst Gegenstand moralischer Verurteilung war, ist heute völlig unspektakulär, eine Verhaltensform unter anderen.[11]

Wenn aber nun immer mehr Lebensformen gesellschaftliche Anerkennung erlangen, warum sollen dann die, die jenseits der traditionellen Normalfamilie leben, auf Kinder verzichten? Wenn die einen das Recht auf Elternschaft haben, warum dann nicht auch die anderen? Das ist die Frage, die im Raum steht, seitdem sich mit der Medizintechnologie völlig neue Möglichkeiten der Fortpflanzung eröffnen. Viele, die vorher keine Chance hatten, können jetzt mithilfe der Reproduktionsmedizin ihr Wunschkind bekommen, zum Beispiel:

- Alleinstehende; schwule und lesbische Paare;
- Frauen, die noch niemals Geschlechtsverkehr hatten;
- Frauen jenseits der 60, die im Pensionsalter ihre Sehnsucht nach Mutterglück entdecken;
- Frauen, deren Partner im Sterben liegt oder schon tot ist, und die noch ein Kind von ihm wollen;
- Frauen, die sich sterilisieren ließen, als ihr Kinderwunsch erfüllt und die Familie komplett schien, aber nach Scheidung und Neuanfang auf ein Kind vom neuen Mann hoffen;
- Paare, die das Geschlecht ihres Nachwuchses bestimmen wollen.

»Appetit wird geweckt von der Möglichkeit«, hat der Technikphilosoph Hans Jonas schon vor Jahrzehnten gesagt.[12] In diesem Sinne findet heute eine Expansion des Kinderwunsches statt. Mit der Pluralisierung der Lebensformen erweitert sich die Klientel der Reproduktionsmedizin um die verschiedensten Gruppen. Jetzt kommen nicht mehr nur Männer und Frauen mit physisch bedingten Problemen, sondern auch die, die aus anderen Gründen kinderlos sind.

Weil kein allgemeiner Konsens einen festen Bezugsrahmen vorgibt, beginnt jetzt ein Zustand der Bastelmoral. Ob ihnen dieses oder jenes Verfahren erstrebenswert, zulässig oder verwerflich erscheint, ob sie diese oder jene Behandlung versuchen wollen oder ablehnen, auf solche und ähnliche Fragen beginnen die Individuen nun, im Horizont ihres eigenen Weltbildes und ihrer eigenen Wünsche, nach Antworten suchen.

Das heißt aber auch, die Grauzonen der Moral eröffnen Freiraum für Nutzerinteressen: eine Ermächtigung für individuelle Akteure. Je

---

[11] Beck-Gernsheim (2010).
[12] Jonas (1985), S. 22.

weniger allgemein akzeptierte Maßstäbe es gibt, desto mehr Autonomie gewinnt der Einzelne angesichts der Fülle neuer Optionen. Er kann seinem Gewissen folgen, innerhalb sehr weit gesteckter Grenzen zumindest. Und die Vermutung liegt nahe, dass sein Gewissen nicht völlig getrennt ist von seinen Wünschen. Mit anderen Worten: Wo vorgegebene Regeln wenig Durchsetzungskraft haben, können persönliche Hoffnungen und Lebensformen umso mehr Einfluss gewinnen.

3. Globalisiertes Angebot: großzügige Gesetze, günstige Preise

Es sind also nicht mehr nur die ungewollt kinderlosen Paare, es sind darüber hinaus noch ganz andere Gruppen, Männer wie Frauen, die heute auf die Verwirklichung ihres Kinderwunsches hoffen. Dem stehen allerdings zwei Barrieren entgegen. Zum einen gibt es in vielen Ländern, und insbesondere auch in Deutschland, gesetzliche Restriktionen: Nicht alles, was medizintechnisch möglich ist, ist auch erlaubt. Und zum anderen sind da die finanziellen Hürden. Die Angebote der Reproduktionsmedizin haben ihren Preis, und die Kosten werden nur teilweise von den Krankenkassen übernommen, müssen nicht selten auch selbst bezahlt werden (das hängt im einzelnen ab von Land, Versicherung, Art des medizinischen Eingriffs).

Doch im Zeitalter der Globalisierung gibt es genug Möglichkeiten, solche Hindernisse zu überwinden. ›Outsourcing‹ heißt die Methode der Wahl. Man bzw. Frau versucht ihr Glück jenseits der nationalen Grenzen – dort, wo es weniger gesetzliche Beschränkungen gibt; dort, wo die Arbeitskraft billig ist und die Preise niedriger sind. Auf die entsprechende Nachfrage hat der Markt schnell reagiert: Innerhalb weniger Jahre sind in verschiedenen Ländern – von Tschechien bis Russland, von Indien bis Israel – zahlreiche Kliniken entstanden, auf Dienstleistungen im Bereich des Kinderwunsches spezialisiert und nicht zuletzt auch auf Klienten bzw. Klientinnen aus dem Ausland. Wer will, kann im Internet schnell einschlägige Kliniken finden, manche verheißungsvoll schon im Namen, zum Beispiel »Recht auf Leben«, »La Vita Felice«, »Global Egg Donors«.

Elisabeth Beck-Gernsheim

Großzügige Gesetze

Oft ist das Profil der angebotenen Leistungen passgerecht auf die Wünsche bzw. den Bedarf der ausländischen Kundschaft zugeschnitten:
- Oft werden die legalen Hürden in anderen Ländern angesprochen, um dann die Gesetzgebung am eigenen Standort als positiven Kontrast zu beschreiben: Sie wird mit Prädikaten wie ›modern‹, ›aufgeschlossen‹, ›liberal‹ gepriesen. Zum Beispiel: »The Greek legal framework is one of the most progressive worldwide, establishing Greece ... as an ideal destination for couples from abroad seeking treatment not available in their home country«. (Crete fertility centre, Griechenland). Was in freier Übersetzung bedeutet: bei uns wird es keine Probleme mit lästigen Vorschriften geben. Unsere Dienstleistungen folgen ganz Ihren Wünschen.
- Manche Kliniken liefern, diskret umschrieben, auch den Hinweis auf halblegale Auswege und Umwege. Wo bestimmte Leistungen am eigenen Standort nicht zulässig sind, sei demnach – so heißt es – die Kooperation mit einer im Ausland ansässigen Klinik möglich, wo solche Restriktionen nicht gelten (z. B. Kinderwunschklinik Dr. Loimer, Österreich).
- Manche Kliniken bieten auch eigenen Rechtsbeistand an, damit die Kunden/Klienten vor juristischen Komplikationen geschützt sind. Die Botschaft heißt: Wir helfen Ihnen im Kampf gegen die Paragraphen der Gesetzesmaschinerie. Für uns gilt: Jeder Mensch hat ein Recht auf Kinder (z. B. Klinik La Vita Felice, Ukraine). Darüber hinaus werben manche Kliniken auch mit dem Hinweis auf deutschsprachiges Personal und deutschsprachige Ärzte.
- In zahlreichen Internet-Auftritten werden eigens auch die touristischen Reize der Klinik-Umgebung hervorgehoben, von Sonne und wunderbaren Stränden bis hin zu organisierten Sightseeing-Touren (z. B. Cape Fertility Clinic, Südafrika). Nicht zu vergessen die Angebote für den gehobenen Geschmack, von kulinarischen Genüssen bis zu exzellenten Möglichkeiten des Shopping.[13] Was in freier Übersetzung heißt: Vergessen Sie Stress, Enttäuschung und Tränen. Bei uns finden Sie viele Möglichkeiten für Vergnügen, Entdecken, Erholung. Genießen Sie Urlaubsfreunden bei uns – und reisen Sie schwanger wieder zurück.

---

[13] Alexander (2005).

Günstige Preise

Oft ist in den Internet-Darstellungen auch von den finanziellen Vorteilen des jeweiligen Standortes die Rede. So eine Klinik in Tschechien: »Für eine künstliche Befruchtung im europäischen Ausland spricht vor allem die im Vergleich zu Deutschland äußerst attraktive Preisgestaltung« (Iscare-Klinik, Prag/Tschechien). Die Devise heißt hier: Wir bieten ein exzellentes Preis-Leistungs-Verhältnis, bei uns können Sie Ihr Wunschkind günstig bekommen. Manche Kliniken haben hier verschiedene Versionen im Angebot, nach Finanzkraft der Klienten gestaffelt – von der Komfort-Variante (enthält Abholung am Flughafen mit eigenem Chauffeur); über die Standard-Version; bis hin zum abgespeckten Basis-Angebot für den kleinen Geldbeutel. Hier als Beispiel die Preisliste der Leihmutter-Agentur »La Vita Felice« (Ukraine) Original-Zitat aus der Webseite (Stand: Januar 2010):

Die Leihmutterschaft. Preisliste für die Bürger Europas
(gültig bis zum 30.06.2010)

- **2850 Euro** – ist der Preis für die Dienstleistungen des Zentrums, der umfasst: die Auswahl einer Bewerberin als Leihmutter, Bereitstellung der Datenbank mit den Leihmüttern, ein Befund des Psychologen, komplexe medizinische Untersuchung der Leihmutter in der Klinik für Reproduktionsmedizin, eine Bescheinigung über die Nichtvorbestraftheit der Leihmutter, das Einverständnis des Ehegatten mit der Teilnahme seiner Ehegattin am Programm als Leihmutter, die Rechtsbetreuung des Programms bis hin zum Vertragsabschluss zwischen der Leihmutter und den genetischen Eltern (Auftraggebern), die Dienstleistungen eines Dolmetschers (bei Bedarf), die Gastgeber-Dienstleistungen (Hotel- und Transportkosten werden zusätzlich bezahlt)
- **6000 Euro** – Abfindungsleistung der Leihmutter für die ganze Schwangerschaftsdauer. Die Auszahlungen erfolgen schrittweise: 10% nach der festgestellten Tatsache des Schwangerschaftseintritts, 90% in 4–6 Wochen vor der Geburt des Kindes. Das Mittelaufkommen wird auf das Verrechnungskonto der Leihmutter überwiesen

- **1000 Euro** – Abfindungsleistung der Leihmutter für den Fall, wenn Mehrlinge geboren werden
- **250 Euro × 9 = 2250 Euro** – Monatsunterhalt für 9 Monate der Schwangerschaft, wird monatlich ausgezahlt
- **1000 Euro** – Anreiz für die Zahlung einer Leihmutter;
- **2526 Euro** – ein Versuch IVF-oder ICSI-Verfahren (wenn die genetische Mutter nutzt seine eigenen genetischen Material), zu Drogen die Stimulierung des Eisprungs werden zusätzlich gezahlt;
- **4939 Euro** – ein Versuch mit der Prozedur der extrakorporalen Befruchtung (IVF) bzw. intrazytoplasmatischen Spermieninjektion (ICSI), die Kosten für die Dienstleistung der Eizellenspenderin und komplette Kosten für die Dienstleistungen der Klinik, einschließlich aller Kosten, die für die Stimulation der Eizellenspenderin und Vorbereitung des Endometriums (Gebärmutterschleimhaut) der Leihmutter erforderlich sind.
- **4090 Euro** – medizinische Beobachtung während der Schwangerschaftsdauer – die Aufwendungen für Dienstleistungen der Klinik und aller erforderlichen Analysen, die Ausgaben für die Entbindung in der Klinik, Medikamente während der Schwangerschaft (ein Standardpaket von Medikamenten, ohne Berücksichtigung der Umstände höherer Gewalt)
- **400 Euro** – gesundheitliche Unfallversicherung der Leihmutter
- **1200 Euro** – Ausfertigung der Schriftstücke fürs Kind, einschließlich der Geburtsurkunde des Kindes, für die spätere Einreichung bei der Botschaft
- **700 Euro** – Kosten zur Abgeltung der Eizellenspenderin
- **700 Euro** – Angebot einer Bewerberin als Eizellenspenderin, Vergütung der Dienstleistungen des Zentrums, einschl. medizinischer Untersuchung und Begleitung der Eizellenspenderin bis hin zur Eizellenpunktion
- **450 Euro** – Service-Vermittler für den ersten 9 Monaten mit einer Leihmutter
- **12,5 Euro** pro Einsatzstunde, eine teilweise Überwachung, das sind stundenweise Besuche der Leihmutter, Kontrolle bei der Erfüllung der vertraglichen Verpflichtungen, Ernährungskontrolle, Begleitungen zum Arzt
- **25 Euro** pro Tag, eine kontinuierliche Überwachung, das ist ein vierundzwanzigstündiger Aufenthalt und das Wohnen zusammen mit der Leihmutter, die Ausführung aller Hausarbeiten, Beglei-

tungen zum Arzt und vollständige Berichterstattung über die geleisteten Arbeiten (die Bereitstellung einer abgeschlossenen Wohnung)
- **150 Euro** – der monatliche Mietbetrag für die gemietete Wohnung. (bei Bedarf auf persönlichen Wunsch der Leihmutter)

Und tatsächlich sind die Preise konkurrenzlos günstig, verglichen mit denen in den Ländern des Westens. Dies wird möglich durch die global ungleiche Verteilung von Wohlstand und Armut. In Ländern wie Indien oder in der Ukraine, wo viele Menschen keine Arbeit und keine Existenzsicherung haben, sind Dienstleistungen aller Art billig. Entsprechend sind auch die diversen Dienstleistungen, die dem Kinderwunsch nachhelfen sollen, preiswert zu haben. Das wirkt sich günstig auf die Preisgestaltung aus: Hier gibt es das Wunschkind zu Dumping-Preisen.[14]

Im Wechselspiel von Angebot und Nachfrage etabliert sich derart ein neuer Markt der transnationalen Kinderwunsch-Behandlung und des Kinderwunsch-Tourismus. Internationale Kliniken bieten Dienste aller Art an, von IVF als Standardangebot bis zur Geschlechtswahl, von Katalogen mit Bildern der Samenspender und Eizellenspenderinnen bis hin zu Agenturen für die Vermittlung von Leihmüttern, mit Fotos und biographischem Profil.

Schon zeigen sich nationale Schwerpunkte auf dem globalen Markt der Kinderwunsch-Industrie, Formen der internationalen Arbeitsteilung entstehen. Weltweit kristallisieren sich Zentren heraus, die sich auf bestimmte Behandlungswünsche und Kundengruppen spezialisieren.[15] So ist Kopenhagen für lesbische Paare und alleinstehende Frauen attraktiv, Belgien gehört in Europa zu den Ländern mit den geringsten gesetzlichen Beschränkungen, und Indien wird zum Welt-Standort für Leihmutterschaft[16]. Je nach gewünschter Behandlung und finanziellen Ressourcen entstehen allmählich auch länderspezifische Routen. So fahren Deutsche in die Türkei, Ägypter in den Libanon, Holländer nach Belgien, US-Amerikaner nach Rumänien. Deutsche Frauen lassen sich die Eizellen spanischer Frauen einpflanzen, US-

---

[14] Siehe z. B. den Dokumentarfilm *Google Baby* (2009).
[15] Petersdorf (2010).
[16] Hochschild (2009); Zakaria (2010).

Amerikanerinnen holen sich in Italien oder Griechenland Eizellen ab, Frauen im Libanon verwenden die Eizellen amerikanischer Frauen.[17]

Und immer mehr Kinderwunsch-Interessenten – Männer wie Frauen, Alleinstehende wie Paare – fahren nach Indien, um dort ihren Traum vom eigenen Kind zu erfüllen.

Indien – Weltmetropole für Leihmutterschaft

Indien ist ein tief gespaltenes Land. Ganz oben die sehr kleine Gruppe der Mächtigen und Reichen; dann die immer noch kleine, allerdings allmählich expandierende Mittelschicht; und schließlich die Massen der Armen, ohne Zugang zu Bildung, sicherer Arbeit und angemessener Gesundheitsversorgung – viele Millionen ohne Aussicht, je dem Elend entkommen zu können.

So erklärt sich, warum immer mehr Frauen – insbesondere Analphabetinnen, Frauen vom Land, die am meisten Benachteiligten also – bereit sind, ihren Körper und seine Ressourcen in den Dienst der Fertilitätskliniken zu stellen.[18] Nach einschlägigen Berichten gibt es in Indien inzwischen mindestens 350 Kliniken, die Leihmutterschaft anbieten. Leihmutterschaft, so heißt es, ist eine florierende Wirtschaftsbranche geworden, Indien ein »Mutterleib zu Billigstpreisen«, die »Welthauptstadt für Schwangerschaftsdelegation«. Während Leihmutterschaft in zahlreichen Ländern verboten ist, ist sie in Indien offiziell zugelassen, ja unter Gesichtspunkten der Wirtschaftsförderung auch positiv angesehen (der Medizintourismus wird durch Werbekampagnen der Regierung gezielt gefördert). Während sich die Gesamtkosten für ein über Leihmutterschaft geborenes Kind in den USA auf 70 000 bis 100 000 $ belaufen, ist die gleiche Dienstleistung hier für 12 000 bis 20 000 $ zu haben.

Davon erhält die Leihmutter selbst zwischen 5 000 $ und 7 000 $ – mehr, als viele ansonsten in Jahren verdienen können. Dafür müssen die Frauen sich aber einem strengen Regime unterwerfen. Sie dürfen, so wird in den entsprechenden Verträgen bestimmt, während der Schwangerschaft nicht mehr zu Hause wohnen, müssen sich an einen vorgeschriebenen Ernährungsplan halten, auf sexuellen Kontakt mit

---

[17] Z. B. Truscheit (2007); Inhorn (2003) und (2006); Withrow (2007).
[18] Hieerländer (2008); Hochschild (2009); Zakaria (2010).

dem Ehemann verzichten, ihre eigenen Kinder in der Obhut anderer lassen. Zur besseren Überwachung stellen die Kliniken oft Gemeinschaftsunterkünfte oder Schlafsäle bereit, wo die Frauen während der Schwangerschaftsdauer untergebracht werden. Regeln, um die Rechte der Leihmütter zu schützen, sind bislang kaum existent.

Medizin als Geschäft

Indem Medizin zum Geschäft wird, verändern sich auch die Normen. Nicht mehr die Ethik ärztlichen Handelns hat Priorität, sondern das Prinzip der Gewinn-Maximierung und der Produkt-Optimierung. Zeugung, Schwangerschaft und Geburt werden aus dem personalen Verhältnis herausgelöst, werden ein Vorgang, der mithilfe von Lieferanten und Technikern zu erledigen ist. Dies zeigt sich auch in der Sprache. Mit Formeln wie »Rent a womb« (Delhi IVF Centre) wird aus dem Blickfeld gerückt, dass das zu vermietende Objekt zugleich auch Subjekt ist, eine Frau und ihr Körper.

Unter diesen Bedingungen wird die Erfüllung des Kinderwunsches zu einer geschäftsmäßig kalkulierten Transaktion, vertragsförmig geplant und abgesichert. Manche Verträge enthalten Regelungen bis ins Detail, bis hin zu unerwarteten Ereignissen und möglichen Sonderfällen (wenn das bestellende Paar sich scheiden lässt oder stirbt, was soll dann mit den Embryonen geschehen? Wenn das Kind behindert ist, oder wenn statt eines Kindes Drillinge kommen, besteht auch dann Abnahmepflicht?).

Dennoch ist die industrielle Kinderproduktion kein Gewerbe wie andere auch, sondern eines, das höchst sensible, emotional hochbesetzte Bedürfnisse, Sehnsüchte, Hoffnungen der Menschen anrührt. Gleichzeitig geht es nicht um ein beliebiges, schnell entsorgbares, bei Nicht-Gefallen weiterreichbares Produkt, sondern um eines, das auf Dauer angelegt ist, ja eine lebenslange Bindung enthält, ohne Umtausch- und Rückgaberecht. Deshalb ist in allen Stadien der Produktion besondere Vorsicht geboten. Maßnahmen zur Qualitätssicherung sind unerlässlich und gehören zur gängigen Praxis. Zum Beispiel bei Samenspende und Eizellenspende: wie die Kliniken immer wieder versichern, wird die Gesundheit und medizinische Familiengeschichte möglicher Spender/Spenderinnen einer genauen Prüfung unterzogen (welche Erkrankungen bei ihm oder ihr, den Eltern, den Geschwistern?), problematische Kandidaten/Kandidatinnen werden vorweg aussortiert. Ähnlich bei Leihmutterschaft: Hier werden die schwangeren Frauen nicht selten dazu verpflichtet, Untersuchungen durchführen zu lassen, die den Embryo auf mögliche Behinderungen oder genetische Belastungen (wie etwa Down-Syndrom) testen sollen (um ›gegebenenfalls‹ ein Schwangerschaftsabbruch einzuleiten und die Geburt eines behinderten Kindes zu vermeiden). Bei Leihmüttern wird auch die Lebensführung während der Schwangerschaft durch Verbote und Gebote reglementiert (z. B. kein Rauchen, kein Alkohol, keine Drogen, kein Sex; stattdessen vitaminreiches Essen, genügend Schlaf); bei den Luxus-Varianten ist dafür eine Rund-um-die-Uhr-Überwachung der Schwangeren im Paket-Preis enthalten. Solche Regeln sollen die Bestell-Väter und -Mütter gegen Unfälle im Produktionsverlauf absichern: Sie können erwarten, dass das anvisierte Produkt, sprich das Kind, möglichst mängelfrei ist.

Schluss

In den 1970er Jahren hieß die Forderung der Frauenbewegung: ›Mein Bauch gehört mir‹. Damals ging es um das Selbstbestimmungsrecht von Frauen, die sich gegen den ›Gebärzwang‹ auflehnten. Heute, ein paar Jahrzehnte danach, gibt es zunehmend Frauen, zum Teil auch Männer, die sich ebenfalls auf das Recht der Selbstbestimmung berufen – nun mit der Absicht, ein Kind zu bekommen, auf welchen Wegen auch immer. Dafür bezahlen sie ›reproduktive Dienstleistungen‹, zum Beispiel Leihmütter und Spenderinnen von Eizellen, deren Devise heißt dann: ›Mein Bauch gehört dir‹ bzw. ›Meine Eizelle gehört dir‹.

Aus der Perspektive der Markt-Liberalen ist das eine Win-Win-Situation. Die einen bekommen die Kinder, die anderen das Geld. Doch eine solche Perspektive übersieht, und das ist entscheidend, die grundsätzliche Asymmetrie der Machtverhältnisse. Sie blendet die ungleiche Verteilung von Wahlmöglichkeiten, Abhängigkeiten, finanziellen Ressourcen aus, nicht zuletzt auch die ungleiche Verteilung von gesundheitlichen Risiken und Belastungen (etwa im Fall von Leihmutterschaft).

Deutlich wird jedenfalls, dass hier eine Transformation von Elternschaft beginnt. Was einst Naturereignis war, Schicksal oder Gottesgeschenk, wird im Prozess der medizintechnischen Bearbeitung und transnationalen Auslagerung marktförmig aufbereitet und vertragsförmig geregelt. Das mag manchen als Fortschritt erscheinen. Aber beim Blick auf die beschriebenen Bedingungen muss auch die Frage nach der Qualität dieses Fortschritts sich stellen; die Frage also, inwieweit der Trend zur ›Ware Kind‹ vereinbar ist mit unseren Vorstellungen von der guten Gesellschaft: mit Menschenwürde, Freiheit, sozialer Gerechtigkeit.

Literatur

Alexander, Brian (2006): How far would you go to have a baby? In: Glamour, May, S. 118–122.
Baitsch, Helmut/Sponholz, Gerlinde (1994): Prädiktive Medizin. Fragen über Fragen. In: Günter Rudolph (Hrsg.): Medizin und Menschenbild. Eine selbstkritische Bestandsaufnahme. Tübingen: Attempto-Verlag.
Beck, Ulrich/Beck-Gernsheim, Elisabeth (2011): Fernliebe. Zusammen, aber getrennt: Lebensformen im globalen Zeitalter. Berlin: Suhrkamp.
Beck-Gernsheim, Elisabeth (2010): Was kommt nach der Familie? Einblicke in neue Lebensformen. München: Beck.
Demmer, Ulrike/Ludwig, Udo (2004): Das Geschäft mit der Hoffnung. In: Der Spiegel, Nr. 22, 26.05.04 (Titelgeschichte).
Habermas, Jürgen (2001): Die Zukunft der menschlichen Natur. Auf dem Weg zu einer liberalen Eugenik? Frankfurt: Suhrkamp.
Hierländer, Jeannine (2008): Medizin-Tourismus: Befruchtende Reisen nach Indien. In: Die Presse, 06.11.08.
Hochschild, Arlie (2009): Childbirth at the global crossroads. In: The American Prospect, 05.10.09.
Inhorn, Marcia C. (2003): Local babies, global science. Gender, religion, and in-vitro-fertilization in Egypt. New York: Routledge.
– (2006): Making muslim babies: IVF and gamete donation in sunni versus shi'a islam. In: Culture, Medicine and Psychiatry 30 (4), S. 427–450.
Jonas, Hans (1985): Technik, Medizin und Ethik. Zur Praxis des Prinzips Verantwortung. Frankfurt: Suhrkamp.
Petersdorf, Winand von (2010): Geschäfte aus der Retorte. In: FAZ.net, 10.10.10.
Schröder, Gerhard (2000): Der neue Mensch. Beitrag von Bundeskanzler Gerhard Schröder für die Wochenzeitung »Die Woche«. Regierung Online 20.12.2000. Siehe auch die Debatte zwischen Gerhard Schröder und Michael Naumann in Die Zeit 31 (2001), 25.07.2001.
Schroeder-Kurth, Traute (1989): Genetische Beratung. In: Albin Eser (Hrsg.): Lexikon Medizin, Ethik, Recht. Freiburg: Herder, S. 367–373.
Truscheit, Karin (2007): Spanische Gene, deutsche Mutter. In: Frankfurter Allgemeine Zeitung, 05.07.07.

Waldman, Ellen (2006): Cultural priorities revealed: The development and regulation of assisted reproduction in the United States and Israel. In: Health Matrix. Journal of Law-Medicine 16 (1), S. 65–106.
Weiss, Meira (2004): The chosen body: The politics of the body in Israeli society. Stanford: Stanford University Press.
Withrow, Emily (2007): The market for human eggs goes global, and multiplies. In: International Herald Tribune, 30.01.07.
Zakaria, Rafia (2010): The cheapest womb: India's surrogate mothers. In: Ms Magazine blog.

Internet-Adressen der zitierten Kinderwunsch-Kliniken

Cape Fertility Clinic: http://www.capefertilityclinic.co.za
Delhi IVF & Fertility Research Centre: http://www.delhi-ivf.com
Global Egg donors: http://www.renewfertility.com/index.htm
Iscare-Klinik: http://meinwunschbaby.de
Kinderwunschklinik Dr. Loimer: http://Kinderwunschklinik.at
La Vita Felice: http://www.surrogate-mother.ru

Sonstiges

Google Baby (Israel 2009), Dokumentarfilm, Regie: Zippi Brand Frank

Das Liebes-Kind

Anerkennung zwischen staatlichem Paternalismus und
Fortpflanzungsautonomie

Julia Helene Diekämper

Durch die Techniken der Reproduktionsmedizin und der Genetik sind die biologischen Grenzen der Fortpflanzung zumindest potentiell obsolet und die Zeitstrukturen der Generationenfolge[1] auffallend porös geworden. Offensichtlich existieren heute Verwandtschaftsbeziehungen jenseits des Modells der Kernfamilie (Vater–Mutter–Kind), die sich sowohl auf biologische, genetische, als auch auf nicht-biologische sowie nicht-genetische Beziehungen stützen.[2] Dass Familien sich nicht erst im Zeitalter der Biomedizin auf vielfältige Weise zusammensetzen, lässt allerdings nicht nur die immerfort artikulierte männliche Sorge erkennen, ›wirklicher‹ Kindsvater zu sein.[3] Wenngleich also die Möglichkeiten, biologische und soziale Elternschaft zu trennen, schon vor dem Einsatz reproduktionstechnologischer Verfahren bekannt

---

[1] Der Begriff der *Generation* wurde bis ins 18. Jahrhundert weitgehend synonym für Zeugung verwendet. Im Laufe des 19. Jahrhunderts nahm er die Bedeutung einer Gruppe von Individuen an, die ungefähr zur gleichen Zeit geboren wurden und bei denen man davon ausgeht, dass sie mehr teilen als die Gleichzeitigkeit ihrer Existenz. Der Begriff bietet Raum, die Transformation von ganzen Gesellschaften zu denken. Generationen waren die Einheiten, auf die das Erbe vorhergehender Generationen entfiel, von dem sie souverän Gebrauch machen konnten, um es dann an die nächste Generation weiterzugeben. Darwin schließlich entwickelt über seine Theorie der Selektion einen Begriff von Generation jenseits des Individuums, indem er von den persönlichen Beziehungen zwischen Eltern und Kindern abstrahiert. Damit, markiert er den Übergang zum modernen Vererbungsgedanken. Rheinberger/Müller-Wille (2009), S. 57 ff.

[2] Es besteht die Möglichkeit, dass das Kind einen sozialen und einen (anderen) biologischen Vater hat. Weiterhin besteht die Möglichkeit, soziale, genetische und biologische Mutterschaft voneinander zu trennen. In diesem Fall spendet eine Frau die Eizellen (genetische Mutter), die einer anderen Frau eingepflanzt werden (biologische Mutter). Das Kind wird dann von einer dritten Frau (soziale Mutter) aufgezogen. Wird die Eizellenspende kombiniert mit dem Zytoplastentransfer, dann erhält das Kind sogar die Erbinformationen dreier unterschiedlicher Menschen

[3] Überdies sei hier auf die Möglichkeit der Adoption, der Mehrfachheirat und die sogenannten Patchwork-Familien verwiesen.

sind, erhält eine solche Praxis durch die entsprechenden Methoden neue Werkzeuge für familiäre Bastelarrangements.

Die Nutzung von Reproduktionsmedizin überführt das genealogische Denken der Familie in eine neue Wirklichkeit.[4] Das mit der Genetik und den Reproduktionstechnologien einhergehende Wissen macht es möglich, über Fortpflanzungsentscheidungen nicht länger im Sinne einer personalisierten Erzeugung durch die Eltern nachzudenken, sondern in Form eines technisch verwertbaren biologischen Gutes, das von Generation zu Generation weitergegeben wird.[5] Diese praktische Überwindung der elterlichen Fortpflanzungsentscheidung müsste doch eigentlich direkt zur Verflüssigung traditioneller Familienverhältnisse führen. Aber das Gegenteil ist der Fall. Die Erweiterung biologischer Kombinationsmöglichkeiten geht mit einer Engführung der rechtlichen und gesellschaftlichen Reproduktionsmöglichkeiten einher.[6]

Hand in Hand mit den Innovationen aus den Laboren geschieht dabei die Wiederbelebung von etwas, dessen Abgesang bereits mehrfach angestimmt wurde: Der Familie. Was aber genau Familie im 21. Jahrhundert meint, dazu gibt es (auch) durch die Anwendbarkeit von Reproduktionstechnologien unterschiedliche Interpretationsmöglichkeiten. Geneviève Delaisi de Parseval weist zu Recht darauf hin, dass die gesellschaftliche und rechtliche Wahrnehmung, bei welcher sozialen Konstellation es sich um eine legitime Familie handelt, das Ergebnis gesellschaftlicher Prozesse sei.[7] Denn die Wahrheit der Abstammung wird dort in einen Zusammenhang mit deren Konstruktionsbedingungen gebracht. Das ist besonders dann der Fall, wenn mehr als zwei Personen an der Fortpflanzung beteiligt sind.[8] Damit verbinden sich in dem, was Familie ist, auf der einen Seite eine biologische und eine soziale Komponente. Auf der anderen Seite verfestigt sich in der Aushandlung über die Reproduktionstechnologien die Bedeutung

---

[4] Weigel (2002), S. 72.
[5] Rheinberger/Müller-Wille (2009), S. 12.
[6] Das jüngste Grundsatzurteil des Bundesverfassungsgerichts 2013 deutet zwar vorerst bezogen auf das Adoptionsrecht Homosexueller auf eine Neuausrichtung. Die auf es folgenden Reaktionen allerdings machen deutlich, wie fest verankert traditionelle Vorstellungen von Familie und Fortpflanzung sind.
[7] Delaisi de Parseval (2008), S. 40.
[8] Zum Einfluss von Reproduktionstechnologien auf Verwandtschaft vgl. Franklin (1992); Martin (1991).

von biogenetischer Verwandtschaft. Auf dieser Grundlage entsteht ein Bewusstsein für neue Formen von Verwandtschaftsverhältnissen, die selbst wiederum legitimierungsbedürftig sind. Weil biogenetische Verwandtschaftsverhältnisse technisch verfügbar sind, finden sie Eingang in soziale Konstruktionen, sie werden Teil der Legitimation sozialer Beziehungen. Offensichtlich tritt dabei die Konstruierbarkeit »leiblicher Verwandter«[9] zutage, die deutlich macht, dass keineswegs die durch bestimmte Rechte und Pflichten gekennzeichneten Beziehungen der Abstammung oder Heirat die einzigen denkbaren Konzepte darstellen. Vielmehr tritt ein System multipler sozialer Kennzeichnungen an der diskursiven Oberfläche als hybrides Zusammentreffen von Natur und Kultur in Erscheinung.

Dennoch ist eine solche Verschiebung des begrifflichen Rahmens nicht ein monokausales Laborprodukt. Dass es sich hierbei um gesellschaftliche Aushandlungsprozesse handelt, ist Gegenstand der nachfolgenden Überlegungen. Anhand öffentlicher Auseinandersetzungen über Reproduktionstechnologien lässt sich nachvollziehen, dass es sich hierbei nicht um eine schlichte Popularisierung und/oder Simplifizierung naturwissenschaftlicher Wissensbestände handelt, sondern dass hier folgenreich Deutungskämpfe ausgefochten werden. Die mit den Entwicklungen der Reproduktionstechnologien einhergehenden öffentlichen Folgedebatten stellen die Verbindung von hochkomplexer Wissenschaft und deren Einsickern in die Lebenswelten der Bürgerinnen und Bürger her und sie unterstreichen, dass die Biowissenschaften v. a. durch das Recht Teil politischer und sozialer Rationalität sind.

Anhand ausgewählter Medienbeiträge lässt sich – so meine These – diskursanalytisch zeigen, inwiefern sich Biologisierungstendenzen in das Recht einschreiben und so überaus traditionelle Geschlechterrollen und Familienkonstellationen verfestigen.[10] Den technischen Innovationen steht damit eine kulturelle Sedimentierung sozialer Konstellationen gegenüber.[11]

Ausgehend von der Konkurrenzsituation zwischen Denkbarem,

---

[9] Mense (2004), S. 162.
[10] Als Quellen dienen mir Beiträge aus dem zwischen 1995 und 2010 wöchentlich erscheinenden *Spiegel* und der *Zeit*. Im Literaturverzeichnis sind lediglich diejenigen aufgeführt, aus denen in diesem Beitrag zitiert wurde.
[11] In diesem Sinne argumentiert Petra Gehring: »Der populäre Diskurs reaktiviert einen erbbiologischen Determinismus. Er reaktiviert das Muster der Weitergabe des Wesentlichen durch die Zeugung.« Gehring (2006), S. 97.

Machbarem und Erlaubtem betrachte ich, für wen (bspw. Menschen, Gruppen) Reproduktionsentscheidungen aus welchen Gründen zur autonomen Entscheidung zählen. Dabei widme ich mich verstärkt der Frage nach der Legitimität der Reproduktionsentscheidungen. Diese kann etwa in dem Verhältnis derjenigen verankert sein, die gemeinsam das Kinderprojekt planen. Das meint genauer nach den Anforderungen und Grundbedingungen von Elternschaft zu fragen. Ein Kind deute ich abschließend als Zeichen von Anerkennung derjenigen, die es bekommen (dürfen). Dabei sind es allgemein vier unterschiedliche Instanzen, die die Anerkennung von Elternschaft gewähren können: Das ist zum einen das Gesetz[12], das Elternschaft fixiert und die mit ihr verbundenen Verpflichtungen überwacht; das ist zum anderen das Blut[13], durch das mittels DNA-Test ein verwandtschaftliches Verhältnis ›bewiesen‹ werden kann.[14] Anerkennung kann drittens durch bereits bestehende Verhältnisse (wie eine Ehe) hergestellt werden, und zwar indem der soziale Vater das Kind (ob bewusst oder nicht) für sein biologisches hält.[15] Die vierte Anerkennungsform, die ich in den Blick nehme, bezieht sich auf die anhand der medialen Beispiele ablesbaren (ihr vorausgehenden) gesellschaftlichen Aushandlungsprozesse. Ohne Frage gehen die anderen Anerkennungsinstanzen elementar hierin auf und können auch deshalb keineswegs unberücksichtigt bleiben. Schließlich hat das Recht ja stets die beiden Facetten: Es entsteht aus der Gesellschaft heraus, es wirkt aber auch auf die Gesellschaft zurück.

---

[12] Nach dem Bürgerlichen Gesetzbuch § 1589 gelten folgende Menschen miteinander als verwandt: »Personen, deren eine von der anderen abstammt, sind in gerader Linie verwandt. Personen, die nicht in gerader Linie verwandt sind, aber von derselben dritten Person abstammen, sind in der Seitenlinie verwandt. Der Grad der Verwandtschaft bestimmt sich nach der Zahl der sie vermittelnden Geburten.« Einen interessanten Hinweis gibt Marcela Iacub, wenn sie schreibt: »Unsere Väter und unsere Mütter sind diejenigen, die das Recht als solche qualifiziert«. Iacub (2004), S. 12.
[13] Sarah Franklin betont etwa, Blut gelte innerhalb Europas als ein einzigartiges kulturelles Idiom von Zeugungsbeziehungen. Dadurch entsteht ein komplexes kulturelles Wissen von Ursprüngen, Deszendenz, Vererbung. Dieses Wissen bezieht seine Wirkmacht, indem es für unterschiedliche Ebenen Relevanz behauptet. Die Idee von Blutsverwandtschaft wird dabei auch mit biogenetischer Verwandtschaft gleichgesetzt. Franklin (1993), S. 522–561.
[14] Beide treten zusammen auf, wenn es etwa um den sogenannten ›Vaterschaftstest‹ geht.
[15] In dieser Setzung liegt zweierlei: Sie erklärt die Ehe (ethisch-moralisch) zu dem monogamen Ort, an dem es keine anderen Kombinationsmöglichkeiten gibt und sie stuft (rechtlich) den Vater in Relation zur Mutter ein.

Familiengeschichten

Im Bezug auf die Voraussetzungen und die Effekte, die die Verbindung einer reproduktionsmedizinischen Behandlung (IVF/ICSI) und einer präinseminativen genetischen Diagnostik (PID) für die Genealogie nach sich zieht, ist eine sich immer mehr durchsetzende biowissenschaftliche Betrachtungsweise auffällig. Dabei tritt innerhalb der medialen Erzählweisen ein Problembewusstsein im Hinblick auf einen ›Ursprung‹, eine ›Herkunft‹ auf, das abermals die Konflikte um die viel umkämpfte Grenze zwischen Natur und Kultur befeuert. Denn hier geht es in der Forderung nach konsistenten Erzählweisen des eigenen Lebens um nicht weniger, als um die Frage nach der Identität Zukünftiger (»Wie erzähle ich von meinem Ursprung?«, bzw. »Wie berichte ich von deinem Ursprung?«).[16] Das meint genauer, dass die Erzeugung den Konnex zwischen Natur und Gesellschaft herstellt, auf dem basierend dann die Konstruktion und Konzeption von verwandtschaftlichen und genealogischen Beziehungen angenommen wird.[17] Die Konstruktion von Verwandtschaft beruht damit also auf einem biopolitischen Faktum. Das ist die eine Seite. Auf einer anderen zeigt sich, dass Gesellschaften als Gegentendenz zu einer solchen (vermeintlichen) Flexibilisierung der rechtlichen Neubewertung von Vererbung und Familie wenig Raum bieten. Hier offenbart sich eine undefinierte Gemengelage aus biologischer, sozialer und rechtlicher Deutungshoheit, bei der ohne Frage der Durchsetzung technologischer Angebote eine produktive Funktion zukommt. Mithilfe der Frage nach den Voraussetzungen und den Effekten der durch Gendiagnostik flankierten Reproduktionsmedizin für die Genealogie verschiebt sich die Debatte über die »Genetik hin zu genau jener Schwelle von Natur- und Kulturgesetzen, an der die Phänomene der Vererbung und das Wissen über sie immer schon angesiedelt sind.«[18]

---

[16] Die biologische, auf den Zeugungsakt bezogene Unterscheidung von ›künstlich‹ und ›natürlich‹ kennt bzw. kannte ein (rechtliches, gesellschaftliches) Pendant, das zwischen der Geburt von ›legitimen‹ und ›illegitimen‹ Kindern unterschied. Verwiesen ist damit auf den Status, der davon abhängt, ob sie in eine Ehe hinein geboren werden oder nicht.
[17] Caroline Arni weist an dieser Stelle darauf hin, dass die Interpretation dessen, was als *facts of nature* gilt, nie statisch, sondern vielmehr von sich ändernden epistemologischen, politischen und sozialen Ordnungen abhängig sei. Arni (2008), S. 293 ff.
[18] Weigel (2002).

Julia Helene Diekämper

Kennzeichnend für die Medienbeispiele in Bezug auf Reproduktionstechnologien sind Deutungskämpfe um die Legitimität dessen, was Familie ist und wer mit wem heute verwandt sein kann. Dabei zeigt sich, dass sich Familie durch Aufwendung von Mitteln erwerben oder herstellen lässt. Dies wird etwa deshalb nötig, weil eine Familie durch Kinder gesellschaftliche Anerkennung findet. Ihre Erzeugung stellt aber für unterschiedliche Menschen unterschiedliche Hürden dar. Dafür, dass viele Menschen heute an diesem (um im Bild zu bleiben) Lauf teilnehmen, sorgt die Etablierung der Medizin. Die Anwendung von Reproduktionstechnologien ist verantwortlich dafür, dass

»Frauen nach der Menopause, gleichgeschlechtliche Paare, Alleinstehende (meist Frauen) und sogar Verstorbene (ausschließlich Männer) [...] Beispiele für Individuen oder Kategorien [sind, J. D.], für die vor der Verfügbarkeit von ART die Zeugung von Nachkommenschaft einfach nicht zur Diskussion stand.«[19]

Viele dieser Möglichkeiten zeigen zudem, inwiefern Fortpflanzung zum Geschäft geworden ist, das zwischen unterschiedlichen Parteien abgeschlossen wird und dessen Produkt das eigene Kind als Garant für eine Familie ist. So berichtet der *Spiegel* über eine Fertilitätsklinik in Indien, die ein Geschäft mit Leihmüttern betreibt und die mit dem Spruch wirbt: »Kommen Sie als Paar, gehen sie als Familie«[20].

Die Erzeugung eines Kindes mittels der Reproduktionstechnologien betont den Herstellungscharakter von Verwandtschaft ganz offensichtlich. Denn hier handelt es sich um die geplante Erzeugung eines Embryos, der ohne diesen Akt nie zu einem Kind reifen könnte. Das Versprechen, dass hierbei die genuin eigenen Körperstoffe zum Tragen kommen, macht Verfahren wie die IVF zu einer vielgepriesenen Garantie für eindeutige Elternschaft.[21] So kann mittels der Tatsache, dass das Kind im Labor erzeugt wurde, die narzisstische Kränkung der Männer, unter Umständen nicht biologischer Vater ihres Kindes zu sein, bereits

---

[19] Nowotny/Testa (2009), S. 22.
[20] Art. »Die Fabrik des Lebens«, in: Der Spiegel 38/2008. Hier heißt es: »Sie kommen aus Europa, Asien und Amerika – Paare, die keine eigenen Kinder bekommen können, finden in Indien einen blühenden Markt für Leihmutterschaft. Doch was passiert, wenn ein Baby geboren wird, das plötzlich niemandem mehr gehört?«
[21] Siehe hierzu den Aufsatz von Petra Gehring: »Bio-Vaterschaft: Die Wiederkehr der Zeugung als technogene Obsession«, in Gehring (2006), S. 92 ff. Sie argumentiert hier etwa, durch den Umbau der Familien hätten sich auch die Vaterbilder liberalisiert.

bei der Zeugung vermieden werden.[22] Innerhalb der sozialen, rechtlichen und politischen Konstruktion der Familie wird angesichts der neuen Unübersichtlichkeiten die Biologie offenbar zum einzigen Rettungsanker, um gesicherte Familienkonstellationen herzustellen.

Neben der prinzipiellen Sicherheit, die erst einmal traditionelle Lebensformen betrifft, eröffnen die technologischen Möglichkeiten neue Wirklichkeiten, indem beispielsweise homosexuelle Paare Zugang zur Fortpflanzung erhalten. Eine solche Möglichkeit findet aber innerhalb Deutschlands (zumindest bislang) keine rechtliche Unterstützung[23]; übrigens so wenig wie die IVF bei Einzelpersonen. Die deutschen »Richtlinien zur Durchführung der assistierten Reproduktion« der Bundesärztekammer stellen zu den »Elterliche[n] Voraussetzungen« explizit fest: »Die Anwendung der Methode bei alleinstehenden Frauen und in gleichgeschlechtlichen Beziehungen« sei nicht zulässig.[24] Ein solches Verbot gilt in den meisten Ländern Europas.[25] In einer solchen Entscheidung offenbart sich die Notwendigkeit, Sexualität im Dienste reproduktiver Beziehungen zu organisieren und es gilt als ausgemacht,

---

[22] Die Diskussion um die Anonymität der Samenspende führt allerdings mit dem Recht auf Kenntnis seiner Abstammung zurück auf tradierte Herkunftskriterien.

[23] Daran ändert auch das Urteil des Bundesverfassungsgerichts 2013 vorerst nichts.

[24] Anfang der 1980er Jahre hat die Bundesärztekammer die »Richtlinien zur Durchführung von In-vitro-Fertilisation (IVF) und Embryotransfer (ET) als Behandlungsmethode der menschlichen Sterilität« erarbeitet. Diese sind mit Beschluss des 88. Deutschen Ärztetages 1985 Bestandteil der Berufsordnung geworden. Sie wurden nach Inkrafttreten des EschG novelliert und vom Deutschen Ärztetag als »Richtlinien zur Durchführung des intratubaren Gametentransfers, der In-vitro-Fertilisation mit Embryotransfer und anderer verwandter Methoden« verabschiedet. Aufgrund von Modifikationen der Methoden und der Entwicklung neuer diagnostischer und therapeutischer Verfahren erfolgte 1998 eine zweite Novellierung dieser Richtlinien (»Richtlinien zur Durchführung der assistierten Reproduktion«). Es werden dort Leistungsvoraussetzungen, Methoden, medizinische Indikationen, der Umfang der Maßnahmen, aber auch die Beratung des Ehepaares formuliert, sowie eine Auflistung der Qualifikationsanforderungen und Genehmigungsvorbehalte vorgelegt, die für die Methoden Voraussetzung sind.

[25] Eine Ausnahme stellt Dänemark dar. Hier wurde im Mai 2006 durch das Parlament entschieden, staatliche Kliniken zu verpflichten, auch Alleinstehenden die IVF zu ermöglichen und deren Kosten durch die Krankenkassen zu übernehmen. Slowenien ist eines der wenigen Länder, in dem die Frage des Zugangs von alleinstehenden Frauen zur Reproduktionstechnologie in Form einer Volksabstimmung entschieden wurde. Dabei stimmten 75 Prozent der Wahlberechtigten gegen die Behandlungsoption alleinstehender Frauen.

»dass die Ehe, die der Familie einen legalen Status verleiht oder vielmehr als das angesehen wird, was diese Institution absichern sollte, indem sie ihr diesen legalen Status verleiht, der Dreh- und Angelpunkt bleiben sollte, der dafür sorgt, dass sich beide Institutionen gegenseitig stabilisieren.«[26]

Verbote betreffen darüber hinaus auch die Vaterschaft bereits Verstorbener. Das ist etwa der Fall, wenn die Hinterbliebenen eines Toten dessen Samen mit den Eizellen einer Frau zusammenbringen und den so entstehenden Embryo entweder von dieser austragen lassen oder eine Leihmutter beschäftigen, um das Kind zur Welt zu bringen. Ganz offensichtlich ist ein Elternteil nicht einwilligungsfähig. Indem sogar männliche Tote ebenso wie Koma-Patienten als Samen-Spender herangezogen werden, diskutiert der *Spiegel* unter dem Titel »Jagd auf den Sperminator«[27]: »Irrweg oder [...] Chance für die Reproduktionsmedizin«. Der Film von James Cameron, der hier Pate für den Titel stand, zeigt Arnold Schwarzenegger als Terminator und Cyborg, dessen Aufgabe als Herr über Leben und Tod es ist, Menschen auf Befehl zu töten. Befehle erteilt der »Sperminator« keine mehr und er tötet auch niemanden. Stattdessen wird sein Tod überdeckt durch die »sorgfältige Verwaltung des Körpers und die rechnerische Planung des Lebens.«[28] Möglich wird ein solches Verfahren, da – im Gegensatz zum toten ›Patienten‹ – sein Sperma »quicklebendig« sei. Aufgrund dessen könne auch aus dem Jenseits eine ›finale Gabe‹ gereicht werden, zum Wohle der Hinterbliebenen. Der rituelle Akt wird nicht am oder für den Verblichenen vollzogen, sondern für dessen Frau und Eltern. Wenn der *Spiegel* dies mit der Bemerkung quittiert, so könnten Tote und Koma-Patienten »ihr Scherflein zur Weltbevölkerung beitragen«, dann klingt das selbst an diesem Ort nicht ironiefrei. Dennoch: Der Verweis auf den Gegenstand der Biopolitik, die Bevölkerung, findet auch hier seinen Platz. Trotz einer rechtlichen Negierung der Fortpflanzung in diesen Fällen, entfalten auch oder gerade solche Familienkonstellationen mediales Interesse. Dieses bezieht sich sowohl auf die individuelle Lebensplanung (Selbstbestimmung und Selbstverwirklichung) als auch auf deren Deutungsmöglichkeiten. Damit stehen die Präferenzen von Lebensformen und Lebenszielen zur Diskussion. Diese eröffnen in einem nächsten Schritt die Frage, ob sich im Falle des Kinderkriegens

---

[26] Butler (2009), S. 167.
[27] Art. »Jagd auf den Sperminator«, in: Der Spiegel 15/1999.
[28] Foucault (1983), S. 165.

unterscheiden lässt zwischen einer ›persönlichen‹, einer ›politischen‹ und einer ›moralischen‹ Ebene. Diese Frage lässt sich am deutlichsten stellen in Blick auf die, die eine Fortpflanzungsentscheidung sehr bewusst treffen, und das sind Paare, die aufgrund bestimmter genetischer Dispositionen Diagnoseverfahren in Anspruch nehmen – etwa PND oder PID.

Vererbung und Verantwortung. Ein multiples Risiko

Das (diagnostische) Angebot insbesondere der PND und der PID richtet sich vorderhand an zwei unterschiedliche Gruppen (heterosexueller) Paare: Neben ›Spätgebärenden‹ handelt es sich um jene potentiellen Eltern, die aufgrund von Voruntersuchungen wissen, dass ihre genetische Disposition zur potentiellen Behinderung/Krankheit des Kindes führen kann. Beiden Fällen geht die Annahme voraus, dass diejenigen Frauen/Paare von ihrem ›Risiko‹ wissen und sich diesem entsprechend verhalten. Das Wissen über Vererbung bzw. Vererbungsvorgänge rechtfertigt dabei moralisch die Inanspruchnahme von Technologien. Erst durch das Wissen um das bestehende Risiko wird eine Handlungsalternative (auch) sprachlich relevant. Denn dadurch, dass zwischen unterschiedlichen Optionen gewählt werden kann und muss (schließlich ist keine Entscheidung auch eine Entscheidung) ergibt sich ein über die Privatsphäre hinaus bestehender Gesprächsbedarf, wie er sich exemplarisch anhand der medialen Darstellung manifestiert.

Entscheidend ist dabei, dass Betroffene durch ein medizinisches Angebot handlungsfähig werden, ihr Leiden zu überwinden. Dieses Leiden kann sich sowohl auf die Physis als auch auf die Psyche beziehen. In diesem Sinne heißt es etwa:

»Es sind Frauen, die an Gebärmutterkrebs leiden, denen von Geburt an oder nach einer Operation die Gebärmutter fehlt oder bei denen eine Schwangerschaft ein hohes Gesundheitsrisiko birgt, denen Dr. Rama die Option auf eine Leihmutterschaft anbietet. Aber auch jenen Frauen hilft sie, die es schon mehrfach mit In-Vitro-Fertilisation probiert haben – ohne Erfolg.«[29]

Die Ärztin erklärt dies so: »Immer wenn die Frau sagt, sie könne keinen weiteren Stress mehr ertragen, ist Leihmutterschaft in Ord-

---

[29] Art. »Die Fabrik des Lebens«, in: Der Spiegel 38/2008.

nung«[30] Die medizinischen Möglichkeiten haben also neue Denkbarkeiten von Familie, aber auch echte Handlungsoptionen hervorgebracht. Da die ärztlichen Kriterien – wie in diesem Beispiel – zwischen physiologischen und psychischen changieren, ist es vor allem das Recht, das die Handlungsoptionen reguliert und das dadurch zum biopolitischen Instrument wird.

Inwiefern in einem solchen Zusammenhang die Bedeutung des Rechts genauer hervortritt wird deutlich, als im Jahr 2009 das Verbot der PID zunehmend hinterfragt wurde. Da hieß es etwa in der *Zeit*, dass ein Paar, das im Rahmen einer Fertilitätsbehandlung in Deutschland das Verfahren bereits nutzte, seinen Namen lieber nicht in der Zeitung lesen wollte, weil die Methode zum Zeitpunkt als der Artikel erschien, nach wie vor als verboten gelte. Dass sie sie nichtsdestotrotz nutzten, hänge mit ihren Erfahrungen zusammen. »Dabei hatten sich die Rudniks nichts anderes gewünscht als ein zweites Kind. Allerdings hatten sie schon eine schwerbehinderte Tochter und wussten, dass ein zweites krankes Kind ihre Kräfte übersteigen würde.«[31] Derlei Erfahrungen sind als Indiz für ethische Entscheidungen im Diskurs konstitutiv. Interessant an dieser Stelle ist, dass die durch die Geburt der Tochter gesammelten Erfahrungen scheinbar in einem Zusammenhang stehen mit der Ansicht, die PID sei nicht etwa verboten, sondern sie gelte nur als verboten. Nun lässt sich nicht *per se* ein positives Votum für Verfahren, wie das der PID, innerhalb der Medien feststellen. Als Tendenz ist aber eine hohe Wertschätzung für individuell ethische Entscheidungen erkennbar. Die individuelle Entscheidung betrifft hierbei die Kontrolle über die Vererbung.

In Deutschland hat der aus dem Rechtssystem des 17. Jahrhunderts stammende und in die Biologie eindringende Begriff der Vererbung seine juristische Bedeutung nie verloren.[32] Im juristischen Sinn bezeichnet Vererbung die Weitergabe von Besitz, der formell auf einen Erben übergegangen ist. Der Begriff verdankt seine Bedeutung also der Übertragung eines juristischen Begriffs auf eine Entscheidung, die mit der Reproduktion von Organismen zu tun hat. In Folge erlangt der

---

[30] Ebd.
[31] Art. »Die Ausweitung der Grauzone«, in: Die Zeit 30/2009.
[32] In diesem Sinne stellt er eine entscheidende Kategorie im Gesundheitssystem, im Familien- und Aufenthaltsrecht und bei den Erbschaftsregeln dar. Hierzu: Knecht, Michi (2007).

Begriff seine Konkretisierung daher aus mehreren Disziplinen: Im juristischen Sinne bezieht sich Vererbung auf die Verteilung von Gütern in zeitlicher Folge, die bestimmten Regeln (Verwandtschaftsgraden) unterliegt. Fortpflanzung als Vererbung zu begreifen setzt voraus, bei der Zeugung von Organismen Mechanismen am Werk zu sehen, die über den reinen Zeugungsmoment hinausgehen.[33] Das Phänomen der ›Weitergabe‹ wurde zunächst nur dort wahrgenommen, wo es um individuelle Eigenschaften und Abweichungen ging. In erster Linie trat es im Blick auf Krankheiten und ›abweichende‹ Eigenschaften auf.[34] Aus medizinischer Sicht standen dabei in erster Linie Erbkrankheiten im Fokus des Interesses. Dies betraf vor allem die sogenannten degenerativen Krankheiten. Krankheiten fanden dann Erwähnung, wenn nicht der Körper des Einzelnen, sondern der ›politische‹ Körper ganzer Populationen zur Disposition stand; wenn es also um die Bevölkerung ging.[35] Die Entwicklung der Genetik hat dafür gesorgt, dass Vererbung zum epistemischen Objekt wurde. Ich folge an dieser Stelle Sigrid Weigel, die davon ausgeht, dass der Begriff der Erbschaft »an der Schwelle zwischen biologischer Vererbung, Gesetz und Tradition situiert [ist, J. D.], ebenso, wie die Familie zwischen der Idee einer leiblichen oder Blutsverwandtschaft und einem Vertragsverhältnis steht.«[36] Das Gen bildet dabei das Zentrum des Diskursstranges, der auf vielerlei Weisen auf das soziale, kulturelle und politische Geschehen ausstrahlt. Aufgrund dieser Wirkkraft steckt in dem Begriff der Vererbung paradigmatisch ein biopolitisches Dispositiv. Schließlich bildet sie eine der Grundlagen der Biomacht, die sich für Foucaults auch dadurch kennzeichnet, dass sie sowohl auf der Ebene des Lebens, als auch der Gattung und den Massenphänomenen der Bevölkerung ansetzt.[37] Der heuristische Begriff der Biomacht funktioniert als Abgrenzung gegen-

---

[33] Rheinberger/Müller-Wille (2009), S. 21 f.
[34] Ebd.
[35] Die durch sich etablierende Wissenschaften mögliche Verschränkung der Machtsphären von Bevölkerung und Individuum thematisiert Foucault unter dem Begriff der Biomacht. Diese Machtform tritt im Zusammenhang mit der Entstehung des Bevölkerungs-Konzepts als sowohl politisches, wissenschaftliches und ökonomisches zu gestaltendes Objekt in Erscheinung. Die Entdeckung der Gesellschaft steht für das moderne Verständnis, dass ein Staat ohne Kenntnisse der Bevölkerung nicht regierbar sei. Dabei wird dieser multiple Körper als Masse seiner Individuen im Fortbestehen der Zeit betrachtet. Foucault (1983) und (2001).
[36] Weigel (2002), S. 73.
[37] Dazu auch: Rheinberger/Müller-Wille (2009), S. 29.

über einer die Moderne kennzeichnenden souveränen Macht. Beide Machtformen beziehen sich zwar auf die zentralen menschlichen Größen Leben und Tod. Diese neue Macht konzentriert sich aber auf das Leben[38], bzw. auf dessen Steigerung; auf die konkrete Möglichkeit also, auf das ›Leben‹ Einfluss auszuüben.[39]

Öffentlich vollzieht sich vor diesem Panorama der Einflussnahme ein Tausch, bei dem das Recht auf ein Kind durch die Verantwortung im Kontext von Vererbung erworben werden kann. Dieses Recht erlangt über den Umweg der Pathologisierung via Medizin den Status eines lösbaren Problems der Allgemeinheit. »Babys auf Rezept«[40] lautet dann der scheinbar logische Schluss, der aber im Falle all jener, die nicht aus medizinischen Gründen (Infertilität/Sterilität oder entsprechende Prädisposition) ungewollt kinderlos bleiben, ein ›Defizit‹ bedeutet. Nichtsdestotrotz tritt die von Sexualität entkoppelte Zeugung allgemein innerhalb der Medien jedoch nicht als privilegierte Form der Fortpflanzung auf. Sie ist lediglich ein notwendiger und daher konsequenter Weg zum eigenen Kind für die, denen andernfalls das Kinderkriegen versagt bliebe. Dies gilt für sogenannte Risikopatientinnen ebenso wie für homosexuelle Paare oder Spätgebärende.

Kinder der Liebe

In welcher Konstellation auch immer Paare oder Einzelpersonen Kinder bekommen, in der öffentlichen Aushandlung drückt sich anlässlich des Ausschlusses des Zufalls die Wertschätzung eines alten und in erster Linie auf das Paar bezogenen Ideals aus: Das der (romantischen) Liebe, die sich in einem Kind erfüllt, als »Verkörperung der Beziehung«[41]. Dabei lässt sich zusätzlich erkennen, dass zwischen innigem Kinderwunsch und asexueller Zeugung ein Zusammenhang besteht, der über die reine ›Produktion‹ hinausgeht. Denn innerhalb des Diskurses scheint es so, als habe eine solche Ausgangslage Einfluss auf die Erwartung und Vorstellung von Familie. Man könnte sich also fragen,

---

[38] Maria Muhle stellt fest, dass das Leben nicht nur zentraler Gegenstand der Biomacht sei, sondern dass es auch gleichzeitig das funktionale Modell sei (Gegenstand und Funktionsmodell). Muhle (2008), S. 11.
[39] Foucault (1983), S. 164 ff.
[40] Art. »Babys auf Rezept«, in: Der Spiegel 4/2002.
[41] Mense (2004), S. 157.

ob die Debatten über Genetik im Bezug auf diejenigen, die sie nutzen, nicht einen alten platonischen Idealismus reproduzieren.[42] Mit dem Ausschluss der ›notwendigen‹ (produktiven) Sexualität aus der Paarbeziehung und der hierdurch gewonnenen ›Planbarkeit‹ eines Kindes verändert sich schließlich dem Diskurs folgend auch der Blick auf das Begehrte.

»Dabei verbindet die Liebe die Verantwortung der Eltern für das künftige Kind mit neuen Gen- und Reproduktionstechnologien […] und sie begründet den Anspruch auf Zugang zu diesen Technologien gegenüber der Gesellschaft.«[43]

So lautet dann die Einschätzung des Gynäkologen Severino Antinori im *Spiegel:* »Laborbabys werden mehr geliebt.«[44] Diese Liebe ist mit der Überwindung des autonomen Subjekts verbunden, das hinter das Paar zurücktritt. Durch das eigene Kind wird die (intime) Liebe in die materielle Welt überführt. Erst vor diesem Hintergrund entfaltet ein solcher Anspruch auf ein eigenes Kind seine Wirkmächtigkeit.

In diesem Sinne avanciert das Kind, das vielen Medienbeiträgen zufolge Produkt von Mühe, Arbeit und Anstrengung ist, zum ›Liebeszeichen‹. Das ist nur so zu verstehen, dass die Liebe derer, die all das auf sich nehmen, besonders belastbar ist. Denn selbstverständlich sind Mühe, Arbeit und Anstrengung keine Grundbedingungen für die Beziehung. So verweist auch Luc Boltanski auf die »beachtlichen Opfer«[45], die beide Partner mit einem solchen Projekt auf sich nehmen. Der ›Wert‹ des so entstehenden Kindes steigert sich auch deshalb, weil in seine Realisierung die zentralen gesellschaftlichen Ressourcen Arbeit, Geld und Zeit fließen. Die Bezuschussung der Behandlungskosten einer IVF durch die Krankenkasse deutet jedoch auf das Ende der Tragkraft eines Liebes-Arguments. Denn: Nicht jede Liebesgemeinschaft hat Anrecht auf die Finanzierung entsprechender Verfahren. Wessen Behandlung ist also erstattungswürdig? Wessen Liebe kann sich in einem Kind realisieren? Besonders da hier solidargemeinschaftliche Gelder zum Einsatz kommen, ist das eine Frage, über die es im Sinne von Verteilungsgerechtigkeit zu sprechen gilt. Inwiefern innerhalb der öffentlichen Kontroverse dabei Ressentiments zum Tragen kommen

---

[42] Atlan/Botbol-Baum (2007), S. 93.
[43] Bock von Wülfingen (2007), S. 116.
[44] Art. »Laborbabys werden mehr geliebt«, in: Der Spiegel 4/2002.
[45] Boltanski (2007), S. 256.

bzw. inwiefern ein Anspruch auf Behandlung sich auch auf den Grund der Indikation bezieht, machen Überlegungen aus dem *Spiegel* deutlich, wenn es darum geht, ob

»die Solidargemeinschaft für alles aufkommen [*soll*, J. D.] – selbst für das menschheitsgeschichtlich widernatürliche Spätgebären der Babyboomer-Generation? Oder gibt es so etwas wie ein Menschenrecht auf ein eigenes Kind?«[46]

Das Kind als ›Liebeszeichen‹ wird überführt von der privaten Sphäre der Sorge/Mühe in die des Marktes und der Produktion, wo es sich Nützlichkeitserwägungen stellen muss. Denn im Gegensatz zur Arbeit kann Mühe in beiden Sphären zum Einsatz kommen. Arbeit heißt schließlich Teilnahme am gesellschaftlichen Leistungsaustausch. Liebe wird hier zum Transmissionsriemen gesellschaftlicher Leistung, sofern sie als hierfür geeignet erklärt wird. Eine Grenze verläuft möglicherweise semantisch zwischen Arbeit und Mühe. Dabei gilt Mühe als Indiz eines nachrangigen Verfahrens, als Notlösung. Bereits aufgrund der Mühe würden Eltern deshalb das Prinzip Sex nicht gegen die Reagenzglaszeugung tauschen, argumentieren insbesondere Humangenetiker. Jens Reich bemängelt beispielsweise, Verfahren wie die IVF brächten kein »Vergnügen«[47]. Aus einer solchen Feststellung schlussfolgert er:

»Ohne Vergnügen in einer Gesellschaft, in der Kinderzeugung keine Notwendigkeit von Altersversorgung und Erbfolgenregelung darstellt? Das soll sich durchsetzen? Ich bin zu altmodisch, um mir das vorzustellen.«[48]

Indem Reich Sexualität und Fortpflanzung altmodisch zusammen denken will, unterstellt er, dass dies längst getrennt voneinander verhandelt wird.

Das ›Prinzip Sex‹ wird in ent-sexualisierte (technische) Sexualität transformiert. Im Sinne einer ›Normalisierung‹ der Technologisierung von künstlicher Befruchtung wird nicht ohne Grund die sexuelle Zeugung diskursiv in den Dienst genommen, wenn das Verfahren IVF als Sex beschrieben wird. So titelte die *Zeit* zur Erzeugung in der Petrischale: »Sex in der Retorte«.[49] Wird hier also etwas Technologisches renaturalisiert oder handelt es sich um eine Strategie, das biopolitisch

---

[46] Art. »Geschäft mit der Hoffnung«, in: Der Spiegel 22/2008.
[47] Reich (2000), S. 89.
[48] Ebd.
[49] Art. »Sex in der Retorte«, in: Die Zeit 11/1997.

grundierte technische Verfahren in den Mantel des Privaten zu hüllen? Neben die ›natürliche‹ Sexualität tritt die ›künstliche‹ Sexualität, hinter der eigentlich eine asexualisierte Fortpflanzung steckt. Ein sich so erfüllender Kinderwunsch befördert in dieser Lesart gleichzeitig eine Stabilität der Paarbeziehung, in der ökonomisch überformte Liebe genauso vorkommt wie technisch überformte Sexualität.

Das Paar-Projekt

Anders als in Zeiten, in denen ungewollte Kinderlosigkeit dem Schicksal zugeschrieben wurde, ändern sich heute Mittel und Wege, diesen ungewollten Zustand zu gestalten. So war es in früheren Kulturen oft gängige Praxis, dass Männer sich von ihren »unfruchtbaren« Frauen »befreien«[50] konnten. Weibliche Unfruchtbarkeit rechtfertigt dabei den Ehebruch. Unter Rekurs auf die Bibel dienen die hier erzählten Geschichten innerhalb der Medien als historisches Indiz von Kontinuität. »Auch Abraham hatte es nicht leicht«[51], heißt es etwa in der *Zeit*:

»Mit Sarah wollte es partout nicht klappen. ›Geh doch zu meiner Magd‹ rief die Angetraute. Das führte, mit 86 Jahren, noch mal zu Vaterfreude – ein biblischer Fall von Ersatzmutterschaft. Der Genesis zufolge ruhte Segen darauf. ›Ich will deine Nachkommenschaft so mehren, daß sie der großen Menge wegen nicht gezählt werden können‹, sprach der Engel des Herrn. Bis ins 20. Jahrhundert hinein hatte das biblische Vorbild bestand: Bei Kinderlosigkeit half letztlich nur der Partnerwechsel.«[52]

Der Vergleich mit der Genesis[53] geht davon aus, dass ein Partner (die Frau) unfruchtbar ist und dieses ›Dilemma‹ durch eine Ersatzmutter ausgeglichen wird. Der Partnerwechsel bezieht sich ausschließlich auf den sexuellen Akt, denn folgt man der Geschichte, verließ Abraham Sarah ja ebenso wenig wie Jakob Rachel.[54] Vielmehr stellt männliche Untreue die logische Folge von weiblicher Infertilität dar. Nach heutigem Stand der Medizin ist nicht einmal das mehr nötig: Dank Gott

---

[50] Spar (2006), S. 7. Sie weist darauf hin, dass es Männern unter diesen Bedingungen zustand, »to kill or to abandon them«.
[51] Art. »Wann kommt der menschliche Nachwuchs nach Maß?«, in: Die Zeit 11/1997.
[52] Ebd.
[53] Hierzu der Beitrag von Anselm in diesem Band.
[54] Auch auf dieses Paar wird innerhalb der Medien Bezug genommen. So beispielsweise im Art. »Tun wir Frauen etwas Gutes?«, in: Der Spiegel 17/1992.

wurde Sarah Mutter; dank der Technologie werden heutige Frauen schwanger.[55] Damit sichert die Medizin eheliche Stabilität, indem sie deren produktives Zentrum auslagert, d. h. entkörperlicht. Der öffentliche Diskurs stiftet hingegen den Zusammenhang von Liebe, Sexualität und Fortpflanzung im Zeitalter ihrer Technologisierung.

Männlicher Seitensprung und medizinische Behandlung scheinen bezüglich der Erfüllung des Kinderwunsches miteinander zu konkurrieren. Auch wenn Untreue dabei als ethisch vertretbar gehandelt wird, weil sie intentional und ›produktiv‹ ist (unterstellt wird, dass der sexuelle Kontakt rein zweckgebunden sei), so beseitigt die Fortpflanzungsmedizin vorderhand doch den schalen Beigeschmack eines unerwünschten Dritten.[56] Eine solche Argumentation besagt, Untreue sei nur dann verwerflich, wenn sie um ihrer selbst willen stattfände. Wenn aber ein Seitensprung sich am Eisprung orientiere und der Erzeugung eines Kindes diene, dann wird dies zumindest gebilligt. Die Inanspruchnahme der Technologie bietet aber auch in Bezug auf das Paar neue Deutungsmöglichkeiten. Im *Spiegel* etwa heißt es:

»Damals sei sie Monat für Monat dorthin gegangen, bis sie sich ganz leer fühlte und es auch im Intimleben der Partner Schwierigkeiten gab, weil die Frau bei jeder Berührung durch ihren Mann an die Berührungen durch den Arzt erinnert wurde.«[57]

Dem Arzt wird hier die Position eines Liebhabers zugeschrieben, mit dem die Frau gemeinsam das Kind zeugt. Analog ließe sich der Ehemann in die Rolle dessen bringen, der das Kind entkörperlicht herstellt. Wenngleich also das auf diese Weise entstehende Baby biologisch zum Ehepaar gehört, korreliert die Erzählung der Frau die Exklusivität der Sexualität mit der Exklusivität der (Er-)Zeugung. Der Betrug besteht fortan im Akt der Fortpflanzung, nicht im Akt der Sexualität.[58] Unter der Bedingung der Loslösung von der Sexualität wird die Fortpflan-

---

[55] Vertiefend zu der Figur der Sarah: Atlan/Botbol-Baum (2007), S. 91 ff., die die Funktion dieses Vergleichs in der Möglichkeit des »dédramatisé« erkennen.
[56] Inwiefern Blutsverwandtschaft nach wie vor aber die zentrale Bezugsquelle ist, das macht Lisa Mense deutlich. Mense (2004), S. 149 ff.
[57] Art. »Mensch, da ist ein Baby drin«, in: Der Spiegel 25/1981.
[58] Die an die Beteiligung Dritter gebundene Sorge findet sich seit Beginn entsprechender Experimente. Als Gegenstrategie schlug etwa Joseph Gérard vor, den Arzt in dem Zeugungsakt als neutrale Person zu betrachten. Es sei zwar problematisch, so der französische Arzt 1888, wenn ein Dritter im Zeugungsakt interveniere; allein, der Mediziner sei in diesem Fall kein »Mensch, sondern ein gleichgültiges Instrument« *(pas un*

zung also erneut diskursiv sexualisiert, diesmal im Fortpflanzungsparadigma des Seitensprungs. Inwiefern einem solchen Verfahren dann auch konsequenterweise etwas Anrüchiges anhaftet, dokumentiert der Wunsch, das Kind möge nicht erfahren, auf welche Weise es zustande gekommen ist: »Ich möchte einfach nicht, daß mein Kind mit dem Stigma, irgendwie unnatürlich zu sein, durch die Welt geht.«[59] Hier schließt sich zudem eine Begründung für ein erneutes Festhalten an der ›ursprünglichen Natürlichkeit‹ als soziales und gesamtgesellschaftliches Paradigma an, deren Kehrseite die unnatürliche Unmoral stellt. Denn durch den asexuellen Zeugungsakt mittels Spende besteht die Möglichkeit, dass weitere Menschen am Fortpflanzungsprozess beteiligt sind. Dieses Eindringen seitens der Spenderin/des Spenders spielt jedoch innerhalb der Medien eine weitaus geringere Rolle als die des (in den Beispielen nahezu ausschließlich männlichen) Mediziners.

Besonders die Konsequenzen der Trennung von Sexualität und Fortpflanzung für die Geschlechterbeziehung sind es, die mediales Echo erzeugen. So widmet sich Carl Djerassi, der »Vater der Pille«[60], in einem in der *Zeit* gedruckten Essay mit dem Titel »Der entmachtete Mann«[61] möglichen Folgen der asexuellen Zeugung. Darin schreibt er Männern eine »zwar unwesentliche Rolle bei der Fortpflanzung« zu, jedoch bestünde deren »reproduktive Macht« Frauen gegenüber darin, dass sie fortlaufend für Nachkommenschaft sorgen könnten, wohingegen Frauen während einer Schwangerschaft »blockiert« seien. Dieses Verhältnis habe sich durch die (oralen) Kontrazeptiva grundlegend verändert, da nun »die Frauen die Macht [besitzen, J. D.], allein und ohne [sein, J. D.] Wissen die Folgen sexueller Kontakte zu kontrollieren.« Noch entscheidender für das Machtverhältnis zwischen den Geschlechtern sei die reproduktionsmedizinische Offerte, »vormals unfruchtbare Frauen« zu therapieren. Damit verfestige sich eine Trennung zwischen »Sex und Befruchtung«: »Letztere verlagert sich weit weg vom Bett unter das Mikroskop«.

---

homme, mais un intrument indifférent). Joseph Gérard: Nouvelles causes de stérilité dans le deux sexes (1888, S. 408.) Zitiert nach: Arni (2008), S. 299 ff.
[59] Art. »Mensch, da ist eine Baby drin«, in: Der Spiegel 25/1981.
[60] Djerassi selbst bezeichnete sich im Titel seiner Autobiographie als »Mutter der Pille«. Djerassi (2001).
[61] Art. »Der entmachtete Mann. Die Reproduktionsmedizin macht Frauen unabhängig vom starken Geschlecht«, in: *Die Zeit* 27/1999. Die folgenden Zitate: ebd.

Julia Helene Diekämper

Der ›richtige‹ Zeitpunkt – Die Entschleunigung der Erzeugung

Ist die Liebe erst einmal in den Fortpflanzungsprozess eingespannt, kann sie dann ihre wirkliche (romantische) Kraft entfalten. Das zeigt sich etwa in der Auseinandersetzung mit der Kryokonservierung[62]. Symptomatisch für die Liebeskonzeption heißt es dann etwa im *Spiegel:* »Eingefrorene Eizellen könnten die Lebensplanung von Single- und Karrierefrauen revolutionieren.«[63] Anhand der Fallgeschichte zweier Frauen, die ihre Eizellen haben einfrieren lassen, um diese eines Tages mit den Spermien von ›Mr. Right‹ befruchten zu lassen, illustriert sich die Einschreibung neuer zeitlicher Strukturen in den Diskurs.[64] Denn nur durch die gewonnene Zeit, erklärt die eine der beiden, erhalte sie die »innere Ruhe, auf die wirkliche Liebe zu warten.«[65] Die vorausschauend auf Fortpflanzung bedachten Frauen konservieren ihr biologisches Potential, um nicht aus (biologischer) Zeitnot einer unerwünschten Lösung[66] nachzulaufen. So diene das Verfahren nach Einschätzung einer englischen Reproduktionsmedizinerin dazu, »vielen Frauen« ein Angebot zu machen, »denen ohne diese Technik die Chance auf Mutterschaft verwehrt bliebe.«[67] Vorrangig zwei Gründe sind es dabei, die für das Spätgebären verantwortlich gemacht werden:

»Für Single- und Karrierefrauen, die auf ihr späteres Mutterglück nicht verzichten möchten, bieten sich damit ganz neue Möglichkeiten. Sie können im Alter zwischen 20 und 30 Jahren Eizellen einfrieren und diese später bei Be-

---

[62] Dabei werden die nach hormoneller Stimulation gewonnenen Eizellen eingefroren. Dies ist rechtlich deshalb möglich, da, solange die Erbinformationen nicht verschmolzen sind, die Eizelle mit dem Spermium noch nicht als Embryo gilt und damit nicht als »werdendes Leben«. Die Eizellen können in späteren Zyklen aufgetaut und nach der Verschmelzung in die Gebärmutter übertragen werden.
[63] Art. »Wunschkind aus der Kälte«, in: Der Spiegel 16/2006.
[64] Inwiefern auch hier das Internet eine zentrale Vermittlungsposition für den Markt einnimmt, das führt Eva-Maria Knoll anhand der Plattform *Single Mothers by Choice* (http://www.singlemothersbychoice.com [März 2011]) vor, die als Austausch- und Informationsnetzwerk für freiwillig alleinstehende Mütter dient. Die klassische Kleinfamilie werde hier nicht abgelehnt, so Knoll, sondern sie werde als innerhalb der reproduktionsfähigen Lebensjahre nicht realisierbar beschrieben. Knoll (2008), S. 333 ff.
[65] Art. »Wunschkind aus der Kälte«, in: Der Spiegel 16/2006.
[66] Als solche gilt sowohl kein Kind zu bekommen, als auch es mit dem ›falschen‹ Mann zu bekommen. Auch hier werden Liebe und Autonomie, die dann gemeinsam Einfluss nehmen auf die Reproduktionsfreiheit, zusammengedacht.
[67] Art. »Wunschkind aus der Kälte«, in: Der Spiegel 16/2006.

darf wieder auftauen lassen – wenn sie den Wunschvater für ihr Kind gefunden haben oder ihnen der Job mehr Luft für die Familienplanung lässt.«[68]

Insbesondere in Hinblick auf die Singles offenbart sich eine an der Zeitachse gemessene Neuorientierung bei der Familienplanung: Das Kind bleibt nach wie vor gemeinsames Projekt zweier sich liebender Menschen, die Entscheidung und die notwendigen Umsetzungsschritte können aber beide Partner unter Umständen Jahre voneinander entfernt realisieren.

Nach Djerassi entwickelt sich in diesem Sinn das Kinderkriegen vergleichbar mit einem Bankgeschäft: In jungen Jahren zahlt man vorausschauend Embryonen ein (das setzt im Gegensatz zum vorherigen Beispiel voraus, dass sich das Paar bereits gebildet hat und auf sein Fortbestehen in dieser Formation vertraut), und taut sie dann zum ›richtigen‹ Zeitpunkt wieder auf. »Wollen sie ein Kind haben, dann heben sie einfach bei ihrer Bank ab, was sie brauchen.«[69] Die Einrichtung eines solchen Kontos führt seiner Meinung nach insofern zur Emanzipation beider Geschlechter, als »Sex […] nur noch aus Lust und Liebe statt[fände], die Fortpflanzung unterm Mikroskop.« Im kalkulierten Umgang mit den eigenen Anlagen läge deshalb eine Befreiung, da Fortpflanzung vorausschauend und unemotionalisiert geplant werden könne. Mit dieser Form des ›souveränen‹ Handelns können Frauen wie Männer dem biologischen Schicksal vermeintlich trotzen. Doch tatsächlich ereignet sich etwas anderes: Mittels des Begriffs der romantischen Liebe vollzieht sich diskursiv ein biopolitischer Durchgriff auf die autonome Fortpflanzung. Das heißt: Hier verbinden sich in der Reproduktionsentscheidung individuelle Bedürfnisse und gesellschaftliche Steuerung. Das Leben (das ›Leben machen‹) und seine Mechanismen treten so »in den Bereich der bewussten Kalküle«[70] ein.

Kinder als Zeichen der Anerkennung

Die strategische Einbindung der Liebe in den Reproduktionsdiskurs stellt eine diskursive Bedingung für einen Anspruch auf ein Kind dar.

---

[68] Ebd.
[69] Art. »Der entmachtete Mann. Die Reproduktionsmedizin macht Frauen unabhängig vom starken Geschlecht«, in: Die Zeit 27/1999.
[70] Foucault (1983), S. 128.

Sie legitimiert als notwendige Beziehung das gemeinsame Projekt. Inwiefern sie aber isoliert betrachtet nur eine notwendige, nicht aber eine hinreichende Bedingung ist, wird offensichtlich, wenn es um die Erweiterung der Kreise des heterosexuellen, verheirateten Paares geht. Insbesondere im Bezug auf homosexuelle Menschen offenbart sich ein Konflikt zwischen strukturellem Ausschluss und medizinischem Einschluss. Durch eine entsprechende Auseinandersetzung gelangt die vermeintlich gebannte Sexualität zurück in den Diskurs.

Wenngleich die Reproduktionsmedizin immer wieder als Möglichkeit gehandelt wird, auch homosexuellen Paaren den Kinderwunsch zu erfüllen, haben in den meisten europäischen Ländern homosexuelle Menschen keinen gesetzlichen Anspruch auf eine entsprechende Behandlung.[71] Nicht nur der technische Fortschritt, auch die jüngeren gesellschaftlichen Entwicklungen erhöhen aber den Druck auf den Gesetzgeber, Arbeiten zu einem Gesetz voranzutreiben, die die Möglichkeit der künstlichen Befruchtung auch für homosexuelle Paare in ihre Überlegungen mit einschließen.[72] Der bisherigen sowohl politischen als auch rechtlichen Zurückhaltung steht ein stetig wachsendes mediales Interesse gegenüber. So berichtete etwa die *Zeit* im Jahr 2001 von dem Mediziner Jan Tesarik, der mit einem Kollegen die ersten menschlichen Embryonen aus normalen Körperzellen geschaffen habe, indem sie das Erbgut einer Körperzelle in eine fremde Eizelle spritzten. Dieses Verfahren eigne sich ebenfalls auch dazu, so der Mediziner in der Wochenzeitung, Frauen unabhängig von deren Alter ebenso ein genetisches Kind anbieten zu können, wie »zwei homosexuelle[n] Männern«.[73] Als Konsequenz solcher Fortpflanzungsszenarien fordert Jens Reich im *Spiegel* unter dem Titel »Erotik in der Cyberwelt«[74] die Auflösung der zweigeschlechtlichen Reproduktion unter der Voraussetzung, dass diese dann *in-vitro* stattfindet.

»Kinder jedes gewünschten Geschlechts werden sich aus jeder Kombination von Partnern herstellen lassen, lediglich ein Lesbenpaar wird Schwierigkeiten bekommen, wenn es sich (was nicht sehr häufig vorkommen wird) auf einen

---

[71] Das gilt in gewissem Maße auch für das Recht auf Adoption. Damit ist natürlich nicht gesagt, dass es keine homosexuelle Elternschaft gibt.
[72] Dies unterstreicht auch die neuerliche Diskussion in Folge der Entscheidung des Bundesverfassungsgerichts 2013.
[73] Art. »Eine Haarbreite bis zum Klon«, in: Die Zeit 26/2001.
[74] Art. »Zwei Männer und ein Baby«, in: Der Spiegel 4/2007.

Jungen als Nachkommen kapriziert hat. Die beiden Partnerinnen müssten sich irgendwo das fehlende Y-Chromosom besorgen.«[75]

Die mediale Auseinandersetzung mit dem Recht homosexueller Paare auf ein Kind findet in erster Linie vor dem Hintergrund der Frage nach der Qualität von deren Elternschaft statt. Das heißt, hier wird vorrangig verhandelt, ob die Erziehung durch zwei Frauen oder durch zwei Männer der Entwicklung des Kindes schadet. Das führt zu der Frage, was Elternschaft ausmacht. »[D]ie Biologie oder das alltägliche Kümmern ums Kind?«[76] Wissenschaftler erkennen nach Ansicht des *Spiegels* keine Hinweise darauf, dass das Leben bei »Homoeltern« schlecht für die Kinder sei. Das sei auch deshalb so, da – hier lässt sich der Strang des Liebeskindes entdecken –

»Schwule und Lesben sich sehr bewusst für die Elternschaft entscheiden und große psychische wie finanzielle Belastungen [sic!] auf sich nehmen, um Kinder in ihr Leben zu holen, [*und deshalb*, J. D.] halten sie sich häufig sogar für die besseren Eltern.«[77]

Wohlgemerkt: Sie sind es nicht, sie halten sich für die besseren Eltern. Eine solche Nuance lässt an der Wahrhaftigkeit des Parentalitätsprojekts Zweifel erkennen. Ein Unbehagen, das sich aber nicht auf den Umstand bezieht, dass vermehrt auch homosexuelle Menschen Kinder zu ihrer Selbstverwirklichung zählen. Auch

»[h]omosexuelle Paare wünschen sich immer häufiger ein Kind. Aber der Wunsch ist schwer zu erfüllen: Wie kommen Lesben zu einem Samenspender? Und Schwule zu einer Mutter? Noch dazu, wenn die Gesetze sie benachteiligen und sie sich selber fragen, ob ihre Kinder mit den neuen Lebensentwürfen zurechtkommen.«[78]

---

[75] Ebd.
[76] Art. »Zwei Männer und ein Baby«, in: Der Spiegel 4/2007. Die aus der Trennung von sozialer und biologischer Elternschaft bekannte Frage gewinnt hier vordergründig ein neues Gewand.
[77] Ebd.
[78] Art. »Wenn die Eltern schwul sind«, in: Die Zeit 2/2004. Dass eine solche Frage immer wieder gestellt wird, stiftet einen Zusammenhang 1. zur Notwendigkeit eines weiblichen und eines männlichen Elternteils. 2. impliziert sie die Gefahr, die in einer Elternschaft zweier Gleichgeschlechtlicher liegen könnte. Dass viele Kinder von Alleinerziehenden – und damit auch: eingeschlechtlich – aufgezogen werden, gilt hier nicht als Gegenargument. Stattdessen schwingt die Sorge mit, ein so aufwachsendes Kind teile durch die Sexualität seiner Bezugspersonen deren Begehren und wäre (aufgrund dessen) gesellschaftlich weniger erwünscht.

Julia Helene Diekämper

Die strukturelle Benachteiligung artikuliert einen Zweifel an der Realisierbarkeit, die Sorge um das Kind einen anderen. Beide Zweifel und ihre Gründe zusammengenommen verbinden die individuelle Ebene und die biopolitische Ebene.

Es ist also primär das Kindeswohl, das zu schützen unabhängig von der eigenen Familie der gesellschaftliche Auftrag vorsieht, der fragen lässt: »Sind Schwule und Lesben als Eltern so gut wie Heteros? Mindestens.«[79] Oder: »Schwuler Papa, guter Papa. Homosexuelle Männer und Frauen sind vorbildliche Eltern. Heteros können von ihnen lernen.«[80] Beide Titel inszenieren eine Konkurrenzsituation zwischen unterschiedlichen Formen der Elternschaft; in beiden Fällen gehen die homosexuellen Eltern als ›Gewinner‹ aus diesem Wettkampf hervor.[81] Die Erklärungen, die diesen Sieg rechtfertigen, lauten dann wie folgt: »Soll noch einer sagen, Lesben würden ihre Söhne nicht zu richtigen Kerlen erziehen.«[82] Die sich hier artikulierende Sorge macht die Befürchtung kenntlich, die von homosexuellen Eltern groß gezogenen Kinder würden sich nicht in das gesellschaftlich vorgesehene Rollenmodel fügen; Jungen würden stattdessen verweichlicht, Mädchen verhärmt.

Mit einer solchen Beruhigung durch die Recodierung geschlechtlicher Kategorien vollziehen sich die Normalisierung und die Aufnahme homosexueller Paare in einen größeren Diskurs: Eine homosexuelle Elternschaft ist dann legitim, wenn sie sich an konventionellen Rollenbildern orientiert und somit garantiert, die gesellschaftliche Ordnung nicht zu gefährden. Im Gegensatz zu Deutschland sei die Familiengründung Homosexueller durch Elternschaft ein weitverbreitetes und praktizierbares Verfahren in den USA, wozu das ganze »Spektrum der Nachwuchsbeschaffung in Anspruch« genommen wird: »künstliche

---

[79] Art. »Papa ist der beste Freund«, in Die Zeit 52/2001.
[80] Art. »Schwuler Papa, guter Papa«, in: Die Zeit 32/2000.
[81] In denen untersuchten Medienbeiträgen wird zwar die Frage, ob homosexuelle Elternschaft (rechtlich) zulässig sein sollte, mit Bezug auf das Kind diskutiert. Das führt aber vorderhand allgemein zu einer positiven Bewertung. Bezieht man andere Quellen mit ein, dann entsteht ein heterogenes Bild. So argumentiert Gerhard Amendt etwa entschieden konservativ. Das Kindeswohl vor Augen, kommt er zu dem Schluss: »Es muss einen daraus entspringenden normativen Imperativ geben, der homosexuelle Fortpflanzung aus Interesse am Wohl der Kinder und der Kultur ablehnt und die technische Phantasie homosexueller Fortpflanzung als aggressive Parodie kritisiert und bändigt«. Amendt (2002), S. 167.
[82] Art. »Zwei Männer und ein Baby«, in: Der Spiegel 4/2007. Die folgenden Zitate: ebd.

Befruchtung, Adoption, Leihmütter, Pflegschaften oder gelegentlich sogar Sex mit einem Partner des anderen Geschlechts«. Unter dem »Gaybyboom« sieht der *Spiegel* »eine stille gesellschaftliche Revolution«. Die Vorhersage, die (Anerkennungs-)Verhältnisse könnten sich grundlegend verändern, wird von dem Versprechen auf die Aufnahme in einen bürgerlichen Diskurs abgefedert. Prominente hätten dafür gesorgt, dass auch »Nicht-Heteros ein ganz biederes Familienleben mit Pampers, Penatencreme und Plantschbecken führen können und wollen.« Deutlicher kann die Überführung anderer Lebensformen in den Raum des Bürgerlichen kaum ausgewiesen werden. Oder: »Es gibt wohl nichts, was Homosexuelle in den Augen von Heterosexuellen stärker ›normalisiert‹ als die Elternschaft.«

Der Familienwunsch homosexueller Paare wird als etwas vermarktet, das erst durch die Reproduktionstechnologien möglich und realisierbar geworden sei. Um dieses Angebot entsprechend würdigen zu können, müssen homosexuelle Menschen nicht nur als eine gemeinsame Gruppe in Erscheinung treten, sie müssen vielmehr zunächst als Gegenkultur inszeniert werden, die sich dann durch die Familiengründung in die ›Mehrheitsgesellschaft‹ überführen lässt; eine bemerkenswerte Normalisierungsstrategie von Lebensverhältnissen im biopolitischen Wahrheitsspiel.

Einer Erweiterung der biologischen Kombinationsmöglichkeiten steht offensichtlich eine Engführung der Produktion sowohl auf einer gesellschaftlichen, als auch auf einer rechtlichen Ebene gegenüber. Eine solche Beschränkung neuer Konzepte lässt sich als Verweigerung von symbolischer Anerkennung durch den Staat lesen, denn dieser verfügt etwa mittels des Sozialgesetzbuchs über normalisierende Kräfte. Er kann bestimmte Beziehungen legitimieren und andere delegitimieren. Die so ausgeübte hegemoniale Kontrolle über Anerkennung ist monopolisiert und erfolgt u. a. durch das Gesetz und seine Ausführungsbestimmungen. So bildet Recht eine Form, die soziale Anerkennung präformieren kann. Das ist vor allem deshalb der Fall, weil es Impulse für gesellschaftliche Deutungskämpfe stiftet. Anerkennung findet also nicht nur in zwischenmenschlichen Beziehungen statt, sondern auch auf einer gesellschaftlichen und einer staatlichen Ebene, indem nur bestimmte Beziehungen rechtlich anerkannt werden. Jenseits der Motive (Liebe) bildet die Anerkennung durch den Staat ein zentrales Moment im Prozess des Kinderkriegens. Eine soziale Anerkennung, die, primär als Recht gedacht, der Liebe zur Seite gestellt und mit ihr verknüpft wird, verweist darauf, dass die Betroffenen, um autonom handeln zu können, darauf angewiesen sind, sich einer rechtlichen Prozedur zu unterwerfen. Indem sie nach Anerkennung streben, gehen sie zwangsläufig auf die vorgegebenen Bedingungen und Spielregeln ein. In der Unterwerfung unter diesen Diskurs werden Betroffene daher unter Umständen pathologisiert und reguliert, um Freiheit und Handlungsmacht zu erlangen.[83] Spürbar tut sich so ein Widerspruch zwischen Freiheit und Unfreiheit, zwischen Autonomie der Fortpflanzung und biopolitischer Unterwerfung auf.

Literatur

Amendt, Gerhard (2002): Kultur, Kindeswohl und homosexuelle Fortpflanzung. In: Leviathan – Berliner Zeitschrift für Sozialwissenschaft 30 (2), S. 161–174.
Atlan, Henri/Botbol-Baum, Mylène (2007): Des embryos et des hommes. Paris: PUF.
Bock von Wülfingen, Bettina (2007): Liebe und Gesundheit in der Genetisierung der Zeugung – Diskursanalyse als Untersuchung der Transformation von Denkräumen. In: Irene Dölling et al. (Hrsg.): Transformation von Wissen, Mensch und Geschlecht. Königstein: Ulrike Helmer Verlag.
Boltanski, Luc (2007): Soziologie der Abtreibung. Zur Lage des fötalen Lebens. Frankfurt: Suhrkamp.
Butler, Judith (2009): Die Macht der Geschlechternormen. Frankfurt: Suhrkamp.
Caroline Arni (2008): Reproduktion und Genealogie: Zum Diskurs über die biologische Substanz. In: Nicolas Pethes/Silke Schicktanz (Hrsg.): Sexualität als Experiment. Frankfurt: Campus.
Delaisi de Parseval, Geneviève (2008): Famille à tout prix. Paris: Seuil.
Djerassi, Carl (2001): Die Mutter der Pille. München: Diana.
Foucault, Michel (1983): Der Wille zum Wissen. Sexualität und Wahrheit. Frankfurt: Suhrkamp.
– (2001): In Verteidigung der Gesellschaft. Frankfurt: Suhrkamp.
Franklin, Sarah (1992): Embodied progress. A cultural account of assisted conception. New York: Routledge.
– (1993): Postmodern procreation. Representing reproductive practice. In: Science as Culture 3 (4), S. 522–561.
Gehring, Petra (2006): Was ist Biomacht? Frankfurt: Campus.
Hess, Sabine (2007): Flexible reproduktive Biografieforschung. In: Stefan Beck et al. (Hrsg.): Verwandtschaft machen. Berliner Blätter 42, S. 109–123.

---

[83] In der deutschen feministischen Debatte sei ein moralisierender bioethischer Diskurs vorherrschend, so Sabine Hess, der die Autonomiemöglichkeiten verkenne. Hess (2007).

Knecht, Michi (2007): Spätmoderne Genealogien. Praxen und Konzepte verwandtschaftlicher Bindung und Abstammung in der Ethnographie ›neuer‹ Reproduktionstechnologien. In: Stefan Beck et al. (Hrsg.): Verwandtschaft machen. Berliner Blätter 42, S. 92–108.

Knoll, Eva-Maria (2008): Fortpflanzungsmedizin ohne Sexualität als gesellschaftliche Irritation: Diskurse über ›Jungfrauen-Geburten‹. In: Nicolas Pethes/Silke Schicktanz (Hrsg.): Sexualität als Experiment. Frankfurt: Campus, S. 331–348.

Iacub, Marcela (2004): L'empire du ventre. Pour une autre histoire de la maternité. Paris: Fayard.

Marre, Diana/Bestad, Joan (2009): The family body: persons, bodies and resemblance. In: Jeanette Edwards/Carles Salazar (Hrsg.): European kinship in the age of biotechnology. Oxford: Berghahn Books, S. 65–78.

Martin, Emily (1991): The egg and the sperm: how science has constructed a romance based in stereotypical male-female roles. In: Signs: Journal of Women in Culture and Society 16 (3), S. 485–501.

Mense, Lisa (2004): Neue Formen von Mutterschaft. Verwandtschaft im Kontext der Neuen Reproduktionstechnologien. In: Ilse Lenz/Lisa Mense/Charlotte Ullrich (Hrsg.): Reflexive Körper? Zur Modernisierung von Sexualität und Reproduktion. Opladen: Leske & Budrich, S. 149–177.

Muhle, Maria (2008): Eine Genealogie der Biopolitik. Bielefeld: transcript.

Nowotny, Helga/Testa, Guiseppe (2009): Die gläsernen Gene. Die Erfindung des Individuums im molekularen Zeitalter. Frankfurt: Suhrkamp.

Reich, Jens (2000): Sexualität und Fortpflanzung als technisches Konstrukt. Abruf unter: http://90.146.8.18/de/archiv_files/20001/2000_084.pdf [April 2011].

Rheinberger, Hans-Jörg/Müller-Wille, Staffan (2009): Vererbung, Geschichte und Kultur eines biologischen Konzeptes. Frankfurt: Fischer.

Spar, Debora L. (2006): The baby business: how money, science, and politics drive the commerce of conception. Boston: Harvard Business Press.

Weigel, Sigrid (2002): Inkorporation der Genealogie durch die Genetik. Schnittstellen zwischen Biologie und Kulturgeschichte. In: Dies. (Hg.): Genealogie und Genetik. Berlin: Akademie Verlag, S. 71–100.

Verwendete Artikel aus *Der Spiegel* & *Die Zeit*

Art. »Mensch, da ist ein Baby drin«, in: *Der Spiegel* 25/1981.
Art. »Tun wir Frauen etwas Gutes?«, in: *Der Spiegel* 17/1992.
Art. »Jagd auf den Sperminator«, in: *Der Spiegel* 15/1999.
Art. »Babys auf Rezept«, in: *Der Spiegel* 4/2002.
Art. »Laborbabys werden mehr geliebt«, in: *Der Spiegel* 4/2002.
Art. »Wunschkind aus der Kälte«, in: *Der Spiegel* 16/2006.
Art. »Zwei Männer und ein Baby«, in *Der Spiegel* 4/2007.
Art. »Geschäft mit der Hoffnung«, in: *Der Spiegel* 22/2008.
Art. »Die Fabrik des Lebens«, in: *Der Spiegel* 38/2008.
Art. »Sex in der Retorte«, in: *Die Zeit* 11/1997.

Art. »Wann kommt der menschliche Nachwuchs nach Maß?«, in: *Die Zeit* 11/1997.
Art. »Der entmachtete Mann. Die Reproduktionsmedizin macht Frauen unabhängig vom starken Geschlecht«, in: *Die Zeit* 27/1999.
Art. »Schwuler Papa, guter Papa«, in: *Die Zeit* 32/2000.
Art. »Eine Haarbreite bis zum Klon«, in: *Die Zeit* 26/2001.
Art. »Papa ist der beste Freund«, in *Die Zeit* 52/2001.
Art. »Wenn die Eltern schwul sind«, in: *Die Zeit* 2/2004.
Art. »Die Ausweitung der Grauzone«, in: *Die Zeit* 30/2009.

Gleichgeschlechtliche Familien mit Kindern nach Samenspende

Ein Überblick über die Studienlage und aktuelle Diskussionen

Petra Thorn

Einleitung

Die Öffentlichkeit hatte bis Mitte der 1990er eine recht kritische Haltung gegenüber Frauen, die ihren Kinderwunsch im Rahmen einer lesbischen Beziehung umsetzten. Es wurde davon ausgegangen, dass lesbische Beziehungen grundsätzlich nur von kurzer Dauer seien und sie deswegen und wegen der unkonventionellen Zusammensetzung dem Kindeswohl schaden könnten. Auch wurde vermutet, dass Kinder mit lesbischen Eltern ein erhöhtes ›Risiko‹ hätten, selbst homosexuell zu werden oder aufgrund des fehlenden männlichen Rollenmodells in ihrer Geschlechtsentwicklung gestört seien. Darüber hinaus waren auch die Reaktionen innerhalb der lesbisch-schwulen Gemeinschaft kritisch. Mitte der 1990er fasste Streib prägnant zusammen:

»In Lesbenkreisen wie auch in der Schwulenszene begegnen allen, die sich ein Kind wünschen, zumindest erstaunte Nachfragen, oft aber auch Ablehnung und Empörung. Geargwöhnt wird, dass sich Lesben und Schwule unkritisch am Modell der ›Hetero-Kleinfamilie‹ orientieren und sich nun auch ein ›trautes Heim – Glück allein‹ aufbauen, anstatt sich um Alternativen um Zusammenleben von Erwachsenen und Kindern zu bemühen – ein Einwand, der als Kritik am Mythos Familie auf jeden Fall bedenkenswert ist.«[1]

Mittlerweile konstatiert der Lesben- und Schwulenverband Deutschland, dass sich aufgrund der Individualisierung von Lebensentwürfen, einer toleranteren Gesellschaft und daraus resultierenden günstigeren rechtlichen Rahmenbedingungen eine breitere Akzeptanz für lesbisch-schwule Familien entwickelt hat.[2] Parallel hierzu wurden die Reproduktionsmedizin im Allgemeinen, im besonderen jedoch die Behand-

---

[1] Streib (1996), S. 7.
[2] Jansen et al. (2007).

lung mit Spendersamen, in den letzten Jahren zunehmend entstigmatisiert und sind in den Fokus der Öffentlichkeit gerückt.

Die genaue Anzahl lesbischer Paare, die eine Familie mit Hilfe der Samenspende gegründet haben, liegt für Deutschland nicht vor. Eggen zeigt bei seiner Auswertung des Mikrozensus der Jahre 1996 bis 2007 auf, dass die Anzahl gleichgeschlechtlicher Lebensgemeinschaften in den letzten Jahren kontinuierlich gestiegen ist, der Anteil gleichgeschlechtlicher Paare mit Kindern jedoch gesunken ist.[3] Die meisten Kinder, so seine Vermutung, entstammen ehemaligen heterosexuellen Beziehungen. Die Studie des Staatsinstituts für Familienforschung an der Universität Bamberg untersuchte von 2006 bis 2009 gleichgeschlechtliche Partnerschaften mit und ohne Kinder.[4] Gemäß einer Teilstudie wurden von 693 Kindern 42 % durch eine Samenspende gezeugt. Diese Kinder sind lt. den Autoren überdurchschnittlich jung (61 % sind maximal drei Jahre alt), während Kinder, die früheren heterosexuellen Beziehungen entstammen, zu 73 % älter als zehn Jahre sind. Es kann somit davon ausgegangen werden, dass in Deutschland – wie in vielen angelsächsischen Ländern – zunehmend mehr lesbische Paare ihren Kinderwunsch per Samenspende umsetzen.

Dieser Beitrag fasst zunächst die wissenschaftlichen Erkenntnisse zusammen, die über lesbische Paare vorliegen, die ihren Kinderwunsch mit Hilfe einer Samenspende umgesetzt haben, sowie deren Kinder. Danach beschreibt er die momentanen rechtlichen Bedingungen für diesen Familientyp. Im dritten Teil werden typische Themenstellungen dargestellt, mit denen sich lesbische Paare und Eltern im Rahmen der psychosozialen Beratung auseinandersetzen. Abschließend wird auf einige aktuelle Diskussionen um Lesben und Schwule, die ihren Kinderwunsch mit reproduktionsmedizinischer Unterstützung umsetzen, in Deutschland und international eingegangen.

Wissenschaftliche Erkenntnisse

Der Kinderwunsch lesbischer Paare unterscheidet sich nicht wesentlich von dem heterosexueller Paare: Sie suchen Glück und Erfüllung in der Elternrolle. Der Kinderwunsch scheint bei Frauen unabhängig von

---

[3] Eggen (2010).
[4] Rupp (2009).

ihrer sexuellen Ausrichtung deutlicher ausgeprägt zu sein als bei Männern.[5] Die Planungsphase dauert bei lesbischen Paaren in der Regel länger als bei heterosexuellen Paaren. Dies überrascht nicht, denn sie müssen viele Entscheidungen treffen.[6] Hierzu gehören Überlegungen, welche Partnerin schwanger wird und das Kind austrägt und somit die biologische Mutter wird, wie die Rolle der sozialen Mutter nach Geburt des Kindes und auf Dauer gestaltet wird, welche Rolle und Bedeutung der Samenspender haben wird und wie möglicher Diskriminierung der Eltern und des Kindes begegnet werden kann.[7] Bei der Frage, wie die Partnerinnen soziale und biologische Mutterschaft entscheiden, ist oft das individuelle Bedürfnis maßgeblich, schwanger zu werden und ein Kind auszutragen. Darüber hinaus spielen allerdings auch eher pragmatische Gründe wie das Alter und das Einkommen der beiden Partnerinnen eine Rolle. In vielen Fällen planen lesbische Eltern ein zweites Kind, das von der sozialen Mutter des ersten Kindes empfangen und ausgetragen wird. Diese Aufteilung dient dem Bestreben, ein familiäres Gleichgewicht in der Mutterschaft zu kreieren. Die elterliche Aufgabenteilung ist bei lesbischen Paaren in einem höheren Maß egalitär als bei heterosexuellen Paaren. Sie handeln ihre Berufstätigkeit und die Versorgung des Kindes miteinander aus[8], und die sozialen Mütter sind in manchen Studien quantitativ und qualitativ involvierter als die Väter in heterosexuellen Familien.[9]

Heterosexuelle Paare wenden sich fast ausschließlich an Samenbanken, um eine Spendersamenbehandlung durchzuführen. Aufgrund juristischer Unklarheiten (siehe unten) ist in Deutschland dieser Weg für lesbische Paare schwierig. Darüber hinaus bedeutet die medizinische Samenspende, dass der Spender bis zur Volljährigkeit des so gezeugten Kindes anonym bleibt. Viele lesbische Paare bevorzugen jedoch einen Spender, der ihnen bekannt ist, bzw. zu dem das Kind eine mehr oder weniger enge Beziehung aufbauen kann. Dies führt dazu, dass einige lesbische Paare die Behandlung im Ausland (vor allem in den Niederlanden und in Dänemark) durchführen, wo es keine gesetzlichen Einschränkungen gibt, oder Spender innerhalb ihrer sozialen

---

[5] Bos et al. (2007).
[6] Bos et al. (2003); Green (2006).
[7] Ebd.; Scheib/Hastings (2010).
[8] Bos et al. (2005); Green (2006); Rupp (2009); Tasker (2005).
[9] Bos et al. (2007); Tasker/Golombok (1998); Vanfraussen et al. (2003a)

Netzwerke suchen. Zurzeit liegen widersprüchliche Daten vor, ob lesbische Paare anonyme oder bekannte Samenspender vorziehen.[10] Wahrscheinlich ist diese Entscheidung nicht nur von persönlichen Präferenzen, sondern auch von der Verfügbarkeit bzw. den vorhandenen Wahlmöglichkeiten abhängig.

In früheren Jahren wurden zahlreiche Bedenken wegen der psychosozialen Entwicklung von Kindern geäußert, die mit lesbischen Müttern aufwachsen. Die aktuelle Studienlage zeigt jedoch auf, dass die psychologische, soziale und kognitive Entwicklung insgesamt unauffällig ist.[11] Auch die psychosexuelle Entwicklung ist vergleichbar mit derjenigen von Kindern, die mit heterosexuellen Eltern aufwachsen.[12] In manchen Studien zeigen die Kinder sogar eine günstigere Entwicklung. Sie weisen ein breiteres und geschlechtsunabhängigeres Verhaltensrepertoire auf: Söhne lesbischer Mütter zeigen mehr weibliche, aber nicht weniger männliche Charakteristika auf[13], und Töchter streben eher nichttraditionelle Berufe an[14]. In anderen Untersuchungen zeigen sie weniger Aggressionen und Angstprobleme als die Kinder heterosexueller Eltern.[15]

Die Datenlage hinsichtlich Diskriminierungserfahrungen ist uneinheitlich. Viele Kinder in lesbischen Familien scheinen mit engen Freunden über ihre Familienzusammensetzung zu sprechen und diese reagieren in der Regel positiv.[16] Allerdings wird auch deutlich, dass es manchen Freunden schwer fällt, die Familienzusammensetzung zu verstehen[17], und Kinder berichten durchaus von Hänseleien.[18] Auch in der deutschen Studie von Green hatten über drei Viertel der Mütter Angst vor Diskriminierung und hofften, die Resilienz ihrer Kinder durch bewusste Reflexion, einen einfühlsamen Erziehungsstil und die Vermittlung von Coping-Strategien stärken zu können.[19] In der ifb-Studie berichtete die Mehrheit der Eltern zwar nicht von Diskriminie-

---

[10] Brewaeys et al. (1993); Vanfraussen et al. (2001).
[11] Bos et al. (2005); Rupp (2009); Tasker (2005); Thorn (2010).
[12] Bos et al. (2005); Tasker (2005).
[13] Maccallum/Golombok (2004).
[14] Stacey/Biblarz (2001); Steckel (1987).
[15] Vanfraussen et al. (2002).
[16] Bos et al. (2005).
[17] Gartrell et al. (2000).
[18] Ebd.; Gartrell et al. (2005); Vanfraussen et al. (2002).
[19] Green (2006).

rungserfahrung, aber fast die Hälfte der Kinder und Jugendlichen hatten Formen von Benachteiligung und 17 % von Diskriminierung erlebt.[20] Deutlich wird andererseits jedoch auch, dass lesbische Familien nicht isoliert, sondern eingebunden in ein soziales Netzwerk sind. Bos et al. und Gartrell et al. beschreiben, dass die Familien stabile Kontakte zu heterosexuellen Verwandten und Freunden haben.[21] Auch pflegen viele lesbische Mütter Kontakte zu lesbischen Netzwerken und vermuten, dass diese Kontakte auch für die Kinder wichtig seien bzw. werden könnten. Bos und Van Balen konnten in der Tat feststellen, dass elterliches Engagement in lesbischen Netzwerken und Kindergärten und Schulen, die homosexuelle Familienkonstellationen in ihren Curriculum berücksichtigen, die kindliche Resilienz stärken kann.[22]

In den letzten Jahren haben sich einige Studien mit dem Bedürfnis der Kinder nach Wissen über ihre biologische Abstammung auseinandergesetzt. In der Vergangenheit wurde davon ausgegangen, dass Samenspender, die von einer Samenbank rekrutiert wurden, in der Regel anonym bleiben. In einigen Ländern haben sich in den letzten Jahren jedoch die Gesetzgebung und die Vorgehensweise verändert.[23] Untersuchungen belegen, dass die Aufklärungsrate in lesbischen Familien höher ist als in heterosexuellen und die Kinder früher aufgeklärt werden[24], dass lesbische Eltern interessierter sind an der Person des Spenders und an möglichen Halbgeschwistern ihrer Kinder[25] und deuten an, dass eine frühzeitige und entwicklungspsychologisch angemessene Aufklärung dazu beiträgt, dass Kinder (unabhängig von der sexuellen Ausrichtung ihrer Eltern) mit der Zeugung unbelasteter und souveräner umgehen können[26]. Die Aufklärung kann bei dem Kind das Bedürfnis wecken, den Spender kennenzulernen. Dies ist in manchen Ländern aufgrund der Gesetzgebung oder der medizinischen Praxis nicht möglich, auch kann der Spender für die soziale Mutter eine Konkurrenz bedeuten.[27] In der amerikanischen Langzeitstudie von Gartrell et al. hatten einige Kinder Kontakt zum Spender, andere wussten, dass

---

[20] Rupp (2009).
[21] Bos et al. (2005); Gartrell et al. (2000).
[22] Bos/Van Balen (2008).
[23] Thorn/Daniels (2007).
[24] Z. B. Brewaeys (2001); Herrmann-Green/Gehring (2006); Scheib et al. (2003).
[25] Freeman et al. (2009).
[26] Jadva et al. (2009); Thorn/Wischmann (2008b); Vanfraussen et al. (2003b).
[27] Green (2006).

dies wegen mangelnder Dokumentation nicht möglich ist.[28] Der Kontakt zwischen Kindern und Spender wird als positiv beschrieben. Auch die Mütter berichteten, dass die Kinder von diesem Kontakt profitierten, denn sie hatten Information über dessen Familie und im Vergleich zu Peers ohne präsente Vaterfigur wurden sie weniger diskriminiert. Die Kinder, denen der Kontakt zum Spender erst mit dem 18. Lebensjahr möglich war, bedauerten dies nicht bzw. zeigten kein Interesse am Spender. Diejenigen denen auch später ein Kontakt aufgrund mangelnder Spenderdokumentation nicht möglich war, bedauerten dies ebenfalls nicht. In einer belgischen Studie zeigten von 41 Kindern zwischen 7 und 17 Jahren knapp 20 % Interesse an einem anonymen Profil des Spenders, 27 % wollten seine Identität erfahren und 54 % präferierten die Anonymität.[29] Interessant ist, dass die Kinder ein größeres Interesse am Spender zeigten als ihre Mütter und dass es Geschwisterkinder mit unterschiedlichem Interesse gab. In einer weiteren amerikanischen Studie wurden die Interessen von Kindern in Familien mit alleinerziehenden Müttern, lesbischen und heterosexuellen Eltern verglichen.[30] Alle Kinder waren in dieser Studie sehr neugierig: Sie wollten etwas über den Charakter des Spenders erfahren und später ein Bild von ihm bekommen. Auch wenn diese Untersuchungen Unterschiede aufzeigen und die genaue Bedeutung des Spenders für die Kinder noch unklar ist, so zeigt sich, dass bei manchen Kindern große Neugier herrscht. Mit einiger Wahrscheinlichkeit modulieren die vorhandenen Möglichkeiten (bereits bekannte versus Spender, die erst mit Volljährigkeit des Kindes identifizierbar sind, versus vollständig anonyme Spender) sowie der gesellschaftliche Umgang damit die Neugier der Kinder.

In den letzten Jahren haben außerdem einige Studien auch die Motivationen und Haltungen der Samenspender untersucht. Daniels konstatierte in zwei Übersichtsarbeiten zu Samenspendern, dass bestimmte Faktoren wie Alter, Familienstand, Beruf und Motivation die Haltung von Samenspendern zu Offenheit oder Geheimhaltung beeinflussen[31]: Jüngere Spender zeigen eher ein Interesse an finanzieller Kompensation und favorisieren die Geheimhaltung, ältere Spender haben vermehrt eine altruistische Haltung, unterstützen einen offenen

---

[28] Gartrell et al. (2005).
[29] Vanfraussen et al. (2003b).
[30] Scheib et al. (2005).
[31] Daniels (2007); Daniels (1998).

Umgang mit der Samenspende und haben ein geringeres Interesse an einer finanziellen Kompensation. Eine ähnliche, wenn auch weniger deutliche Tendenz zeigte sich auch bei Samenspendern, die in Deutschland leben.[32] Darüber hinaus zeigt die deutsche Studie auf, dass 50 % der Spender bereit sind, auch für lesbische und alleinstehende Frauen zu spenden. Allerdings gehen ca. 60 % davon aus, keinerlei juristische Verantwortung für das so gezeugte Kind tragen zu müssen. Es ist daher unklar, ob die Haltung der Spender auf einer liberalen Grundhaltung oder unzureichend juristischer Aufklärung basiert.

Rechtliche Bedingungen

Bei heterosexuellen Paaren wird die Samenspende seit vielen Jahren angewendet Katzorke (2008). Auch wenn sie lange Zeit umstritten war, haben Ärzte und andere Fachkräfte mittlerweile ihre Bedenken aufgegeben. Dies spiegelt sich auch in der Musterrichtlinie der Bundesärztekammer (BÄK) wider, die die Samenspende für heterosexuelle Paare akzeptiert.[33] Diese Richtlinie empfiehlt jedoch, lesbische und alleinstehende Frauen nicht zu behandeln, denn dem Kind soll eine stabile Beziehung zu Vater und Mutter gesichert werden. Inwieweit die BÄK, deren Richtlinien von den Landesärztekammern umgesetzt werden, jedoch berechtigt ist, bestimmte Gruppen von einer medizinischen Behandlung auszuschließen, wird kontrovers diskutiert. Lt. Müller ist die Samenspende weder durch das Embryonenschutzgesetz noch durch das Bürgerliche Gesetzbuch oder durch die Landesgesetze zu den Heilberufen verboten.[34] Auch Katzorke argumentiert, dass die Landesärztekammern nicht befugt sind, eine Ausgrenzung einer bestimmten Personengruppe vorzunehmen.[35] Darüber hinaus berührt laut Müller der Ausschluss nicht nur die Berufs- und Gewissensfreiheit von Ärzten, sondern auch die Freiheit der betroffenen Frauen hinsichtlich ihrer Fortpflanzungsautonomie. Thorn und Wischmann hinterfragen den Ausschluss darüber hinaus aus psychologischer Sicht[36]: Die Argumentation der BÄK hinsichtlich der Erfordernis von Mutter und Vater für

---

[32] Thorn et al. (2008) und (2009).
[33] BÄK (2006).
[34] Müller (2008).
[35] Katzorke (2008).
[36] Thorn/Wischmann (2008a).

die unabdingbare Voraussetzung für eine gesunde kindliche Entwicklung ist aufgrund der momentanen Studienlage nicht haltbar, denn Kinder, die mit lesbischen Eltern aufwachsen, entwickeln sich, wie beschrieben, unauffällig und zeigen keine Benachteiligung.

Die mangelnde juristische Absicherung des Spenders ist allerdings ein gewichtiges Argument gegen die Behandlung von lesbischen und alleinstehenden Frauen.[37] Bei heterosexuellen Paaren greift §1600 Abs. 4 BGB: Frau und Mann, die in eine Spendersamenbehandlung einwilligen, können die Vaterschaft nicht anfechten. Nur das Kind hat gem. §1600 Abs. 2 BGB ein Anfechtungsrecht. Dies führt bei heterosexuellen Paaren dazu, dass die soziale Vaterschaft juristisch relativ abgesichert ist. Der Spender, dessen Samen für heterosexuelle Paare verwendet wird, ist in der Regel von juristischen Vaterschaftsverpflichtungen freigestellt. Eine solche Einwilligung kann laut Wortlaut des §1600 BGB jedoch nur von einer Frau und einem Mann vorgenommen werden, nicht von einer Frau und einer zweiten weiblichen Elternperson. Zwar können miteinander verpartnerte lesbische Paare eine sog. Stiefkindadoption durchführen, d.h. die soziale Mutter kann das Kind ihrer Partnerin nach Geburt adoptieren. Allerdings besteht bis zum Zeitpunkt der Adoption und bei nicht miteinander verpartnerten Paaren für den Spender die Gefahr der juristischen Vaterschaft.

Ungeregelt für alle Kinder, die mit Hilfe einer Samenspende gezeugt sind, bleibt das Auskunftsrecht hinsichtlich ihrer biologischen Abstammung. Ärzte, die eine Spendersamenbehandlung vornehmen, sind seit der Aktualisierung des Transplantationsgesetzes im Jahr 2007 verpflichtet, die Dokumente, aus denen der Spender und die inseminierte Frau hervorgehen, mindestens 30 Jahre lang aufzubewahren. Zuvor betrug diese Dokumentationsfrist 10 Jahre. Das Bundesverfassungsgericht hat sich zwar dafür ausgesprochen, dass jeder Mensch das Recht haben soll, Kenntnis über seine biologische Abstammung zu erlangen.[38] Auch unterstützen die Richtlinien des Arbeitskreises für donogene Insemination e.V. und die Musterrichtlinie der BÄK diese Möglichkeit[39] und seit Verlängerung der Dokumentationsfrist könnte dies umgesetzt werden. Eine gesetzliche Verankerung des Auskunftsrechts sowie eine Festlegung mit welchem Alter und unter welchen

---

[37] Keiper (2007); Thorn/Wischmann (2008a); Wendehorst (2008).
[38] Bundesverfassungsgericht (1989).
[39] Hammel et al. (2006); BÄK (2006).

Bedingungen ein Auskunftsrecht umgesetzt werden kann, stehen jedoch noch aus.

Weitere Aspekte, die von einer berufsrechtlichen oder juristischen Regelung profitieren könnten, wäre eine einheitliche und zentrale Dokumentation der Spende. Eine zentrale Dokumentation aller Samenspenden, der Identität der Spender und der behandelnden Frau hätte mehrere Vorteile. Zurzeit werden die Spenden dezentral von den Samenbanken rekrutiert und dokumentiert. Es ist denkbar, dass Spender bei mehreren Einrichtungen spenden, in diesen Fällen ist die Maximalzahl der Kinder pro Spender (gem. der Richtlinie der BÄK 2006 10 Kinder pro Spender) nicht überprüfbar. Hinzu kommt, dass nicht alle Eltern die Geburt ihres Kindes der Samenbank mitteilen. Bei einer zentralen Dokumentation (z. B. bei der Bundesärztekammer oder einer ähnlichen Stelle) kann die Anzahl der Kinder pro Spender leichter überprüft werden. Eine zentrale Stelle hätte außerdem den Vorteil, für Männer, die eine Samenspende erwägen, für Wunscheltern und für junge Erwachsenen, die mit Hilfe einer DI gezeugt sind, als neutrale Anlaufstelle für Fragen und Auskünfte zur Samenspende zur Verfügung zu stehen. In den letzten Jahren haben sich vermehrt junge Erwachsene an Samenbanken gewendet, um Auskunft über die Identität des Spenders, von dem sie abstammen, zu erhalten. Für die Samenbankbetreiber sind diese Anfragen mit vielen juristischen Herausforderungen verbunden, denn für dieses Auskunftsersuchen gibt es kaum Vorgaben.[40] Eine zentrale Stelle könnte sich auch dieser Anfragen annehmen und hierfür ein juristisch einwandfreies und psychologisch hilfreiches Verfahren entwickeln.

Psychosoziale Beratung

Beratungs- und Informationsstellen für Lesben und Schwule gibt es seit vielen Jahren. In den letzten Jahren bieten einige dieser Beratungseinrichtungen vor allem in Großstädten Informationsabende und Beratung für Lesben an, die ihren Kinderwunsch mit einer Samenspende umsetzen möchten. Die Spendersamenbehandlung ist für sowohl für heterosexuelle als auch für lesbische Paare mit einer Vielzahl von Fragen, Unsicherheiten und Entscheidungen verbunden, so dass sich Fach-

---

[40] Wehrstedt et al. (2012).

kräfte für eine psychosoziale Beratung im Vorfeld aussprechen.[41] Für lesbische Paare sind insbesondere die folgenden Fragestellungen relevant.

Das Paar muss festlegen, welche Partnerin die biologische und welche die soziale Mutterschaft übernimmt. Da die soziale Mutterschaft häufig als unsicher und weniger anerkannt empfunden wird, versuchen viele Paare, Strategien zu entwickeln, die Rolle der sozialen Mutter aufzuwerten. Hierzu gehören eine Wortwahl für beide Mütter (häufig ›Mami‹ und ›Mama‹), die beide gleichermaßen respektiert, eine wertschätzende Außendarstellung beider Eltern und häufig auch eine bewusste Aufteilung der Eltern- und Erziehungszeit zugunsten der sozialen Mutter. Weiterhin muss das Paar entscheiden, welche Rolle und Bedeutung dem Samenspender zukommen sollen. Für ihn sind viele unterschiedliche Konstellationen möglich, die davon abhängig sind, ob er dem Paar bekannt ist oder er zunächst oder auf Dauer anonym bleibt. Wenn das Paar eine Spendersamenbehandlung im medizinischen Setting durchführt, ist der Spender in der Regel anonym, und das Kind hat mit Volljährigkeit die Möglichkeit, seine Identität zu erfahren. Kontakte zum Spender sind bis dahin nicht möglich. Wenn das Paar einen Spender in seinem sozialen Umfeld sucht, ist es denkbar und von manchen Paaren erwünscht, dass er eine mehr oder weniger aktive Rolle in der Familie einnimmt. Die Beratung hat zur Aufgabe, mit allen Beteiligten eine Rollenklärung herbeizuführen, darüber hinaus sollte im Vorfeld auch bedacht werden, dass sich die Bedürfnisse nach Geburt des Kindes ändern können.

Die meisten lesbischen Mütter hinterfragen eine Aufklärung des Kindes nicht. Aufgrund ihrer Familienzusammensetzung ist es erforderlich und für die meisten selbstverständlich, dass sie ihr Kind frühzeitig über seine Entstehungsgeschichte aufklären. Einige Eltern beschreiben die Aufklärung als ein zweites ›Coming-out‹, das als deutlich weniger heikel empfunden wird als das erste ›Coming-out‹ als Lesbe. In der Beratung wird Eltern Hilfestellung für die Aufklärung des Kindes gegeben. Diese besteht darin, für die erste Aufklärung auf psychoedukatives Material hinzuweisen[42], Hilfestellung bei der Entwicklung einer konkreten Aufklärungsgeschichte zu leisten und Hinweise für entwicklungspsychologische Bedürfnisse des Kindes zu ge-

---

[41] Thorn/Wischmann (2008b).
[42] Z.B. Thorn/Herrmann-Green (2009).

ben. So ist die Aufklärung kein einmaliges Gespräch mit dem Kind, sondern eine Geschichte, die die Eltern immer wieder erzählen und dem emotionalen und kognitiven Entwicklungsstand des Kindes anpassen. Mit zunehmenden Alter stellt das Kind komplexere Fragen, interessiert sich für die Person des Spenders und entscheidet, wie es die Beziehung zu ihm gestalten möchte (bei einem bekannten Spender) bzw. ob es ihn kennen lernen möchte (bei einem zunächst anonymen Spender). Im Rahmen der Aufklärung sind die Eltern mit der Frage konfrontiert, wie sie den Spender bezeichnen. Diese Bezeichnung sollte möglichst stimmig seine Bedeutung und sein Maß an Einbindung in die Familie reflektieren. Diese Klärung ist umso wichtiger, wenn die erwachsenen Parteien vor Geburt des Kindes keine entsprechende Einigung gefunden haben oder wenn sich die Rolle des Spenders nach der Geburt verändert hat. Die Terminologie, die die Eltern für den Spender verwenden, verdeutlicht die Grenze zwischen ihrer Familie und dem Spender. Bezeichnungen für den Spender können emotionale Nähe (z. B. ›biologischer Papa‹) oder große Distanz (z. B. ›der Erzeuger‹) symbolisieren, oder sie können verdeutlichen, dass der Spender zwar kein enges Familienmitglied, aber dennoch eine Person ist, die wertgeschätzt wird (z. B. »Manfred, der uns seinen Samen geschenkt hat, damit wir dich bekommen können«).

Viele Eltern äußern Angst, dass ihre Kinder aufgrund ihrer Familienzusammensetzung gehänselt oder abgelehnt werden. Wie oben beschrieben versuchen sie daher, die kindliche Resilienz zu stärken und bauen ein soziales Netzwerk auf, das sie als Eltern und ihre Kinder auffängt. Eine in der Beratung häufig geäußerte Frage ist die, ob und in welchem Umfang es hilfreich ist, dass Eltern auf Erziehungspersonal im Kindergarten und in der Grundschule zugehen und ihre Familienzusammensetzung und die Spendersamenzeugung ihres Kindes erklären. Für viele Eltern steht dies außer Frage, denn nur ein offener Umgang mit der lesbischen Familienkonstellation stellt sicher, dass beide Partnerinnen vom Erziehungspersonal als Mütter respektiert werden. Darüber hinaus bietet ein solcher proaktiver Umgang die Möglichkeit, Kindergärtnerinnen und Grundschullehrer für unterschiedliche und unkonventionelle Familienzusammensetzungen zu sensibilisieren und ihnen ggf. Material an die Hand zu geben, das sie mit den Kindern thematisieren können. Für Kinder kann es eine Entlastung und Normalisierung bedeuten, wenn ihre Familienkonstellation wahrgenommen und wertgeschätzt wird. Aber auch bei dieser Fragestellung müssen Eltern entwicklungspsychologische Bedürfnisse des Kindes berücksichtigen. Spätestens ab dem Teenageralter stellt sich die Frage, wie die Kinder in die Entscheidung, die Familienkonstellation Außenstehenden mitzuteilen, einbezogen werden können. Weiterhin fragen sich Eltern, ob sie auf Fragen Außenstehender immer eingehen und damit einen Beitrag zum Abbau von Homophobie leisten sollen. Hierbei ist es wichtig, dass Eltern reflektieren, in welchem Maß sie in der Rolle eines »Botschafters oder Pädagogen gegenüber der heterosexuellen Welt«[43] einnehmen möchten. Niemand kann verpflichtet werden, hierzu immer öffentlich Stellung zu nehmen, Eltern sollten sich daher ein Recht auf Privatsphäre zugestehen. Darüber hinaus müssen Paare auch bedenken, wie ihre öffentlichen Reaktionen auf ihr Kind wirken. Die Art und Weise, wie sie als Eltern mit respektvollen Fragen oder geringschätzenden Reaktionen umgehen, wird dessen Umgang damit formen.

Wie alle Kinder, die in unkonventionellen Familien aufwachsen, profitieren auch die Kinder lesbischer Mütter davon, dass ihre Eltern selbstbewusst und souverän mit ihrer Familienkonstellation umgehen können und anderen Menschen diese auf respektvolle und angemessene Weise nahebringen können. Bei heterosexuellen Paaren können Beratung und psychoedukative Gruppen dazu beitragen, Ängste abzubauen und Selbstsicherheit zu fördern[44]; sicherlich profitieren auch lesbische Paare von einer solchen Vorbereitung auf die Familiengründung mit Spendersamen.

Aktuelle Diskussionen

Anfang 2011 wurde in Deutschland erstmals ein Fall bekannt, in dem eine lesbische Mutter einen Spender auf Unterhalt verklagt.[45] Das lesbische, nicht verpartnerte Paar hatte 2007 Kontakt zu einem befreundeten Mann aufgenommen und vereinbart, dass dieser Samen spendet, ihm hierdurch aber keine finanzielle Nachteile entstehen sollen. Eine Partnerin wurde schwanger und das Paar hat einen nunmehr 3-jährigen Sohn. Dem Mann war nicht bewusst, dass eine vorgeburtliche

---

[43] Mitchell/Green (2010), S. 415.
[44] Daniels et al. (2007).
[45] Ludwig (2011).

Vereinbarung der drei Erwachsenen, auf Unterhalt des biologischen Erzeugers zu verzichten, nichtig ist. Es wird davon ausgegangen, dass der Samenspender Unterhalt für das Kind zahlen muss; das Urteil steht zurzeit noch aus. Dies verdeutlicht nochmals die Dringlichkeit einer rechtlichen Schutzes von Samenspendern.

In vielen angelsächsischen Ländern wird die Behandlung lesbischer Paare nicht mehr hinterfragt. Antidiskriminierungsgesetzgebungen haben z. B. in Großbritannien, Kanada, Australien und mehreren Staaten in den USA dazu geführt, dass homosexuelle gleichermaßen wie alleinstehende und heterosexuelle Menschen Zugang zu reproduktionsmedizinischer Behandlung haben. Zwar haben in einigen Ländern durchaus kontroverse Diskussionen stattgefunden. In Großbritannien gab es beispielsweise eine öffentliche Debatte um das Kindeswohl und die Notwendigkeit eines Vaters.[46] Seit 2008 wird dort jedoch die Lebenspartnerin einer lesbischen Mutter automatisch als zweiter Elternteil in die Geburtsurkunde eingetragen, außer sie erklärt, dass sie mit der Behandlung nicht einverstanden ist (Human Fertilisation and Embryology Act 2008, 43). Das Erfordernis eines *Vaters* wird mittlerweile mit durch den geschlechtsneutralen Begriff eines *zweiten Elternteils* ersetzt. Die amerikanischen Forscher Greenfeld und Seli beschreiben die Behandlung lesbischer Paare in den USA als Routine[47] und es gibt Anzeichen, dass dort mittlerweile mehr lesbische als heterosexuelle Paare auf die Spendersamenbehandlung zurückgreifen.[48]

Im Jahr 2006 wurde in Großbritannien erstmals über eine Eizellspende innerhalb einer lesbischen Beziehung berichtet.[49] Die Partnerin, die biologische Mutter werden wollte, spendete ihrer Partnerin eine Eizelle, diese wurde mit dem Samen eines Spenders befruchtet und der sozialen Mutter, die damit auch austragende Mutter wurde, eingesetzt. Mittlerweile wurden solche intra-partnerschaftlichen Eizellspenden auch in Spanien bekannt.[50] Der Vorteil dieses Eingriffs liegt in der Ausbalancierung der Mutterschaft: Die soziale Mutter, deren Status häufig als unsicher empfunden wird, wird dadurch zur austragenden und juristischen Mutter. Allerdings erfordert der Eingriff

---

[46] Blyth (2010).
[47] Greenfeld/Seli (2011).
[48] Scheib/Hastings (2010).
[49] Woodward/Norton (2006).
[50] Marina et al. (2010).

eine invasive reproduktionsmedizinische Behandlung, die bei heterosexuellen Paaren nur bei entsprechender Diagnose durchgeführt wird. Lesbische Paare, die sich hierfür entscheiden, gehen die körperlichen Risiken einer künstlichen Befruchtung ein, die medizinisch nicht erforderlich ist. Zudem kann dies nur in Ländern durchgeführt werden, in denen die Eizellspende erlaubt ist.

In den USA wurde vor kurzem eine erste Untersuchung 15 schwuler Männer veröffentlich, die mit Hilfe einer Eizellspenderin und einer Leihmutter Väter wurden.[51] Darunter waren auch ein französisches und ein niederländisches Paar, die die Behandlung in den USA durchführten. Die Autoren berichten über eine ausführliche psychosoziale Beratung, die vor Behandlungsbeginn mit den Wunschvätern, den Eizellspenderinnen und Leihmüttern durchgeführt wurde. Wie bei lesbischen Paaren spielten auch bei diesen schwulen Männern unterschiedliche Gründe eine Rolle bei der Entscheidung, welcher Partner die biologische Vaterschaft übernimmt: sechs Paare entschieden, dass der ältere Partner diese Rolle übernimmt, in zwei Beziehungen hatte jeweils ein Partner ein Kind aus einer vorherigen heterosexuellen Partnerschaft und die Paare entschieden, dass der kinderlose Partner die biologische Vaterschaft übernimmt, in zwei Beziehungen übernahm derjenige mit dem größeren Bedürfnis nach biologischer Vaterschaft diese Rolle, in zwei weiteren Beziehungen derjenige, der die ›besseren‹ Gene hatte (bei den Partnern gab es psychiatrische Vorgeschichten), die restlichen drei Paare entschieden, die gleiche Anzahl Eizellen mit den Samen beider Partner zu befruchten und der Leihmutter jeweils ein Embryo einzusetzen. Zwei Paaren war die finanzielle Belastung zu groß und sie entschieden sich gegen eine Behandlung, bei einem dritten Paar zog die potentielle Leihmutter, eine Bekannte, ihre Entscheidung zurück. Mittlerweile sind sieben Kinder geboren, davon vier Zwillingspärchen, zwei Leihmütter sind schwanger und drei Paare warten auf eine Leihmutter. Die Autoren schlussfolgern aus ihren Interviews, dass die Paare in einer festen Beziehung leben und über ihren Kinderwunsch lange nachgedacht haben. Im Gegensatz zu heterosexuellen Paaren benötigen schwule Paare mehr Aufklärung über die reproduktionsmedizinischen Vorgänge. Dies sei wichtig, damit sie die Beteiligung der Eizellspenderin und Leihmütter verstehen und wertschätzen. Darüber spielte die ausführliche juristische Aufklärung und

---

[51] Greenfeld/Seli (2011).

Beratung eine wichtige Rolle, denn die gesetzlichen Regelungen hinsichtlich zweier Väter als Elternpersonen sind in den einzelnen Bundesstaaten in den USA unterschiedlich.

Zusammenfassung und Ausblick

Die aktuelle Studienlage zeigt auf, dass die Vorurteile, mit denen sich lesbische Mütter seit langer Zeit konfrontiert sehen, nicht haltbar sind. Kinder, die mit Hilfe einer Samenspende gezeugt wurden und mit lesbischen Müttern aufwachsen, entwickeln sich unauffällig und es gibt nur wenige Unterschiede zu Kindern, die in heterosexuellen Familien großgezogen werden. Im angelsächsischen Ausland greifen mittlerweile mehr lesbische als heterosexuelle Paare auf eine Samenspende zurück; es gibt Anzeichen, dass die Entwicklung in Deutschland ähnlich ist. Daher ist es dringend erforderlich, dass die Spendersamenbehandlung rechtlich abgesichert wird. Es ist notwendig, die juristische Verantwortung des sozialen Elternteils (des Vaters bei heterosexuellen Eltern und der sozialen Mutter bei lesbischen Eltern) zu stärken und das Risiko des Spenders, juristische Vaterschaftspflichten übernehmen zu müssen, auszuräumen. Darüber hinaus sollte auf eine Beratung vor der Samenspende hingewirkt werden. Die Spendersamenbehandlung zieht zahlreiche Fragestellungen nach sich, die Paare verunsichert und besorgt. Viele können in einer Beratung aufgearbeitet werden, so dass Paare souverän mit der Zeugung ihres Kindes umgehen können. Diese Souveränität ist nicht nur für die Eltern, sondern vor allem für die Kinder wichtig.

Entwicklungen im angelsächsischen Ausland zeigen auf, dass lesbische Paare kreative Ideen entwickeln, ihre soziale und biologische Mutterschaft auszubalancieren – auch wenn sie dabei medizinische Risiken in Kauf nehmen. Auch zeigen Entwicklungen auf, dass der Kinderwunsch nicht nur von lesbischen Frauen, sondern auch von schwulen Männern umgesetzt wird. Reproduktionsmedizinische Möglichkeiten, die eigentlich für heterosexuelle Paare mit Fruchtbarkeitsstörungen entwickelt wurden, ermöglichen ihnen dies. Diese Entwicklungen haben das Potenzial, unsere traditionellen Vorstellungen von ›Familie‹ nachhaltig zu verändern.

Literatur

Blyth, Eric (2010): Die ›Notwenigkeit eines Vaters für das Kind‹ und der Zugang lesbischer Frauen zur Reproduktionsmedizin. In: Dorett Funcke/Petra Thorn (Hrsg.): Die gleichgeschlechtliche Familie mit Kindern. Interdisziplinäre Beiträge zu einer neuen Lebensform. Bielefeld: Transkript, S. 165–223.
Bos, Henny M./Van Balen, Frank (2008): Children in planned lesbian families: stigmatisation, psychological adjustment and protective factors. In: Cult Health Sex 10 (3), S. 221–236.
Bos, Henny M./Van Balen, Frank/Van den Boom, Dymphna C. (2003): Planned lesbian families: their desire and motivation to have children. In: Human Reproduction 18 (10), S. 2216–2224.
– (2005): Lesbian families and family functioning: an overview. In: Patient Education and Counseling 59 (3), S. 263–275.
– (2007): Child adjustment and parenting in planned lesbian-parent families. In: American Journal of Orthopsychiatry 77 (1), S. 38–48.
Brewaeys, Anne (2001): Review: parent-child relationships and child development in donor insemination families. In: Human Reproduction Update 7 (1), S. 38–46.
Brewaeys, Anne et al. (1993): Children from anonymous donors: an inquiry into homosexual and heterosexual parents' attitudes. In: Journal of Psychosomatic Obstetrics & Gynecology 14 Suppl, S. 23–35.
BÄK/Bundesärztekammer (2006): (Muster-)Richtlinie zur Durchführung der assistierten Reproduktion, Novelle 2006. In: Deutsches Ärzteblatt 103 (20), S. A1392–1403.
Bundesverfassungsgericht (1989): Urteil vom 31.01.1989, 1 BV 17/87. In: NJW, S. 891.
Daniels, Ken (2007): Anonymity and openness and the recruitment of gamete donors. Part I: semen donors. In: Human Fertility 10 (3), S. 151–158.
Daniels, Ken/Thorn, Petra/Westerbrooke, Rosmund (2007): Confidence in the use of donor insemination: an evaluation of the impact of participating in a group preparation programme. In: Human Fertility 10 (1), S. 13–20.
Daniels, Ken (1998): The semen providers. In: Ken Daniels/Erica Haimes (Hrsg.): Donor insemination. International sociel science perspectives. Cambridge: Cambridge University Press, S. 76–105.
Eggen, Bernd (2010): Gleichgeschlechtliche Lebensgemeinschaften ohne und mit Kindern: Soziale Strukturen und künftige Entwicklungen. In: Dorett Funcke/ Petra Thorn (Hrsg.): Die gleichgeschlechtliche Familie mit Kindern. Interdisziplinäre Beiträge zu einer neuen Lebensform. Bielefeld: Transkript, S. 37–60.
Freeman, Tabitha et al. (2009): Gamete donation: parents' experiences of searching for their child's donor siblings and donor. In: Human Reproduction 24 (3), S. 505–516.
Gartrell, Nanette et al. (2000): The National Lesbian Family Study: 3. Interviews with mothers of five-year-olds. In: American Journal of Orthopsychiatry 70 (4), S. 542–548.

Gartrell, Nanette et al. (2005): The National Lesbian Family Study: 4. Interviews with the 10-year-old children. In: American Journal of Orthopsychiatry 75 (4), S. 518–524.

Green, Lisa (2006): Unconventional conceptions. Family planning in lesbian-head families created by donor insemination, Dresden: TUD Press.

Greenfeld, Dorothy A./Seli, Emre (2011): Gay men choosing parenthood through assisted reproduction: medical and psychosocial considerations. In: Fertility and Sterility 95 (1), S. 225–229.

Hammel, Andreas et al. (2006): Empfehlungen des Arbeitskreises für donogene Insemination (DI) zur Qualitätssicherung der Behandlung von Spendersamen in Deutschland in der Fassung vom 8. Februar 2006. In: Journal für Reproduktionsmedizin und Endokrinologie 3 (3), S. 166–174.

Herrmann-Green, Lisa/Gehring, Thomas (2006): The German lesbian family study: planning for parenthood via donor insemination. In: Fiona Tasker/Jerry J. Bigner (Hrsg.): Gay and lesbian parenting: new directions. New York: Haworth Press, S. 351–396.

Jadva, Vasanti et al. (2009): The experiences of adolescents and adults conceived by sperm donation: comparisons by age of disclosure and family type. In: Human Reproduction 24 (8), S. 1909–1919.

Jansen, Elke/Greib, Angela/Bruns, Manfred (2007): Regenbogenfamilien – alltäglich und doch anders. Beratungsführer für lesbische Mütter, schwule Väter und familienbezogenes Fachpersonal. Köln: Lesben- und Schwulenverband Deutschland.

Katzorke, Thomas (2008): Entstehung und Entwicklung der Spendersamenbehandlung in Deutschland. In: Journal für Reproduktionsmedizin und Endokrinologie 5 (1), S. 14–20.

Keiper, Ulrich (2007): Heterologe Insemination. In: Gynäkologische Praxis 31 (1), S. 98–104.

Ludwig, Udo (2011): Teure Spende. In: Der Spiegel. Abruf unter: http://www.spiegel.de/spiegel/0,1518,748204,00.html [April 2011].

Maccallum, Fiona/Golombok, Susan (2004): Children raised in fatherless families from infancy: a follow-up of children of lesbian and single heterosexual mothers at early adolescence. In: The Journal of Child Psychology and Psychiatry 45 (8), S. 1407–1419.

Marina, S. et al. (2010): Sharing motherhood: biological lesbian co-mothers, a new IVF indication. In: Human Reproduction 25 (4), S. 938–941.

Mitchell, Valory/Green, Robert-Jay (2010): Andere Paare, andere Klapperstörche: Die Erfahrungen schwuler und lesbischer Eltern mit künstlicher Befruchtung und Leihmutterschaft. In: Dorett Funcke/Petra Thorn (Hrsg.): Die gleichgeschlechtliche Familie mit Kindern. Interdisziplinäre Beiträge zu einer neuen Lebensform. Bielefeld: Transkript, S. 399–428.

Müller, Helga (2008): Die Spendersamenbehandlung bei Lebenspartnerinnen und allein stehenden Frauen – ärztliches Handeln unter dem Diktum vermeintlicher Illegalität? In: GesundheitsRecht 11, S. 573–580.

Rupp, Marina (2009): Die Lebenssituation von Kindern in gleichgeschlechtlichen Lebenspartnerschaften. Köln: Bundesanzeiger Verlagsgesellschaft.

Scheib, Joanna/Hastings, Paul (2010): Lesbische Mütter und ihre Kinder aus Samenspende. In: Dorett Funcke/Petra Thorn (Hrsg.): Die gleichgeschlechtliche Familie mit Kindern. Interdisziplinäre Beiträge zu einer neuen Lebensform. Bielefeld: Transkript, S. 285–320.

Scheib, Joanna/Riordan, Maura/Rubin, Sue (2003): Choosing identity-release sperm donors: the parents' perspective 13–18 years later. In: Human Reproduction 18 (5), S. 1115–1127.

– (2005): Adolescents with open-identity sperm donors: reports from 12–17 year olds. In: Human Reproduction 20 (1), S. 239–252.

Stacey, Judith/Biblarz, Timothy (2001): (How) does the sexual orientation of parents matter? In: American Sociological Review 66 (2), S. 159–183.

Steckel, Alisa (1987): Psychosocial development of children of lesbian mothers. In: Frederick W. Bozett (Hrsg.): Gay and lesbian parents. London: Praeger, S. 75–85.

Streib, Uli (1996): Das lesbisch-schwule Babybuch. Ein Rechtsratgeber zu Kinderwunsch und Elternschaft. Berlin: Quer Verlag.

Tasker, Fiona (2005): Lesbian mothers, gay fathers, and their children: a review. In: Developmental and Behavioural Pediatrics 26 (3), S. 224–240.

Tasker, Fiona/Golombok, Susan (1998): The role of the co-mother in planned lesbian families. In: Journal of Lesbian Studies 2, S. 49–68.

Thorn, Petra (2010): Geplant lesbische Familien – ein Überblick. In: Gynäkologische Endokrinologie 8 (1), S. 73–81.

Thorn, Petra/Daniels, Ken (2007): Pro und Contra Kindesaufklärung nach donogener Insemination – Neuere Entwicklungen und Ergebnisse einer explorativen Studie. In: Geburtshilfe und Frauenheilkunde 67, S. 993–1001.

Thorn, Petra/Herrmann-Green, Lisa (2009): Die Geschichte unserer Familie. Ein Buch für lesbische Familien mit Wunschkindern durch Samenspende. Mörfelden: FamART.

Thorn, Petra/Wischmann, Tewes (2008a): Eine kritische Würdigung der Novellierung der (Muster-)Richtlinie der Bundesärztekammer 2006 aus der Perspektive der psychosozialen Beratung. In: Journal für Reproduktionsmedizin und Endokrinologie 5 (1), S. 39–44.

– (2008b): Leitlinien für die psychosoziale Beratung bei Gametenspende. In: Journal für Reproduktionsmedizin und Endokrinologie 5 (3), S. 147–152.

Thorn, Petra/Katzorke, Thomas/Daniels, Ken (2008): Semen donors in Germany: a study exploring motivations and attitudes. In: Human Reproduction 23 (11), S. 2415–2420.

– (2009): Samenspender in Deutschland – liberaler als die Vorgaben des Berufsrechts? In: Geburtshilfe und Frauenheilkunde 69, S. 297–302.

Vanfraussen, Katrien/Ponjaert-Kristoffersen, Ingrid/Brewaeys, Anne (2001): An attempt to reconstruct children's donor concept: a comparison between children's and lesbian parents' attitudes towards donor anonymity. In: Human Reproduction 16 (9), S. 2019–2025.

– (2002): What does it mean for youngsters to grow up in a lesbian family created by means of donor insemination? In: Journal of Reproductive and Infant Psychology 20 (4), S. 237–252.

- (2003a): Family functioning in lesbian families created by donor insemination. In: American Journal of Orthopsychiatry 73 (1), S. 78–90.
- (2003b): Why do children want to know more about the donor? The experience of youngsters raised in lesbian families. In: Journal of Psychosomatic Obstetrics & Gynecology 24 (1), S. 31–38.

Wehrstedt, Stefan et al. (2012): Vorschläge zur Vogehensweise bei Auskunftsersuchen nach donogener Zeugung. In: Journal für Reproduktionsmedizin und Endokrinologie 9 (3), S. 225–231.

Wendehorst, Christiane (2008): Die rechtliche Regelung donogener ART in Deutschland und Österreich. In: Gisela Bockenheimer-Lucius/Petra Thorn/Christiane Wendehorst (Hrsg.): Umwege zum eigenen Kind. Ethische und rechtliche Herausforderungen an die Reproduktionsmedizin 30 Jahre nach Louse Brown. Göttingen: Universitätsverlag Göttingen, S. 103–122.

Woodward, Bryan/Norton, Wendy (2006): Lesbian intra-partner oocyte donation: a possible shake-up in the Garden of Eden? In: Human Fertility (Camb) 9 (4), S. 217–222.

Zum Kinderwunsch homosexueller Männer und Frauen

Christian Haag

Während die menschliche Reproduktion lange Zeit eine ›natürliche‹ und selbstverständliche Angelegenheit war, wirft das Geburtenverhalten heute mehr und mehr Fragen auf. Seitdem Geburten planbar(er) geworden sind, insbesondere seitdem Frauen eigenständig Schwangerschaften verhindern können, hat sich ein Konzept entwickelt, das für uns heute eine Voraussetzung zur Familiengründung ist: der Kinderwunsch. Zuvor war aufgrund mangelnder verlässlicher Verhütungsmöglichkeiten sowie gesellschaftlicher Vorstellungen vorprogrammiert, dass Frauen Mütter, Männer Väter und insbesondere Paare Eltern wurden. Erst mit der gewonnenen Handlungsmacht über die Reproduktion, die nun, von der Sexualität entkoppelt, auf einen ›idealen‹ Zeitpunkt verschoben werden kann, stellen sich Fragen nach dem Wann und Wie der Realisierung einer Elternschaft. Erst jetzt kann man von einem Kinderwunsch sprechen, da sich Einzelpersonen und Paare gezielt damit auseinander setzen (müssen) und sich bewusst wünschen, Eltern zu sein.

Eine gewisse Brisanz hat darüber hinaus die sexuelle Orientierung im Rahmen von Familienbildung und Kinderwünschen. Spätestens seitdem Homosexuelle in Deutschland eine Beziehung im Rahmen des Lebenspartnerschaftsgesetzes von 2001 rechtlich anerkennen lassen können, müssen sich der Gesetzgeber sowie die Gesellschaft auch mit den zugehörigen Themen wie gleichgeschlechtlicher Elternschaft und gleichgeschlechtlicher Familienbildung auseinander setzen.

Vor diesem Hintergrund stellt sich die Frage nach dem Kinderwunsch homosexueller Männer und Frauen sowie deren Vorstellungen von der Realisierung ihrer Elternschaft. Dieser Beitrag liefert empirische Ergebnisse einer ersten großen Befragung, die sich u. a. dem Thema Familiengründung bei homosexuellen Männern und Frauen gewidmet hat. Zunächst wird das Konzept Kinderwunsch erläutert. Darauf aufbauend wird der Kinderwunsch von Homosexuellen beschrieben. Dabei wird zum einen auf vorliegende Studien Bezug genommen, zum anderen werden deskriptive Ergebnisse des Forschungsprojekts »Gleichgeschlechtliche Lebensweisen und Familie« präsentiert.

1. Der Kinderwunsch als Konzept

Prinzipiell kann eine grundlegende Bereitschaft dafür, Kinder zu bekommen, als eine Art abstrakter Kinderwunsch gesehen werden. Dies schließt ebenso eine indifferente Haltung oder eine Nichtentscheidung mit ein, da hieraus letztlich auch eine Elternschaft resultieren kann. Dementsprechend stünde dem abstrakten Kinderwunsch zunächst nur eine klare negative Haltung zu Kindern gegenüber. Von einem konkreten Kinderwunsch wäre dagegen zu sprechen, wenn sich Personen mit dem Thema aktiv auseinander setzen, Planungen unternehmen, Kosten und Nutzen abwägen, oder die Realisierung bereits in Angriff genommen haben. Erwartungen an das Leben mit Kindern spielen eine wichtige Rolle hinsichtlich der Motivation, Kinder zu bekommen. Letztlich handelt es sich bei der Realisierung des Kinderwunsches um den Schritt hin zur Fertilität.

Der Kinderwunsch ist kein statisches Konstrukt, sondern wandelt sich im Zusammenhang sozio-kultureller Entwicklungen. Während er einst gesellschaftlich normiert und sozio-ökonomisch orientiert war, ist der Wunsch nach einem Kind heute individualisiert und intrinsisch motiviert.[1] Die Produktions- und Sicherheitsfunktion von Kindern hat an Bedeutung verloren, so dass eine Verschiebung zu individuellen, immateriellen Motiven stattgefunden hat.[2] Kinder erfüllen heute vielmehr eine Sinnstiftungsfunktion und sollen das Leben der Eltern ideell bereichern.[3] Das ›Projekt Kind‹ untersteht dabei jedoch einer Planung, in welcher die geforderten oder selbst gesetzten Bedingungen einer Verwirklichung im Abgleich mit den gegebenen Voraussetzungen eine zentrale Rolle spielen. Anders als früher, als Kinder einen wichtigen ökonomischen Beitrag zum Gemeinwohl der Familien geleistet haben,[4] erzeugt ein Kind heute vielmehr Kosten – darunter auch ›Oppor-

---

[1] Borchardt/Stöbel-Richter (2004).
[2] Peuckert (2008).
[3] Eckhard/Klein (2007); Marbach/Tölke (2007).
[4] Peuckert (2008).

tunitätskosten‹ für entgangene Alternativen – und »bedeutet eine *langfristige, irreversible biografische Festlegung* [sic] und damit den potentiellen Verzicht auf andere Optionen. Die Wertschätzung für Kinder gerät also immer stärker in Konkurrenz zu anderen, nicht kindzentrierten Lebensstilen« beziehungsweise Interessen allgemein.[5]

Zudem ist der Kinderwunsch beeinflusst von Entwicklungen im persönlichen Leben der Menschen und den jeweiligen Lebensverlaufsepisoden. Auch die Partnerschaft wirkt als wichtige Bedingung bei der Entwicklung des Kinderwunsches. Bei der Entscheidung für ein Kind handelt es sich um einen bewussten Prozess, der in der Regel mit dem Partner abgestimmt wird.[6] Stabilität und Dauer der Partnerschaft wirken dabei positiv auf die Entwicklung eines Kinderwunsches.[7]

Der Kinderwunsch ist gegen Ende des 20. Jahrhunderts in Deutschland leicht gesunken und liegt mittlerweile unter dem Reproduktionsniveau. Die Zahl der gewünschten Kinder liegt also unter dem Wert, der zur Erhaltung der Gesellschaft nötig wäre. Über die letzten zwanzig Jahre scheint der Kinderwunsch relativ konstant geblieben zu sein, wenn auch die Anzahl der gewünschten Kinder rückläufig ist und die tatsächlichen Geburten ebenfalls zurückgegangen sind.[8] Sieht man den Kinderwunsch als grundlegende Bereitschaft zur Elternschaft, so lassen sich diese empirischen Ergebnisse dahingehend verstehen, dass sich weniger Menschen Kinder wünschen, und/oder dass sie bei der Realisierung einer Elternschaft behindert werden.

Während zum Kinderwunsch heterosexueller Personen bereits zahlreiche wissenschaftliche Untersuchungen vorliegen[9], gibt es kaum Veröffentlichungen, die sich mit der Familienplanung und den Elternschaftskonzepten von homosexuellen Männern und Frauen auseinandersetzen. Man beschäftigt sich bisher mit dieser Lebensform überwiegend im Rahmen von Grundsatzdiskussionen oder in Bezug auf Probleme, die auf die gesetzliche Regelung zurückgeführt werden können[10]. Einige Homosexuelle erhoffen sich, durch ein Kind etwas Nor-

---

[5] A.a.O., S. 115.
[6] Peuckert (2008).
[7] Eckhard/Klein (2006).
[8] Peuckert (2008).
[9] Z.B. Kapella/Rille-Pfeiffer (2004); Marbach/Tölke (2007).
[10] Aufgrund der Schaffung des neuen Rechtsinstituts und Familienstandsmerkmals der Eingetragenen Lebenspartnerschaft muss(te) in sämtlichen Belangen, bei denen nach

malität zu erlangen und ihre gesellschaftliche Akzeptanz zu steigern, was durchaus als Wunsch zur Normalisierung der Lebensform verstanden werden kann.[11] Dahinter scheint der Gedanke zu liegen, mit einem Kind den Fokus der externen Betrachtung weg von der gleichgeschlechtlichen Paarbeziehung hin zur Familie bringen zu können und als solche anerkannt zu werden.[12] Diesbezüglich bringt die Untersuchung des Kinderwunsches von homosexuellen Männern und Frauen auch Erkenntnisse in Bezug auf deren Normalitätsverständnis von Familie und Partnerschaft.

Ausgehend von Daten heterosexueller Befragter haben die meisten Menschen einen Kinderwunsch, was als eine »allgemein geteilte Wertorientierung« verstanden werden kann.[13] Erikson sieht aus psychologischer Sicht sogar »das Interesse an der Erzeugung und Erziehung der nächsten Generationen [...] [als] ein Stadium des Wachstums der gesunden Persönlichkeit«[14]. Auch die steigende Zahl an In-vitro-Behandlungen ungewollt kinderloser Paare[15] lässt darauf schließen, wie bedeutungsvoll die Elternschaft für das Leben von Menschen sein kann, wenn sogar der Versuch unternommen wird, entgegen biologischer Widrigkeiten ein Kind zu bekommen.

Gleichgeschlechtlichen Paaren wird bei der Familiengründung eine besondere Aufmerksamkeit entgegen gebracht. Dies liegt sicherlich an der relativen Seltenheit dieser Familienform, aber auch an den Vorbehalten die Homosexuellen noch immer entgegen gebracht werden. Doch ähnlich wie in Bezug auf die Frage, ob sich Kinder bei gleichgeschlechtlichen Eltern überhaupt anders entwickeln, sollte zunächst geklärt werden, ob es bei den Wünschen oder im Verhalten von Schwulen und Lesben überhaupt Unterschiede gibt[16]. Dieser Beitrag behan-

---

Partnerschaft und Familienstand differenziert wird, verhandelt werden, wie mit Personen in Eingetragener Lebenspartnerschaft umzugehen ist (beispielsweise in Bezug auf Steuerrecht, Erbrecht, Beihilfe, Adoption usw.)
[11] Fröhlich (2008); Kapella/Rille-Pfeiffer (2004).
[12] Zu diesem möglichen Normalisierungseffekt vgl. den Beitrag von Diekämper in diesem Band.
[13] Rille-Pfeiffer (2010).
[14] Erikson (1971).
[15] Der Jahresbericht 2009 des Deutschen IVF Registers verzeichnet für den Zeitraum von 1982 bis 2009 steigende Behandlungszahlen. Selbst seit dem Einbruch im Jahr 2004, aufgrund der Veränderung der Kostenübernahme bei gesetzlichen Krankenkassen, stiegen die Behandlungszahlen wieder kontinuierlich an. Siehe Bühler et al. (2010).
[16] Auf diese grundlegende Frage wird auch durch Johnson/O'Connor (2002) verwiesen.

2. Grundlegendes zum Kinderwunsch

Eine wichtige methodische Differenzierung liegt darin, ob der Kinderwunsch als generelle Bereitschaft, ein Kind zu bekommen, erfasst wird, oder ob eine Wunschkinderzahl erfragt wird. Die Bedeutung der Formulierung der Frage wird anhand der Shell-Jugendstudie[17] klar, wonach der Anteil der befragten Männer, die keine Kinder haben möchten, innerhalb von zwei Jahren von 16 % auf 5 % gefallen ist. Während die Befragten im Jahr 2000 noch nach der gewünschten Kinderzahl gefragt wurden (keines, ein Kind, zwei Kinder, usw.), beantworteten sie 2002 die Frage ›Möchten Sie später Kinder haben?‹ mit ›ja‹, ›nein‹ oder ›weiß nicht‹. Im Vergleich gibt es kaum Unterschiede zwischen den Geschlechtern hinsichtlich des Ausschlusses einer Elternschaft. Die Befragung 2002 zeigt jedoch, dass die Residualkategorie ›weiß nicht‹ relativ stark besetzt ist, wobei der Anteil der (noch) Unentschlossenen unter den Männern größer ist, während Frauen die Frage nach dem Kinderwunsch eher bejahen.[18]

Des Weiteren ist von Belang wie die ideelle Wunschkinderzahl erfasst wird. Während die meisten Studien nach einer konkreten Zahl fragen und zeigen, dass in der Regel der Wunsch nach zwei Kindern dominiert (u. a. erste Welle des DJI Familiensurvey 1988: Männer 63,7 %, Frauen 55,1 %; Population Policy Acceptance Study 2003: Männer 42,9 %, Frauen 53,7 %), findet die erste Welle des Bamberger Ehepaarpanels 1988/89 eine eher ausgeglichene Verteilung auf den veränderten Antwortkategorien seiner Befragung.[19] 28,6 % der Männer und 28,4 % der Frauen wünschen sich demnach ›ein bis zwei Kinder‹, 25 % der Männer und 24,4 % der Frauen ›zwei Kinder‹ und 22 % der

---

[17] Repräsentativ angelegte Studie; kinderlose Befragte zwischen 16 und 25 Jahren.
[18] Rost (2007); ein Vergleich zur aktuellen Shell-Studie 2010 lässt sich aufgrund der dort fehlenden Differenzierung zwischen Männern und Frauen leider nicht anstellen. Siehe Shell Deutschland Holding (2010).
[19] Rost (2007).

Männer und 23,3 % der Frauen ›zwei bis drei Kinder‹. Dies weist darauf hin, dass der Kinderwunsch zu Beginn der Ehe scheinbar noch nicht festgelegt ist, weder generell, noch auf eine bestimmte Anzahl.[20]

Kinderwunsch homosexueller Personen

Der Kinderwunsch homosexueller Männer und Frauen stand als sozialwissenschaftliches Thema bislang im Schatten des Phänomens gleichgeschlechtlicher Elternschaft. Zunächst wurde versucht herauszufinden, wie sich Kinder entwickeln, die bei einem gleichgeschlechtlichen Elternpaar aufwachsen. Die generative Herkunft der Kinder war in dem Zusammenhang nur insofern von Belang, als diese bereits in der gleichgeschlechtlichen Partnerschaft lebten.

Bevor im Folgenden näher auf den Kinderwunsch homosexueller Männer und Frauen eingegangen wird, ist zunächst noch auf eine grundlegende Differenzierung hinzuweisen. Eine Elternschaft im gleichgeschlechtlichen Kontext kann differenziert werden in Elternschaft aus heterosexuellen Episoden und Elternschaft im Bewusstsein der eigenen Homosexualität. Dabei kann man von zwei Generationen homosexueller Eltern sprechen. Personen der ersten Generation wurden sich ihrer sexuellen Identität in der Regel erst spät bewusst, nachdem sie bereits nach heteronormativem Vorbild in Partnerschaft, möglicherweise Ehe, und verwirklichter Elternschaft lebten. Für die USA findet sich, dass der Großteil der homosexuellen Väter der Gruppe der Geschiedenen angehört[21] und auch in Deutschland war mindestens ein Partner/eine Partnerin in jeder vierten gleichgeschlechtlichen Lebensgemeinschaft bereits einmal verheiratet[22]. Dabei ist es jedoch durchaus möglich, dass einzelne Homosexuelle den Weg über heterosexuelle Partnerschaften bewusst gewählt haben, im Wissen, den Wunsch nach einer Elternschaft mit einer homosexuellen Lebensweise nicht umsetzen zu können. Dies erscheint durchaus plausibel, bedenkt man Aussagen darüber, dass mit dem Bewusstsein über die eigene Homosexua-

---

[20] Ebd.
[21] Patterson/Chan (1997). Hierbei ist zu bedenken, dass es in den USA auf Landesebene keine Möglichkeit zur Eintragung gleichgeschlechtlicher Partnerschaften gibt.
[22] Eggen (2009).

lität eine Elternschaft zunächst oft nicht (mehr) realisierbar erschien, und ein Kinderwunsch aufgegeben wurde.[23]

Dem gegenüber steht die zweite Generation homosexueller Eltern, die sich zuerst ihrer sexuellen Orientierung bewusst war und diese lebte, bevor der Übergang zur Elternschaft stattfand. Somit sind diese Personen erst nach dem Coming-Out, im Bewusstsein der besonderen Situation als Lesben und Schwule, Mütter und Väter geworden. Es wird vermutet, dass gleichgeschlechtliche Elternschaft zukünftig im Rahmen gelebter Homosexualität eingebettet sein wird[24]. Auch wird erwartet, dass der Anteil von Kindern, die bei gleichgeschlechtlichen Paaren leben, die aber aus heterosexuellen Partnerschaften stammen, zurück gehen wird, zugunsten einer direkten Verwirklichung der Elternschaft innerhalb einer gleichgeschlechtlichen Paarbeziehung[25]. In mehreren englischsprachigen Ländern finden sich Indizien für eine solche ›Trendwende‹[26]. Somit kann der Kinderwunsch homosexueller Männer und Frauen als ein Indikator für kommende Lebens- und Familienmodelle gesehen werden.

In der wissenschaftlichen Literatur gibt es zwar einige Beiträge zum Kinderwunsch gleichgeschlechtlich orientierter Personen, jedoch meist nur auf Basis kleiner Stichproben, häufig mit qualitativem Design. In einer quantitativen Befragung von homosexuellen Männern und Frauen in Nordrhein-Westfalen (N = 955) wollten 40,4 % der befragten Frauen und 31,2 % der Männer gerne mit Kindern zusammen leben.[27] Eine feste Beziehung und die Art der Lebensform schienen keinen Einfluss auf diesen Wunsch zu haben.[28]

Weitere Veröffentlichungen stützen sich in der Regel auf kleinere Stichproben. In allen Fällen wird allerdings von Teilgruppen berichtet, die einen Kinderwunsch äußern.[29] Für Männer, die ihren Kinderwunsch aufgegeben haben, weil er mit ihrer gelebten Homosexualität

---

[23] Mallon (2004); Martin (1993).
[24] Patterson/Chan (1997).
[25] Eggen (2007).
[26] Patterson/Tornello (2010).
[27] Anhamm (1998).
[28] In der Gruppe der 20–35-Jährigen wünschen sich 34 % mit einem Kind zusammen zu leben, siehe Scharmann (1998). In der Studie von Buba/Vaskovics (N = 581) gaben 23 % aller Befragten einen Kinderwunsch an, während bei der Teilgruppe der unter 25-Jährigen der Kinderwunsch weitaus höher lag, siehe Weiß/Becker (2001).
[29] Vgl. u. a. Stacey (2006); Kapella/Rille-Pfeiffer (2004); Mallon (2004); Johnson/O'Connor (2002); Bos et al. (2003).

nicht vereinbar schien, ist bekannt, dass mit Kenntnis über die Möglichkeiten, trotz Homosexualität eine Elternschaft zu verwirklichen, ihr Kinderwunsch wieder individuell relevant werden kann.[30]

Es scheint also tatsächlich so zu sein, dass »[d]er Wunsch, ein Kind zu haben und es großzuziehen, [...] ein grundlegendes menschliches Bedürfnis dar[stellt], das nicht von der sexuellen Orientierung abhängt«[31], und dass eine Elternschaft zunehmend auch im Rahmen gleichgeschlechtlicher Partnerschaften angestrebt wird. Auch in einer weiteren aktuellen deutschen Befragung homosexueller Männer gibt es eine Gruppe von Teilnehmern mit ausgeprägter Familienorientierung, die neben einer stabilen Partnerschaft auch den Wunsch nach einem Kind mit einschließt.[32]

3. Realisierung eines Kinderwunsches

Die Realisierung eines Kinderwunsches gestaltet sich für homosexuelle Männer und Frauen überaus schwierig und ist insbesondere mit intensiven Planungen verbunden. Der Weg zur Elternschaft verläuft bei Homosexuellen ungleich bewusster und reflektierter, nicht zuletzt aufgrund der Problematik, einen geeigneten Weg zur Realisierung finden zu müssen. Dabei sind psychische sowie finanzielle Belastungen nicht zu unterschätzen.[33]

Ein Hauptdifferenzierungsmerkmal gleichgeschlechtlicher Elternschaft sind die unterschiedlichen Rahmenbedingungen hinsichtlich der Realisierung für Schwule im Vergleich zu Lesben. Anders als bei heterosexuellen Paaren, wo die praktische Umsetzung eines Kinderwunsches nur dann diskutiert werden muss, wenn dabei Probleme auftreten, müssen gleichgeschlechtliche Paare grundsätzlich die ihnen zur Verfügung stehenden Wege zur Elternschaft erkunden und gegeneinander abwägen. Aufgrund der biologischen Möglichkeit von Frauen, Kinder gebären zu können und der entsprechenden Unmöglichkeit seitens der Männer, ergeben sich unterschiedliche Realisierungsoptionen für homosexuelle Männer- und Frauenpaare. Während Frauen(paare)

---

[30] Mallon (2004).
[31] Müller-Götzmann (2009).
[32] Hertling (2011).
[33] Vgl. Jansen (2007).

mittels Samenspende und ›Bechermethode‹ oder mit Hilfe medizinisch assistierter Reproduktionsverfahren auf natürlichem Weg ein Kind bekommen können, müssen sich Männer(paare) auf andere Möglichkeiten konzentrieren. Dazu gehören Adoption, Pflegschaft und andere Arrangements unter Beteiligung Dritter (z. B. Leihmutterschaft). Zur Adoption ist zu sagen, dass eine Fremdkindadoption für gleichgeschlechtliche Paare im Inland zwar rechtlich möglich, de facto aber sehr unwahrscheinlich ist. Aufgrund der Tatsache, dass auch in einer eingetragenen Lebenspartnerschaft jeweils nur eine Partnerin/ein Partner ein Kind adoptieren darf, kann ein gleichgeschlechtliches Paar dem zur Adoption freigegebenen Kind keine gleichwertigen (rechtlichen) Bedingungen bieten als die vielen adoptionswilligen heterosexuellen Ehepaare.[34]

Auslandsadoptionen hingegen sind langwierige, aufwändige und teure Verfahren. Selbst wenn eine Kooperation mit einem Herkunftsland möglich ist, das keine Vorbehalte gegen ein homosexuelles Elternpaar hat (oder in Unkenntnis der sexuellen Orientierung der Adoptiveltern vermittelt), besteht auch hier das Problem der nicht zulässigen sukzessiven Adoption.

Angesichts der momentanen Rechtslage in Bezug auf Leihmutterschaften, bleiben homosexuellen Männern noch Konzepte einer kooperativen Elternschaft, um ihren Kinderwunsch zu verwirklichen. So genannte ›Queer-Families‹, also gemeinschaftliche Elternschaften zwischen homosexuellen Männern/Männerpaaren und Frauen/Frauenpaaren sind in vielfältiger Ausgestaltung denkbar, wobei hier die Erziehungsbeteiligung der Männer zu einem großen Teil vom Entgegenkommen beziehungsweise den Elternschaftskonzepten der beteiligten Frauen(paare) abhängen dürfte. Frauen sind hierbei schlichtweg in der besseren Verhandlungsposition, da sie die weitaus größere (körperliche) Investition in eine Elternschaft leisten. Aufgrund ihrer Möglichkeit, Kinder bekommen zu können, stehen homosexuellen Frauen theoretisch auch die Methoden der medizinisch unterstützten Fortpflanzung offen. In der »(Muster-)Richtlinie zur Durchführung der assistierten Reproduktion« ist es allerdings nicht vorgesehen, dass

---

[34] Es bleibt abzuwarten, wie sich die Rechtslage verändern wird, insbesondere angesichts der im Dezember 2010 getroffenen Entscheidung des Oberlandesgerichts Hamburg, nach der das Verbot der sukzessiven Adoption durch Lebenspartner gegen den Gleichbehandlungsgrundsatz in Art. 3 Abs. 1 GG verstößt: OLG Hamburg: 2 Wx 23/09.

homosexuelle Frauenpaare in Deutschland mit Hilfe von reproduktionsmedizinischen Verfahren behandelt werden.[35] Daher bleibt ihnen zur Realisierung des Kinderwunsches, neben Adoption und Pflegschaft, in der Regel die eigeninitiierte Fertilisation (üblicherweise per ›Bechermethode‹) oder die Inanspruchnahme der Dienstleistung einer reproduktionsmedizinischen Einrichtung im Ausland.

4. Methodik und Stichprobe

Die folgenden Ergebnisse dieses Beitrags entstammen der *ifb*-Befragung »Gleichgeschlechtliche Lebensweisen und Familie«.[36] Inhaltlich befasste sich diese Studie mit verschiedenen Themenbereichen, wie der Gestaltung von Beziehungen und Lebensformen, dem Kinderwunsch und Elternschaftsplanungen, Familienalltag und Arbeitsteilung, aber auch Diskriminierungserfahrungen.

Ein grundsätzliches Problem der Forschung mit homosexuellen Zielgruppen besteht in der fehlenden Information über die Grundgesamtheit. Für Deutschland bietet sich die Möglichkeit an, eine Schätzung anhand der Mikrozensusdaten zu unternehmen. Da gleichgeschlechtliche Partnerschaften dort erfasst werden, bietet sich so die Gelegenheit, Paare mit und ohne Eintragung zu bestimmen. Der Mikrozensus weist für 2008 ca. 70.000 gleichgeschlechtliche Partnerschaften aus, von denen 96,3 % kinderlos sind. Der Männeranteil unter den Paaren liegt etwas höher als der der Frauen.[37] Allerdings sind keine Informationen über alleinstehende oder getrennt lebende Homosexuelle bekannt, so dass die genaue Anzahl weiterhin unklar bleibt. Die einzige konkret erfassbare Information ist die Anzahl der eingetragenen Lebenspartnerschaften über Meldeamtsregister, da die Eingetragene Lebenspartnerschaft als offizielles Familienstandsmerkmal registriert werden muss.

---

[35] BÄK (2006).
[36] Dabei handelt es sich um eine Studie im Anschluss an die Untersuchung der »Lebenssituation von Kindern in gleichgeschlechtlichen Lebenspartnerschaften«. Da der Schwerpunkt dieser ersten Studie auf gleichgeschlechtlichen Paaren mit Kindern im selben Haushalt lag, waren folglich andere gleichgeschlechtliche Lebensformen unberücksichtigt. Um dieses Defizit anzugehen, sowie um auch andere inhaltliche Schwerpunkte behandeln zu können, wurde die Folgebefragung initiiert. Vgl. Rupp (2009).
[37] Ebd.

Christian Haag

Stichprobe

Im bereinigten Gesamtdatensatz befinden sich Informationen von 1697 Befragten, 54,9 % männlich und 45,1 % weiblich. Für die folgenden Auswertungen zum Kinderwunsch werden jedoch nur diejenigen TeilnehmerInnen berücksichtigt, die noch kinderlos sind. Damit ergibt sich ein Arbeitsdatensatz mit 1495 Befragten, 55,9 % davon männlich und 44,1 % weiblich.

Die Altersstruktur der TeilnehmerInnen zeigt eine mit dem Alter abnehmende Besetzung der Teilgruppen. 62 % der Befragten verteilen sich auf die Altersgruppen von 25 bis 44 Jahren und befinden sich damit in einem Lebensabschnitt, in dem üblicherweise die Familienplanung stattfindet.

Abb. 1. Alter der Befragten

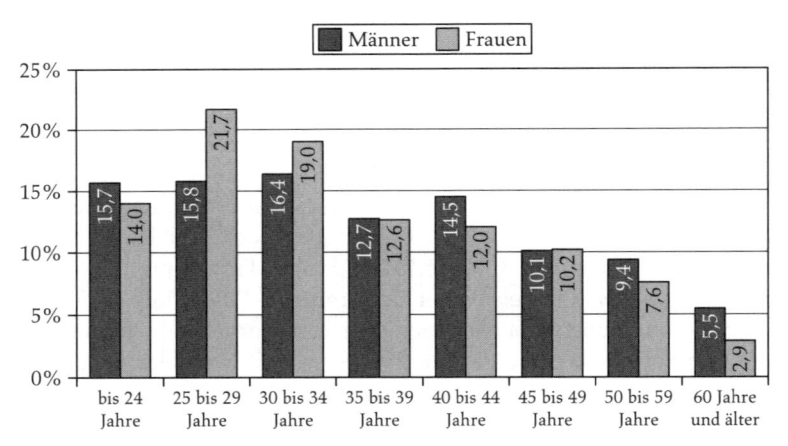

Altersgruppe	Männer	Frauen
bis 24 Jahre	15,7	14,0
25 bis 29 Jahre	15,8	21,7
30 bis 34 Jahre	16,4	19,0
35 bis 39 Jahre	12,7	12,6
40 bis 44 Jahre	14,5	12,0
45 bis 49 Jahre	10,1	10,2
50 bis 59 Jahre	9,4	7,6
60 Jahre und älter	5,5	2,9

Quelle: ifb-Studie »Gleichgeschlechtliche Lebensweisen in Deutschland«

Eine Betrachtung der Partnerschaftsstrukturen zeigt, dass mit 77,9 %, der Großteil der Stichprobe in einer Partnerschaft lebt, 22,1 % der Gesamtstichprobe sind alleinstehend. Frauen haben dabei etwas häufiger als Männer eine Partnerschaft (80,6 % vs. 75,7 %). Nicht ganz zwei Drittel der Paare leben in einem gemeinsamen Haushalt (59,7 % der Frauenpaare im Vergleich zu 57,7 % der Männerpaare). Bezüglich des Familienstands stellt sich heraus, dass Männer etwas häufiger in Eingetragener Lebenspartnerschaft leben als Frauen (35,4 % vs. 31,2 %). Die überwiegende Anzahl der TeilnehmerInnen ist ledig (Männer 62,9 %, Frauen 66,1 %).

Die meisten der Befragten leben in Städten mit mehr als 100.000 Einwohnern (ca. 60 % der Stichprobe), wobei Männer etwas häufiger in Städten mit mehr als 500.000 Einwohnern leben (38,4 % vs. 36,9 % der Frauen).

Ähnlich wie in anderen Studien[38] haben die TeilnehmerInnen überdurchschnittlich häufig einen hohen Bildungsabschluss. 72,6 % der Männer und 81,4 % der Frauen haben Abitur, Fachabitur oder einen vergleichbaren Abschluss. Einen Realschulabschluss haben 19,4 % der Männer und 14,6 % der Frauen, auf der Hauptschule schlossen 6,9 % der Männer und 2,9 % der Frauen ab. Lediglich zwei Männer haben keinen Schulabschluss. Dieser Trend setzt sich bei den Bildungsabschlüssen fort, wo jeweils etwa die Hälfte der Befragten einen Fachhochschul- oder Hochschulabschluss hat. Auch hier sind die Frauen leicht in der Mehrheit (51,2 % vs. 47,6 %).

Bei einer Betrachtung des Erwerbstatus zeigt sich, dass mit etwa 66 % die Mehrheit der Befragten erwerbstätig ist. Unter den Männern gibt es einen größeren Anteil an Personen im Ruhestand (7 %) im Vergleich zu den Frauen (3,4 %), was allerdings mit der Altersverteilung der Stichprobe korrespondiert. 17,4 % der Männer und 21,3 % der Frauen befinden sich noch in Studium, Ausbildung oder Umschulung. Insg. zwei Prozent der Befragten sind arbeitslos und ein noch geringerer Anteil bezeichnet sich als Hausmann (1,2 %) bzw. Hausfrau (0,2 %).

5. Der Kinderwunsch homosexueller Männer und Frauen

Im Folgenden werden einige deskriptive Ergebnisse dargestellt. Die inhaltliche Gliederung erfolgt dabei vom Kinderwunsch an sich hin zu Vorstellungen der Verwirklichung und der geplanten Erziehungsbeteiligung.

---

[38] Vgl. u. a. ebd; Bos et al. (2003); Herrmann-Green (2006); Eggen (2009).

Christian Haag

Bedeutung von Kindern

Um die Bedeutung von Partnerschaft und Familie für die Zufriedenheit der Befragten zu erfassen, wurden zu Beginn des Befragungsblocks zum Kinderwunsch zwei Fragen vorgeschoben, die an die Shell-Jugendstudie angelehnt sind. Damit ist zusätzlich ein Vergleich der jüngeren TeilnehmerInnen möglich, was einen Einblick in die Vorstellungen und Wünsche junger homosexueller Männer und Frauen erlaubt. Während jeweils mehr als die Hälfte der Männer und Frauen der *ifb*-Befragung der Meinung ist, man bräuchte eine Partnerschaft um glücklich zu sein, gibt der Großteil von ihnen in Bezug auf eine Elternschaft an, man könne ohne Kinder genauso glücklich leben. Nur jeweils etwa 11 % aller Befragten antworten, man brauche Kinder um glücklich zu sein.

Im Vergleich der jüngeren TeilnehmerInnen mit den Befragten der 15. Shell Jugendstudie von 2006[39] zeigen sich einige Unterschiede in den Ergebnissen der *ifb*-Studie.

Während sich die Geschlechter im Vergleich ähneln, offenbart die Gegenüberstellung von hetero- und homosexuellen Jugendlichen große Diskrepanzen hinsichtlich der Bedeutung von Kindern für ein glückliches Leben.[40] Unter den heterosexuellen Jugendlichen aus der Shell-Studie ist fast die Hälfte der Meinung, man bräuchte Kinder, um glücklich zu leben. Bei den homosexuellen Befragten derselben Altersspanne aus der *ifb*-Studie sind es lediglich um die 16 %. Dahingegen ist ein weitaus größerer Anteil der schwulen und lesbischen jungen Menschen der Meinung, man könne auch ohne Kinder genauso glücklich leben. Es wäre plausibel, dass junge homosexuelle Menschen zunächst mit ihrer sexuellen Orientierung und ihrem Coming-Out noch zu sehr beschäftigt sind, als sich konkrete Gedanken über ein Leben mit einem Kind zu machen. Der ebenfalls größere Anteil an homosexuellen Befragten, die angeben sie seien noch unentschieden, könnte auch darauf hinweisen, dass das Konzept homosexueller Elternschaft noch nicht so selbstverständlich ist, als dass es einen möglichen

---

[39] Da in der aktuellen Auflage der Studie keine Differenzierung zwischen den Geschlechtern erfolgte, werden hier die älteren Daten von 2006 herangezogen werden.
[40] Aufgrund der Zielsetzung der Shell-Studien, eine repräsentative Stichprobe von Jugendlichen zu erfassen, kann davon ausgegangen werden, dass die Quotenstichprobe überwiegend heterosexuelle Jugendliche beinhaltet, vgl. Schneekloth/Leven (2006).

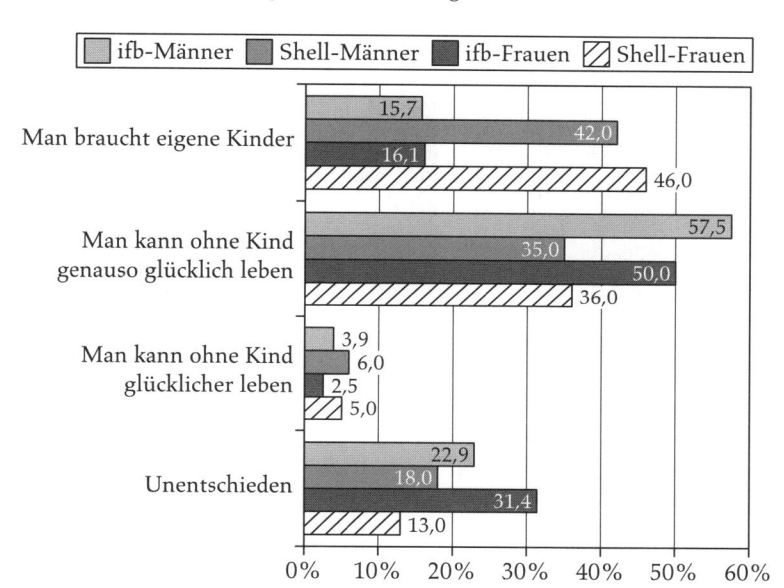

Abb. 2. Braucht man eigene Kinder um glücklich zu leben?

| | ifb-Männer | Shell-Männer | ifb-Frauen | Shell-Frauen |

Man braucht eigene Kinder
- ifb-Männer: 15,7
- Shell-Männer: 42,0
- ifb-Frauen: 16,1
- Shell-Frauen: 46,0

Man kann ohne Kind genauso glücklich leben
- ifb-Männer: 57,5
- Shell-Männer: 35,0
- ifb-Frauen: 50,0
- Shell-Frauen: 36,0

Man kann ohne Kind glücklicher leben
- ifb-Männer: 3,9
- Shell-Männer: 6,0
- ifb-Frauen: 2,5
- Shell-Frauen: 5,0

Unentschieden
- ifb-Männer: 22,9
- Shell-Männer: 18,0
- ifb-Frauen: 31,4
- Shell-Frauen: 13,0

Quelle: ifb-Studie »Gleichgeschlechtliche Lebensweisen in Deutschland«, Teilnehmer bis 25 Jahre, N = 271; Langness et al. (2006).

Lebensentwurf darstellt. Da die rechtliche Legitimierung gleichgeschlechtlicher Partnerschaften unter dem Lebenspartnerschaftsgesetz noch ein relativ neues Phänomen darstellt, könnte es sein, dass sich die Idee gleichgeschlechtlicher Elternschaft, basierend auf akzeptierten homosexuellen Paarbeziehungen, in Zukunft noch stärker etabliert und sich dann entsprechend in Umfragewerten niederschlägt.

Kinderwunsch homosexueller Männer und Frauen

Die Frage nach dem Kinderwunsch beantworteten etwa vier von zehn Befragten positiv. Frauen gaben etwas häufiger einen Kinderwunsch an als Männer, was sich beim negativen Kinderwunsch umkehrt. Während annähernd gleich viele TeilnehmerInnen einen Kinderwunsch verneinen, ist etwa ein Fünftel von ihnen noch unentschieden.

Abb. 3. Wünschen Sie sich Kinder?

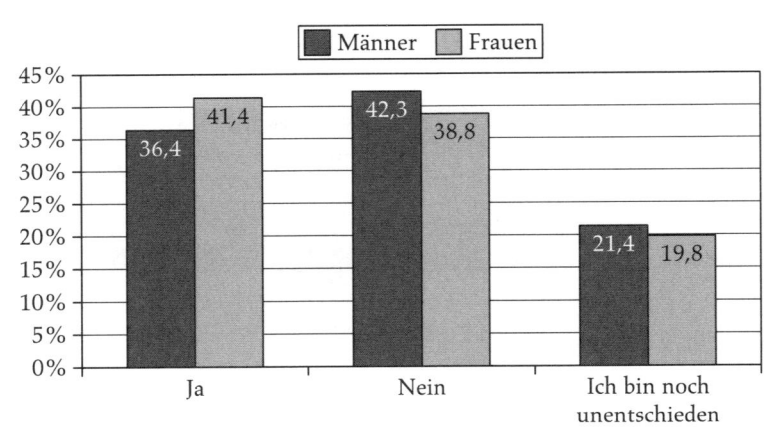

■ Männer ■ Frauen

	Ja	Nein	Ich bin noch unentschieden
Männer	36,4	42,3	21,4
Frauen	41,4	38,8	19,8

Quelle: ifb-Studie »Gleichgeschlechtliche Lebensweisen in Deutschland«

Betrachtet man den Kinderwunsch in Abhängigkeit vom Alter der Befragten, so zeigt sich, dass sowohl bei Frauen als auch bei Männern der Kinderwunsch mit zunehmendem Alter zurück geht. Obwohl Frauen zunächst häufiger als Männer einen Kinderwunsch formulieren, sinkt deren Anteil in den höheren Altersgruppen beinahe auf null, während Männer der höheren Altersgruppen noch zu einem Fünftel einen Kinderwunsch angeben. Dieser hohe Wert könnte ein Ausdruck entgangener Vaterschaft sein, da die älteren homosexuellen Männer aufgrund der gesellschaftlichen Umstände kaum die Möglichkeit hatten eine Elternschaft in gelebter Homosexualität zu realisieren. Dies könnte ihnen nun im höheren Alter als Defizit bewusst werden. Die hohen Werte unter den jüngeren Befragten könnten demgegenüber Ausdruck davon sein, dass Elternschaft im Kontext ihrer Homosexualität als durchaus normal empfunden wird und sie möglicherweise gleichgeschlechtliche Elternschaft durch Vorbilder bereits erfahren haben, so dass ihnen ein Kinderwunsch auch tatsächlich realisierbar erscheint.

Der Anteil der Unentschlossenen bleibt bis Ende Dreißig annähernd auf gleichem Niveau und nimmt dann kontinuierlich ab. Dies könnte zum einen damit zu erklären sein, dass, wie bereits erwähnt, jüngere Homosexuelle zunächst eher mit anderen Lebensaspekten be-

Zum Kinderwunsch homosexueller Männer und Frauen

Abb. 4. Wünschen Sie sich Kinder? ›Ja‹ und ›Unentschieden‹ im Altersvergleich[41]

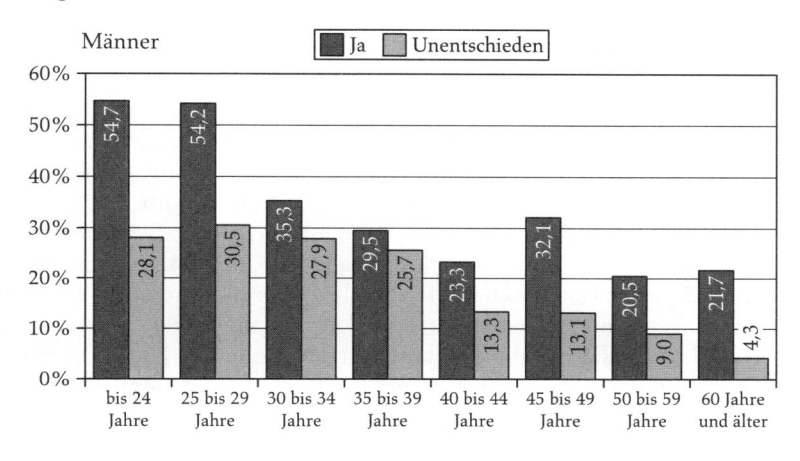

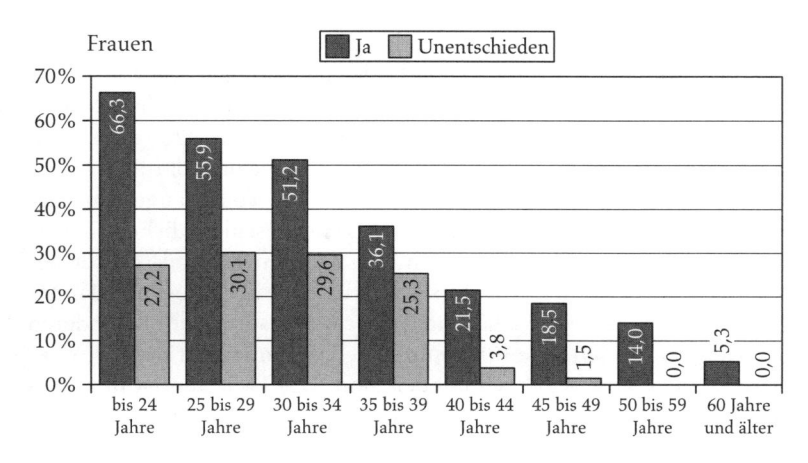

Männer — Ja / Unentschieden

Altersgruppe	Ja	Unentschieden
bis 24 Jahre	54,7	28,1
25 bis 29 Jahre	54,2	30,5
30 bis 34 Jahre	35,3	27,9
35 bis 39 Jahre	29,5	25,7
40 bis 44 Jahre	23,3	13,3
45 bis 49 Jahre	32,1	13,1
50 bis 59 Jahre	20,5	9,0
60 Jahre und älter	21,7	4,3

Frauen — Ja / Unentschieden

Altersgruppe	Ja	Unentschieden
bis 24 Jahre	66,3	27,2
25 bis 29 Jahre	55,9	30,1
30 bis 34 Jahre	51,2	29,6
35 bis 39 Jahre	36,1	25,3
40 bis 44 Jahre	21,5	3,8
45 bis 49 Jahre	18,5	1,5
50 bis 59 Jahre	14,0	0,0
60 Jahre und älter	5,3	0,0

Quelle: ifb-Studie »Gleichgeschlechtliche Lebensweisen in Deutschland«

---

[41] In der Abbildung wurde hinsichtlich der Übersichtlichkeit darauf verzichtet die Antworten ›Nein‹ (ich wünsche mir keine Kinder) darzustellen; es handelt sich dabei jeweils um den fehlenden Anteil zu 100 % der einzelnen Altersgruppen.

schäftigt sind, eine Elternschaft jedoch nicht zwangsläufig ausschließen wollen. Andererseits erscheint die Familienbildung im höheren Alter nicht zuletzt aufgrund des in der Regel langwierigen Prozesses womöglich nicht mehr erstrebenswert, so dass der Kinderwunsch verneint oder aufgegeben wird.

Personen, die in einer Partnerschaft leben, geben weniger häufig an, dass sie hinsichtlich ihres Kinderwunsches unentschieden sind als alleinstehende Befragte. Das könnte damit zusammenhängen, dass das Thema Elternschaft in der Paarbeziehung diskutiert wird. Während sich der Kinderwunsch von Frauen in einer Partnerschaft annähernd gleicht (Ja: 42,5 %, Nein: 41,1 %), bejaht nur eine Minderheit der Männer in einer Partnerschaft die Absicht, Vater zu werden (Ja: 36 %, Nein: 45 %). Unter den Singles verteilen sich die Antworten annähernd gleichmäßig auf die drei Antwortkategorien (Ja, Nein, Unentschieden), mit einem leichten Überhang von Männern und Frauen, die sich Kinder wünschen (37,6 % resp. 37 %).

Im Folgenden beziehen sich die weiteren Auswertungen jeweils nur auf diejenigen Befragten, die entweder einen Kinderwunsch haben oder diesbezüglich noch unentschieden sind.[42]

Die Antworten auf die Wunschkinderzahl zeigen eindeutig, dass sich die befragten Männer und Frauen überwiegend in Richtung einer Familie mit zwei Kindern orientieren. Die starke Besetzung der Zwischenkategorie ›ein bis zwei Kinder‹ könnte Aufschluss darüber geben, dass zwei Kinder zwar wünschenswert wären, jedoch angesichts der Schwierigkeiten der Realisierung einer gleichgeschlechtlichen Elternschaft die Familienplanung auch mit nur einem Kind als erfüllt betrachtet werden könnte. Die Tatsache, dass sich überwiegend Männer genau ein Kind wünschen, könnte wiederum Ausdruck der besonderen Schwierigkeiten sein, die für homosexuelle Männer mit der Verwirklichung einer Vaterschaft verbunden sind. Des Weiteren ist durchaus vorstellbar, dass die potentiellen Eltern Ihre Entscheidung für ein zwei-

---

[42] Der Einbezug der Unentschiedenen erfolgte deshalb, weil sie eine Elternschaft zumindest nicht kategorisch ausgeschlossen haben. Zwar ist unklar, wie sich der Entscheidungsprozess jeweils entwickeln wird, dennoch können die Befragten Angaben zu ihren Vorstellungen und Wünschen zum Erhebungszeitpunkt machen, was aufgrund des Designs als Querschnittstudie qualitativ den Informationen derer entspricht, die einen Kinderwunsch formulieren.

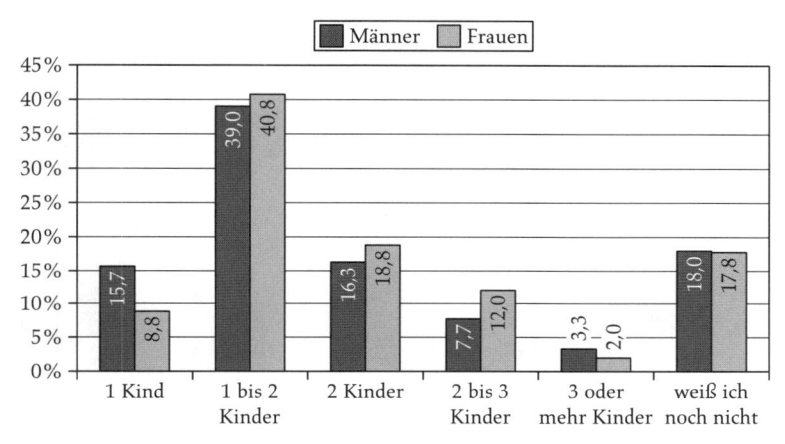

Abb. 5. Wie viele Kinder wünschen Sie sich?

	1 Kind	1 bis 2 Kinder	2 Kinder	2 bis 3 Kinder	3 oder mehr Kinder	weiß ich noch nicht
Männer	15,7	39,0	16,3	7,7	3,3	18,0
Frauen	8,8	40,8	18,8	12,0	2,0	17,8

Quelle: ifb-Studie »Gleichgeschlechtliche Lebensweisen in Deutschland«

tes Kind von den Erfahrungen als ›Regenbogenfamilie‹ abhängig machen.

Vorstellungen von der Verwirklichung

Frauen haben häufiger eine Vorstellung darüber, wie sie ihren Kinderwunsch verwirklichen möchten. 63,5 % von ihnen (n = 254) bejahen die Frage im Vergleich zu nur 41,4 % der Männer (n = 198).

Hinsichtlich der Art und Weise, wie sich die Befragten die Realisierung einer Elternschaft vorstellen, zeigt sich ein klarer Unterschied zwischen homosexuellen Männern und Frauen. Während die Frauen zu etwa drei Vierteln mittels künstlicher Befruchtung ein Kind bekommen möchten, geben fast ähnlich viele Männer an, ihren Kinderwunsch per (Auslands-)Adoption erfüllen zu wollen. Der von homosexuellen Männern am zweithäufigsten genannte Weg zur Elternschaft ist die Aufnahme eines Pflegekindes.

Abb. 6. Vorstellungen von der Verwirklichung

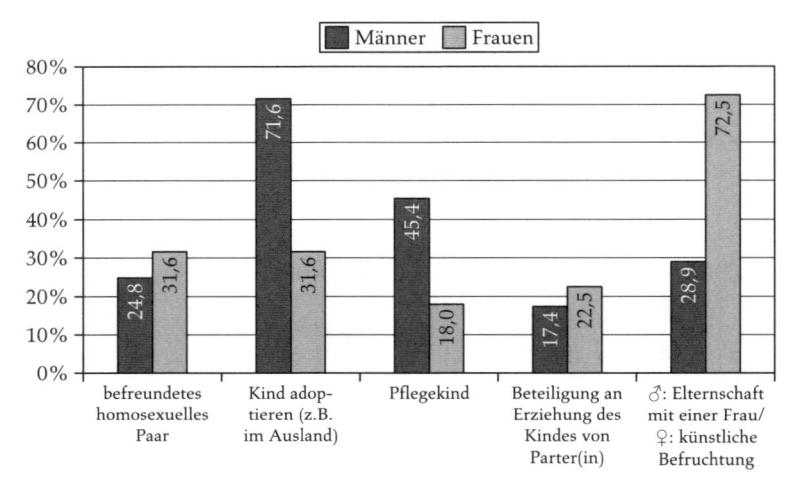

	Männer	Frauen
befreundetes homosexuelles Paar	24,8	31,6
Kind adoptieren (z.B. im Ausland)	71,6	31,6
Pflegekind	45,4	18,0
Beteiligung an Erziehung des Kindes von Parter(in)	17,4	22,5
♂: Elternschaft mit einer Frau/ ♀: künstliche Befruchtung	28,9	72,5

Quelle: ifb-Studie »Gleichgeschlechtliche Lebensweisen in Deutschland«; Auswertung einer Frage mit Mehrfachnennungen

Wenngleich beide Lösungen einen großen zeitlichen, finanziellen und bürokratischen Aufwand bedeuten, so handelt es sich dabei jedoch um Modelle, bei denen homosexuelle Männer hinsichtlich ihrer Elternschaft die größte Handlungsautonomie besitzen. Im Falle der Adoption sind sie zunächst zwar von den Behörden abhängig, nach Abschluss des Verfahrens jedoch alleine verantwortlich für das Wohl des Kindes.[43] Bei einem Pflegschaftsverhältnis ist zwar die Kooperation mit den leiblichen Eltern des Kindes – soweit vorhanden und durchführbar – angestrebt, allerdings obliegen der Umgang und die Erziehung im Alltag auch hier dem Pflege-Elternpaar. Frauenpaaren ist es aufgrund ihrer biologischen Möglichkeit, ein Kind zu gebären, einfacher, eine Zwei-Eltern-Familie zu realisieren. Falls sich keine zufriedenstellende Ko-

---

[43] Zwar entschied das BVG mit Urteil vom 19.02.2013, dass der Ausschluss der sukzessiven Adoption durch eingetragene Lebenspartner nicht mit Art. 3 Abs. 1 GG vereinbar ist, die Frage nach der Verfassungskonformität einer gemeinschaftlichen Adoption beider eingetragener Lebenspartner ist allerdings noch offen. Selbst bei einer vollkommenen rechtlichen Gleichstellung eingetragener Lebenspartnerschaften wäre zunächst wegen potentieller Diskriminierung unklar, ob sich bei der Kinderwunscherfüllung tatsächlich neue Chancen für homosexuelle Männer und Frauen ergeben.

operation mit einem potentiellen Kindsvater erreichen lassen sollte, können sie letztlich immer auf (ausländische) Samenbanken als Alternative zurückgreifen.[44]

Etwa ein Fünftel der befragten Männer und Frauen kann sich vorstellen, ihren Wunsch nach einem Leben mit Kind durch die Erziehungsbeteiligung am Kind der Partnerin/des Partners zu erfüllen. In solchen Fällen kann, unabhängig von einer Stiefkindadoption, die Erziehungsbeteiligung zur Dreiecksbeziehung gemeinsam mit den beiden leiblichen Elternteilen werden.

Eine geplante Elternschaft unter Beteiligung Dritter führt weiter zur Idee ›kooperativer Elternschaften‹. Dabei handelt es sich um Konzepte, die vielfältig ausgestaltet sein können und in den letzten Jahren immer populärer wurden[45]. 28,9 % der befragten Männer können sich die Elternschaft mit einer Frau vorstellen. Dies lässt jedoch viel Spielraum hinsichtlich der tatsächlichen Beteiligung der Frau am Leben des Kindes.[46] Die Befragten, die sich die Verwirklichung der Elternschaft mit einem befreundeten homosexuellen Paar vorstellen können, verfolgen damit die Idee einer ›Queer-Family‹.

Erziehungsbeteiligung im Rahmen kooperativer Elternschaft

Die Entscheidung für eine gemeinsame Elternschaft mit einer weiteren Person oder einem anderen Paar verlangt jedoch einige Vorbereitung. Zu Beginn müssen die jeweils individuellen und paarspezifischen Vorstellungen hinsichtlich der Ausgestaltung der Elternschaft, einschließlich der erwünschten Beteiligung der dritten Person oder des anderen Paares, erarbeitet werden. Wichtig für die Zusammenarbeit beider Paare sind dabei übereinstimmende Vorstellungen der Beteiligung der einzelnen Personen an der Elternschaft und vor allem hinsichtlich des späteren Engagements am Leben des Kindes. Es steht zu klären, wer in welchen Bereichen ein Mitsprache- oder Mitbestimmungsrecht haben soll und wer nicht. Hinsichtlich der rechtlichen Belange muss

---

[44] Vgl. den Beitrag von Buschner in diesem Band.
[45] Jansen (2007).
[46] Rein theoretisch wäre unter dieser Option auch eine Leihmutterschaft möglich. Unter den offenen Nennungen zu den Vorstellungen zur Verwirklichung gab es insgesamt elf Nennungen von Männern, die gezielt eine Leihmutterschaft als Weg zum Kind angesprochen haben.

Abb. 7. Gewünschte Erziehungsbeteiligung

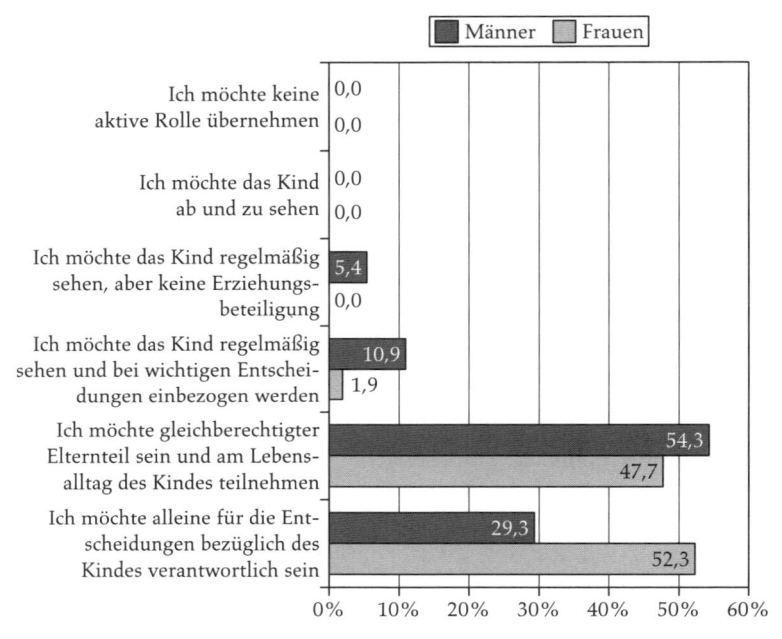

	Männer	Frauen
Ich möchte keine aktive Rolle übernehmen	0,0	0,0
Ich möchte das Kind ab und zu sehen	0,0	0,0
Ich möchte das Kind regelmäßig sehen, aber keine Erziehungsbeteiligung	5,4	0,0
Ich möchte das Kind regelmäßig sehen und bei wichtigen Entscheidungen einbezogen werden	10,9	1,9
Ich möchte gleichberechtigter Elternteil sein und am Lebensalltag des Kindes teilnehmen	54,3	47,7
Ich möchte alleine für die Entscheidungen bezüglich des Kindes verantwortlich sein	29,3	52,3

Quelle: ifb-Studie »Gleichgeschlechtliche Lebensweisen in Deutschland«

beispielsweise entschieden werden, ob der biologische Vater im Geburtenbuch eingetragen wird oder ob darauf verzichtet wird, etwa um eine Stiefkindadoption der Partnerin der leiblichen Mutter zu erleichtern. Letztendlich liegt die Entscheidungsgewalt jedoch bei dem das Kind austragenden Frauenpaar, da dieses seinen Kinderwunsch notfalls auch mittels Spendersamen aus einer Samenbank verwirklichen kann, ohne eine Erziehungsbeteiligung Dritter verhandeln zu müssen. Dennoch ist bekannt, dass Frauenpaare durchaus auch bewusst bekannte Spender suchen oder an ›Queer-Families‹ die Möglichkeit schätzen, dass das Kind eine Beziehung zum biologischen Vater aufbauen kann[47].

Um Erkenntnisse über die Vorstellungen bezüglich solcher ›mo-

---
[47] Ebd.; Herrmann-Green (2006).

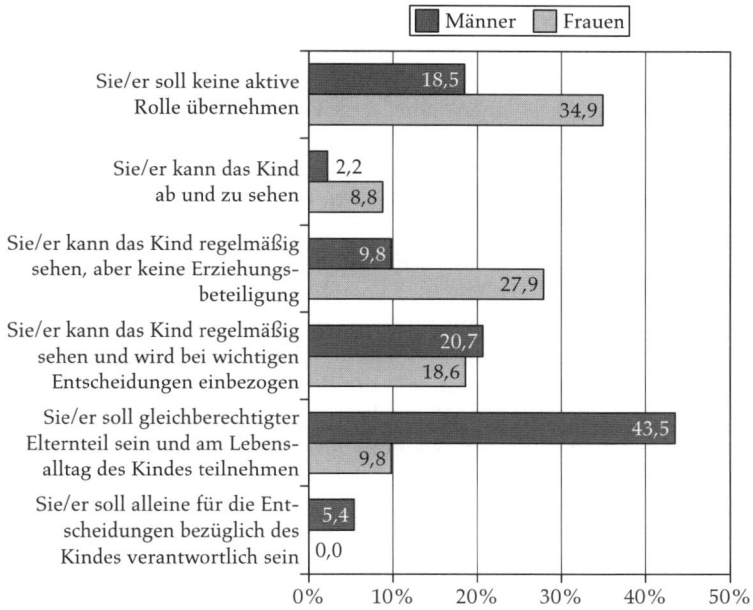

Abb. 8. Gewünschte Erziehungsbeteiligung des anderen Elternteils

	Männer	Frauen
Sie/er soll keine aktive Rolle übernehmen	18,5	34,9
Sie/er kann das Kind ab und zu sehen	2,2	8,8
Sie/er kann das Kind regelmäßig sehen, aber keine Erziehungsbeteiligung	9,8	27,9
Sie/er kann das Kind regelmäßig sehen und wird bei wichtigen Entscheidungen einbezogen	20,7	18,6
Sie/er soll gleichberechtigter Elternteil sein und am Lebensalltag des Kindes teilnehmen	43,5	9,8
Sie/er soll alleine für die Entscheidungen bezüglich des Kindes verantwortlich sein	5,4	0,0

Quelle: ifb-Studie »Gleichgeschlechtliche Lebensweisen in Deutschland«

derner‹ Elternschaftsmodelle zu erlangen, wurde den TeilnehmerInnen der *ifb*-Studie, die eine kooperative Elternschaft in Erwägung ziehen (n = 306), die Frage gestellt, wie sie sich ihre eigene Erziehungsbeteiligung und die des anderen leiblichen Elternteils/Spenders vorstellen.

Personen, die sich vorstellen konnten, mit einem befreundeten homosexuellen Paar, durch Elternschaft mit einer Frau oder durch künstliche Befruchtung (heterologe Insemination) ein Kind zu bekommen, haben sehr unterschiedliche Vorstellungen von der eigenen Erziehungsbeteiligung. Es wird jedoch deutlich, dass Frauen scheinbar nicht gewillt sind, in geringerem Umfang als einer gleichberechtigten Elternschaft am Leben des Kindes teilzuhaben. Die Mehrheit will sogar ausschließlich für Entscheidungen bezüglich des Kindes verantwortlich sein. Während sich manche homosexuelle Männer auch eine Vaterschaft mit geringerer Erziehungsbeteiligung vorstellen (können) und ein kleiner Teil sogar auf ganz darauf verzichten würde, wünscht sich der Großteil der Männer eine gleichberechtigte Elternschaft. Fast ein Drittel aller Männer stellt sich eine alleinige Elternschaft vor (was jedoch im Rahmen der Fragestellung de facto auf eine Leihmutterschaft hinaus laufen würde).

Diese Ergebnisse legen nahe, dass es bei der Verhandlung einer gemeinsamen Elternschaft zu Meinungsverschiedenheiten kommen kann. Um zu sehen, inwieweit diese Vorstellungen mit den Erwartungen an die Beteiligung des anderen Elternteils vereinbar sind, findet nun ein Vergleich der entsprechenden Angaben statt.

Prinzipiell zeigt sich, dass die Mehrheit der Frauen eine aktive Rolle des anderen Elternteils (des Spenders) ablehnt, was das Konzept einer aktiven Vaterschaft ausschließt. Die übrigen Frauen stellen sich Modelle vor, die zwar dem biologischen Vater im Leben des Kindes einen gewissen Platz einräumen, eine Beteiligung bei wichtigen Entscheidungen oder eine gleichberechtigte Elternschaft ist jedoch kein von der Mehrheit präferiertes Familienmodell. Dies mag allem voran daran liegen, dass traditionell das Bild von Familie nur zwei Elternteile beinhaltet. Eine dritte Erziehungsperson könnte als zusätzliche Belastung empfunden werden, insbesondere wenn Erfahrungen mit Trennung und Scheidung vorhanden sind. Der Wunsch gemeinsam mit der Partnerin ein Kind zu haben, ohne weitere Verpflichtungen, entspräche sozusagen dem bürgerlichen Familienbild und wäre ein Indiz für das Normalitätsempfinden gleichgeschlechtlicher Elternschaft. Dies würde zeigen, dass ein Leben mit Kindern auch im Rahmen einer gleichgeschlechtlichen Partnerschaft als möglich und erstrebenswert empfunden wird. Diejenigen, die sich gemeinschaftliche Elternschafts- und Erziehungsmodelle vorstellen können, versprechen sich möglicherweise pädagogische oder alltagspraktische Vorteile. Andererseits könnte diese Möglichkeit eher als Mittel zum Zweck dienen, um das Ziel ›Elternschaft‹ leichter oder überhaupt verwirklichen zu können.

Auch bei den Männern gibt es den Wunsch nach einer unabhängigen Elternschaft. Jedoch dominieren Vorstellungen eines Einbezugs der Mutter im Leben des Kindes, überwiegend in gleichberechtigter Elternschaft. Dies mag nicht unbedingt Ausdruck einer vollkommen unterschiedlichen Haltung zwischen Männern und Frauen sein, sondern könnte sich vor allem dadurch erklären lassen, dass sich homosexuelle Männer möglicherweise eher auf Kompromisse einlassen, da sie sonst evtl. keine realistische Möglichkeit haben sich überhaupt ihren Kinderwunsch zu erfüllen.

6. Fazit

Die Auswertungen dieses Beitrags haben gezeigt, dass homosexuelle Männer und Frauen einen Kinderwunsch äußern und darüber hinaus konkrete Vorstellungen zur Verwirklichung ihrer Elternschaft haben.

Für diejenigen TeilnehmerInnen der Befragung, die sich Kinder wünschen, scheint dieser Aspekt von Familie zum Selbstverständnis ihres Lebensentwurfs zu gehören. Gelebte Homosexualität steht somit nicht im Widerspruch zum Wunsch nach Elternschaft. Wie die heterosexuelle Mehrheitsgesellschaft damit umgeht ist allerdings eine andere Frage. In einer umfangreich angelegten Studie für Deutschland konnten keine Entwicklungsnachteile für Kinder gefunden werden, die in gleichgeschlechtlichen Partnerschaften aufwachsen[48]. Ob diese Ergebnisse jedoch dazu führen, dass homosexuelle Männer und Frauen bei der Realisierung ihres Kinderwunsches zukünftig Unterstützung erfahren dürfen, wird das Ergebnis grundsätzlicher gesellschaftspolitischer Diskurse sein. Dabei spielt nicht nur die Haltung zu Homosexualität und gleichgeschlechtlichen Lebens- und Familienformen eine Rolle, sondern auch alternative Elternschaftsmodelle und die Einstellungen zur medizinisch assistierten Fortpflanzung, wie sie auch heterosexuellen Paaren dienen kann.

Literatur

Anhamm, Ulrike (1998): Lesbische und schwule Familien. Ergebnisse einer Befragung unter Lesben und Schwulen in NRW. Köln: Schwules Netzwerk.

Borchardt, Anke/Stöbel-Richter, Yve (2004): Die Genese des Kinderwunsches bei Paaren – eine qualitative Studie. Wiesbaden: Bundesinstitut für Bevölkerungsforschung.

Bos, Henny M. W./van Balen, Frank/van den Boom, Dymphna (2003): Planned lesbian families: their desire and motivation to have children. In: Human Reproduction 18 (10), S. 2216–2224.

---

[48] Vgl. Rupp (2009).

Bühler, Klaus et al. (2010): DIR Annual 2009. In: Journal für Reproduktionsmedizin und Endokrinologie 7 (6), S. 470–497.
BÄK/Bundesärztekammer (2006): (Muster-)Richtlinie zur Durchführung der assistierten Reproduktion, Novelle 2006. In: Deutsches Ärzteblatt 103 (20), S. A1392–1403.
Eckhard, Jan/Klein, Thomas (2006): Männer, Kinderwunsch und generatives Verhalten. Eine Auswertung des Familiensurvey zu Geschlechterunterschieden in der Motivation zur Elternschaft. Wiesbaden: VS Verlag für Sozialwissenschaften.
– (2007): Die Motivation zur Elternschaft. Unterschiede zwischen Männern und Frauen. In: Dirk Konietzka/Michaela Kreyenfeld (Hrsg.): Ein Leben ohne Kinder. Wiesbaden: VS Verlag für Sozialwissenschaften, S. 275–294.
Eggen, Bernd (2007): Homosexuelle Paare mit Kindern. In: FamPra.ch 8 (4), S. 823–838.
– (2009): Gleichgeschlechtliche Lebensgemeinschaften mit und ohne Kinder. Eine Expertise auf der Basis des Mikrozensus 2006. Bamberg: Staatsinstitut für Familienforschung.
Erikson, Erik H. (1971): Identität und Lebenszyklus. Frankfurt: Suhrkamp.
Fröhlich, Elisabeth (2008): Gay Fostering. Kinderwunsch bei männlichen Homosexuellen in Bezug auf die Aufnahme eines Pflegekindes in Wien. Diplomarbeit im Fach Psychologie der Universität Wien.
Hertling, Thomas (2011): Homosexuelle Männlichkeit zwischen Diskriminierung und Emanzipation: Eine Studie zum Leben homosexueller Männer heute und Begründung ihrer wahrzunehmenden Vielfalt. Münster: LIT.
Herrmann-Green, Lisa (2006): Unconventional conceptions: family planning in lesbian-headed families created by donor insemination. Dresden: TUDpress.
Jansen, Elke (2007): Regenbogenfamilien – alltäglich und doch anders. Beratungsführer für lesbische Mütter, schwule Väter und familienbezogenes Fachpersonal. Köln: LSVD e. V.
Johnson, Suzanne M./O'Connor, Elizabeth (2002): The gay baby boom. The psychology of gay parenthood. New York: NY University Press.
Kapella, Olaf/Rille-Pfeiffer, Christiane (2004): Über den Wunsch ein Kind zu bekommen – Kinderwunsch hetero- und homosexueller Paare. Österreichisches Institut für Familienforschung (ÖIF, 35–2004).
Langness, Anja/Leven, Ingo/Hurrelmann, Klaus (2006): Jugendliche Lebenswelten: Familie, Schule, Freizeit. In: Shell Deutschland Holding (Hrsg.): 15. Shell Jugendstudie. Frankfurt: Fischer, S. 49–102.
Mallon, Gerald P. (2004): Gay men choosing parenthood. New York: Columbia University Press.
Marbach, Jan H./Tölke, Angelika (2007): Frauen, Männer und Familie: Lebensorientierung, Kinderwunsch und Vaterrolle. In: Dirk Konietzka/Michaela Kreyenfeld (Hrsg.): Ein Leben ohne Kinder. Wiesbaden: VS Verlag für Sozialwissenschaften, S. 245–274.
Martin, April (1993): The lesbian and gay parenting handbook. New York: HarperCollins.

Müller-Götzmann, Christian (2009): Artifizielle Reproduktion und gleichgeschlechtliche Elternschaft. Eine arztrechtliche Untersuchung zur Zulässigkeit fortpflanzungsmedizinischer Maßnahmen bei gleichgeschlechtlichen Partnerschaften. Berlin: Springer.

Patterson, Charlotte J./Chan, Raymond W. (1997): Gay fathers. In: Michael E. Lamb (Hrsg.): The role of the father in child development. New York: Wiley, S. 245–260.

Patterson, Charlotte J./Tornello, Samantha L. (2010): Gay fathers' pathways to parenthood: international perspectives. In: Marina Rupp (Hrsg.): Partnerschaft und Elternschaft bei gleichgeschlechtlichen Paaren. Verbreitung, Institutionalisierung und Alltagsgestaltung. Zeitschrift für Familienforschung, Sonderheft 7. Opladen: Verlag Barbara Budrich, S. 103–116.

Peuckert, Rüdiger (2008): Familienformen im sozialen Wandel. Wiesbaden: VS Verlag für Sozialwissenschaften.

Rille-Pfeiffer, Christiane (2010): Kinder – jetzt, später oder nie? Generatives Verhalten und Kinderwunsch in Österreich, Schweden und Spanien. Opladen: Verlag Barbara Budrich.

Rost, Harald (2007): Der Kinderwunsch von Männern und ihr Alter beim Übergang zur Vaterschaft. In: Tanja Mühling/Harald Rost (Hrsg.): Väter im Blickpunkt. Perspektiven der Familienforschung. Opladen: Verlag Barbara Budrich, S. 77–96.

Rupp, Marina (Hrsg.) (2009): Die Lebenssituation von Kindern in gleichgeschlechtlichen Lebenspartnerschaften. Köln: Bundesanzeiger Verlagsgesellschaft.

Scharmann, Michael (1998): Der Trend in Prozent. In: Ulrike Anhamm (Hrsg.): Lesbische und schwule Familien. Ergebnisse einer Befragung unter Lesben und Schwulen in NRW. Köln: Schwules Netzwerk, S. 8–10.

Shell Deutschland Holding (Hrsg.) (2010): Jugend 2010. Eine pragmatische Generation behauptet sich. 16. Shell Jugendstudie. Frankfurt: Fischer.

Schneekloth, Ulrich/Leven, Ingo (2006): Methodik. In: Shell Deutschland Holding (Hrsg.): 15. Shell Jugendstudie. Frankfurt: Fischer, S. 453–459.

Stacey, Judith (2006): Gay parenthood and the decline of paternity as we knew it. In: Sexualities 9 (1), S. 27–55.

Weiß, Helene/Becker, Daniel (2001): Geltendes und gewünschtes Recht. In: Hans Peter Buba/Laszlo A. Vaskovics (Hrsg.): Benachteiligung gleichgeschlechtlich orientierter Personen und Paare. Köln: Bundesanzeiger Verlagsgesellschaft, S. 93–143.

Die Umsetzung des Kinderwunsches bei gleichgeschlechtlichen Paaren und deren anschließende Übernahme von elterlichen Rollen

Andrea Buschner

1. Einleitung

In der Vergangenheit war für viele Personen, die sich selbst als homosexuell bezeichneten, das Ausleben der eigenen sexuellen Orientierung mit der Erfüllung eines Kinderwunsches nicht vereinbar. Die Konsequenz war häufig ein normativ vorgegebenes Leben mit einem standardisierten Lebenslauf. Die Suche nach einem/einer andersgeschlechtlichen Partner/in, die Heirat und die anschließende Geburt von einem oder mehreren Kindern waren gängige Schritte in der Biographie vieler homosexuell orientierter Personen.

Heute scheinen ein Kinderwunsch und dessen Umsetzung auch bei homosexuellen Paaren denkbar, weshalb immer weniger gleichgeschlechtlich orientierte Menschen den (Um-)Weg über eine heterosexuelle Partnerschaft wählen.[1] Die zunehmende Akzeptanz dieser Lebensweise in der Gesellschaft, die rechtliche Anerkennung der Partnerschaftsform durch den Gesetzgeber in Form des Lebenspartnerschaftsgesetzes (LPartG und LPartÜG) sowie die Fortschritte in der Reproduktionsmedizin haben dazu beigetragen. Auch die sozialwissenschaftliche Forschung hat sich in den letzten Jahren zunehmend mit dem Thema ›Kinderwunsch homosexueller Menschen‹ beschäftigt und konnte zeigen, dass viele gleichgeschlechtlich orientierte Personen sowohl einen grundsätzlichen Kinderwunsch hegen, als auch ganz konkret über dessen Umsetzung nachdenken[2].

Bei der Betrachtung der gleichgeschlechtlichen Elternschaft[3] wer-

---

[1] Vgl. Eggen (2009).
[2] Vgl. den Beitrag von Haag in diesem Band; Haag (2010); Kapella/Rille-Pfeiffer (2004).
[3] Häufig wird für diese Familienform auch der Begriff ›Regenbogenfamilie‹ verwendet. Dieser oft als schillernd und bunt wahrgenommene Begriff soll im vorliegenden Beitrag

Die Umsetzung des Kinderwunsches bei gleichgeschlechtlichen Paaren

den in der Regel zwei große Gruppen von Familien unterschieden. Erstens existieren Familien, deren Kind/er aus einer vorherigen heterosexuellen Beziehung stammt/en. In diesen Fällen wird sich der leibliche Elternteil meist erst relativ spät im Lebensverlauf seiner homosexuellen Orientierung bewusst oder wählt trotz Kenntnis seiner sexuellen Orientierung bewusst den Weg über eine heterosexuelle Beziehung, um sich eine eigene Familie zu ermöglichen. Die neue – homosexuelle – Familie entsteht dann dadurch, dass sich der schwule Vater oder die lesbische Mutter von seinem/ihrer heterosexuellen Partner/in trennt und mit einem Partner/einer Partnerin des gleichen Geschlechts eine neue Beziehung eingeht, in die sie/er ein oder mehrere Kinder mitbringt. Diese Familien können als ›gleichgeschlechtliche Stieffamilien‹ bezeichnet werden.

Zweitens gibt es Familien, deren Kind/er aus der aktuellen gleichgeschlechtlichen Beziehung stammt/en. Da die Umsetzung des Kinderwunsches bei Lesben und Schwulen zunächst auf natürlichem Wege schwierig ist, spielen Alternativen wie Adoption, Pflegschaft oder die Techniken der Reproduktionsmedizin[4] eine wichtige Rolle bei der Familiengründung. Da für diese Art von Familien bisher keine entsprechende Terminologie existiert, sollen diese im Folgenden als ›Familien mit gemeinsamen Kindern‹ bezeichnet werden[5]. Für den vorliegenden Beitrag wird diese letztgenannte Gruppe von Familien einer genaueren Betrachtung unterzogen und deren Entscheidungen auf dem Weg hin zu ihrem Wunschkind nachgezeichnet.

Bevor näher auf die einzelnen Entscheidungen eingegangen wird, soll zunächst die Datenbasis und die Zusammensetzung der Stichprobe näher beschrieben werden (2.). Im Anschluss daran wird der Frage nachgegangen, welchen Weg zur Elternschaft die Paare wählen (3.), bevor eine wichtige Entscheidung thematisiert wird, die bei der Umsetzung einer leiblichen Elternschaft von lesbischen Paaren getroffen werden muss. Soll es sich bei dem anderen leiblichen Elternteil um einen

---

keinerlei Wertung in diese Richtung enthalten. Vielmehr dient er als ein Synonym für Familien mit gleichgeschlechtlichen (lesbischen oder schwulen) Elternteilen.

[4] Hier sei darauf hingewiesen, dass die Bundesärztekammer mit ihren Richtlinien zur Durchführung der assistierten Reproduktion die Gruppe der lesbischen Frauen explizit nicht als Zielgruppe reproduktionsmedizinischer Maßnahmen ansieht. Stattdessen beschränken sie diese Verfahren auf verheiratete Paare und ›festgefügte‹, heterosexuelle Partnerschaften, vgl. BÄK (2006), S. 1395.

[5] Vgl. Rupp/Dürnberger 2010.

›Vater‹ oder einen ›Spender‹ handeln (4.)? Nach einem Kapitel, das sich mit der Aufklärung des Kindes über seine Herkunft befasst (5.), steht im letzten Abschnitt die Frage im Zentrum, welche Rollen innerhalb der Familie und vom extern lebenden Elternteil übernommen werden (6.).

2. Datenbasis und Beschreibung der Stichprobe

Die Daten, die für die vorliegenden Analysen herangezogen wurden, stammen aus der vom Bundesministerium der Justiz (BMJ) in Auftrag gegebenen Studie »Lebenssituation von Kindern in gleichgeschlechtlichen Lebenspartnerschaften«[6]. Für die Studie wurden 1.059 Personen durch das Staatsinstitut für Familienforschung an der Universität Bamberg *(ifb)* mittels standardisierter Telefoninterviews befragt. Ergänzend zu dieser Erhebung wurden außerdem 28 teilstrukturierte, leitfadengestützte Interviews mit insgesamt 14 Paaren durchgeführt[7]. Die Befragten lebten alle mit einer/einem homosexuellen Partner/in und mindestens einem Kind in einem gemeinsamen Haushalt. Da sich die vorliegenden Auswertungen auf die Frage nach der Umsetzung eines gemeinsamen Kinderwunsches bezieht, werden im Folgenden die Daten von insgesamt 380 Paaren mit gemeinsamen Kindern, also Kindern aus der aktuellen Beziehung, einer eingehenden Analyse unterzogen (vgl. Tab. 1).

Der wesentliche Teil dieser Familien setzt sich aus zwei Müttern zusammen. In der Teilstichprobe befinden sich nur 24 Männerpaare, die einen Anteil von 6,3 % ausmachen. In den befragten Familien lebt meist (71,6 %) nur ein Kind, 24,2 % der Paare haben zwei Kinder und 4,2 % können als kinderreich bezeichnet werden, da sie mit drei oder mehr Kindern leben. Das Gros der Eltern ist zwischen 31 und 45 Jahre alt (72,4 %).

Die Frauenpaare sind im Mittel seit 11,0 Jahren, Männerpaare im Schnitt seit 17,1 Jahren zusammen. Einen gemeinsamen Haushalt führen Frauenpaare im Durchschnitt seit 9,0 und Männerpaare seit 14,2

---

[6] Vgl. Rupp (2009).
[7] Zu den Inhalten der Befragung sowie zur genaueren Beschreibung der Stichprobe vgl. Dürnberger et al. (2009).

Tabelle 1: Elternschaft bei gleichgeschlechtlichen Paaren

Familien N = 767											
Adoptivfamilien N = 15		Pflegefamilien N = 39				Familien mit leiblichen Kindern N = 708							
aktuelle Bez. N = 15	vor akt. Bez. N = 0	aktuelle Bez. N = 36		vor akt. Bez. N = 3		aktuelle Bez. N = 329				vor akt. Bez. N = 379			
M F N = 2 N = 13		M N = 13	F N = 23	M N = 0	F N = 3	M N = 9	F N = 320			M N = 32	F N = 347		
						Ins N = 4	nicht Ins N = 5	Ins N = 261	nicht Ins N = 59	Ins N = 1	nicht Ins N = 31	Ins N = 9	nicht Ins N = 338

Quelle: ifb-Befragung von gleichgeschlechtlichen Familien 2007/2008; eigene Berechnungen

M: Männer   aktuelle Bez.: Kind stammt aus der aktuellen Beziehung   Ins: durch Insemination entstanden
F: Frauen   vor akt. Bez.: Kind wurde vor der aktuellen Beziehung geboren,   nicht Ins: nicht durch Insemination
                  adoptiert, in Pflege genommen   entstanden

Jahren. Insgesamt sind 86,3 % der Paare bis zum Erhebungszeitpunkt eine Eingetragene Lebenspartnerschaft eingegangen.

Die Partner/innen zeichnen sich durch ein relativ hohes Bildungsniveau aus: 75,1 % der Befragten besitzen Abitur oder einen vergleichbaren Abschluss, Hauptschulabschlüsse sind dagegen mit 4,5 % deutlich unterrepräsentiert. Aufgrund der hohen Bildungshomogamie zeigt sich bei den Partner/innen ein ganz ähnliches Bild (72,2 % beziehungsweise 5,0 %). Vergleicht man diese Angaben mit dem Mikrozensus 2006, so zeigt sich auch in diesen Daten, dass gleichgeschlechtliche Lebensgemeinschaften überproportional häufig hohe Bildungsabschlüsse aufweisen[8]. Dem Vorwurf, es würde sich hier um eine verzerrte Stichprobe handeln, in die verstärkt höher gebildete Zielpersonen gelangt sind, widerspricht die Vermutung, dass die Gruppe der Homosexuellen, die sich selbst einen Kinderwunsch in der aktuellen Beziehung verwirklichen konnten, tatsächlich eine relativ hoch gebildete Gruppe darstellt. Die Realisierung eines Kinderwunsches mit einem/einer homosexuellen Partner/in erfordert erstens einen gewissen Grad an Informiertheit: Verschiedene Möglichkeiten der Umsetzung müssen eruiert werden, die rechtliche Situation muss verstanden werden und der Kontakt zu verschiedenen Akteuren wie dem Jugendamt, Ärzten, Adoptionsvermittlungsstellen oder Samenbanken muss hergestellt werden. Zweitens erfordert beispielsweise die Durchführung einer Auslandsadoption oder einer Insemination entsprechende finanzielle Mittel bei den zukünftigen Eltern. Drittens dürfte auch der Wille, die Bereitschaft und das Selbstbewusstsein, eine alternative Familie wie die einer Regenbogenfamilie zu gründen, eher bei höheren Bildungsschichten zu finden sein.

Fast zwei Drittel (64,0 %) der Befragten bezeichnen sich zum Erhebungszeitpunkt als erwerbstätig, 27,2 % befinden sich in Elternzeit, 2,4 % sehen sich als Hausfrauen beziehungsweise Hausmänner. Für die Partner/innen liegen die Werte bei 78,0 %, 12,7 % und 4,0 %. Im Vergleich zu heterosexuellen Familien ist die Erwerbsquote somit deutlich erhöht. Mütter in heterosexuellen Beziehungen, deren jüngstes Kind im Haushalt maximal drei Jahre alt ist, sind zu 31,8 % aktiv erwerbstätig, 17,7 % sind zum Erhebungszeitpunkt beurlaubt oder in Elternzeit.[9]

---

[8] Vgl. Eggen (2009).
[9] Vgl. Mühling/Rost (2006).

3. Die Umsetzung des Kinderwunsches bei gleichgeschlechtlichen Paaren

Konzentriert man sich nun auf die Frage »Wie kommt der Regenbogen in die Familie?«[10], so zeigt sich, dass für gleichgeschlechtliche Paare grob drei Möglichkeiten bestehen, ihren Kinderwunsch umzusetzen (vgl. Tab. 1): die Adoption eines fremden Kindes durch eine/n Partner/in,[11] die Inpflegenahme eines Kindes durch eine/n oder beide Partner/innen sowie die Geburt eines leiblichen Kindes innerhalb der existierenden homosexuellen Beziehung. Von den insgesamt 380 Paaren, die ihren Kinderwunsch in der aktuellen Beziehung umsetzen konnten, haben 15 (3,9 %) diesen mit Hilfe einer Adoption verwirklicht. Ohne die Aussagekraft einer so kleinen Teilpopulation überstrapazieren zu wollen, ist ersichtlich, dass der Anteil von Männerpaaren hier mit 13,3 % etwas höher ist als in der Gesamtstichprobe (6,3 %). 36 Paare (9,5 %) haben ihr Kind in der aktuellen Beziehung in Pflege genommen. Auch hier ist der Anteil der Männerpaare mit 36,1 % vergleichsweise hoch. Diese Ergebnisse deuten darauf hin, dass Adoption und Pflegschaft zwei bedeutende Möglichkeiten für schwule Paare darstellen, ihren Kinderwunsch umzusetzen. Die Präferenz von Männerpaaren für Adoption und Pflegschaft zeigt sich auch bei den Vorstellungen zur Verwirklichung des Kinderwunsches bei kinderlosen Befragten.[12]

Die dritte und größte Gruppe bilden die leiblichen Kinder aus der aktuellen Partnerschaft (N = 329; 86,6 %). Hier verhält es sich mit der Relation von Männer- und Frauenpaaren umgekehrt. 97,3 % dieser Familien bestehen aus lesbischen Paaren, was vermuten lässt, dass leibliche Elternschaft in der aktuellen homosexuellen Beziehung fast ausschließlich ein weibliches Phänomen ist. Die Gründe dafür sollen an späterer Stelle diskutiert werden. Die Dominanz von Frauenpaaren bei dieser Familienform zeigt sich bereits bei der Frage nach der Umsetzung des Kinderwunsches bei kinderlosen Befragten[13].

Haben sich lesbische Paare[14] schließlich dazu entschlossen, ein

---

[10] Vgl. Rupp/Dürnberger (2010) und (2009).
[11] Zwar sind eingetragene Partner(innen) laut des Urteils des Bundesverfassungsgerichts vom 19.02.2013 nicht mehr länger von der sukzessiven Adoption auszuschließen, doch ist es ihnen bis dato noch nicht möglich, gemeinsam ein Kind zu adoptieren.
[12] Vgl. den Beitrag von Haag in diesem Band.
[13] Ebd.
[14] Eine Einschränkung auf Frauenpaare findet deshalb statt, weil mit lediglich neun

leibliches Kind zu bekommen, so stehen sie vor der wichtigen Entscheidung, welche Rolle der andere leibliche Elternteil im Leben des Kindes und in ihrem Leben spielen soll. Diese Entscheidung soll im Folgenden diskutiert werden.

4. Die Entscheidung für einen ›Spender‹ oder einen ›Vater‹

Da hinsichtlich des Engagements der Männer im Kontinuum zwischen ›No-Spender‹ ohne jeglichen Kontakt bis hin zu gleichberechtigter Elternschaft die unterschiedlichsten Variationen denkbar sind, kommt es schnell zu terminologischen Schwierigkeiten. Ein Mann wird von den Müttern oft erst dann als ›Vater‹ definiert, wenn er eine Bezugsperson für das Kind darstellt, die im alltäglichen Leben des Kindes eine Rolle spielt, an der Erziehung teilnimmt und durch Entscheidungen Verantwortung übernimmt. Wüschen sich die Frauen einen solchen ›Vater‹ für ihr Kind, so wählen sie meist ganz bewusst einen Bekannten, Freund oder Verwandten als Samenspender.

Nutzt man jedoch konsequent den Begriff ›leiblicher Vater‹, so wird man den Familiensituationen nicht gerecht, in denen sich die Partnerinnen bewusst für einen (unbekannten) ›Samenspender‹ entschieden haben. Als Grundlage für diese Entscheidung dient oftmals der Wunsch, allein für das Kind verantwortlich sein zu wollen, ohne einen anderen Elternteil in mögliche Entscheidungen einbeziehen zu müssen. Frauenpaare befürchten außerdem häufig, dass die Existenz eines aktiven dritten Elternteils die Position der sozialen Mutter gefährden könnte.

Die Frage, ob es sich um einen ›Spender‹ oder einen ›Vater‹ handeln soll, ist eine wichtige Entscheidung, die von beiden Frauen bereits lange vor der Suche nach einem geeigneten Mann getroffen werden muss. Die Partnerinnen werden sich meist zunächst zu zweit darüber einig, in welchem Umfang und in welchen Bereichen sie selbst und der Vater/Spender an der Erziehung des Kindes teilhaben sollen. Analysen konnten zeigen, dass sich die Wünsche von homosexuellen Männern und Frauen hinsichtlich ihrer eigenen Erziehungsbeteiligung sehr stark

---

Männerpaaren eine zu kleine Teilpopulation unter den Familien mit leiblichen Kindern vorliegt, als dass noch differenziertere Auswertungen für diese Gruppe möglich wären.

unterscheiden[15]. Schwule Männer wünschen sich häufig ein deutlich höheres Engagement in der Kindererziehung als ihnen die Frauen zugestehen möchten.

Ist die Frage nach dem geplanten Engagement beider Parteien schließlich paarintern geklärt, machen sich die Paare gezielt auf die Suche nach dem Mann/der Frau, der/die diese Erwartungen mit ihnen teilt. Mögliche Wege diese zu finden sind z. B. Fragen im Bekannten-/Freundeskreis, Annoncen in Zeitschriften, Zeitungen und Magazinen mit homosexueller Zielgruppe, Anfragen in einschlägigen Foren, Austausch mit Betroffenen auf Webseiten zum Thema Regenbogenfamilien usw. Kommt es dann zu einem Kennenlernen, so sind verschiedene Aspekte ausschlaggebend dafür, ob sich die Parteien einig werden: Sympathie, gesundheitliche Aspekte und vor allem die eben genannte Übereinstimmung hinsichtlich des elterlichen Engagements.

Bei der Aushandlung der Erziehungsaufgaben und Verantwortungsbereiche besteht ein eindeutiger Machtvorsprung auf Seiten der Frauen, da ihnen im Falle des Scheiterns einer Vereinbarung immer noch der Weg über einen anonymen Spender bleibt. Die Frauen können also weitestgehend angeben, in welcher Weise sich der Spender/Vater einbringen soll. Möchte dieser das nicht, kommt es zu keiner Vereinbarung und Umsetzung des Kinderwunsches. Schwule Männer sehen sich also häufig mit dem Problem konfrontiert, dass sie warten müssen, bis sie ein Frauenpaar oder eine Frau finden, die ihre Vorstellungen von Vaterschaft teilen. Wünschen sie sich beispielsweise, allein für das Kind verantwortlich zu sein, so erscheint es für sie nahezu unmöglich, eine Frau/ein Frauenpaar zu finden, die/das bereit ist, ihnen die überwiegende Erziehungsarbeit und damit den Aufenthalt des Kindes zu überlassen. Nur die wenigsten Frauen wünschen sich ein solches Arrangement[16]. Eine Leihmutterschaft wäre dann eine mögliche Alternative. Da Leihmutterschaft in Deutschland allerdings verboten ist, müsste hierfür auf die Dienste von Frauen im Ausland zurückgegriffen werden. Dies stellt nicht nur einen kostspieligen, zeitintensiven und rechtlich unsicheren Schritt für die Männer dar, sondern kann zudem noch ethische und moralische Bedenken nach sich ziehen.

---

[15] Vgl. den Beitrag von Haag in diesem Band.
[16] Vgl. den Beitrag von Haag in diesem Band.

Um der Frage nachzugehen, ob sich die Mütter in der vorliegenden Stichprobe nun für einen ›Spender‹ oder einen ›Vater‹ entschieden haben, werden im Folgenden nur die weiblichen Paare mit leiblichen Kindern, welche möglicherweise die Reproduktionsmedizin für die Umsetzung ihres Kinderwunsches genutzt haben, näher betrachtet (N = 320)[17]. Insgesamt 261 Befragte (81,6 %) gaben an, dass ihr Kind durch eine Insemination entstanden ist (vgl. Tab. 2). Für die anderen 59 Kinder ist die Entstehungsgeschichte unklar, da keine weiteren Nachfragen in den Interviews gestellt wurden. Möglicherweise hat hier ein sexueller Kontakt mit einem/einer Partner/in des anderen Geschlechts stattgefunden. Denkbar wäre aber auch, dass die Befragten den Begriff ›Insemination‹ missverstanden oder anders interpretiert hatten. Auf Seiten der Wissenschaftler/innen waren hiermit alle Möglichkeiten der nicht-natürlichen Zeugung gemeint. Denkbar wäre, dass die Befragten nur eine durch den Arzt assistierte Insemination als solche definiert haben und eine eigens vorgenommene Befruchtung zu Hause wie beispielsweise die so genannte ›Bechermethode‹ nicht als ›Insemination‹ verstanden haben.

Der Großteil der Inseminationen (80,7 %) fand in Deutschland statt. 63,2 % der Paare, die sich für eine künstliche Befruchtung im Inland entschieden haben, wählten außerdem einen bekannten Spender aus. Hierbei ist nicht ersichtlich, ob es sich tatsächlich um einen Bekannten, Verwandten oder Freund aus dem Umfeld handelte oder ob hier auch ein ›Yes-Spender‹ als ›bekannt‹ angegeben wurde. Hier bestünde ja theoretisch die Möglichkeit für das volljährige Kind, den Spender ausfindig zu machen. Von den 50 Inseminationen, die im Ausland vorgenommen wurden, wurden 90,0 % mit einem fremden Spender durchgeführt. Auch hier wird durch die Frage nicht deutlich, ob ein ›fremder Spender‹ ein ›No-Spender‹ ist, der für immer unbekannt bleiben wird oder ob es sich hierbei auch um einen ›Yes-Spender‹ handeln kann, der nur zum Zeitpunkt der Befragung nicht bekannt war.

---

[17] Unter den 329 Familien mit leiblichen Kindern waren lediglich neun Väterfamilien.

Tabelle 2: Mütterfamilien mit Inseminationskindern aus der aktuellen Beziehung

weibliche Inseminationsfamilien N = 259[18]			
im Inland durchgeführte Inseminationen N = 209 80,7 %		im Ausland durchgeführte Inseminationen N = 50 19,3 %	
mit bekanntem Spender N = 132	mit fremdem Spender N = 77	mit bekanntem Spender N = 5	mit fremdem Spender

Quelle: ifb-Befragung von gleichgeschlechtlichen Familien 2007/2008; eigene Berechnungen

Damit wurde mehr als die Hälfte der Inseminationen (52,9 %) mit einem bekannten Spender durchgeführt. Geht man davon aus, dass die Kinder dann auch tatsächlich Kontakt mit ihrem anderen genetischen Elternteil aufnehmen können beziehungsweise bereits von Geburt an Kontakt zu diesem haben, so besteht für die Hälfte der Kinder die Möglichkeit, ihre genetischen Wurzeln kennenzulernen, um entsprechend dem Recht auf Kenntnis der Abstammung ihre Identität zu klären[19]. Andererseits ist es für immerhin 47,1 % der Inseminationskinder nicht möglich, ihre Identität zu klären, was bei den Kindern durchaus psycho-soziale Belastungen, Identitätskrisen und Unsicherheiten nach sich ziehen kann. Die Suche nach den eigenen Wurzeln ist nur dann möglich, wenn das Kind über seine Herkunft Bescheid weiß. Ob, wann und wie die Eltern ihr Kind über dessen Herkunft aufgeklärt haben, soll Thema des folgenden Abschnitts sein.

---

[18] Missing Value N = 2.
[19] Auch das Bundesverfassungsgericht hat dieses Recht in verschiedenen Urteilen bekräftigt; vgl. BVerfG, Beschluss vom 18. Januar 1988 – 1 BvR 1589/87, NJW 1988, 3010; BVerfG, Urteil vom 31. Januar 1989 – 1 BvL 17/87.

Andrea Buschner

5. Die Aufklärung von Inseminationskindern über ihre Herkunft

Werden Kinder in eine homosexuelle Partnerschaft hineingeboren, so stellt sich früher oder später für alle diese Kinder die Frage nach ihrer Herkunft. In den hier untersuchten Familien leben vor allem junge Kinder. Mehr als die Hälfte (61,3 %) der Kinder war zum Erhebungszeitpunkt noch unter drei Jahre alt.

Wie die Kinder reagierten, als sie über ihre Herkunft aufgeklärt wurden, muss daher vor dem Hintergrund des relativ niedrigen Alters der Kinder gesehen werden. Lediglich 27,4 % der Inseminationskinder aus Mütterfamilien waren zum Erhebungszeitpunkt bereits über ihre Entstehung aufgeklärt. Die Eltern gaben zu 80,3 % an, ihr Kind von Anfang an über die familiären Umstände informiert zu haben. Fast 40 % der Elternpaare reagierten mit Informationen, als Fragen bezüglich der Herkunft auftauchten, weitere 22,5 % achteten bewusst darauf, dass sie das Kind aufklärten, bevor Dritte entsprechende Informationen weitergaben.

Eltern, die ihr Kind noch nicht über dessen Entstehung informiert hatten, wurden gefragt, wie sie mit diesem Thema in Zukunft umgehen möchten. 45,2 % nahmen sich vor, ihr Kind von Anfang an (altersgerecht) mit diesem Thema zu konfrontieren. Weitere 66,5 % wollen warten, bis Fragen diesbezüglich auftauchen oder ein bestimmtes Alter erreicht ist (21,3 %). Als ideales Alter des Kindes für die Information über die Insemination nannten die meisten Eltern (80,0 %) ein Altern zwischen 3 und 6 Jahren.

Lesbischen Paaren ist es nur schwer möglich, die Entstehungsgeschichte ihres Kindes zu verheimlichen. Die Andersartigkeit der Lebensform wird für die Kinder ab einem bestimmten Alter offensichtlich – spätestens dann, wenn die ersten Kontakte zu Gleichaltrigen stattfinden und diese dann meist sehr direkt und neugierig nach der Herkunft des Kindes und dessen Familienverhältnissen fragen. Bisherige Studien konnten zeigen, dass heterosexuelle Eltern mit Inseminationskindern häufig nicht so offen mit der Familiengeschichte umgehen. Ein Großteil dieser Eltern hat ihr Kind bisher nicht über dessen Herkunft aufgeklärt und plant auch nicht, dies in Zukunft zu tun[20].

---

[20] Vgl. Lalos et al. (2007); MacCallum/Golombok (2007); Lycett et al. (2005); Brewaeys et al. (1997); Leiblum/Aviv (1997).

Andere verschieben diese unliebsame Aufgabe immer weiter in die Zukunft, möchten ihrem Kind aber grundsätzlich schon die Familiensituation offenlegen[21]. Der Hauptgrund dafür, dass heterosexuelle Eltern ihre Kinder nicht über ihre Entstehung aufklären, ist das Bedürfnis, das Kind, andere Familienmitglieder oder die familiären Beziehungen zu schützen. Weiter wurden Ängste vor den Reaktionen des sozialen Umfelds und die Annahme, es gäbe keinen Grund zur Offenlegung einer so privaten Angelegenheit, genannt[22]. Eltern, die ihr Kind über dessen Herkunft aufgeklärt hatten, gaben an, dies getan zu haben, da sie Angst hatten, es könnte durch Dritte bekannt werden. Andere glaubten, das Kind habe das Recht dazu, oder sie wünschten sich grundsätzlich einen offenen Umgang in der Familie[23]. Bisherige Forschungsarbeiten konnten zeigen, dass ein solch offener Umgang mit der Entstehungsgeschichte keine negativen Reaktionen bei den Kindern hervorruft – im Gegenteil[24]. Die Entwicklung des Kindes sowie das Klima innerhalb der Familie werden durch ein hohes Maß an Offenheit eher begünstigt[25]. Es konnte gezeigt werden, dass möglichst bald mit der Aufklärung des Kindes über seine Herkunft begonnen werden sollte und die Offenlegung der Familienverhältnisse bestenfalls durch beide (soziale) Elternteile stattfindet[26].

Wie bereits dargelegt, gehen gleichgeschlechtliche Eltern sehr offen mit ihrer Lebenssituation um und klären ihr Kind meist von Anfang an dem Alter entsprechend über dessen Herkunft auf. Bezieht man bisherige Forschungsergebnisse mit ein, so dürfte der sehr frühe und offene Umgang der gleichgeschlechtlichen Eltern mit der Familienbiographie förderlich für das familiäre Klima und die Entwicklung des Kindes sein.

Und tatsächlich machen die Auswertungen der vorliegenden Daten deutlich, dass ein Großteil der Kinder, die als leibliches Kind in die aktuelle Beziehung geboren wurden und bereits über ihre Entstehung informiert waren, gar nicht merklich auf diese Information reagierte. Die lesbischen Eltern von Inseminationskindern gaben zu 79,4 % an,

---

[21] Vgl. Landau/Weissenberg (2010).
[22] Vgl. Lalos et al. (2007); MacCallum/Golombok (2007); Lycett et al. (2005).
[23] Ebd.
[24] Vgl. Lycett et al. (2005); Scheib et al. (2005) und (2003).
[25] Vgl. Jadva et al. (2009); Paul/Berger (2007); Scheib et al. (2005); Daniels/Taylor (1993).
[26] Vgl. Jadva et al. (2009); Paul/Berger (2007).

dass ihr Kind auf die Aufklärung keinerlei Belastungssymptome zeigte, weitere 20,6 % nahmen nur ganz wenige Belastungserscheinungen bei ihrem Kind wahr. Die Kinder stellten zwar Fragen, waren neugierig und interessiert, nahmen ihre Familie jedoch weitestgehend als ›normal‹ wahr. Einschränkend ist darauf hinzuweisen, dass die Kinder zum Erhebungszeitpunkt noch sehr jung waren. Daher kann leider keine Auskunft darüber gegeben werden, wie Kinder in schwul-lesbischen Inseminationsfamilien in der Pubertät mit ihrer Familiensituation umgehen werden. Interessant wäre hier, ob die Selbstverständlichkeit der gleichgeschlechtlichen Familie zu einem späteren Zeitpunkt ins Wanken gerät oder Belastungserscheinungen auftreten.

6. Rollenübernahme in gleichgeschlechtlichen Familien

Aufgrund der »Segmentierung der Elternschaft«[27] in biologische/genetische, soziale und rechtliche Elternschaft kann bei gleichgeschlechtlichen Familien von einer multiplen Elternschaft gesprochen werden, welche eine Vielfalt an möglichen Rollen nach sich zieht.

Aus rechtlicher Sicht sind die Elternrollen in Regenbogenfamilien nur dann klar verteilt, wenn der leibliche Vater ins Geburtenbuch eingetragen ist und so zusammen mit der leiblichen Mutter das Elternpaar darstellt. Die soziale Mutter hat nur dann Rechte am Kind, wenn sie mit der leiblichen Mutter verpartnert ist. In diesem Fall übt sie das kleine Sorgerecht aus.

Für die soziale Mutter ist eine gleichberechtigte rechtliche Elternschaft möglich, wenn eine Stiefkindadoption durchgeführt wurde, d. h. wenn die soziale Mutter das leibliche Kind der Partnerin stiefkindadoptiert hat. Diese Stiefkindadoption kann wiederum nur erfolgen, wenn die Partnerinnen eine Eingetragene Lebenspartnerschaft begründet haben und der andere leibliche Elternteil einem solchen Verfahren zugestimmt hat. Damit würde der Vater automatisch alle seine Rechte und Pflichten an dem Kind aufgeben.

Von den 320 Frauenpaaren sind 280 eingetragen und könnten theoretisch eine Stiefkindadoption durchführen lassen. Insgesamt 133 soziale Mütter (47,5 %) haben dies bereits getan, weitere 119 (42,5 %) wünschen sich noch eine Stiefkindadoption.

---

[27] Vgl. Vaskovics (2009) und auch (2002).

Die Reaktionen eines möglichen weichenden Elternteils gestalteten sich fast ausnahmslos als unproblematisch. Bei 69,5 % der Familien war eine Einwilligung des leiblichen Vaters nicht erforderlich, weil er entweder nicht bekannt war oder als Vater nicht im Geburtenbuch eingetragen war. Bei dem verbleibenden Drittel der Stiefkindadoptionen willigte der weichende Elternteil problemlos ein. Nur in Einzelfällen gab es Probleme, weil der Vater/Spender seine Rechte nicht gleich aufgeben wollte (N = 1) oder ein Umgangsrecht mit dem Kind zur Bedingung seiner Einwilligung gemacht hat (N = 2).

Zusammenfassend zeigt sich also, dass in mehr als 90 % der Familien eine Stiefkindadoption entweder schon durchgeführt wurde oder noch geplant ist. Interessant scheint nun, ob sich dieses hohe Engagement des sozialen Elternteils auch in der Verteilung der sozialen Rollen zwischen den Akteuren niederschlägt.

Betrachtet man die Rollenübernahme in heterosexuellen Kernfamilien, so gelangt man auch heute noch sehr schnell zur klassischen Aufteilung in eine Versorger- und Umsorgerrolle, die bei einem heterosexuellen Elternpaar geschlechtstypisch auf Vater und Mutter verteilt sind. Da die Eltern in der vorliegenden Gruppe das gleiche Geschlecht aufweisen, ist eine Zuordnung von Rollen und der damit einhergehenden Arbeitsteilung innerhalb der Partnerschaft auf Grundlage des biologischen Geschlechts nicht möglich. Zwar ist denkbar, dass eine Partnerin eine Rolle übernimmt, die der einer Mutter nahekommt und die andere Partnerin die des Vaters ausführt, doch gibt es ähnlich wie in manchen heterosexuellen Familien auch Fälle, in denen eine dritte oder vierte Person existiert, welche eine Rolle im Familiengefüge einnimmt: der andere leibliche Elternteil des Kindes, z.B. der Samenspender oder Vater und möglicherweise auch dessen Partner. Welche Rolle dem leiblichen Vater – also dem externen Elternteil – zukommt, soll im folgenden Kapitel näher betrachtet werden.

Die Rolle des externen Elternteils

Kam es bei einem Frauenpaar zu einer Insemination mit einem bekannten Spender (N = 137), so ließen 44 davon den Vater/Spender ins Geburtenbuch eintragen (32,1 %). Ein wesentlicher Grund für den niedrigen Anteil liegt darin, dass eine geplante Stiefkindadoption durch die lesbische Partnerin deutlich vereinfacht und beschleunigt wird, wenn kein Vater im Geburtenbuch eingetragen ist. Dann nämlich ist es nicht nötig, dass der andere Elternteil (der Vater/Spender) einer Stiefkindadoption zustimmt. Dass ein leiblicher Vater/Spender nicht im Geburtenbuch eingetragen ist, bedeutet nicht zwingend, dass er sich nicht an der Kindererziehung beteiligt. Insbesondere die teilstrukturierten qualitativ gestalteten Interviews konnten zeigen, dass unter den bekannten Spendern Konstellationen zu finden sind, in denen der Spender tatsächlich auch eine Rolle im Leben des Kindes einnimmt, obwohl er nicht als Vater ins Geburtenbuch eingetragen ist.

Insgesamt liegen von nur 34 Vätern Informationen zu deren Engagement vor. In allen Fällen (N = 34) hat das Kind persönlichen Kontakt zu seinem Vater. Die meisten Kinder (N = 14) sehen den externen Elternteil mehrmals pro Woche oder alle 14 Tage (N = 9). Drei Kinder sehen den außerhalb lebenden Elternteil nur einmal im Monat, sechs Kinder noch seltener. Der Großteil der Kinder (N = 15) verbringt wenige Stunden mit dem anderen Elternteil, acht bleiben über Nacht oder das ganze Wochenende. Die Hälfte der befragten Eltern (N = 18) gibt an, dass sich der außerhalb lebende Elternteil kaum oder gar nicht an der Erziehung des Kindes beteiligt, neun berichten über ein Engagement in bestimmten Bereichen und sieben weisen darauf hin, dass sich der externe Elternteil in gleichem Maße bei der Kindererziehung einbringt wie sie selbst.

Zusammenfassend kann gesagt werden, dass das Engagement der leiblichen Väter in der Kindererziehung meist deutlich geringer ist als das der beiden Mütter. Demnach praktiziert tatsächlich ein Großteil der Familien im Erziehungsalltag ein Arrangement, das diese bereits vor der Gründung der Regenbogenfamilie intendiert hatten. Die Mütter kümmern sich in hohem Maße um die Erziehung des Kindes, während sich die Rolle des Vaters/Spenders häufig auf die eines ›Freundes‹, ›Vertrauten‹ oder ›Onkels‹ beschränkt.

Rollenverteilung zwischen leiblicher und sozialer Mutter

Wie oben gezeigt wurde, übernehmen die meisten sozialen Mütter aus rechtlicher Sicht Verantwortung für das Kind, indem sie es durch eine Stiefkindadoption als ihr Kind annehmen. Ob dieses rechtliche ›Commitment‹ auch mit einer tatsächlichen hohen Beteiligung an der Kinderbetreuung einhergeht, soll im Folgenden geprüft werden.

Wie Tabelle 3 zeigt, bringen sich sowohl leibliche, als auch soziale Mütter in sehr hohem Maße in der Kinderbetreuung ein.

Tab. 3: Aufteilung der kindbezogenen Tätigkeiten nach Elternposition[28]

In %	Ausschließlich LET	Eher LET	Wechselt/ zusammen	Eher SET	Ausschließlich SET	N (= 100%)
Versorgung von Kleinkindern	6,4	22,0	57,8	11,0	2,8	282
Beaufsichtigung	4,0	26,9	56,9	9,8	2,4	297
Gespräche, Vorlesen	2,3	12,9	72,2	10,3	2,3	302
Spiel, Sport, Freizeit	0,7	13,8	79,2	5,7	0,7	283
Begleitung, Fahrdienste	4,3	24,1	61,9	8,0	1,7	299
Hausaufgabenbetreuung	9,3	17,3	56,0	9,3	8,0	75

Quelle: *ifb-Befragung von gleichgeschlechtlichen Familien 2007/2008; eigene Berechnungen*
SET: sozialer Elternteil; LET: leibliche Elternteil

Fasst man alle kindbezogenen Aufgaben zusammen (vgl. Tab. 4), so wählen 71,3 % eine ausgeglichene Allokation der Aufgaben, während in einem Fünftel der Paare die Tätigkeiten eher zu Lasten des leiblichen Elternteils verteilt werden und in 8,6 % der Fälle der soziale Elternteil einen größeren Teil der kindbezogenen Aufgaben übernimmt. Die Verteilung der gesamten Kinderbetreuung variiert erwartungsgemäß sehr stark mit dem Alter des im Haushalt lebenden Kindes. Ist das Kind noch unter einem Jahr alt, so übernimmt die leibliche Mutter einen deutlich größeren Anteil der Kinderbetreuung. Mit ansteigendem Alter des Kindes weicht die Dominanz des leiblichen Elternteils einer zunehmenden Gleichverteilung.

---

[28] Als Grundgesamtheit dienen jeweils die Familien, für die die entsprechende Aufgabe auch anfällt.

Tab: 4: Aufteilung der gesamten Kinderbetreuung in Abhängigkeit vom Alter des Kindes:

In %	Ausschließlich oder eher LET	Wechselt/ zusammen	Ausschließlich oder eher SET	N (= 100%)
alle Familien	20,0	71,3	8,6	314
bis unter 1 Jahr	31,5	53,7	14,8	54
1 bis 2 Jahre	22,1	73,1	4,8	104
3 bis 5 Jahre	9,1	79,5	11,4	44
6 bis 17 Jahre	3,2	87,1	9,7	31

Quelle: ifb-Befragung von gleichgeschlechtlichen Familien 2007/2008; eigene Berechnungen
SET: sozialer Elternteil; LET: leibliche Elternteil

Fasst man die Ergebnisse zusammen, so kann die leibliche Mutter im ersten Lebensjahr des Kindes als »primary parent« oder »primary mother«[29] bezeichnet werden. Sie nimmt eine Umsorger-Rolle ein, die in heterosexuellen Kernfamilien fast immer von der Mutter übernommen wird. Die leibliche Mutter hat damit sowohl in homo- als auch in heterosexuellen Elternpaaren im ersten Lebensjahr des Kindes eine zentrale Stellung inne.

Auswertungen zum Erwerbsverhalten bei lesbischen Familien zeigen zudem, dass sich die sozialen Mütter in dieser Zeit stärker auf die Erwerbstätigkeit konzentrieren und damit eine Rolle einnehmen, die dem – in der Regel männlichen – Familienernährer in heterosexuellen Beziehungen entspricht. So wählt fast die Hälfte (49,2 %) der Familien mit einem Kind unter einem Jahr ein Erwerbsarrangement, in welchem die soziale Mutter in Vollzeit erwerbstätig ist, während die leibliche Mutter keiner bezahlten Beschäftigung nachgeht. Dieser Anteil nimmt bereits auf 18,3 % ab, wenn ein Kind im Haushalt lebt, das zwischen einem und zwei Jahren alt ist. Für diese Familien zeigt sich dagegen vermehrt ein Arrangement, in welchem der soziale Elternteil immer noch Vollzeit erwerbstätig ist und die leibliche Mutter eine Teilzeitbeschäftigung ausübt.

---

[29] Vgl. Goldberg/Perry-Jenkins (2007); Ciano-Boyce/Shelley-Sireci (2002); Gartrell et al. (1999) und (1996); Rohrbaugh (1989).

Längsschnittuntersuchungen konnten zeigen, dass heterosexuelle Paare nach der Geburt des ersten Kindes für längere Zeit eine traditionelle, geschlechtsspezifische Arbeitsteilung praktizieren. Nur wenige dieser Mütter kehren hinsichtlich ihres Erwerbsumfangs zum Ausgangslevel vor der Geburt zurück[30]. Im Gegensatz zu heterosexuellen Paaren[31] zeigen lesbische Paare eine hohe Gleichverteilung der Aufgaben, sobald das Kind älter als ein Jahr ist. Sowohl die Kinderbetreuung, als auch die Erwerbstätigkeit werden nach dem ersten Lebensjahr des Kindes zunehmend egalitär verteilt.

7. Zusammenfassung

Ziel des vorliegenden Beitrags war es, die verschiedensten Entscheidungen nachzuzeichnen, die homosexuelle Paare bei der Umsetzung ihres Kinderwunsches treffen müssen. Diese reichen vom Weg, den die Paare hin zu ihrem Wunschkind wählen, über die Entscheidung, ob es sich bei dem anderen leiblichen Elternteil um einen ›Vater‹ oder einen ›Spender‹ handeln soll bis hin zum Zeitpunkt der Aufklärung des Kindes über seine Herkunft und die Übernahme der Rollen im Familiengefüge.

Betrachtet man die Entstehung von Regenbogenfamilien näher, so gründen Männer verstärkt durch Adoption und Pflegschaft, Frauen hauptsächlich durch leibliche Elternschaft (Insemination) eine gleichgeschlechtliche Familie. Bevor jedoch homosexuelle Paare eine leibliche Elternschaft mit einem anderen (gleichgeschlechtlichen) Paar oder einer Einzelperson umsetzen können, müssen sich die Akteure über die Vorstellungen hinsichtlich der Erziehungsbeteiligung verständigen. Auswertungen zum gewünschten Engagement beider Parteien konnten zeigen, dass sich die Vorstellungen von Frauen und Männern deutlich unterscheiden.[32] Frauenpaare wünschen sich tendenziell eine sehr hohe Beteiligung an der Erziehung, während sie sich für den Va-

---

[30] Vgl. Kühhirt (2011).
[31] Verschiedenste internationale Studien belegen bisher eine gender-spezifische Zeitallokation bei heterosexuellen Paaren, die sich nach der Geburt des ersten Kindes noch zusätzlich verstärkt. Vgl. Shelton/John (1996); Dribe/Stanfors (2009); Craig/Mullan (2010).
[32] Vgl. den Beitrag von Haag in diesem Band.

ter/die Väter ein eher geringes Engagement wünschen. Finden Sie keinen Mann mit ähnlichen Vorstellungen, so bleibt ihnen die Möglichkeit eines fremden Spenders beispielsweise unter Zuhilfenahme einer Samenbank. Zwar wird dadurch die Position der sozialen Mutter gestärkt, da sie keine Konkurrenz durch einen weiteren, leiblichen Elternteil verspürt, doch geschieht dies zu dem Preis, dass das Kind seine Identität auch dann nicht klären kann, wenn es volljährig ist.

Im Gegensatz zu den Wünschen der Frauen möchten sich viele Männer zumindest gleichberechtigt in die Erziehung ihres Kindes einbringen. Vielen Frauenpaaren geht jedoch eine solche Gleichberechtigung in der Erziehung zu weit. Weichen die Vorstellungen des Männerpaares noch weiter von denen der Frauen ab, indem beide Männer z. B. die alleinige Verantwortung für ein Kind tragen möchten, so wird es immer schwieriger für sie, eine geeignete Frau/ein Frauenpaar ausfindig zu machen. Finden sie keine Frau, die bereit ist, ein Kind für sie auszutragen, um im Anschluss daran auf eine Erziehungsbeteiligung weitestgehend zu verzichten, so bietet sich dem Männerpaar nur noch die Möglichkeit einer Leihmutterschaft mit einer Frau im Ausland, wenn sie sich ein leibliches Kind wünschen.

Es scheint also schwirig für Männer- und Frauenpaare zu sein, einen weiteren Elternteil zu finden, der die gleichen Erwartungen bezüglich der Erziehungsbeteiligung hegt. Dies dürfte ein wesentlicher Grund dafür sein, dass sich zahlreiche Frauenpaare für die Nutzung einer Samenbank entscheiden und immer mehr Männerpaare eine Leihmutterschaft in Erwägung ziehen oder auf die Möglichkeiten der Adoption und Pflegschaft ausweichen.

Wurde das Kind schließlich in eine lesbische Partnerschaft geboren, müssen die Partnerinnen entscheiden, ab wann sie offen mit dem Kind über dessen Entstehungsgeschichte sprechen möchten. Es konnte gezeigt werden, dass die gleichgeschlechtlichen Eltern ihre Kinder sehr frühzeitig über deren Herkunft aufklären. Laut bisheriger Forschungsergebnisse dürfte dieser offene Umgang äußerst förderlich für die Entwicklung des Kindes und die Stabilität der Familienbeziehungen sein.

Weiter müssen sich die Partnerinnen mit dem externen leiblichen Elternteil über die tatsächliche Übernahme von Aufgaben im Alltag verständigen. Es konnte gezeigt werden, dass analog zu den Plänen und Wünschen vor der Zeugung die Verantwortung für das Kind und die Erziehungsbeteiligung in vielen Familien tatsächlich sehr einseitig zugunsten der Mütter verteilt wird. Die leiblichen Väter sehen zwar ihre Kinder regelmäßig und entscheiden manchmal auch bei schwerwiegenden Belangen mit, ihre Beteiligung ist jedoch deutlich geringer als das Engagement der Mütter.

Innerhalb der lesbischen Familie werden die Aufgaben rund um die Kinderbetreuung lediglich im ersten Jahr nach der Geburt des Kindes relativ einseitig verteilt. Ist das Kind noch sehr klein, so kümmert sich verstärkt die leibliche Mutter um die Kinderbetreuung, während die soziale Mutter für die finanzielle Sicherung der Familie verantwortlich ist. In diesem ersten Jahr kann man also eine Verteilung erkennen, die dem klassischen Muster von Vater und Mutter in heterosexuellen Beziehungen sehr ähnelt, wobei die leibliche Mutter eher die Umsorger- und die soziale Mutter eher die Versorgerrolle einnimmt. Doch bereits nach einem Jahr wird die Arbeitsteilung innerhalb der Familie deutlich egalitärer. Das Engagement der sozialen Mutter in der Kinderbetreuung erhöht sich und die leibliche Mutter bringt sich verstärkt im Erwerbsleben ein. Gleichgeschlechtliche Paare mit Kindern praktizieren demnach ein Modell, das auch von vielen heterosexuellen Familien gewünscht, aber in der Realität meist nicht umgesetzt wird. Im Gegensatz zu heterosexuellen Paaren scheint homosexuellen Paaren die Umsetzung des Wunsches nach einer egalitären Aufgabenteilung in Abhängigkeit von den individuellen Vorlieben, von zeitlichen und ökonomischen Ressourcen eher und häufiger zu gelingen als heterosexuellen Paaren mit Kindern.

Literatur

Brewaeys, Anne et al. (1997): Donor insemination: child development and family functioning in lesbian mother families. In: Human Reproduction 12 (6), S. 1349–1359.

BÄK/Bundesärztekammer (2006): (Muster-)Richtlinie zur Durchführung der assistierten Reproduktion, Novelle 2006. In: Deutsches Ärzteblatt 103 (20), S. A1392–1403.

Ciano-Boyce, Claudia/Shelley-Sireci, Lynn (2002): Who is mommy tonight? Lesbian parenting issues. In: Journal of Homosexuality 43 (2), S. 1–13.

Craig, Lyn/Mullan, Killian (2010): Parenthood, gender, and work-family time in the United States, Australia, Italy, France, and Denmark. In: Journal of Marriage and Family 72 (5), S. 1344–1361.

Daniels, Ken R./Taylor, Karyn (1993): Secrecy and openness in donor insemination. In: Politics and the Life Sciences 12 (2), S. 155–170.

Dribe, Martin/Stanfors, Maria (2009): Does parenthood strengthen a traditional division of labor? Evidence from Sweden. In: Journal of Marriage and Family 71 (1), S. 33–45.

Dürnberger, Andrea (2010): Die Verteilung elterlicher Aufgaben in lesbischen Partnerschaften. In: Marina Rupp (Hrsg.): Partnerschaft und Elternschaft bei gleichgeschlechtlichen Paaren – Verbreitung, Institutionalisierung und Alltagsgestaltung. Opladen: Verlag Barbara Budrich, S. 147–166.

Dürnberger, Andrea/Rupp, Marina/Bergold, Pia (2009): Zielsetzung, Studienaufbau und Mengengerüst. In: Marina Rupp (Hrsg.): Die Lebenssituation von Kindern in gleichgeschlechtlichen Lebenspartnerschaften. Köln: Bundesanzeiger Verlagsgesellschaft, S. 11–49.

Eggen, Bernd (2009): Gleichgeschlechtliche Lebensgemeinschaften mit und ohne Kinder. ifb-Materialien, Bamberg.

Gartrell, Nanette et al. (1996): The National Lesbian Family Study 1. Interviews with prospective mothers. In: American Journal of Orthopsychiatry 66 (2), S. 272–283.

– (1999): The National Lesbian Family Study: 2. Interviews with mothers of toddlers. In: American Journal of Orthopsychiatry 69 (3), S. 362–369.

Goldberg, Abbie E./Perry-Jenkins, Mareen (2007): The division of labor and perception of parental roles: lesbian couples across the transition to parenthood. In: Journal of Social and Personal Relationships 24 (2), S. 297–318.

Grunow, Daniela/Schulz, Florian/Blossfeld, Hans-Peter (2007): Was erklärt die Traditionalisierungsprozesse häuslicher Arbeitsteilung im Eheverlauf: soziale Normen oder ökonomische Ressourcen? In: Zeitschrift für Soziologie 36, (3), S. 162–181.

Haag, Christian (2010): Kinderwunsch und Vaterschaftspläne homosexueller Männer. Erste Ergebnisse der ifb-Studie »Gleichgeschlechtliche Lebensweisen in Deutschland«. Diplomarbeit, Bamberg.

Jadva, Vasanti et al. (2009): The experiences of adolescents and adults conceived by sperm donation: comparison by age of disclosure and family type. In: Human Reproduction 24 (8), S. 1909–1919.

Kapella, Olaf/Rille-Pfeiffer, Christiane (2004): Über den Wunsch, ein Kind zu bekommen – Kinderwunsch hetero- und homosexueller Paare. Wien: Österreichisches Institut für Familienforschung.

Kühhirt, Michael (2011): Childbirth and the long-term division of labour within couples: how do substitution, bargaining power, and norms affect parents' time allocation in West Germany. In: European Sociological Review. Abruf unter: http://esr.oxfordjournals.org/content/early/2011/04/13/ esr.jcr026.full.pdf+html [August 2011].

Lalos, Ann/Gottlieb, Claes/Lalos, Othon (2007): Legislated right for donor-insemination children to know their genetic origin: a study of parental thinking. In: Human Reproduction 22 (6), S. 1759–1768.

Landau, Ruth/Weissenberg, Ruth (2010): Disclosure of donor conception in single-mother families: views and concerns. In: Human Reproduction 25 (4), S. 942–948.

Leiblum, Sandra/Aviv, Abraham (1997): Disclosure issues and decisions of couples who conceived via donor insemination. In: Journal of Psychosomatic Obstetrics and Gynecology 18 (4), S. 292–300.

Lycett, Emma et al. (2005): School-aged children of donor insemination: a study of parents' disclosure patterns. In: Human Reproduction 20 (3), S. 810–819.

MacCallum, Fiona/Golombok, Susan (2007): Embryo donation families: mothers' decisions regarding disclosure of donor conception. In: Human Reproduction 22 (11), S. 2888–2895.

Mühling, Tanja/Rost, Harald (2006): *ifb* Familienreport Bayern 2006 – Zur Lage der Familie in Bayern. Schwerpunkt: Väter in der Familie. Bamberg: Staatsinstitut für Familienforschung.

Paul, Marilyn S./Berger, Roni (2007): Topic avoidance and family functioning in families conceived with donor insemination. In: Human Reproduction 22 (9), S. 2566–2571.

Rohrbaugh, Joanna B. (1989): Choosing children: pyschological issues in lesbian parenting. In: Women & Therapy 8 (1/2), S. 51–64.

Rupp, Marina (Hrsg.) (2009): Die Lebenssituation von Kindern in gleichgeschlechtlichen Lebenspartnerschaften. Köln: Bundesanzeiger Verlagsgesellschaft.

Rupp, Marina/Dürnberger, Andrea (2009): Regenbogenfamilien in Eingetragenen Lebenspartnerschaften. In: Marina Rupp (Hrsg.): Die Lebenssituation von Kindern in gleichgeschlechtlichen Lebenspartnerschaften. Köln: Bundesanzeiger Verlagsgesellschaft, S. 51–177.

– (2010): Wie kommt der Regenbogen in die Familie? Entstehungszusammenhang und Alltag von Regenbogenfamilien. In: Dorett Funcke/Petra Thorn (Hrsg.): Die gleichgeschlechtliche Familie mit Kindern – Interdisziplinäre Beiträge zu einer Lebensform. Bielefeld: transcript, S. 61–98.

Scheib, Joanna E. et al. (2003): Choosing identity-release sperm donors: the parents' perspective 13–18 years later. In: Human Reproduction 18 (5), S. 1115–1127.

– (2005): Adolescents with open-identity sperm donors: reports from 12–17 year olds. In: Human Reproduction 20 (1), S. 239–252.

Schulz, Florian (2010): Verbundene Lebensläufe. Partnerwahl und Arbeitsteilung zwischen neuen Ressourcenverhältnissen und traditionellen Geschlechterrollen. Wiesbaden: VS Verlag für Sozialwissenschaften.

Schulz, Florian/Blossfeld, Hans-Peter (2006): Wie verändert sich die häusliche Arbeitsteilung im Eheverlauf? Eine Längsschnittstudie der ersten 14 Ehejahre in Westdeutschland. In: Kölner Zeitschrift für Soziologie und Sozialpsychologie 58 (1), S. 23–49.

Shelton, Beth Anne/John, Daphne (1996): The division of household labor. In: Annual Review of Sociology 22 (1), S. 299–322.

Vaskovics, Laszlo (2002): Pluralisierung der Elternrolle. Soziale, biologische, genetische und rechtliche Elternschaft. In: Elmar Brähler et al. (Hrsg.): Vom Stammbaum zur Stammzelle. Reproduktionsmedizin, Pränataldiagnostik und menschlicher Rohstoff. Gießen: Psychosozial-Verlag, S. 29–43.

– (2009): Segmentierung der Elternrolle. In: Günther Burkart (Hrsg.): Zukunft der Familie. Prognosen und Szenarien. Opladen: Verlag Barbara Budrich.

Die rechtliche Regelung der Fortpflanzung zu dritt

Das Verhältnis des Samenspenders zu dem mit seinem Samen gezeugten Kind im Rechtsvergleich

Marlene Steininger

I. Einleitung

Die Methoden der medizinisch unterstützten Fortpflanzung, insbesondere der In-vitro-Fertilisation (IVF), haben verschiedene, bis dahin als unumstößlich geltende Naturgesetze der menschlichen Fortpflanzung verändert: Sie ermöglichen eine Trennung der Fortpflanzung von Sexualität, eine Kindeszeugung mit den Keimzellen bereits verstorbener Personen, oder die Mutterschaft von Frauen, die bereits die Menopause erreicht haben, um nur einige Beispiele zu nennen. Dem privaten Akt der Fortpflanzung steht nunmehr eine rechtlich regulierte, medizinische unterstützte Fortpflanzung gegenüber. Besondere Kontroversen verursachen jene Verfahren der Reproduktionsmedizin, die eine Verwendung von Samen- oder Eizellenspenden beinhalten, sowie die Leihmutterschaft. Diese brechen mit dem dualistischen Prinzip der Fortpflanzung: Während sich bisher die Existenz eines Kindes alleine auf einen Mann, von dem der Samen stammt, sowie eine Frau, von der die Eizelle stammt und die das Kind austrägt und zur Welt bringt, zurückführen ließ, erfolgt in den erwähnten Fällen eine »Fortpflanzung zu dritt«[1]. Treffend werden daher die Verwendung von Eizellen- und Samenspenden sowie Fälle einer Leihmutterschaft im Englischen mit

---

[1] Denn Zeugungsakt und genetische Abstammung bilden in diesem Fall keine untrennbare Einheit wie bei einer Zeugung durch Geschlechtsverkehr, vielmehr erfolgt die Veranlassung der Kindeszeugung durch den Wunschvater, während der Samenspender zwar seine Keimzellen spendet, am Akt der Verschmelzung seines Samens mit einer konkreten Eizelle für ein konkretes Wunschelternpaar jedoch nicht beteiligt ist. In diesem Sinne ist auch eine Fortpflanzung zu viert oder fünft möglich. Man denke an ein Wunschelternpaar, das sowohl eine Leihmutter, als auch einen Samenspender sowie eine Eizellenspenderin benötigt.

dem Überbegriff ›third party reproduction‹ bezeichnet. Die Fortpflanzung unter Verwendung von Eizellen oder Samen von Spendern wird auch mit dem Begriff der *heterologen Fortpflanzung* zusammengefasst, um zum Ausdruck zu bringen, dass jene Eltern (die Wunscheltern), welche die Kindeszeugung veranlassen, nicht auch (beide) genetisch mit dem Kind verwandt sind, wie dies bei der homologen Fortpflanzung der Fall ist.

Die philosophische, theologische oder ethische Legitimation der heterologen Fortpflanzung zu beurteilen, obliegt anderen Wissenschaften.[2] Dieser Beitrag, der sich an ein interdisziplinäres Publikum richtet, behandelt die heterologe Insemination aus rechtswissenschaftlicher Perspektive. Der thematische Schwerpunkt liegt dabei auf jenen Rechtsnormen, die das Verhältnis des Kindes zu dem Samenspender regeln. Dabei werden durch eine rechtsvergleichende Betrachtung die in Europa bestehenden Regelungsvarianten aufgezeigt, wobei das deutsche und österreichische Recht im Vordergrund stehen. Im Zuge der Auseinandersetzung mit der Frage ob sich eine Anonymität der Samenspender mit dem Recht des Kindes auf Kenntnis der Abstammung vereinbaren lässt, sollen zugleich jene Faktoren und Abwägungsmechanismen aufgezeigt werden, die für die rechtswissenschaftliche Beurteilung dieser Fragestellung von Bedeutung sind. Von der Diskussion über einen Anspruch des Kindes auf Zugang zu den Personendaten des Spenders ist die Frage nach der abstammungsrechtlichen Zuordnung eines Kindes zu seinem Vater im Rechtssinn zu unterscheiden. Die in vielen Rechtsordnungen (m. E. zu Recht) erfolgende Ablehnung eines familienrechtlichen Rechtsverhältnisses zwischen dem Samenspender und dem von ihm abstammenden Kind wird dabei den abstammungsrechtlichen Normen für ›natürliche‹ Zeugung gegenübergestellt und untersucht, welche Merkmale für eine Qualifizierung als Samenspender konstitutiv sind. Die Zulässigkeit der heterologen Insemination in Europa soll in die Thematik einleiten und vorab auch die Interessen der Beteiligten besprochen werden, wie sie sich im Regelfall einer Fortpflanzung zu dritt, von welchem die gesetzlichen Bestimmungen ausgehen, darlegen.

Dieser Regelfall einer Fortpflanzung zur dritt stellt sich wie folgt dar: Ein Wunschelternpaar, dem zur Erfüllung seines Kinderwunsches eine der drei biologisch notwendigen Komponenten für die Fortpflan-

---

[2] Vgl. hierzu die Beiträge von Fischer und Patenge in diesem Band.

zung fehlt (vereinfacht: Samenzelle, Eizelle, Gebärmutter), erhält diese von einer dritten Person freiwillig gespendet bzw., bei einer Leihmutterschaft, freiwillig zur Verfügung gestellt. Im Falle einer heterologen Insemination werden fremde Samenzellen einer dem Paar üblicherweise unbekannten Person für die ›eigene‹ Fortpflanzung verwendet. Die Interessen der Beteiligten sind damit in diesem Regelfall klar: Während es die Wunscheltern sind, die eine Kindeszeugung zur Erfüllung ihres Kinderwunsches veranlassen, um dem Kind faktische Eltern zu sein, hat der Samenspender kein Interesse an dem Kind beziehungsweise an Rechten gegenüber dem Kind. Er will vielmehr im Gegenteil vor jeglichen Pflichten geschützt sein. Dass ihm an dem Kind keine Rechte zustehen, ist auch im Sinne der Wunscheltern; so ist z. B. ein Besuchsrecht des Samenspenders unerwünscht. Auf die Interessen des Kindes wird unten im Zusammenhang mit dem Recht auf Kenntnis der genetischen Abstammung eingegangen.[3]

II. Zulassung der heterologen Fortpflanzung

Ebenso wie sich über die ethische Vertretbarkeit der heterologen Fortpflanzung streiten lässt, haben auch die Gesetzgeber Europas unterschiedliche Urteile über die rechtliche Zulässigkeit dieser Verfahren getroffen. Rechtsvergleichend betrachtet lassen sich innerhalb der europäischen Rechtsordnungen drei Regelungsvarianten unterscheiden. Einige Länder haben sowohl die Eizellenspende als auch die Samenspende zugelassen, während andere beide Varianten heterologer Fortpflanzung verboten haben. Deutschland, Österreich und die Schweiz haben einen ›mittleren Weg‹ beschritten, indem zwar die Samenspende, nicht aber die Eizellenspende zugelassen ist.[4] Während Österreich und die Schweiz dies in ihrem jeweiligen Fortpflanzungsmedizingesetz bestimmt haben, existiert in Deutschland (trotz Jahrzehnte andauern-

---

[3] Natürlich sind verschiedene Konstellationen denkbar, die nicht diesem Regelfall entsprechen und/oder in welchen die Interessen der Beteiligten nicht den soeben erwähnten entsprechen. Im Folgenden soll jedoch, sofern nicht auf das Gegenteil hingewiesen wird, immer von der Interessenlage des Regelfalles ausgegangen werden.

[4] Dieses Vorgehen verstößt nicht gegen die in der Europäischen Menschenrechtskonvention (EMRK) verankerten Rechte. Siehe das Urteil der großen Kammer des Europäischen Gerichtshofs für Menschenrechte vom 3.11.2011, 57813/2000 (S. H. and others vs Austria).

den Forderungen) bis heute kein Gesetz, mit welchem die medizinisch unterstützte Fortpflanzung umfassend geregelt wird. Während das Embryonenschutzgesetz die Eizellenspende verbietet, hat die intensive Kontroverse um die Zulassung der Samenspende den deutschen Gesetzgeber von einer klaren gesetzlichen Entscheidung über ihre Rechtmäßigkeit Abstand nehmen lassen.[5] An der – lange Zeit umstrittenen – Rechtmäßigkeit der Durchführung einer heterologen Insemination wird jedoch heute nicht mehr gezweifelt: Was nicht durch ein Gesetz verboten ist, ist erlaubt.[6] Dieser Grundsatz der Handlungsfreiheit reicht jedoch nur soweit wie dessen Nutzung nicht gegen die ›verfassungsmäßige Ordnung‹ verstößt (womit insbesondere die Garantien des Grundgesetzes – GG –gemeint sind) sowie unter dem Vorbehalt der Rechte anderer.[7] Ob das Verfahren der heterologen Insemination (insbesondere) die in Art 1 GG verbürgte Achtung der Menschenwürde verletzt, war innerhalb der deutschen rechtswissenschaftlichen Lehre lange strittig. Dementsprechend hat sich die Rechtslage in Deutschland, beginnend etwa in den 1950er Jahren[8], von einem Verbot der heterologen Insemination über eine Periode, in welcher die Frage ihrer Zulassung am treffendsten mit ›strittig‹ bezeichnet wurde, zum aktuellen Status entwickelt, nach welchem an der Rechtmäßigkeit nicht mehr gezweifelt wird, da diese Methode medizinisch unterstützter Fortpflanzung nach heute herrschender Ansicht keine Verletzung der Menschenwürde darstellt.[9] Mit der Zulassung ist eine Vielzahl von Folgerechtsfragen verbunden, besonders in Hinsicht auf das Verhältnis zwischen den drei an der Fortpflanzung beteiligten Personen (Samenspender, Mutter, Wunschvater) und dem Kind. Zwei zentrale Aspekte der Beziehung zwischen dem Samenspender und dem Kind werden in den folgenden Kapiteln behandelt.

---

[5] Dazu Günther/Taupitz/Kaiser (2008), S. 112 ff. Zur Kritik an der bestehenden Rechtslage sowie der Forderung nach einer umfassenden gesetzlichen Regelung a.a.O., S. 85, 90 f.; Kentenich/Pietzner (2010), S. 59.
[6] Wendehorst (2008), S. 106.
[7] Jarass/Pieroth (2007), S. 64 ff.
[8] Zu den Anfängen der juristischen Debatte um die künstliche Insemination vgl. insbesondere Dölle (1953), S. 187 ff.
[9] Vgl. dazu Weyrauch (2003), S. 94 ff.

III. Recht auf Kenntnis der genetischen Abstammung und Anonymität des Samenspenders

Wie bereits erwähnt, sollen im Regelfall einer heterologen Insemination die Wunscheltern faktisch wie rechtlich Eltern des Kindes sein, während dem Samenspender weder Rechte noch Pflichten gegenüber dem mit seinem Samen gezeugten Kind zukommen sollen. Die Frage nach Rechten und Pflichten des Samenspenders und damit nach dem Status der rechtlichen Vaterschaft, der den Erwerb elterlicher Rechte und Pflichten begründet (dazu unten), ist von der Frage zu unterscheiden, ob das (volljährige) Kind ein Recht auf Kenntnis der Personendaten jenes Mannes hat, von welchem es genetisch abstammt. Während einige europäische Rechtsordnungen mit dem Recht auf Kenntnis der genetischen Abstammung eine Verpflichtung zur Dokumentation und Aufbewahrung der Personendaten des Spenders verbinden, und dem volljährigen Kind Zugang zu diesen Daten ermöglichen, statuieren andere Rechtsordnungen eine Anonymität des Samenspenders, durch welche es faktisch ausgeschlossen ist, dass das Kind Informationen über jene Person erhält, von welcher es genetisch abstammt. Ob die Anonymität des Spenders im Hinblick auf das Recht auf Kenntnis der genetischen Abstammung (im Weiteren auch verkürzt als ›Recht auf Kenntnis‹ bezeichnet) rechtmäßig ist, hängt davon ab, welchen Inhalt und Umfang dieses Recht hat und welche schützenswerten Interessen sich hier gegenüberstehen.

A. Rechtsgrundlagen

Rechtsgrundlage des Rechts auf Kenntnis ist Art 8 der Europäischen Menschenrechtskonvention (EMRK), der ein Recht auf Achtung des Privat- und Familienlebens statuiert. Der Rang, den die EMRK innerhalb der einzelnen Rechtsordnungen ihrer 47 Mitgliedstaaten einnimmt, variiert. In einigen Ländern, wie Österreich, steht die EMRK im Verfassungsrang und damit an oberster Stelle im Stufenbau der Rechtsordnung. Andere Vertragsstaaten räumen ihr einen Rang zwischen einfachem Gesetz und Verfassung ein und in einer dritte Gruppe, der auch das deutsche Recht zuzuordnen ist, steht die EMRK auf der Stufe eines einfachen Gesetzes.[10] Damit kommt dem deutschen

---

[10] Grabenwarter (2008), S. 15 ff.

Grundgesetz (GG) ein höherer Rang zu als der EMRK. Das Bundesverfassungsgericht (BVerfG), dessen Urteilen das GG zu Grunde liegt, kann auch von der Rechtsprechung des EGMR divergierende Urteile fällen, zieht jedoch die EMRK sowie die Urteile des EGMR als »Auslegungshilfen für die Bestimmung von Inhalt und Reichweite von Grundrechten und rechtsstaatlichen Grundsätzen des Grundgesetzes« heran.[11] Auch das BVerfG leitet aus dem GG,[12] ebenso wie der EGMR aus Art 8 EMRK,[13] ein Recht auf Kenntnis der genetischen Abstammung ab. Weiters findet dieses Recht weitere Rechtsgrundlagen im Völkerrecht.[14]

B. Inhalt und Umfang des Rechts auf Kenntnis der genetischen Abstammung nach der Judikatur des EGMR und BVerfG

Das Recht auf Kenntnis wird mit der Bedeutung der genetischen Abstammung für die Identitäts- und Persönlichkeitsentwicklung begründet. Dahinter stehen die Anerkennung des Bedürfnisses zu erfahren, wer die leiblichen Eltern sind, und die Erkenntnis der Bedeutung der genetischen Abstammung für den Einzelnen, insbesondere durch die Adoptionsforschung, aber auch durch Initiativen mittlerweile erwachsener Personen, die durch eine heterologe Insemination gezeugt wurden.[15] Das Bedürfnis, Informationen über die eigene Herkunft zu erhalten, wird daher als ein rechtlich geschütztes Interesse anerkannt. Dieser Schutz kann selbstverständlich nicht in einer Garantie oder einem Rechtsanspruch auf positive Kenntnis der genetischen Eltern bestehen. Vielmehr wird dem Kind ein Auskunftsanspruch gewährt,

---

[11] BVerfG 2 BvR 1481/04 vom 14.10.2004.

[12] BVerfG vom 31.1.1989, Entscheidungen des Bundesverfassungsgerichts (BVerfGE) 79, 256 (296); 26.4.1994, BVerfGE 90, 263 (271); 6.5.1997 BVerfGE 96, 56 (63).

[13] EGMR *Odievre vs France* 13.2.2003 Nr. 42326/98; *Jäggi vs Switzerland* 13.07.2006 Nr. 58757/00.

[14] Art 30 des Übereinkommens über den Schutz von Kindern und die Zusammenarbeit auf dem Gebiet der internationalen Adoption vom 29.5.1993, sowie Art 7 Abs 1 der UN Konvention über die Rechte des Kindes. Auch in dem auf rechtsvergleichender Grundlage erarbeiteten Model Family Code wird ein Recht auf Kenntnis der Abstammung anerkannt: Art 3.17 in Schwenzer (2006), S. 124.

[15] Vgl. die Ausführungen in die BVerfGE 90, 263 (270) vom 26.4.1994; sowie jene des EGMR (Fn 15); Bernat (2000), S. 170 ff.; Büchler (2009), S. 5 sowie die Nachweise in Fn 26.

und damit ein Schutz vor einer Vorenthaltung erlangbarer Informationen gewährt.[16] In welchem Umfang ein solcher Auskunftsanspruch besteht und ob er gegebenenfalls vollstreckbar ist, ist umstritten. Unklar ist insbesondere, ob dieses Grundrecht die Verpflichtung zur *Gewährleistung der Existenz* der Daten der leiblichen Eltern beinhaltet und damit, ob sich aus dem »Recht auf Kenntnis« Handlungspflichten für den Gesetzgeber ergeben, durch welche die Nichtexistenz von Personendaten der leiblichen Eltern soweit wie möglich verhindert werden soll.[17]

Die hier gestellt Frage nach dem Umfang des Rechtes auf Kenntnis ist unter Beachtung der bestehenden Rechtsprechung durch eine Interessen- und Rechtsgüterabwägung zu beantworten: Höherwertige Interessen können einen Eingriff in ein anerkanntes Grundrecht rechtfertigen.[18] Dabei sind mehrere Fallgruppen, in welchen das Recht auf Kenntnis von Relevanz ist, zu unterscheiden. Einerseits ist an einen Auskunftsanspruch des Kindes gegen seine Mutter auf Bekanntgabe der Personendaten des Vaters (oder jener Männer, mit welchen sie im Zeitpunkt der Empfängnis Geschlechtsverkehr hatte) zu denken, welchem das Interesse der Mutter auf Privatsphäre (in Form einer legitimen Geheimhaltung der Person(en), mit welcher/n sie im Empfängniszeitraum Geschlechtsverkehr hatte) gegenüber steht.[19] Auch für die (strittige) Beurteilung der Rechtmäßigkeit einer anonymen Geburt oder einer Kindesabgabe in einer ›Babyklappe‹ ist das Recht auf Kenntnis von entscheidender Bedeutung.[20] Um zu klären, ob dieses Recht des

---

[16] So jedenfalls in der Schweiz (siehe Büchler (2009), S. 12) und Deutschland (nach der in Fn 13 zitierten Judikatur) sowie den Niederlanden; dazu Verschraegen (2004), S. 9.

[17] Wie der EGMR in *Odievre vs France* 13.2.2003 Nr. 42326/98 festgestellt hat, ergibt sich die Antwort auf diese Frage nicht aus der EMRK, sondern fällt der Ausgleich der hier kollidierenden Interessen in den Ermessensspielraum der Vertragsstaaten.

[18] Keine Freiheit ist unbegrenzt, sondern wird innerhalb gewisser Schranken gewährt, deren »Abgrenzung« wie es Berka (1999), Rz 244 nennt, zu den wichtigsten Aufgaben der Grundrechtsdogmatik gehört. Beschränkungen der Grundrechte und Eingriffe in ihren Schutzbereich sind nur unter Beachtung des Grundsatzes der Verhältnismäßigkeit zulässig, der wie Berka (1999), Rz 266 zusammenfasst, auf eine »Ziel-Mittel-Relation« abzielt. Die hiermit verbundene Güterabwägung der angestrebten öffentlichen Interessen und/oder von Rechten Dritter mit dem Gewicht der beeinträchtigten Freiheit inkludiert wertende Erwägungen, eine Interessenabwägung. Vgl. Berka (1999), Rz 266 ff., Jarass/Pieroth (2007), Art 2 Rz 21 aber auch Art 8 Abs 2 EMRK.

[19] Dazu BVerfG vom 31.1.1989, BVerfGE 79, 256.

[20] Zu dieser Thematik vgl. EGMR *Odievre vs France* 13.2.2003 Nr. 42326/98; Verschraegen (2004), S. 1 ff.; Dellert (2009); Büchler (2009).

Kindes diesen Praktiken entgegensteht oder aber ein Eingriff in dieses Recht zulässig ist, gilt es, schützenswerte Interessen, die für die Zulassung dieser Einrichtungen sprechen – angeführt werden Interessen der Mutter an der Geheimhaltung ihrer Person und des Kindesvaters sowie das öffentliche Interesse, Kindestötungen durch die Einrichtung einer Babyklappe zu vermeiden – gegenüber den Interessen des Kindes abzuwägen.[21] Eine weitere Fallgruppe bildet die hier relevante heterologe Fortpflanzung, bei welcher andere Interessen einander gegenüberstehen, die es abzuwägen gilt. Aus diesem Grund sind gleichlautende Lösungen für alle drei genannten Fallgruppen, in welchen sich die Rechtsfrage nach dem Umfang des Rechtes auf Kenntnis bzw. des Bestehens einer Handlungs- oder Gewährleistungspflicht stellt, m. E. keineswegs notwendig, denn es stehen sich jeweils andere Interessen gegenüber.

Keinesfalls ist mit dem Recht des Kindes auf Kenntnis eine Verpflichtung der Mutter oder der Eltern verbunden, ihr Kind über den Umstand aufzuklären, dass es adoptiert oder unter Verwendung von Samen- oder Eizellen Dritter gezeugt wurde, oder tatsächlich nicht vom Ehemann der Mutter, sondern ihrem Liebhaber abstammt. Logische Voraussetzung für die Geltendmachung eines Auskunftsanspruches ist jedoch, dass das Kind Kenntnis darüber besitzt, dass ihm jener Mann, von dem es abstammt, unbekannt ist. Es wird daher in der weiteren Auseinandersetzung angenommen, dass das Kind, sei es durch seine Wunscheltern, sei es durch Dritte oder einen Zufall, über seine Zeugung mit dem Samen eines Spenders Bescheid weiß. Widrigenfalls stellt sich die Frage nach dem Umfang seines Auskunftsanspruches nicht.

C. *Spenderanonymität im Rechtsvergleich*

Bevor durch eine Erörterung der einander gegenüberstehenden Interessen geklärt werden soll, ob das Recht auf Kenntnis eine Pflicht des Gesetzgebers zur Gewährleistung der Existenz der Personendaten von

---

[21] Das Recht auf Leben, die Verhinderung von Kindestötungen, würde den Eingriff in das ›Recht auf Kenntnis‹ zweifellos rechtfertigen. Inwiefern die Möglichkeit einer anonymen Geburt oder die Existenz von Babyklappen tatsächlich Mütter von einer Kindestötung abhält, ist jedoch umstritten. Vgl. dazu die Nachweise in Fn 19.

Samenspendern beinhaltet, sei kurz die bestehende Rechtslage dargestellt. Eine umfassende Studie der *European Society of Human Reproduction and Embryology*[22] über die rechtliche Regelung der Reproduktionsmedizin in den Mitgliedstaaten der EU stellt fest, dass eine anonyme Samenspende in 11 (von 27) EU-Mitgliedstaaten erlaubt ist.[23] Sechs Rechtsordnungen sehen hingegen gerade das Gegenteil vor und verbieten eine anonyme Spende.[24] Fünf Mitgliedsstaaten der EU haben die Frage einer Anonymität der Samenspender nicht geregelt; in zwei weiteren ist Samenspende grundsätzlich verboten. In Belgien, Rumänien und Lettland sind sowohl anonyme als auch offene Samenspenden erlaubt. Der europäische Trend dürfte in Richtung einer tatsächlichen Gewährleistung des Rechtes auf Kenntnis der genetischen Abstammung durch ein Verbot oder eine Einschränkung der anonymen Samenspende gehen.[25]

Wie bereits erwähnt steht der Anonymität der Samenspender die Alternative der Dokumentation und Aufbewahrung der Personendaten des Spenders gegenüber, um diese dem (volljährigen) Kind auf seine Anfrage hin bekannt zu geben. Beispielsweise verpflichten die §§ 18 ff. des österreichischen Fortpflanzungsmedizingesetzes den Arzt zu einer 30 jährigen Aufbewahrung der Personendaten. Nach Ablauf dieser Frist sind die Unterlagen dem Landeshauptmann zu übermitteln, der diese ›auf Dauer‹ aufzubewahren hat. Dem Kind (und nur dem Kind) ist mit Erreichen seiner Volljährigkeit auf sein Verlangen Zugang zu den Personendaten des Samenspenders zu gewähren. Dieser ist selbstverständlich vorab über diesen Auskunftsanspruch des Kindes und die damit bestehende Möglichkeit einer Kontaktaufnahme durch das volljährige Kind aufzuklären. Die weiteren Rechtsordnungen, die eine Spenderanonymität ablehnen, sehen entsprechende Regelungen vor.[26]

---

[22] ESHRE (2008), S. 27.
[23] BG, CZ, DK, FR, ES, PT, GR, HU, SI, EE, SK. Ebenso auch Norwegen, welches nicht Teil der Studie war.
[24] AT, DE, NL, UK, FI, SE. Ebenso die Schweiz, die nicht Teil der Studie war.
[25] So hat Belgien, dessen Recht ursprünglich eine verpflichtende Anonymität vorschrieb, entsprechenden Forderungen im Zuge der Gesetzesnovelle 2008 nachgegeben und auch eine offene Samenspende erlaubt. Vgl. auch die Ausführungen von Blyth zur Beseitigung der Spenderanonymität in Großbritannien: Blyth (2009), S. 159 ff.; zur Diskussion in Frankreich vgl. Feuillet-Liger (2011a), S. 37 ff. sowie die weiteren Beiträge in diesem Band, die sich mit dem Problem der Anonymität auseinandersetzen – in jenen Rechtsordnungen, die diese gestatten.
[26] Eine analoge Vorgehensweise sieht auch die (Muster-)Richtlinie zur Durchführung

D. Vereinbarkeit der Spenderanonymität mit dem Recht auf Kenntnis

Für das Bestehen einer Handlungspflicht des Gesetzgebers zur Gewährleistung des Rechtes auf Kenntnis durch die gesetzliche Normierung der Dokumentation und Aufbewahrung der Personendaten des Spenders, sprechen die Interessen des durch heterologe Insemination gezeugten Kindes. Die Bedeutung der Kenntnis der genetischen Abstammung für jeden Einzelnen, ebenso wie das Leid, das eine Unkenntnis hervorrufen kann, ist unbestritten und hat ja gerade zur Anerkennung dieses Grund- und Menschenrechtes geführt (vgl. oben). Den Wunscheltern wird (ebenso wie den Adoptiveltern) zu einer frühzeitigen Aufklärung des Kindes über die Art seiner Zeugung geraten und die überwiegende Mehrheit der ›Spendersamenkinder‹ spricht sich gegen die Spenderanonymität aus.[27] Mit dem Bedürfnis, jene Person, von der man genetisch abstammt, kennenzulernen, sind keine Erwartungen hinsichtlich einer sozialen Vaterschaft verbunden. Ist der Spender anonym, so wird dem Kind damit unabänderlich jede Möglichkeit genommen, zu erfahren, von wem es genetisch abstammt. Daher trägt in

---

der assistierten Reproduktion der Bundesärztekammer (RiDaR) für deutsche Ärzte vor: BÄK (2006), Punkt 5.3.3.2. Zu beachten ist, dass die RiDaR nur ein Regelungsvorschlag der Bundesärztekammer ist, die Kompetenz zur Setzung von Standesrecht liegt bei den einzelnen Landesärztekammern. Da diese die RiDaR jedoch überwiegend umgesetzt haben, stellt sie mit geringen Abweichungen in manchen Bundesländern geltendes Berufsrecht dar. Es handelt sich hierbei also nicht um ein Gesetz; die RiDaR gibt über standesrechtliche Beschränkungen und damit die praktische Handhabung der medizinisch assistierten Fortpflanzung in Deutschland Auskunft, nicht aber über die Rechtslage. Vgl. zur Rechtslage in England auch *Disclosure Donor Information regulations* (2004); *Statutory Instrument* (2004), n. 1511; zum schwedischen Recht Orfali (2011).

[27] Zahlreiche Studien belegen, dass – ähnlich wie bei adoptierten Kindern – eine frühe Aufklärung sinnvoll ist und damit jedenfalls ein ›Identitätsbruch‹ vermieden wird, der bei einer späteren Aufklärung eintreten kann, da damit das bisherige Familienbild des Kindes oder Erwachsenen zerstört wird. Zu alledem Thorn (2008) und Thorn/Daniels (2007), S. 993 ff., insbesondere auch die Studie von Mahlstedt/LaBounty/Kennedy (2010). Übrigens werden nicht alleine Zusammenschlüsse von Spendersamenkindern, die auf der Suche nach ihren genetischen Vätern und Halbgeschwistern sind, und ähnliche Initiativen publik, auch einige Samenspender hegen Jahrzehnte nach der Spende ein Interesse an ihren genetischen Kindern, wie auch die Wunscheltern den Mann, von dem ihr Kind abstammt, mitunter gerne einmal ›sehen‹ würden. Es soll hier noch einmal betont werden, dass dabei für alle Beteiligten in der Regel das Kennenlernen der genetisch verwandten Person im Vordergrund steht und nicht eine familiäre Beziehung.

diesem Zusammenhang der Einwand, dass für ›natürlich‹ gezeugte Kinder auch nicht immer eine Kenntnis des genetischen Vaters garantiert werden könne, m. E. nicht.[28] Der Umstand, dass die Rechtsordnung bei einer ›natürlichen‹ Zeugung keine Abhilfemittel besitzt, ist kein Argument dafür, die in Fällen einer intendierten, medizinisch unterstützten Kindeszeugung unter Verwendung von Keimzellen eines Spenders sehr wohl bestehenden Mittel nicht einzusetzen.[29] Für all jene Kinder, die nicht einer heterologen Fortpflanzung entstammen, ist es keineswegs per se ausgeschlossen, jene Personen, von welchen sie abstammen, kennenzulernen. Sofern der Spender anonym bleibt, ist es jedoch von vornherein für alle durch eine heterologe Insemination gezeugten Kinder unwiderruflich ausgeschlossen, Kenntnis über jenen Mann, von dem sie abstammten, zu erlangen. Im Falle einer Fortpflanzung zu dritt lässt sich dieses Recht des Kindes daher m. E. gar nicht anders als durch die Dokumentation der Personendaten des Spenders gewährleisten und ist daher mit einer Spenderanonymität unvereinbar.

Dem Recht des Kindes auf Kenntnis seiner Abstammung können jedoch andere, rechtlich geschützte Interessen gegenüber stehen, die jene des Kindes überwiegen. Zu denken ist dabei an die Interessen der Samenspender, sowie jene der Wunscheltern. So wird von einem Bedürfnis der Wunscheltern gesprochen, die fehlende genetische Abstammung des Wunschvaters geheim zu halten, um dem Bild der ›traditionellen Familie‹ entsprechen zu können, oder wie Callus es ausdrückt, die Existenz des Samenspenders zu verleugnen.[30] Interessen der Wunscheltern auf Geheimhaltung werden dadurch gewahrt, dass diese keine Pflicht zur Aufklärung des Kindes trifft, sie die Umstände seiner Zeugung also verschweigen können. Es hat sich jedoch gezeigt, dass »die Last des Geheimnisses«[31] dem Familienfrieden abträglich ist, und der Vorsatz der Wunscheltern, dieses Geheimnis zu wahren, langfristig oftmals nicht durchzuhalten ist. Spenderanonymität mit dem Schutz der sozialen Familie zu rechtfertigen, scheint m. E. wenig überzeugend. Insbesondere ist daran zu erinnern, dass eine Geltendmachung des dem Kind zukommenden Auskunftsanspruches voraus-

---

[28] So aber Heun (2008), S. 55.
[29] Diesen Gedanken betont Bydlinski (1988), S. 58.
[30] Callus (2011), S. 181.
[31] Thorn (2008), S. 84.

setzt, dass dieses Kenntnis davon hat, dass es von einem ihm unbekannten Samenspender abstammt. Ein Interesse an einer Geheimhaltung kann damit im Zeitpunkt der Geltendmachung von Ansprüchen aus dem Recht auf Kenntnis m. E. nicht mehr bestehen. Sobald die fehlende genetische Abstammung zum Wunschvater einmal bekannt ist, besteht m. E. auch kein schützenswertes Interesse der Eltern auf Nichtbekanntgabe der Personendaten des Spenders. Nachteilige Auswirkungen auf den Familienfrieden oder auf die Beziehung des Kindes (das zur Erlangung der Personendaten des Spenders ohnehin volljährig sein muss) zu dem Wunschvater, alleine durch die Möglichkeit, den genetischen Vater zu kontaktieren, sind tatsächlich unwahrscheinlich. In der facheinschlägigen Literatur sowie von Betroffenen wird gerade die positive Auswirkung eines offenen Umganges mit den Tatsachen betont.[32] Die erwachsenen ›Samenspenderkinder‹ wollen üblicherweise den Mann, von dem sie abstammen, kennenlernen und suchen nicht einen Vater im sozialen Sinn. Treffend beschreibt Feuillet-Liger jene Rechtsordnungen, in welchen die Spenderanonymität vorgesehen ist, als Systeme, welche die Existenz des Samenspenders verleugnen und dieser so behandelt wird, als hätte er nie existiert, weshalb dieses Konzept auf nichts anderem als einer Lüge beruhe.[33] Es ist m. E. zu bezweifeln, dass es sich bei einem Interesse der Wunscheltern, das Kind, das über seine Zeugungsart Bescheid weiß, an dem Erlangen der Personendaten des Spenders zu hindern, um ein rechtlich geschütztes Interesse handelt. Doch selbst wenn ein solches angenommen würde, könnte es m. E. das Interesse des Kindes an den Personendaten des Samenspenders nicht überwiegen. Ängste vor dem ›Verlust‹ des volljährigen Kindes bei einer Kontaktaufnahme mit dem Samenspender decken sich nicht mit den bisherigen Erfahrungen und den Intentionen der betroffenen Kinder sowie jenen der Samenspender.[34] Wenn alle bisherigen Erkenntnisse zu ›Spendersamenfamilien‹ und entsprechende Studien den offenen Umgang mit den Tatsachen als Indikator für die Stabilität der Wunschfamilie nennen, während überraschende späte Aufklärungen als Belastung für dieselbe ausgewiesen werden, kann der Schutz

---

[32] Vgl. die Nachweise in Fn 26.
[33] Feuillet-Liger (2011b), S. 303.
[34] Vgl. die Nachweise in Fn 26, die nur einen geringen Teil existierender Studien darstellen, die verdeutlichen, dass der offene Umgang mit den Tatsachen sich positiv auf die soziale Familie auswirkt, während die Last des Geheimnisses sowie eine späte Aufklärung des Kindes sich gerade gegenteilig auswirken.

der sozialen Familie nicht als Argument für die Spenderanonymität herangezogen werden; vielmehr ist das Gegenteil der Fall.

Auch schützenswerte Interessen des Samenspenders, die für eine Spenderanonymität herangezogen werden können, existieren nicht. In jenen Rechtsordnungen, die dem volljährigen Kind einen Anspruch auf Kenntnis der Personendaten des Samenspenders gewähren, wird der Samenspender selbstverständlich vor seiner Spende über den Auskunftsanspruch des Kindes aufgeklärt. Willigt er in Kenntnis dieses Umstandes in die Samenspende ein, kann ein Interesse an der Geheimhaltung seiner Personendaten nicht angenommen werden.

Tatsächlich werden für die in manchen europäischen Rechtsordnungen statuierte Anonymität der Samenspender primär zwei ganz anders gelagerte Argumente vorgebracht: Einerseits, dass damit der Samenspender vor einer Feststellung als rechtlicher Vater und den damit verbundenen Pflichten geschützt ist, und andererseits, dass eine Beseitigung der Anonymität zu einer geringeren Spendebereitschaft führen würde.[35] Im Hinblick auf das letztgenannte Argument dürfte jedoch ein Rückgang der Bereitschaft zu einer Samenspende, für die im Übrigen das Ausmaß des Aufwandsersatzes eine zentrale Rolle spielt,[36] *alleine* durch einen Auskunftsanspruch des Kindes von überschaubaren Ausmaßen sein.[37] Die Bereitschaft zur Samenspende ist vielmehr von einer Vielzahl von Faktoren abhängig. Selbst in Deutschland erfolgen Samenspenden, obwohl hier neben dem Auskunftsanspruch des Kindes auch die Möglichkeit einer rechtlichen Vaterschaft – und damit Unterhaltszahlungen – gegeben ist. Wohl aber sollen sich nach einer Studie durch ein Verbot der Spenderanonymität die Kosten der Reproduktionskliniken für das Werben um Spender erhöhen.[38] Orfali spricht in Zusammenhang mit der Rechtslage in den USA, die hinsichtlich der Spenderanonymität weniger von Gesetzen als von der Praxis

---

[35] Für die entsprechende Begründung der Anonymität der Spender im slowenischen Recht vgl. Novak (2007), S. 273; für Belgien (wo die Anonymität mittlerweile jedoch nicht mehr verpflichtend ist, vgl. Fn 25 oben) Pintens (2007), S. 135 und für Israel May (2003), S. 162. Ebenso auch Heun (2008), S. 55 für das deutsche Recht.

[36] Thorn/Katzorke/Daniels (2008).

[37] In Österreich, wo jeder Samenspender vorab über den bestehenden Auskunftsanspruch des Kindes aufgeklärt wird, wurden im Jahr 2004 758 Samenspenden registriert. In Ungarn, hier erfolgen Samenspenden anonym, wurden im selben Jahr 750 Samenspenden verzeichnet. Beide Länder gaben an, keine Samenzellen importiert oder exportiert zu haben: European Commission (2006), S. 9, Punkt 3.3 und 3.4.

[38] Tomlinson et al. (2010), S. 159–167.

der einzelnen Fertilitätskliniken bestimmt ist, von einem »market driven approach«, der zu der überwiegenden Spenderanonymität geführt hat. Auch hier zeichnen sich jedoch Änderungen ab, da die ›Nachfrage des Marktes‹ an sogenannten offenen Samenspenden zunimmt, sowie die Angst der Kliniken vor Klagen erwachsener Spendersamenkinder steigt.[39]

Sowohl für die erhöhten Kosten der Spenderanwerbung, als auch bei der Annahme einer dramatischen Abnahme der Spenderbereitschaft – wofür aktuell keine Anhaltspunkte vorliegen – gilt, dass es sich dabei nicht um rechtlich schützenswerte Interessen handelt, die eine Verletzung des Rechtes des Kindes auf Kenntnis seiner Abstammung rechtfertigen können: Ein Grundrecht kann insbesondere durch mit ihm kollidierende Grundrechte anderer eine Einschränkung erfahren, nicht aber alleine durch wirtschaftliche Bedenken oder faktische Erschwernisse.[40] Es ist für potentielle Spender jedoch sicherlich abschreckend, wenn mit dem Zugang des Kindes zu den Personendaten auch die Möglichkeit der rechtlichen Vaterschaft für das Kind verbunden ist; dies ist jedoch vermeidbar, indem der Samenspender von der rechtlichen Vaterschaft ausgeschlossen wird, wie dies bereits eine Vielzahl von Rechtsordnungen vorsehen, und im folgenden Kapitel erörtert wird.

IV. Abstammungsrecht – Der Ausschluss des Samenspenders von der rechtlichen Vaterschaft

Das Recht, zu erfahren, von wem man genetisch abstammt, also das Recht, bei Volljährigkeit die Personendaten des Spenders zu erhalten, ist von der Frage nach einer rechtlichen Elternschaft des Samenspenders zu trennen. Wie bereits erwähnt, entspricht eine ausschließliche rechtliche Elternschaft der Wunscheltern, und damit eine Freistellung des Samenspenders von derselben, im Regelfall den Interessen der Be-

---

[39] Orfali (2011), S. 281 ff.
[40] Zusätzlich sei auf die mit der Anonymität der Spender mittelbar verbundene Gefahr hingewiesen, dass Halbgeschwister eine Partnerschaft eingehen und Kinder zeugen und erst durch einen Zufall von ihrer genetischen Verwandtschaft erfahren. Um diese zu Vermeiden, und zugleich die (in den einzelnen Rechtsordnungen) unterschiedliche Höchstzahl an Kindern, die mit dem Samen desselben Mannes gezeugt werden dürften, abzusichern, ist m. E. ein Samenspenderregister unumgänglich.

teiligten. Zur Gewährleistung dieses neuen Elternkonzeptes wurde eine rechtliche Vaterschaft des Samenspenders in vielen Rechtsordnungen ausgeschlossen. In jenen Rechtsordnungen, in welchen eine Anonymität des Samenspenders vorgesehen ist, ist ein entsprechender Ausschluss zwar von geringerer Bedeutung, da der betreffende Mann in der Regel ohnehin nicht greifbar ist, wird aber selbst hier oftmals vorgesehen.[41] Auch von der deutschen (rechtswissenschaftlichen) Lehre wird ein entsprechender Ausschluss gefordert.[42] Als Folge der bloß partiellen Regelung der heterologen Insemination im deutschen Recht ist *de lege lata* jedoch die Feststellung des Samenspenders als rechtlicher Vater des Kindes möglich, sofern das Kind zuvor die rechtliche Vaterschaft des Wunschvaters beseitigt hat und die Feststellung der Vaterschaft des (ihm bekannten) Spenders begehrt. Ein gesetzlicher Ausschluss des Samenspenders von der Vaterschaft ist m. E. gegenüber der Alternative einer faktischen Freistellung des Spenders durch seine Anonymität zu bevorzugen. Gleiches gilt m. E. gegenüber den in Ermangelung eines solchen Ausschlusses für das deutsche Recht diskutierten Vertragskonstruktionen zur finanziellen Freistellung des Samenspenders. Solche Freistellungsvereinbarungen sind überwiegend sittenwidrig.[43] Auch richten diese sich primär auf die Unterhaltspflicht des rechtlichen Vaters und berühren alle anderen mit dem rechtlichen Status der Vaterschaft verbundenen Rechtsfolgen nicht.

Durch den Ausschluss des Samenspenders von der rechtlichen Vaterschaft zu dem mit seinem Samen gezeugten Kind wird den Interes-

---

[41] Trotz einer bestehenden Spenderanonymität erfolgt dieser Ausschluss in Frankreich (Art 311–19 Code Civile) oder Portugal, Spanien und Belgien; vgl. die Nachweise bei Helms (2010) sowie in Fn 23. Einen entsprechenden Ausschluss statuieren auch § 163 Abs 4 ABGB, Kapitel 1 des schwedischen Elterngesetzes, § 5 Abs 2 Section 41 des *Human Fertilisation and Embryology Act* 2008 und auch im schweizerischen Recht wird die Zuordnung des Kindes zum Samenspender durch die Art 23 Abs 1 FMedG und Art 256 Abs 3 ZGB verhindert.

[42] Vgl. statt vieler Spickhoff (2007), S. 57; den Ausschluss des Anfechtungsrechtes des Kindes verlangt Helms (2010), S. 44 f., wobei demgegenüber m. E. ein allgemeiner Ausschluss der rechtlichen Vaterschaft des Spenders zu bevorzugen ist.

[43] Vgl. dazu umfassend Rütz (2008), S. 157 ff.: Ein Verzicht auf den Unterhalt des Kindes, zu welchem der rechtliche Vater *ex lege* verpflichtet ist, stellt einen nichtigen Vertrag zu Lasten Dritter dar. Zusätzlich ist zu bedenken, dass der Status der rechtlichen Vaterschaft und die daraus resultierenden Rechte und Pflichten nicht der Disposition unterliegen, jede vertragliche Vereinbarung, die genau dies erreichen möchte, damit eine Umgehung eben dieses Grundsatzes wäre. Vgl. dazu auch die Nachweise in Fn 49.

sen der an einer heterologen Fortpflanzung beteiligten Personen Rechnung getragen und die Gewährleistung des Rechtes des Kindes auf Kenntnis seiner genetischen Abstammung erleichtert. Innerhalb des Abstammungsrechtes wirft dieser Ausschluss jedoch eine Reihe teilweise noch ungeklärter Folgerechtsfragen auf. Aufgabe des Abstammungsrechtes ist die Zuordnung eines Kindes zu seinen Eltern im Rechtssinn (und vice versa). Dabei wird von dem Regelfall der ›natürlichen‹ Fortpflanzung ausgegangen, weshalb der Abstammung bei der Zuordnung ein zentraler Stellenwert zukommt: Liegt keine Abstammung vor, berechtigt dies zur Beseitigung einer bereits bestehenden Vaterschaft, und bei erwiesener Abstammung kann der Mann auch gegen seinen Willen gerichtlich als Vater des Kindes festgestellt werden.[44] Hier ist alleine die Abstammung relevant, und keinerlei Einwände, wie das listige Verhalten der Mutter, die entgegen der Vereinbarung und/oder ihrer Aussage keine Schwangerschaftsverhütung betrieben hat, ja selbst ein ›Samenraub‹ befreien nicht von der rechtlichen Vaterschaft und damit den Verpflichtungen gegenüber dem Kind.[45] Demgegenüber kann eine Zuordnung eines Kindes zu seinem rechtlichen Vater nicht auf Grund der Abstammung erfolgen, wenn das Kind durch eine heterologe Insemination gezeugt wurde. Diese Sonderstellung, die jenem Mann, von dem das Kind abstammt, durch seine Eigenschaft als Samenspender zu Teil wird, macht eine Definition erforderlich, wer als Samenspender gilt, um eine Abgrenzung zwischen all jenen genetischen Vätern zu ermöglichen, die eine rechtliche Vaterschaft aus eigener Kraft weder beseitigen, noch ihre Begründung verhindern können, und jenen genetischen Vätern, die Samenspender sind und welchen die Sonderstellung des Ausschluss von der rechtlichen Vaterschaft zu Teil wird. Die Bedeutung dieser Abgrenzung soll anhand eines aktuellen, in Deutschland publik gewordenen Falles besprochen werden, wobei hier das deutsche Recht, das weder einen Ausschluss des Samenspenders von der Vaterschaft noch eine Definition desselben kennt, mit dem österreichischen Recht verglichen wird.

---

[44] §§ 156, 163 Abs 1, 164 Abs 1 Z 2 lit b ABGB sowie §§ 1600 Abs 1 iVm § 1600c, 1600d BGB. Für die entsprechenden Regelungen in weiteren europäischen Rechtsordnungen vgl die Länderberichte in Spickhoff et al. (2007), aber auch Schwenzer (2006), Art. 3.6, 3.7, 3.10.
[45] MüKo VIII (2008), § 1600 d Rz 110 (bearbeitet von Seidl); Klang (2008), § 163 Rz 10 (bearbeitet von Stefula), jeweils m.w.N.

Der Sachverhalt stellt sich den Medienberichten nach wie folgt dar:[46] Ein lesbisches Paar hatte eine Annonce aufgegeben, mit welcher es einen Samenspender suchte. Auf diese meldete sich ein Mann, mit dem vereinbart wurde, dass er gegenüber dem Kind, das mit seinem Samen (ohne Beteiligung eines Arztes) gezeugt werden sollte, keinerlei Verpflichtungen, insbesondere keine finanziellen Lasten, zu tragen habe. Dementsprechend sollte der Mann rechtlich in keiner Verbindung zu dem Kind stehen, also nicht sein Vater im Rechtssinn sein. Dieser Vereinbarung wurde in den ersten Lebensjahren des Kindes entsprochen. Die nunmehr (doch) erfolgte Klage auf Vaterschaftsfeststellung und eine damit verbundene Unterhaltsverpflichtung laufen dieser Vereinbarung zuwider.

Für die rechtliche Beurteilung dieses Sachverhaltes muss zuerst darauf hingewiesen werden, dass im Familienrecht die Privatautonomie begrenzt ist. Unabhängig von der individuellen Sachverhaltskonstellation ist jede Vereinbarung über einen Verzicht auf den oder eine Freistellung von dem Status einer rechtlichen Elternschaft und den damit verbundenen Rechten und Pflichten nichtig.[47] Ebenso wenig kann über den Inhalt einer rechtlichen Elternschaft disponiert werden (zum Beispiel kann eine Vaterschaft nicht unter Ausschluss eines Besuchsrechtes oder des gesetzlichen Erbrechtes anerkannt werden). Eine Disposition über den Elternstatus und damit den gesetzlichen Unterhaltsanspruch des Kindes ist ausgeschlossen, nicht aber eine vertragliche Vereinbarung zwischen den Unterhaltsschuldnern über die rein interne Verteilung der Unterhaltslast.[48] Natürlich wird die Frage einer Unterhaltsleistung und der Beurteilung der hier zwischen dem Mann und den beiden Frauen erfolgten Vereinbarung erst relevant, wenn die rechtliche Vaterschaft und damit eine Unterhaltspflicht des Mannes begründet wird. Daher wird hier die Frage nach der rechtlichen Vaterschaft behandelt und nicht die Frage, welche Vereinbarung zwischen dem Mann und den Frauen erfolgte und in wie fern diese zulässig und damit wirksam ist.

Dass der Mann in dem hier besprochenen Fallbeispiel kraft Ab-

---

[46] Ludwig (2011).
[47] OGH 1 Ob 160/52 in JBl 1995, 46; 10 Ob 501/94; 2 Ob 322/00t. Muscheler (2006), Rz 191, Urteil des Oberlandesgerichts Karlsruhe vom 24. Februar 2000 – 2 UF 23/99.
[48] Vgl. Schwimann (2005), § 140 Rz 5 (bearbeitet von Neuhauser) m. w. N., für das deutsche Recht MüKo VIII (2008), § 1614 Rz 13 (bearbeitet von Born) m. w. N.

stammung nach deutschem Recht als Vater des Kindes festgestellt wird, kann nicht bezweifelt werden. Dies würde jedoch ebenso nach österreichischem Recht erfolgen, das zwar den Samenspender von der rechtlichen Vaterschaft ausschließt, den Mann in unserem Fallbeispiel jedoch nicht als Samenspender (im Rechtssinn) qualifiziert. § 163 Abs 4 ABGB enthält eine Legaldefinition des Samenspenders beziehungsweise »Dritten«, nach welcher ein Dritter ist, wer seinen Samen einer für medizinisch unterstützte Fortpflanzungen zugelassenen Krankenanstalt mit dem Willen überlässt, nicht selbst als Vater eines mit diesem Samen gezeugten Kindes festgestellt zu werden.[49] Diese Definition sichert einerseits die Einhaltung der Bestimmungen des FMedG zur Durchführung einer Samenspende ab, und stellt andererseits klar, welche Eigenschaften eine Person zum Samenspender machen und damit den Ausschluss der Vaterschaft jenes Mannes, von dem das Kind abstammt, rechtfertigen. Auch Schutzbehauptungen von Männern, sie hätten der Mutter nie beigewohnt, sondern ihren Samen nur als Dritte für eine private Insemination zur Verfügung gestellt, wird damit vorgebeugt. Auch nach österreichischem Recht würde der Mann in unserem Fallbeispiel daher als Vater festgestellt werden, da er kein Spender im Sinne des Gesetzes ist und dies m. E. auch zu Recht.

Wer die Rechtsfolgen einer (sicheren) Freistellung von der Vaterschaft für sich beanspruchen will, muss sich nach österreichischem Recht innerhalb der gesetzlichen Bestimmungen als Samenspender betätigen. Gleiches gilt auch für die Absicherung der Wunscheltern vor Rechten des Spenders, wie etwa einem Besuchsrecht.[50] Sollte dem berechtigten Ruf nach einem Ausschluss des Spenders von der Vaterschaft im deutschen Recht Folge geleistet werden, müsste m. E. auch hier überlegt werden, wer Samenspender sein soll, ebenso wie in jenen

---

[49] § 163 Abs 4 S 2 ABGB. Entsprechend gilt auch im englischen Recht die Ausnahme des Samenspenders als genetischen Vater von der rechtlichen Vaterschaft nur für den »licensed sperm donor«. Dem Fall *Re M (Sperm Donor Father)* (2003), Family Law Week 94, lag ebenso der Sachverhalt eines privaten Samenspenders zugrunde, der auf die Annonce eines lesbischen Paares reagierte und als rechtlicher Vater des Kindes festgestellt wurde, vgl. dazu Lowe, (2007), S. 322.
[50] Dabei ist hinzuzufügen, dass die hier erfolgte Samenspende – soweit aus den Medienberichten ersichtlich – auch erheblich vom Regelfall einer Samenspende abweicht. Es bestand insbesondere von Geburt an ein Kontakt zwischen dem ›Spender‹ und dem Kind, das diesen auch als »Papa Klaus« bezeichnet haben soll, so Ludwig (2011).

Rechtsordnungen, die eine Legaldefinition des Samenspenders bisher unterlassen haben. Eine Verknüpfung mit der Einhaltung eines vorgeschriebenen Verfahrens unter Beteiligung von Einrichtungen, die Samenspenden entgegennehmen dürfen, erscheint sinnvoll, und entspricht damit der Unterscheidung der privaten Fortpflanzung von den Fällen der gesetzlich regulierten, medizinisch unterstützen Fortpflanzung unter Beteiligung eines Arztes. Damit wäre auch eine Abgrenzung der abstammungsrechtlichen Sonderstellung des Samenspenders als genetischer Vater gegenüber der ansonsten bestehenden Bedeutung der Abstammung bei der Zuordnung eines Kindes zu seinem rechtlichen Vater verbunden. Anderenfalls müsste auf schwer fassbare und schwer beweisbare Elemente wie den Willen der Beteiligten abgestellt werden. Die Grenze gegenüber der *de lege lata* bestehenden Unbeachtlichkeit sämtlicher Zeugungsumstände (Verhütungslüge, Vergewaltigung etc.) bei der gerichtlichen Feststellung der rechtlichen Vaterschaft desjenigen Mannes, von dem das Kind abstammt, wäre m. E. kaum klar zu ziehen.

V. Schlussbetrachtungen

Für die Rechtswissenschaft bildet das Novum einer Fortpflanzung zu dritt ein weites Betätigungsfeld, das sowohl öffentlichrechtliche wie zivilrechtliche Rechtsfragen aufwirft. Nach der hier vertretenen Ansicht lässt sich das Recht (des Kindes) auf Kenntnis der genetischen Abstammung mit einer Anonymität der Samenspender, wie sie in einigen Rechtsordnungen vorgesehen ist, nicht vereinbaren. Es bleibt abzuwarten, welche Interessen – an der Gewährleistung des Rechtes des Kindes, ab seiner Volljährigkeit Informationen über jenen Mann, von dem es abstammt, zu erlangen, oder aber wirtschaftliche Interessen sowie Praktikabilitätserwägungen – sich hier langfristig durchsetzen. Aber auch in abstammungsrechtlicher Hinsicht bestehen offene Fragen zu dem Verhältnis des Samenspenders zu dem Kind, das von ihm abstammt. Rechtsvergleichend betrachtet wird der Samenspender überwiegend von der rechtlichen Vaterschaft ausgeschlossen. Auch bei Konsens über die Richtigkeit dieses Ausschlusses, verbleibt es, die rechtliche Handhabung einer ›privaten‹ heterologen Fortpflanzung, ohne Beteiligung eines Arztes, zu klären, also eine Grenze zu ziehen zwischen ›regulären‹ genetischen Vätern und solchen, die Samenspender sind. Als Beispiel sei an den oben beschriebenen Fall der Annonce eines lesbischen Paares erinnert. Meines Erachtens ist eine Legaldefinition des Samenspenders, die auf die Einhaltung der gesetzlichen Bestimmungen zur heterologen Fortpflanzung abstellt, ein geeigneter Weg, die nötige Grenze zwischen dem Anwendungsbereich der abstammungsrechtlichen Bestimmungen zur regulären bzw. privaten Fortpflanzung und jenem der heterologen Fortpflanzung zu ziehen, die eine Zuordnung des Samenspenders als genetischen Vater zu dem Kind verbieten. Eine Regelung, die eine Ausnahme von einem Grundsatz klar als solche benennt und durch eine umfassende Begründung und Abgrenzung von der Regel die hier relevanten Wertungen offen legt, um ein kohärentes Regelungssystem zu gewährleisten, ist m. E. sinnvoller, als dasselbe Ziel über komplexe Umwege zu erreichen. So weit ersichtlich findet sich zu Zeit einzig im österreichischen Recht (§ 163 Abs 4 ABGB) eine Legaldefinition des Samenspenders.[51]

In gegebenem Zusammenhang verbleiben jedoch eine Reihe weiterer Fragen, die hier nur kurz skizziert werden können. Wodurch wird der Ausschluss des Samenspenders und genetischen Vaters von der rechtlichen Vaterschaft legitimiert? Ist alleine die Einhaltung eines bestimmten Verfahrens zur Samenspende an einer hierzu befugten Krankenanstalt oder Samenbank eine ausreichende Legitimation und/oder legitimiert die Übernahme der Vaterschaft durch den Wunschvater anstelle des genetischen Vaters diesen Ausschluss? Einen weiteren Problembereich beinhalten m. E. auch die bestehenden Bestimmungen zur Absicherung des familienrechtlichen Status des Wunschvaters, wenn dieser die damit verbundenen Rechte und Pflichten beseitigen oder erst gar nicht übernehmen möchte. So enthält z. B. das deutsche Abstammungsrecht keine Bestimmung, die den Wunschvater, der mit der Mutter nicht verheiratet ist, zur Übernahme der Vaterschaft durch ein Anerkenntnis verpflichtet.[52] Das Novum einer Fortpflanzung zu dritt erfordert es m. E., Funktion und Ziele des Abstammungsrechtes insgesamt zu klären, sowie die Eigenschaften herauszuarbeiten, die für eine rechtliche Zuordnung eines Kindes zu einer bestimmten Person ausschlaggebend sind, um ein wertungskonsistentes und widerspruchs-

---

[51] Ähnlich aber das englische Recht, vgl. Fn 52.
[52] Helms (2010), S. 40. Ist die Mutter mit dem Wunschvater verheiratet, wird der Ehemann automatisch mit der Geburt des Kindes zum rechtlichen Vater des Kindes, ohne dass hierfür ein eigener Rechtsakt, wie jener des Anerkenntnisses, nötig wäre.

freies Gesamtkonzept zu schaffen.[53] Neben der hier besprochenen Rechtslage des Regelfalles einer heterologen Insemination werfen jedoch insbesondere jene Fälle, in welchen die Fortpflanzung nicht wie gewünscht verläuft, eine Reihe von Rechtsfragen auf. Zu denken ist z. B. an die Rechtsfolgen einer Embryonen- oder Samenverwechslung, wobei hier verschiedene Fallvarianten zu unterscheiden sind. So kann ein Wunschelternpaar eine homologe Fortpflanzung anstreben, also ohne die Keimzellenspende eines Dritten, jedoch durch einen Fehler die Eizelle der Frau mit dem Samen eines Spenders, oder aber mit dem Samen eines anderen Patienten, der seinen Samen z. B. zu Untersuchungszwecken dem Arzt übergeben hat, befruchtet werden. Ebenso stellt sich die Frage nach den Rechtsfolgen, wenn der Arzt nicht den Samen des vereinbarten Samenspenders zur Fortpflanzung verwendet oder, falls der Arzt den Samenspender auswählt, diesen nicht anhand der mit dem Wunschelternpaar vereinbarten Kriterien (ethnische Zugehörigkeit, Haarfarbe etc.) wählt. Die Aufzählung offener Rechtsfragen lässt sich noch lange fortsetzten. In dem sensiblen Bereich des höchstpersönlichen Aktes der Fortpflanzung, welcher bei einer medizinisch unterstützten Fortpflanzung erstmals eine umfassende rechtliche Regulierung erfährt, sowie insbesondere durch das Novum einer Fortpflanzung zu dritt, entsprechen m. E. eine Vielzahl an Rechtsfragen (bzw. für deren Beantwortung relevante Vorfragen) jenen, die sich Ethiker, Theologen oder Philosophen in diesem Zusammenhang stellen. Man denke z. B. an die Frage, ob die Zulassung der heterologen Fortpflanzung mit der Menschenwürde vereinbar ist, aber auch an jene nach der Legitimation des Ausschlusses des Samenspenders von der rechtlichen Vaterschaft. Die Antworten der einzelnen Disziplinen auf diese Fragen können (und werden) durchaus divergieren; ihre Begründung erfolgt nach Prinzipien und Richtlinien, die der jeweiligen Wissenschaft eigen sind. Eine interdisziplinäre Perspektive, wie sie durch die Klausurwoche gefördert wurde, erlaubt Einblicke in jene Prinzipien und Gedankengänge, die in anderen Wissenschaften maßgeblich sind und ist daher generell, aber gerade im von Kontroversen geprägten Bereich der Reproduktionsmedizin, von besonderem Wert.

---

[53] Mit diesen Fragen setzt sich die Verfasserin in ihrer Dissertation »Reproduktionsmedizin und Abstammungsrecht – Fortpflanzung und Elternschaft als Rechtsgeschäft?« auseinander.

Literatur

BÄK/Bundesärztekammer (2006): (Muster-)Richtlinie zur Durchführung der assistierten Reproduktion, Novelle 2006. In: Deutsches Ärzteblatt 103 (20), S. A1392–1403.

Berka, Walter (1999): Die Grundrechte. Grundfreiheiten und Menschenrechte in Österreich. Wien: Springer.

Bernat, Erwin (2000): Der anonyme Vater im System der Fortpflanzungsmedizin: Vorfindliches, Rechtsethik und Gesetzgebung. In: Ders. (Hrsg.): Die Reproduktionsmedizin am Prüfstand von Recht und Ethik. Wien: Manz, S. 161–181.

Blyth, Eric (2008): Donor insemination and the dilemma of the »unknown father«. In: Gisela Bockenheim-Lucius/Petra Thorn/Christiane Wendehorst (Hrsg.): Umwege zum eigenen Kind. Ethische und rechtliche Herausforderungen an die Reproduktionsmedizin 30 Jahre nach Louise Brown. Göttingen: Universitätsverlag Göttingen, S. 157–174.

Büchler, Andrea (2009): Das Recht auf Kenntnis seiner Abstammung. In: FamPra.ch 10 (1), S. 1–22.

Bydlinski, Franz (1988): Referat. In: Bundesministerium für Umwelt, Jugend und Familie (Hrsg.): Die ethische Herausforderung der modernen Gen- und Reproduktionstechnologie im menschlichen Bereich. Wien: Wiener Verlag.

Callus, Therese (2011): From total to partial anonymity: the (r)evolution of English law on assisted reproduction techniques. In: Brigitte Feuillet-Liger/Kristina Orfali/Thérèse Callus (Hrsg.): Who is my genetic parent? Donor anonymity and assisted reproduction: a cross-cultural perspective. Brüssel: Bruylant, S. 175–188.

Dellert, Nils (2009): Die anonyme Kindesabgabe. Anonyme Geburt und Babyklappe. Frankfurt: Peter Lang.

Dölle, Hans (1954): Die künstliche Samenübertragung: eine rechtsvergleichende und rechtspolitische Skizze. In: Hans Dölle et al. (Hrsg.): Festschrift für Ernst Rabel zum 80. Geburtstag: Band I: Rechtsvergleichung und internationales Privatrecht. Tübingen: Mohr Siebeck, S. 187–250.

ESHRE/European Society of Human Reproduction and Embryology (2008): Comparative analysis of medically assisted reproduction in the EU. Regulation and technologies, (SANCO/2008/C6/051). Abruf unter http://ec.europa.eu/health/blood_tissues°rgans/docs/study_eshre_en.pdf [September 2011].

European Commission (2006): Report on the regulation of reproductive cell donation in the European Union. Abruf unter http://ec.europa.eu/health/ph_threats/human_substance/documents/tissues_frep_en.pdf [September 2011].

Feuillet-Liger, Brigitte (2011a): Assisted reproduction in France: from absolute anonymity to possible traceability. In: Brigitte Feuillet-Liger/Kristina Orfali/Thérèse Callus (Hrsg.): Who is my genetic parent? Donor anonymity and assisted reproduction: a cross-cultural perspective. Brüssel: Bruylant, S. 37–52.

– (2011b): Assisted reproduction and anonymity: looking beyond the differences. In: Brigitte Feuillet-Liger/Kristina Orfali/Thérèse Callus (Hrsg.): Who is my genetic parent? Donor anonymity and assisted reproduction: a cross-cultural perspective. Brüssel: Bruylant, S. 301–313.

Grabenwarter, Christoph (2008): Europäische Menschenrechtskonvention. München: Beck.
Günther, Hans-Ludwig/Taupitz, Jochen/Kaiser, Peter (2008): Embryonenschutzgesetz. Juristischer Kommentar mit medizinisch-naturwissenschaftlichen Einführungen. Stuttgart: Kohlhammer.
Helms, Tobias (2010): Familienrechtliche Grundlagen. In: Gunnar Duttge et al. (Hrsg.): Heterologe Insemination – Aktuelle Lage und Reformbedarf aus interdisziplinärer Perspektive. Göttingen: Universitätsverlag Göttingen, S. 37–50.
Heun, Werner (2008): Restriktionen assistierter Reproduktion aus verfassungsrechtlicher Sicht. In: Gisela Bockenheim-Lucius/Petra Thorn/Christiane Wendehorst (Hrsg.): Umwege zum eigenen Kind. Ethische und rechtliche Herausforderungen an die Reproduktionsmedizin 30 Jahre nach Louise Brown. Göttingen: Universitätsverlag Göttingen, S. 49–61.
Jarass, Hans/Pieroth, Bodo (2007): Grundgesetz für die Bundesrepublik Deutschland: GG. Kommentar. München: Beck.
Kentenich, Heribert/Pietzner, Klaus (2010): Überlegungen zur gesetzlichen Nachbesserung in der Reproduktionsmedizin. In: Helmut Frister/Dirk Olzen (Hrsg.): Reproduktionsmedizin. Rechtliche Fragestellungen. Düsseldorf: Düsseldorf university press, S. 59–74.
Klang, Heinrich (2008): Kommentar zum Allgemeinen Bürgerlichen Gesetzbuch, §§ 137 bis 267. Wien: Verlag Österreich.
Lowe, Nigel (2007): Issues of descent – the position in English law. In: Andreas Spickhoff et al. (Hrsg.): Streit um die Abstammung – ein europäischer Vergleich. Bielefeld: Verlag Ernst und Werner Gieseking, S. 319–342.
Ludwig, Udo (2011): Treue Spende. In: Spiegel 9/2011. Abruf unter http://www.spiegel.de/spiegel/0,1518,748204,00.html [September 2011].
Mahlstedt, Patricia/LaBounty, Kathleen/Kennedy, William Thomas (2010): The view of adult offspring of sperm donation: essential feedback for the development of ethical guidelines within the practice of assisted reproductive technology in the United States. In: Fertility and Sterility 93 (7), S. 2236–2246.
May, Ulrich (2003): Rechtliche Grenzen der Fortpflanzungsmedizin. Berlin: Springer.
MüKo VIII (2008): Münchener Kommentar zum Bürgerlichen Gesetzbuch, Band 8 Familienrecht II: §§ 1589–1921, SGB VII. München: Beck.
Muscheler, Karlheinz (2006): Familienrecht. Neuwied: Luchterhand.
Novak, Barbara (2007): Das Abstammungsrecht in Slowenien. In: Andreas Spickhoff et al. (Hrsg.): Streit um die Abstammung – ein europäischer Vergleich. Bielefeld: Verlag Ernst und Werner Gieseking, S. 259–278.
Orfali, Kristina (2011): Assisted reproduction and anonymous donation in the US: a market driven approach. In: Brigitte Feuillet-Liger/Kristina Orfali/Thérèse Callus (Hrsg.): Who is my genetic parent? Donor anonymity and assisted reproduction: a cross-cultural perspective. Brüssel: Bruylant, S. 301–313.
Pintens, Walter (2007): Die Abstammung im belgischen Recht. In: Andreas Spickhoff et al. (Hrsg.): Streit um die Abstammung – ein europäischer Vergleich. Bielefeld: Verlag Ernst und Werner Gieseking, S. 119–137.

Rütz, Eva-Maria K. (2008): Heterologe Insemination – Die rechtliche Stellung des Samenspenders. Berlin: Springer.
Schwenzer, Ingeborg (2006): Model familiy code. From a global perspective. Antwerpen: Intersentia.
Schwimann, Michael (2005): Schwimann ABGB Praxiskommentar, Band 1: §§ 1–284 ABGB. Wien: LexisNexis ARD ORAC.
Spickhoff, Andreas (2007): Der Streit um die Abstammung – Brennpunkte der Diskussion. In: Andreas Spickhoff et al. (Hrsg.): Streit um die Abstammung – ein europäischer Vergleich. Bielefeld: Verlag Ernst und Werner Gieseking, S. 13–71.
Spickhoff, Andreas et al. (Hrsg.) (2007): Streit um die Abstammung – ein europäischer Vergleich. Bielefeld: Verlag Ernst und Werner Gieseking.
Steiner, Eva (2007): The tensions between legal, biological and social conceptions of parenthood in English law. In: Ingeborg Schwenzer (Hrsg.): Tensions between legal, biological and social conceptions of parentage. Antwerpen: Intersentia, S. 159–175.
Thorn, Petra (2008): Familiengründung mit Spendersamen. Ein Ratgeber zu psychosozialen und rechtlichen Fragen. Stuttgart: Kohlhammer.
Thorn, Petra/Daniels, Ken (2007): Pro und Contra Kindesaufklärung nach donogener Insemination – Neuere Entwicklungen und Ergebnisse einer explorativen Studie. In: Geburtshilfe und Frauenheilkunde 67 (9), S. 993–1001.
Thorn, Petra/Katzorke, Thomas/Daniels, Ken (2008): Semen donors in Germany: a study exploring motivations and attitudes. In: Human Reproduction 23 (11), S. 2415–2420.
Tomlinson, Mathew J. et al. (2010): Sperm donor recruitment within an NHS fertility service since the removal of anonymity. In: Human Fertility 13 (3), S. 159–167.
Verschraegen, Bea (2004): Schutz des Lebens und Kenntnis der eigenen Abstammung. Zugleich eine Besprechung des Urteils des EGMR 13.2.2003, BeschwNr 42326/98. In: Österreichische Juristenzeitschrift, S. 1–12.
Vonk, Machteld (2007): Parent-child relationships in Dutch family law. In: Ingeborg Schwenzer (Hrsg.): Tensions between legal, biological and social conceptions of parentage. Antwerpen: Intersentia, S. 279–307.
Wendehorst, Christiane (2008): Die rechtliche Regelung donogener ART in Deutschland und Österreich. In: Gisela Bockenheim-Lucius/Petra Thorn/Christiane Wendehorst (Hrsg.): Umwege zum eigenen Kind. Ethische und rechtliche Herausforderungen an die Reproduktionsmedizin 30 Jahre nach Louise Brown. Göttingen: Universitätsverlag Göttingen, S. 103–121.
Weyrauch, Verena (2003): Zulässigkeitsfragen und abstammungsrechtliche Folgeprobleme bei künstlicher Fortpflanzung im deutschen und US-amerikanischen Recht. Berlin: Tenea Verlag für Medien.

IV.
Reproduktionsmedizin in der Literatur

›Und was lernt man aus dieser Geschichte?‹
Literarische Werke als Szenarien zur Bewertung von Fortpflanzungstechnologien

Solveig Lena Hansen

Die Reproduktionsmedizin bedingt neue Entitäten, wie zum Beispiel den Embryo außerhalb des weiblichen Körpers sowie Reproduktionsmöglichkeiten für ältere Frauen[1] oder ›sozial infertile‹ Personen[2]. Hieran anknüpfend stellen sich nicht nur Fragen nach der Rolle der Medizin oder der naturwissenschaftlichen Forschung, sondern auch komplexe rechtliche und ethische Fragen.[3] Empirische Studien und Daten können in diesem Zusammenhang Erkenntnisse über Ist-Zustände vermitteln,[4] doch die Entscheidung, was rechtlich oder ethisch ge- beziehungsweise verboten sein soll, muss gleichermaßen auch *mögliche* Zustände und Folgen in Betracht ziehen. Dies ist offensichtlich, wenn das Argument der schiefen Ebene angeführt wird, dessen Vertreter davon ausgehen, dass das Erlauben bestimmter Technologien (wie beispielsweise der PID) unkontrollierbare Folgen nach sich zieht (wie beispielsweise die Selektion von Embryonen nach Merkmalen wie Intelligenz und/oder Physiognomie). Zum Zeitpunkt der jeweiligen Argumentation handelt es sich hierbei allerdings um *fiktive* – weil (noch) nicht existierende – Gegenstände und hypothetische Konsequenzen, mithilfe derer für oder gegen eine bestimmte Technologie argumentiert wird. Und bereits bei der allgemeinen medizinethischen und -rechtlichen Frage, ob alles, was theoretisch möglich ist, auch durchgeführt werden darf beziehungsweise welche Umstände dies gegebenenfalls rechtfertigen, lässt sich das Rekurrieren auf Zukunftsszenarien schwerlich vermeiden.[5]

---

[1] Vgl. den Beitrag von Geisthövel/Wetzka in diesem Band.
[2] Vgl. die Beiträge von Buschner, Haag und Thorn in diesem Band.
[3] Vgl. die Beiträge von Fischer und Steininger in diesem Band.
[4] Vgl. die Beiträge von Bär, Buschner, Haag, Stroop und Thorn in diesem Band.
[5] Vgl. Rehmann-Sutter (2009).

Literarischen Werken wird in diesem Zusammenhang häufig lediglich eine *rezipierende Kraft* zugeschrieben: Sie werden als kulturelle Sinnträger verstanden, welche reale Phänomene, Gegenstände oder Einstellungen einerseits aufgreifen und mit ihnen korrespondieren können, sie andererseits aber auch verzerren, parodieren oder übersteigern können. Als mögliche Folgen von Reproduktionstechnologien werden in fiktionaler Literatur[6] entweder Verhältnisse dargestellt, in denen Figuren ein hohes Maß an Autonomie und Freiheit zugestanden wird oder aber Szenarien, welche die Ausbeutung von Frauen als Leihmütter, Menschenzüchtungen nach Maß oder die Unterdrückung der personalen Selbstbestimmung hinsichtlich Zeitpunkt und Art der Fortpflanzung, Partnerwahl, Familienkonstellation oder Lebensplanung behandeln. Auch wenn diese Szenarien unwahrscheinlich erscheinen mögen, so sind sie doch Überzeichnungen realer moralischer und rechtlicher Fragen nach dem Status des Embryos, nach gesundheitlichen und psychischen Folgen für Betroffene sowie Verweise auf mögliche Transformationen familiärer Rollen und Beziehungen oder auch auf Änderungen von Geschlechterordnungen und Identitätsverständnissen.[7] Literarische Szenarien stehen folglich häufig in dynamischen Beziehungen zu realen ethischen, juristischen oder sozialen Fragestellungen und Problemen.

Literatur wird so implizit als ein fiktionales Mittel aufgefasst, um Phänomene, Gegenstände oder Einstellungen in bestimmten Kulturen, Epochen oder Gesellschaften in künstlerischer Darstellung aufzuarbeiten.[8]

Literatur ist nun – unter anderem – genau diese Extrapolation (noch) nicht existierender Gegenstände und ihrer Konsequenzen: die Erprobung von Möglichem und das Spiel mit Konstellationen, Figuren, Gegebenheiten und deren Folgen. In einem Verständnis, das der oben skizzierten rezipierenden Kraft von Literatur nicht widerspricht, sondern es produktiv ergänzt, wird fiktionalen Texten im vorliegenden Artikel deshalb *antizipierendes Potential* zugeschrieben. Als Prämisse wird davon ausgegangen, dass Literatur Gegenstände nicht nur wieder-

---

[6] Aus Kapazitätsgründen beschränke ich mich auf Erzähltexte und lasse lyrische und dramatische Werke sowie Spielfilme unberücksichtigt.
[7] Vgl. Holland-Cunz (2008); Rossini (2003); Barr (1988); vgl. ferner Lenz et al. (2004) und Bregermann et al. (2002).
[8] Auf das Themenfeld von Literatur und Medizin bezogen vgl. hierzu von Jagow/Steger (2005).

geben, sondern sie auch vorwegnehmen kann. Durch die Extrapolation von Phänomenen und Handlungen im fiktionalen Raum werden Konsequenzen lesbar, die a) als Argument für oder gegen reale Gegenstände verwendet werden können, b) als Hilfsmittel für Erkenntnis fungieren können sowie c) eine Möglichkeit zur Analyse und Reflexion eigener und fremder ethischer Maßstäbe bieten. Von dieser These ausgehend gibt der vorliegende Beitrag erstens einen Überblick über die Entwicklung des Topos von Reproduktionstechnologien in fiktionaler Literatur und stellt die These auf, dass diese in drei Phasen einzuteilen ist. Zweitens wird mithilfe philosophisch-analytischer Konzeptionen von Fiktion eine narrative Ethik entworfen, die Literatur als heuristisches Hilfsmittel zur ethischen Entscheidungsfindung versteht. Die zuvor entwickelten Thesen und Konzeptionen werden drittens am Beispiel von Margaret Atwoods Roman *Oryx and Crake* (2002) konkretisiert.

1. Die Darstellung von Fortpflanzungstechnologien in fiktionaler Literatur

Mit Fortpflanzungstechnologien sind im vorliegenden Aufsatz drei Varianten gemeint: a) Techniken der assistierten Reproduktion wie beispielsweise IVF oder ICSI, aber auch die Eizell- und Samenspende, Leihmutterschaft oder Kryokonservierung, welche Fortpflanzung planbar machen und Personen, deren Kinderwunsch nicht auf ›natürliche‹ Weise erfüllt werden kann, die Möglichkeit zur Reproduktion bieten, b) Techniken wie PID oder PND, mit denen Informationen generiert werden, die zur Basis für die Selektion menschlichen Lebens werden können und c) das Klonen als eine Fortpflanzungsmethode, welche die genetische Kopie eines anderen Menschen erzeugt und die gänzlich asexuelle Fortpflanzung – beim Klonen von Frauen wären nicht einmal mehr männliche Keimzellen notwendig – ermöglicht.[9]

Das Motiv künstlicher Reproduktion entwickelt sich parallel zum Motiv alternativer Geschlechtersysteme – zum Beispiel reinen Frauenstaaten – in der fiktionalen Literatur des ausgehenden 19. Jahrhun-

---

[9] Vgl. zu diesen Technologien auch Friebel in diesem Band.

derts.[10] In den letzten Dekaden des 19. Jahrhunderts waren die Naturwissenschaften und die Medizin von der Anwendung von Fortpflanzungstechnologien zwar noch weit entfernt, dennoch zeichnete sich in der Forschung die Trennung von Sexualität und Reproduktion durch eugenische Konzepte sowie die systematische Forschung zur Manipulation von Sexualität und Reproduktion durch physiologische und hormonelle Eingriffe bereits ab.[11] Politisch-ideologisch wurde dies zum Teil durch die aufkommende Frauenbewegung unterstützt.[12] Ein Roman, in dem der Topos der asexuellen Fortpflanzung in Zusammenhang mit einem ganzen Gesellschaftssystem imaginiert wird, ist Mary E. Bradley Lanes *Mizora. A Prophecy* (1880–81). Lane beschreibt einen Frauenstaat, der sich durch Parthenogenese reproduziert; ein Motiv, das sich durch die frühen feministischen Utopien der nächsten Jahrzehnte ziehen wird.[13] Ab Mitte des 20. Jahrhunderts wird es mit einem weiteren Motiv kombiniert, das sich ebenfalls Ende des 19. Jahrhunderts entwickelt: Gesellschaften, in denen zwar Fortpflanzung auf natürliche Weise stattfindet, Männer jedoch von Frauen ausgenutzt beziehungsweise unterdrückt werden – wie in Elizabeth Burgoyne Corbetts *New Amazonia* (1889) oder Alice Ilgenfritz Jones' und Ella Merchants *Unveiling a Parallel* (1893).[14] In Romanen wie William Henry Hudsons *A Crystal Age* (1887) zeigen sich hingegen bereits eugenische Tendenzen, da in der Gesellschaft, in die der reisende Protagonist gelangt, zwar utopische Zustände herrschen, diese aber dadurch erreicht wurden, dass alle Bewohner – bis auf wenige ausgewählte – keinerlei Sexualität besitzen. Auch die Idee der Fortpflanzung ohne weiblichen Körper existiert zu dieser Zeit bereits, wie an Rudolf Harvels *Im Reich der Homunkuliden* (1910) deutlich wird: Nach einem Schlaf von 2000 Jahren erwacht ein Wissenschaftler in einer totalitären Gesellschaft, in der es keine Frauen mehr gibt und die Fortpflanzung seriell ohne weibliche Körper vonstattengeht.[15]

---

[10] Das Motiv von Frauengemeinschaften ist allerdings schon wesentlich früher zu finden, so beispielsweise in Pizan (1992/1405). Zu dieser Thematik vgl. auch Roß (1998).
[11] Vgl. Stoff (2004).
[12] Vgl. Bublitz (2000).
[13] Vgl. Donawerth (1997), S. 14 f.
[14] Ein späteres Beispiel für dieses Motiv ist Robert Merles *Les hommes protégés* (1974).
[15] In der Literatur wird dies später ganz explizit in Charles Wilsons *Embryo* (1999) aufgegriffen, der das Austragen von Embryonen in künstlichen Gebärmüttern thematisiert.

›Und was lernt man aus dieser Geschichte?‹

Autoren des ausgehenden 19. und beginnenden 20. Jahrhunderts nutzen die fiktionale Literatur eher für die Darstellung hierarchieloser Systeme sowie für die Reflexion des Einflusses von Technologien auf gesellschaftliche Prozesse, während im 20. Jahrhundert zunehmend die Erörterung der Folgen für Individuen hinzukommt (siehe unten).[16] Mit Aldous Huxleys berühmter und vielzitierter Dystopie *Brave New World* (1932) endet schließlich das, was ich als *erste Phase* der literarischen Verhandlung von Fortpflanzungsmotiven bezeichnen möchte. Huxley kombiniert hier alle bisher genannten Motive und verknüpft sie bereits mit den Technologien der In-Vitro-Fertilisation und des Klonens (wie sie in den 1930er Jahren in Fachkreisen diskutiert werden). Er beschreibt ein totalitäres und eugenisches System, das Fortpflanzung reguliert, sie aus den menschlichen Körpern auslagert und einerseits das sexuelle Verhalten seiner Bürger bestimmt, andererseits aber die Gleichberechtigung der Frauen in sexueller Selbstbestimmung propagiert. Interessanterweise setzt nach Huxleys Roman eine Pause von etwa 25 Jahren ein, die nur von Pat Franks Science Fiction-Satire *Mr. Adam* (1946) unterbrochen wird. Erst nach der Entdeckung der DNA-Struktur in den 1950er Jahren nimmt die *zweite Phase* der literarischen Verhandlung von Fortpflanzung ihren Anfang, wobei in den 1950er und frühen 1960er Jahren häufig nur die genannten Fortpflanzungsmotive mit Technologien kombiniert werden, so zum Beispiel in Poul Andersons Science Fiction-Roman *Virgin Planet* (1959), in dem ein Raumschiff mit 500 Frauen auf einem fremden Planeten strandet und eine Wissenschaftlerin eine Maschine erfindet, durch die sich die Frauen mittels Parthenogenese klonen können. Mitte der 1960er Jahre finden sich die Erzähltexte, die das Klonen als tatsächliche Technologie konkret verhandeln, zum Beispiel der Roman *The Clone* (1965) von Theodore L. Thomas und Kate Wilhelm. Aber erst in den 1970er Jahren, als eine gesellschaftliche und öffentliche Diskussion der Möglichkeiten neuer Gen- und Reproduktionstechnologien einsetzt[17], gelingt auch in der fiktionalen Literatur der Durchbruch. Dieser fällt in die zwischen 1965 und 1980 angesiedelte Hochphase der (feministischen) Science Fiction-Literatur.[18] Fortpflanzungsmotive werden nun vermehrt durch die Darstellung konkreter Technologien ersetzt, was mei-

---

[16] Vgl. Brandt (2008).
[17] Vgl. Ebd.
[18] Vgl. Köllhofer (2008).

nes Erachtens den Beginn der *dritten Phase* der fiktionalen Darstellung von Fortpflanzungstechnologien darstellt. Zu Beginn dieser dritten Phase sind im Bereich der fiktionalen Literatur wie auch im faktualen öffentlichen Diskurs die unterschiedlichen Reproduktionstechnologien sehr stark miteinander verwoben;[19] ein Aspekt, der eine Untersuchung der Entwicklung und Ausformung nur einer der genannten Technologien schwierig gestaltet.[20] Ab den 1970er Jahren kommen Darstellungen homonormativer Gesellschaften hinzu, das heißt Staaten, in denen Heterosexualität entweder nicht existiert oder unter Strafe gestellt wird und die Fortpflanzung mithilfe von Technologien wie dem Klonen und/oder der In-Vitro-Fertilisation vonstattengeht: Ein Beispiel ist Naomi Mitchisons *Solution Three* (1975), in dem privilegierte Frauen gänzlich von der Reproduktion entbunden sind und die Überpopulation und die Verbreitung ›negativer‹ Erbeigenschaften im fiktiven Staat durch die Technologien des Klonens kontrolliert werden. Jedoch begrenzen die Führer des Systems zum Zweck seines Fortbestehens die Selbstbestimmung der Bürger; emotionale Bindungen der Leihmütter zu den Klonen stehen ebenso unter Strafe wie heterosexuelle Partnerschaften und das Zeugen von Kindern auf konventionelle Art.

Bereits in den 1980er Jahren beginnt zudem die Verhandlung individueller Identitätsfragen einzelner Klone und Originale: Zunächst geht es um das Schicksal von Personen, die sich entweder damit auseinandersetzen, selbst geklont worden zu sein (zum Beispiel in Fay Weldons *The Cloning of Joanna May*, 1989) oder die sich zwischen ihrem Partner und seinem Klon entscheiden müssen (so in Danielle Steels *The Clone and I*, 1998). Hier schließen Darstellungen an, die im Stil von Bildungsromanen angelegt sind und die individuelle Entwicklung und Identitätsfindung des Klons sowie die Abgrenzung zum Original thematisieren. Prominente Beispiele sind Charlotte Kerners *Blueprint – Blaupause* (1999) oder auch Kazuo Ishiguros *Never Let Me Go* (2005). Kerner erzählt die Geschichte der Pianistin Iris, die an Multipler Sklerose erkrankt ist und sich klonen lässt, damit ihr Talent auch nach Fortschritt der Krankheit erhalten bleibt – ihrem Klon Siri

---

[19] Vgl. Brandt (2008).
[20] Brandt betont in diesem Zusammenhang: »Die Figur des Klons stand dabei repräsentativ für durchaus sehr unterschiedliche Entwicklungen in den Wissenschaften vom Leben, denen jedoch gemeinsam war, dass mit ihnen im öffentlichen Diskurs die Gefahr verbunden wurde, ›Unmenschliches‹ zu erzeugen.« A.a.O., S. 127.

›Und was lernt man aus dieser Geschichte?‹

jedoch fällt es schwer, eine eigene Identität durch Abgrenzung von ihrem Original zu entwickeln. Bei Ishiguro hingegen wird die asexuelle Reproduktion nicht mehr – wie ursprünglich im utopischen Sinne – für einen Nirgend-Ort imaginiert, sondern, indem er seiner Geschichte die Einordnung »England, late 1990s«[21] voranstellt, für real existierende Räume und Zeiten, was meines Erachtens die Notwendigkeit von Instrumentarien zur Bewertung dieser Technologien verdeutlicht.

Mitte der 1990er Jahre entwickelt sich eine Ausdifferenzierung der Technologien in fiktionaler Literatur, das heißt die verschiedenen Reproduktionstechnologien sind nicht mehr so stark miteinander verflochten wie noch zu Beginn der dritten Phase. An dieser Stelle findet nun eine Thematisierung der Auswirkungen dieser Technologien auf die Identitäts- und Sexualitätskonzeptionen einzelner Wissenschaftler sowie eine Thematisierung des Zusammenhangs von Reproduktion und Männlichkeit statt: Beispiele hierfür sind Michel Houellebecqs *Les Particules Elémentaires* (1998) oder Norbert Krons *Autopilot* (2002).[22] Parallel dazu leben in der Postmoderne jedoch auch Motive aus dem 19. Jahrhundert wieder auf: Beispielsweise entwirft Doris Lessing in ihrem 2007 (!) erschienenen Roman *The Cleft* einen amphibisch lebenden Frauenstaat, dessen Bewohnerinnen sich durch Parthenogenese fortpflanzen und friedlich zusammen leben, bis ›aus Versehen‹ auch männliche Nachkommen gezeugt werden. Ein weiteres Beispiel dieser Art ist der Jugendroman *Matched* von Ally Condie, der 2010 als erster einer ganzen Serie erschien. Hier geschieht Fortpflanzung zwar auf natürliche Weise, allerdings existiert ein totalitärer Staat, der aufgrund von Informationen, die er über seine Bürger besitzt, bestimmte Paarkonstellationen auswählt, welche in einem (heterosexuelle) Paare glorifizierenden Ritual öffentlich bekannt gegeben werden – Abweichungen sind nicht vorgesehen. Condie entwirft, ähnlich wie Margaret Atwood in *Oryx and Crake*[23] eine Welt, in der die Menschheit die (Reproduktions-)Technologien, die uns heute beschäftigen, bereits hinter sich gelassen hat, in der Fragen nach Fortpflanzung, Geschlecht und Identität aber immer noch eine große Rolle spielen.

---

[21] Ishiguro (2005), S. 0.
[22] Zum Aspekt von Männlichkeit und Reproduktion(smedizin), dem bisher in fiktionalen wie faktualen Kontexten wesentlich weniger Aufmerksamkeit gewidmet wurde als dem Zusammenhang von Frauen(körpern) und Reproduktionstechnologien, vgl. zum Beispiel Knecht et al. (2010).
[23] Vgl. Atwood (2003).

In diesem kurzen historischen Abriss konnten zwar nicht alle Werke genannt werden, die sich dem Zusammenhang von Fortpflanzung, Technologie und Geschlecht widmen, doch konnte gezeigt werden, dass die Motive fiktionaler Literatur mit verschiedenen, im faktualen wissenschaftlichen Diskurs von Reproduktion und Geschlecht wichtigen Fragen vergleichbar sind. In fiktionalen wie in faktualen Erzählungen sind dabei sechs verschiedene Themenfelder zentral:

a) *Technische Aspekte:* Die naturwissenschaftliche und medizinische Erfindung, Weiterentwicklung und Anwendung von Reproduktionstechnologien.

b) *Aspekte des Körpers:* Körperkonzeptionen, die sich durch Phänomene wie z. B. die Befruchtung oder den Embryo außerhalb des Uterus oder auch durch künstliche Gebärmütter wandeln können. Ein weiterer Aspekt sind natürlich die leiblichen Komponenten der Reproduktion und Reproduktionsmedizin, zum Beispiel die Auswirkungen von Technologien auf den Körper. Auch Aspekte der Kommodifizierung des menschlichen Körpers beim Verkauf von Keimzellen wären hier anzusiedeln.

c) *Aspekte der Macht:* Zum Beispiel die Frage, wer Reproduktionstechnologien erfindet, nutzt und gegebenenfalls andere für diese instrumentalisiert. Auch die Frage, wer über den Status und die Beschaffenheit vorgeburtlichen Lebens entscheidet, spielt eine Rolle, ebenso die Selbstbestimmung von Personen hinsichtlich Art und Zeitpunkt der Fortpflanzung sowie der Partnerwahl.

d) *Aspekte der Eugenik:* Die Thematisierung der Mittel, mit denen eine individuelle oder kollektive Selektion von Menschen nach bestimmten (genetischen) Eigenschaften stattfindet oder stattfinden könnte.

e) *Aspekte der Verwandtschaft und Familie:* Zum einen die Tatsache, dass sich etablierte Vorstellungen von Reproduktion, wie die des heterosexuellen Paares, durch Familienmodelle alleinstehender oder homosexueller Personen ändern können und zum anderen das Gewicht, das der Blutsverwandtschaft auch bei ›konventionellen‹ Familienmodellen eingeräumt wird. Ebenso sind Fragen des Kindeswohls beziehungsweise der Abwägung von Kindes- und Elterninteressen hier anzusiedeln.

f) *Aspekte der Identität:* Zum einen die Frage, wie entscheidend die Möglichkeit zur Reproduktion für das Identitätsverständnis einer Person und ihre Vorstellung von Geschlecht, Sexualität oder Alter

›Und was lernt man aus dieser Geschichte?‹

ist und zum anderen die Frage nach dem Identitätsverständnis einer seriell reproduzierten oder geklonten Person. All diese Aspekte, von denen fiktionale Werke erzählen und die zum Teil durch die Darstellung des Leids oder Glücks der Protagonisten bewertet werden, spielen bei ethischen und juristischen Fragestellungen im Kontext der Reproduktionsmedizin eine wichtige Rolle, weshalb ich im Folgenden die Konzeption einer narrativen Ethik entwerfen möchte, die Literatur als heuristisches Mittel zur ethischen Entscheidungsfindung versteht.

2. Literarische Werke als Szenarien zur ethischen Entscheidungsfindung

Fragen der Einbeziehung von Literatur in ethische Argumentationen und Entscheidungsfindungen können unter dem Begriff der ›narrativen Ethik‹ subsumiert werden. Hierbei ist allerdings hervorzuheben, dass dieser bisher nicht klar umrissen wurde, jedoch in allen Ausrichtungen für eine dynamische Verflechtung von Literatur und Ethik plädiert wird.[24] Was genau jedoch unter *Narration* zu fassen ist und wie ihre Einbeziehung vonstattengehen soll, ist noch nicht hinreichend geklärt. Es ist daher möglich, diesen Begriff in unterschiedlicher Weise zu verstehen: Zum einen kann narrativ »die Weise des Redens, Denkens beziehungsweise Schreibens über Gegenstände auf ethischem Feld benennen«[25]. Dieses Verständnis unterscheidet nicht zwischen fiktionalen und faktualen Texten und könnte auch dort fiktionale Texte als Bestandteile von Argumentationen zulassen, »wo dem Wissenschaftscharakter entsprechend eine begriffsanalytische ›saubere‹ Sprache gefordert wird«[26]. Joisten bezeichnet dieses Verständnis demnach als irreführend, weil es keine objektive Wissenschaftssprache garantiere. Als zweite Verständnisweise nennt sie die kritische Untersuchung des »moralischen Gehalts«[27] narrativ vermittelter Fragen oder Phänomene:

---

[24] Vgl. Joisten (2007). Ich konzentriere mich hier auf die narrative Ethik, wie sie in medizin- und bioethischen Kontexten konzeptualisiert wird und lasse genuin literaturwissenschaftliche bzw. literaturphilosophische Ansätze des *Ethical Criticism* außer Acht.
[25] A.a.O., S. 10.
[26] Ebd.
[27] A.a.O., S. 11.

»In dieser Lesart verweist das Wort ›narrativ‹ auf das weite Untersuchungsfeld der Geschichten und Erzählungen, das mit der Ethik als philosophischer Reflexion auf die in ihnen enthaltenen moralischen Implikationen einhergeht. [...] Die narrative Ethik macht aus dieser Perspektive Ernst damit, dass die Ethik auf Modellierung, Formung und fiktive Gestaltung der Lebenswelt durch Erzählungen angewiesen ist, mittels derer sie spezifische, narrativ vermittelte Zugänge zu moralischen Phänomenen gewinnt, die sie dann, z. B. in ethischen Argumentationen, überprüfen kann.«[28]

Eine dritte Verständnisweise geht davon aus, »dass die Ethik eine narrative Dimension beinhaltet, da diese Dimension die primäre Zugangsweise zum handelnden Menschen darstellt«[29]. In diesem Sinne sind, vereinfacht gesprochen, in allen menschlichen Handlungen und Erfahrungen narrative Strukturen erkennbar. Im Folgenden wird zum einen für die zweite Verstehensweise einer narrativen Ethik als Verwendung von »narrativ vermittelten Zugängen zu moralischen Problemen« argumentiert. Zum anderen wird argumentiert, dass die Grenzen zwischen fiktionalem Erzählen und faktualer (wissenschaftlicher) Argumentation nicht so trennscharf zu ziehen sind, wie Joisten es annimmt. Ich gehe zwar auch davon aus, dass Literatur ethische Argumentationen nicht vollständig ersetzen kann, sehe aber durchaus Potential für die Gewinnung von Argumenten oder Thesen anhand von Literatur in bioethischen Auseinandersetzungen. Wie oben bereits angedeutet, kann ein solches Verständnis von narrativer Ethik die Schnittstelle zwischen literaturwissenschaftlich-interpretativen und ethisch-normativen Fragestellungen darstellen, wenn, wofür ich weiter unten argumentieren werde, literarische Werke als Teile von Gedankenexperimenten konzipiert werden. Genre-Definitionen von Utopie, Dystopie, Science Fiction etc. sowie emphatische Wertungen und die Unterscheidung von ›Hoch-‹ und ›Trivialliteratur‹ spare ich dabei bewusst aus, da bei meiner Konzeption narrativer Ethik das Kriterium der *Fiktionalität* entscheidend ist.

Dieser Begriff bedarf zunächst einiger Erklärung: Nach gängigen literatur- und kulturwissenschaftlichen Definitionen ist unter Fiktionalität »[e]in erfundener (›fingierter‹) einzelner Sachverhalt oder eine

---

[28] A.a.O., S. 10. An diesem Zitat wird allerdings eine inkonsistente Verwendung des Fiktionsbegriffs deutlich (siehe unten). Die Lebenswelt in einem Werk ist fiktiv, die Gestaltung derselben jedoch fiktional, sonst würde das Werk als solches nicht existieren. Zur Thematik der narrativen Ethik vgl. auch Haker (2007) und Lesch (2003).

[29] Joisten (2007), S. 12.

›Und was lernt man aus dieser Geschichte?‹

Zusammenfügung solcher Sachverhalte zu einer erfundenen Geschichte«[30] oder auch die »Bezeichnung für den erfundenen beziehungsweise imaginären Charakter der in liter[arischen] Texten dargestellten Welten«[31] zu verstehen. Fiktionalität bezieht sich dabei in der deutschsprachigen Terminologie auf die Darstellungsweise, Fiktivität auf die Existenzweise von Gegenständen.[32] Ein fiktionales Buch kann demnach ein realer Leser in den Händen halten, ein fiktives hingegen nicht, dieses kann nur als Gegenstand in fiktionalen Texten vorkommen.

Theorien zur Fiktionalität literarischer Werke sind ein vielfach bearbeitetes Gebiet,[33] es lassen sich jedoch grob zwei Bestimmungsansätze unterscheiden: zum einen Theorien, die Fiktionalität als ein textinhärentes Kriterium verstehen[34] und zum anderen Theorien, die davon ausgehen, dass der fiktionale Status eines Werkes maßgeblich von äußeren, werkexternen Umständen abhängt.[35] Als entscheidende Konsequenz resultiert – sehr stark verkürzt – aus diesen unterschiedlichen Ansätzen, dass im ersten Fall eine grundlegende Differenz zwischen Fiktion und Wahrheit beziehungsweise zwischen Fiktion und Realität vorausgesetzt wird, während im zweiten Fall angenommen wird, dass auch Aussagen in fiktionalen Werken wahr oder falsch sein können.

Aussagen in fiktionalen Werken sind dem ersten Verständnis nach weder wahr noch falsch und haben insofern einen völlig anderen Anspruch als faktuale Aussagen. Sie können keinen Erkenntnisgewinn auslösen, sondern lediglich andere Funktionen wie die des Wohlgefallens oder Lesevergnügens erfüllen. Dementsprechend wird in diesen Ansätzen Poetizität häufig als konstitutives Merkmal oder gar als notwendige und/oder hinreichende Bedingung für Fiktionalität bestimmt und sogenannte ›Trivialliteratur‹ ausgeschlossen. In diesem Verständnis besteht folglich ein Unterschied zwischen dem Begriff der Fiktion, welcher ganz allgemein für erfundene und erdachte Texte oder Aus-

---

[30] Gabriel (2007), S. 594.
[31] Barsch (2008), S. 201.
[32] Vgl. Rühling (2005). Mit Gegenständen sind im Folgenden auch Figuren, Orte etc. gemeint.
[33] Die Debatte ist zu komplex, um an dieser Stelle nachgezeichnet zu werden, ist jedoch bei Nickel-Bacon et al. (2000) aufgearbeitet und detaillierter dargestellt.
[34] Vgl. z. B. Genette (1992) sowie als Ausgangspunkt der Debatte Hamburger (1957).
[35] Vgl. z. B. Köppe (2008); Searle (2007/1975); Lamarque/Olsen (1994); Currie (1990); Walton (1990).

sagen stehen kann, und dem der Fiktionalität, der sich durch ästhetische Kriterien begründet und literarischen Werken vorbehalten ist.

Dem widersprechen Vertreter des zweiten Ansatzes mit dem Argument, dass es keine Sprache der Fiktion *als solche* gibt und dass fiktionalen Werken ihre Rolle erst im sozialen Kontext zukomme. Dies bedeutet zugleich, dass ein Werk nicht etwa fiktional ist, weil seine Aussagen keine realitätsbehauptende Funktion beanspruchen können,[36] sondern umgekehrt: Den Referenzen in einem Werk kommt keine realitätsbehauptende Funktion zu, weil das Werk als fiktionales betrachtet wird. Hinreichende Bedingungen für die Entstehung von Fiktion sind in diesem Verständnis die Intention des Autors, Fiktion zu erzeugen sowie die Haltung des Lesers, diese Intention zu erkennen. Zusätzlich beeinflusst werden kann diese Haltung durch »Fiktionssignale«[37], wie beispielsweise der Unterschrift ›Roman‹ auf einem Buchcover. Diese Signale sind »*epistemische Kriterien,* mit deren Hilfe man die Klassifikation eines Werkes als fiktionales begründen kann«[38]. In den meisten dieser Theorien sind ästhetische Aspekte nicht relevant, um ein Werk als Fiktion zu identifizieren, das heißt die Unterscheidung zwischen Fiktion und Fiktionalität wird nicht in dem Maße getroffen wie bei den oben skizzierten Fiktionstheorien des ersten Ansatzes.[39] Die Erwähnung fiktiver Gegenstände stellt in diesen Theorien keine hinreichende oder notwendige Bedingung für die Fiktionalität eines Textes dar: Da auch in faktualen Texten oder Äußerungen, so zum Beispiel in der Wissenschaft, in Gesetzestexten oder im alltäglichen Leben fiktive Gegenstände vorkommen können, lässt sich Fiktionalität folglich *nicht* über Fiktivität oder Kriterien der Poetizität definieren.

Konsequent weitergedacht bedeutet dies: Solange ein Leser nicht weiß, dass er einen Roman liest, ist es durchaus möglich, dass er diesen entweder für einen faktualen Text mit wahren Aussagen hält oder dass er zumindest einige seiner Aussagen solange für wahr hält, bis er sie an einer faktualen Quelle überprüft hat. Fiktionale Werke können ihn zu dieser Überprüfung und zur Reflexion anregen und das literarische

---

[36] Diese Argumentation wiederum findet sich bei Barsch (2008) und Gabriel (2007).
[37] Köppe (2008), S. 39.
[38] Ebd. (Hervorhebung im Original).
[39] Dies mag auch daran liegen, dass viele dieser Ansätze aus dem anglo-amerikanischen Raum stammen, dessen Sprache die Differenzierung zwischen Fiktion und Fiktionalität nicht hergibt. Auch die Unterscheidung zwischen fictional und fictive ist nicht so streng wie im Deutschen. Vgl. Gabriel (2007).

Werk kann so als Hilfsmittel im Prozess der Erkenntnis und des Wissens fungieren.[40] Fiktionale literarische Werke können Leser auf diesem Weg auch mit Wissenskandidaten bekannt machen, mit denen sie sonst vielleicht nie, später oder auf andere Weise in Berührung gekommen wären.

Gedankenexperimente

Diese Annahmen sollen nun auf den Begriff des Gedankenexperimentes übertragen werden. Die Verwendung dieses Begriffs ist weder einheitlich noch in philosophisch-analytischer Hinsicht abschließend geklärt,[41] was ich an dieser Stelle auch nicht vornehmen kann. Es ist jedoch in jedem Fall zwischen einem alltäglichen Gebrauch des Begriffs und dem philosophischen Verfahren des Gedankenexperimentes zu unterscheiden. Letzteres besteht in der Regel aus drei Schritten: »Das Vorstellen eines Szenarios, die Beurteilung des Szenarios und die Ausnutzung in philosophischer Argumentation«.[42] Mit einem solchen Verfahren kann entweder eine bestimmte Theorie widerlegt, erwiesen oder illustriert werden,[43] »ohne dass die geschilderten Experimente de facto ausgeführt oder die entsprechenden Sachverhalte als real angenommen werden müssten«[44].

Worin bestehen nun Unterschiede und Gemeinsamkeiten zwischen Gedankenexperimenten und literarischen Werken? Für Gedankenexperimente ist charakteristisch, dass sie explizit argumentativ verwendet werden und sich an bestimmte Adressaten richten, deren Überzeugungen bestätigt oder angegriffen werden sollen. Es ist natürlich nicht auszuschließen, dass der Autor eines literarischen Werkes die Intention hat, eine bestimmte Theorie zu widerlegen oder dass ein literarisches Werk, auch wenn man die Autorintention völlig außer Acht lässt, bei seinen Lesern zu einer Überzeugungsänderung führt[45], jedoch ist dies kein konstitutives Merkmal für Literatur.

Gedankenexperimente werden als Teile faktualer Werke kom-

---

[40] Zur genauen Herleitung dieses Arguments vgl. Köppe (2008).
[41] Vgl. Klauk (2007), S. 15–17.
[42] A.a.O., S. 10.
[43] A.a.O., S. 11.
[44] Cohnitz (2006), S. 21.
[45] Vgl. auch Köppe (2008), S. 171.

municiert. Durch diesen Verwendungszusammenhang haben sie einen Wissenschaftlichkeitsanspruch und müssen gegenüber einer *scientific community* als legitim ausgewiesen werden, was ebenfalls keine notwendige Bedingung für Literatur ist.[46] Die Darstellung, Beurteilung und Ausnutzung des Szenarios[47] findet beim philosophischen Verfahren des Gedankenexperiments in *ein und demselben* Text statt, während der zweite und dritte Schritt bei literarischen Werken in der Regel *textextern* erbracht wird und bei weitem nicht immer gegeben ist.[48] Fiktionale Literatur kann also nicht dem Gedankenexperiment gleichgesetzt werden. Dennoch gleicht der erste Schritt des Gedankenexperiments, nämlich das *Vorstellen eines (fiktionalen) Szenarios* (siehe oben) dem Vorstellen eines *fiktionalen literarischen Szenarios*: Beide beinhalten Aussagen über fiktive und real existierende Gegenstände. In beiden Fällen haben die Autoren die Intention, Fiktion zu erzeugen, welche den Lesern im Fall literarischer Werke üblicherweise durch Fiktionssignale auf dem Buchcover, im Fall von Gedankenexperimenten durch Formeln wie ›stellen wir uns vor‹, ›nehmen wir einmal an‹ etc. verdeutlicht wird. Und wenn dies stimmt, dann lässt sich daraus schließen, dass literarische Werke zwar keine Gedankenexperimente *sind*, dass sie jedoch – unter anderem – den ersten Schritt des Gedankenexperiments, das Vorstellen des Szenarios, ersetzen und so z. B. in ethische Argumentationen einbezogen werden können.[49]

Durch die Analyse fiktionaler Werke und ihre Rezeption kann beispielsweise ein Fall auftreten, der in einer Argumentation zu einem bioethischen Themenkomplex anhand von Ist-Zuständen nicht bedacht worden ist[50] und durch dessen Analyse ein bestehender Konsens zu hinterfragen sowie gegebenenfalls ein neuer herzustellen ist. Wie einleitend argumentiert, lässt sich außerdem bei der Frage, was ethisch oder rechtlich erlaubt sein kann oder soll, nur schwer auf die Einbezie-

---

[46] Vgl. Pethes (2008).
[47] Mit Beurteilung ist »die Beurteilung des Szenarios mittels Fragen, wie z. B., was der Fall wäre, wenn das Szenario der Fall wäre oder was man tun sollte, wenn das Szenario der Fall wäre« zu fassen. Klauk (2007), S. 13.
[48] Siehe zu dieser Diskussion auch a. a. O.
[49] In öffentlichen Rezensionen literarischer Werke wird häufig so verfahren (siehe unten): Die fiktiven Gegenstände der Romane werden wie reale beurteilt und anhand der im literarischen Werk benannten Szenarien kann eine Argumentation der ethischen Brisanz/Relevanz des Themas stattfinden.
[50] Pethes/Schicktanz (2008).

hung fiktiver Gegenstände verzichten. Ergänzend zur Imagination von eigenen Gegenständen oder Fällen kann Literatur hier auf eine Art und Weise, die mit ästhetischem Wohlgefallen verbunden ist und eine breite Öffentlichkeit erreicht, ebenso Szenarien zur Diskussion stellen. Die erzählten Geschichten enthalten Figuren mit Gefühlen, Bindungen, Identitäten, die zwar auch eine gewisse Distanz zur Realität beinhalten – sofern der Leser weiß, dass es sich um einen fiktionalen Text handelt –, zugleich aber einen anderen Zugang zu ethischen Problemen geben als abstrakte, rein rationale Gedankenexperimente. Das Spektrum reicht dabei – je nachdem, was illustriert oder welcher Fall angenommen werden soll – von Texten, bei denen alle Gegenstände als real angenommen werden können (auf die Reproduktionsmedizin bezogen wäre Norbert Krons *Autopilot*[51] ein solcher Fall) über Werke, die einige wenige Gegenstände beinhalten, welche real (noch) nicht existieren (zum Beispiel Kazuo Ishiguros *Never Let Me Go*[52]) bis hin zu Romanen, bei denen alle oder fast alle Gegenstände als real unwahrscheinlich oder unmöglich erscheinen (so zum Beispiel Margaret Atwoods *Orxy and Crake*[53], siehe unten). Diese Werke fordern zur Beantwortung der Frage heraus, wie ein solches Szenario zu bewerten ist, ob es wünschenswert ist oder wie es gegebenenfalls gelingen kann, das Geschilderte in realen Kontexten zu vermeiden oder herbeizuführen.[54] Ähnlich argumentiert Hans Jonas, wenn er von der »Heuristik der Furcht«[55] spricht und annimmt, dass wir erst über ein Bewusstwerden und einen Konsens des Nicht-Wünschenswerten zu den Werten und Entscheidungen gelangen können, für die wir eintreten:

»[D]as bloße Wissen um *Möglichkeiten*, das zwar für Vorhersagen nicht ausreicht, genügt völlig für die Zwecke der heuristischen Kasuistik [...]. Ihr Mittel sind Denkexperimente, die nicht nur hypothetisch sind in der Annahme der Prämisse, [...] sondern auch konjektural im Schlusse vom Wenn zum Dann. Es ist der Inhalt, nicht die Sicherheit des so der Vorstellung als möglich dargebotenen Dann, in dessen Licht bis dahin unbekannte, weil nie benötigte

---

[51] Vgl. Kron (2002). *Autopilot* veranschaulicht die Perspektive eines Mannes, welcher von seiner Unfruchtbarkeit erfährt und daraufhin grundlegende Zweifel an seiner Männlichkeit und seiner Beziehung bekommt.
[52] Vgl. Ishiguro (2005).
[53] Atwood (2002).
[54] Vgl. zu dieser Funktion von Literatur auch Brandt (2008); Köllhofer (2008); Breger et al. (2008); Macho/Wunschel (2004); Rossini (2003).
[55] Jonas (1984/1979), S. 64.

Prinzipien der Moral sichtbar werden können. [...] Es ist also von einer imaginativen Kasuistik die Rede, die nicht wie Kasuistik sonst in Recht und Moral der Erprobung schon bekannter Prinzipien dient, sondern der Aufspürung und Entdeckung noch unbekannter. Die ernste Seite der ›science fiction‹ liegt eben in der Anstellung solcher wohlinformierter Gedankenexperimente, deren plastischen Ergebnissen die hier gemeinte heuristische Funktion zukommen kann.«[56]

Folglich geht Jonas davon aus, dass wir über Ideen, Gegenstände und Handlungen, die Literatur uns vermittelt, zu einer Reflexion unserer ethischen Maßstäbe und zu einer »neuen Wahrheit«, das heißt einem neuen Wissen über ethisch Ge- und Verbotenes gelangen können. Anhand der Bewertung dieser Gedankenexperimente können zum einen die von Jonas benannten »Prinzipien der Moral« analysiert und reflektiert werden, in dem beispielsweise gefragt wird, wie und warum jemand ein bestimmtes Szenario als Argument für oder gegen etwas verwendet; und zum anderen kann, wenn die Fiktionalität eines literarischen Werkes nicht als textinternes, sondern textexternes Merkmal verstanden wird, Literatur selbst als Argument verstanden werden.

3. Margaret Atwoods Roman *Oryx and Crake*

Die kanadische Schriftstellerin Margaret Atwood hat bereits 1985 mit ihrem breit rezipierten Roman *The Handmaid's Tale* ein Werk publiziert, das sich mit Fortpflanzungsmotiven befasst.[57] Aspekte der Macht spielen hier eine große Rolle: In der Republik Gilead, welche nach dem Untergang der Vereinigten Staaten etabliert wurde, sind durch Radioaktivität und Umweltverschmutzung die meisten Frauen und auch viele Männer unfruchtbar geworden, nur einige wenige können noch Kinder bekommen und müssen als Mägde in den Haushalten der oberen Schichten dienen und gebären. Frauen sind hier nicht nur hinsichtlich des Zeitpunkts der Fortpflanzung und der Partnerwahl fremdbestimmt, sondern haben auch sonst keinerlei Recht auf Selbstbestimmung, Eigentum oder Bildung. Während Fortpflanzungstechnologien in diesem Roman noch keine Rolle spielen, werden diese fast 20 Jahre später in *Oryx und Crake* umso stärker verhandelt. In einem Setting des späten

---

[56] A.a.O., S. 67f.
[57] Vgl. Wisker (2010).

21. Jahrhunderts trauert der Erzähler Snowman, letzter Überlebender einer Weltkatastrophe, um seinen besten Freund Crake und seine Geliebte Oryx. In Rückblenden erzählt er von der Zeit, als er noch Jimmy hieß und die Welt auf die Katastrophe zusteuerte: Es gab diverse transgene Tierrassen – zum Beispiel Organschweine[58], die als Organreservoir für Menschen dienten – sämtliche oben genannten Reproduktionstechnologien waren realisiert[59] und die Ressourcen der Erde so weit reduziert, dass nur noch wenige Eliten in speziellen, abgeriegelten Gebieten, sogenannten »compounds« ein ›normales‹ Leben führen konnten, während draußen in den »pleeblands« Chaos herrschte.[60] Die Welt war dabei, durch Klimawandel, Überbevölkerung, Ressourcen- und Nahrungsmangel sowie Artendezimierung zugrunde zu gehen.

Auf Atwoods Roman treffen auch Brandts Thesen (siehe oben) bezüglich der Thematisierung der individuellen Identität und Lebensgeschichte zu: So ist *Oryx and Crake* nicht nur ein Roman über Chancen und Risiken des menschlichen Verhaltens, sondern erzählt auch von der Dreiecksgeschichte zwischen Jimmy, Crake und Oryx sowie von Jimmys Erwachsenwerden und dem Verhältnis zu seinen Eltern. Crake und Jimmy sind alte Jugendfreunde; während Jimmy sich jedoch mehr schlecht als recht durch das Leben schlägt, wird schon in den Jugendjahren deutlich, dass Crake höhere Ziele verfolgt. Nach dem Studium arbeitet er für einen Konzern namens ›Paradice‹ und gewinnt, als sie sich nach einiger Zeit Funkstille wieder treffen, Jimmy als Werbefachmann. Jimmy soll eine Kampagne für die Droge *BlyssPluss* leiten, welche erstens immun gegen alle sexuell übertragbaren Krankheiten macht, zweitens das Selbstwertgefühl, die Libido sowie die körperliche Energie ins Unermessliche steigert und drittens verjüngend wirkt.[61] Gleichzeitig sterilisiert diese Pille die Konsumenten (ohne ihr Wissen) und führt damit zu einer Regulierung der Überpopulation, welche laut Crake das größte zu lösende Problem des Ökosystems darstellt:

»Jimmy, look at it realistically. You can't couple a minimum access to food with an expanding population indefinitely. *Homo sapiens* doesn't seem able

---

[58] Atwood (2002), S. 22 ff.
[59] A. a. O., S. 303 ff.
[60] A. a. O., S. 27.
[61] Atwood (2002), S. 294 ff.

to cut himself off at the supply end. He's one of the few species that doesn't limit reproduction in the face of dwindling resources. In other words – and up to a point, of course – the less we eat, the more we fuck.«[62]

Crake erzählt Jimmy zwar, dass die Sterilisation bei Bedarf mit einem Gegenmittel wieder rückgängig gemacht werden kann,[63] verheimlicht ihm aber, dass er gar nicht vorhat, dieses zu verteilen. Im Gegenteil, er versetzt *BlyssPluss* mit einem Gift, das einige Wochen nach seiner globalen Verbreitung durch Oryx zu einer Seuche führt, gegen die nur die drei Hauptprotagonisten geimpft sind. Als daraufhin innerhalb kurzer Zeit die menschliche Rasse ausstirbt, fällt Jimmy eine entscheidende Rolle in einem zweiten, höchst geheimen Projekt Crakes zu: Crake züchtete nämlich parallel zu seiner Arbeit an *BlyssPluss* eine transgene Menschenrasse, sogenannte *Craker*, die gegen die Seuche und die Begleitumstände des Klimawandels resistent sind und sich nur von Pflanzen ernähren. Bei den *Crakern* sind all jene Merkmale wegprogrammiert, die Crake als bedingend für den Untergang der menschlichen Rasse ansieht: Selbst- und Arterhaltungstrieb, Angst vor dem Tod, Religiosität, Wissensdrang, Besitzstreben und das Verlangen nach tierischem Eiweiß, was dazu führt, dass es keine Konflikte und Hierarchien mehr gibt.[64] Jimmy wusste zwar, dass Crake an der Züchtung dieser Rasse arbeitete und dass Oryx die *Craker* für ein Leben außerhalb des Labors trainierte; er sieht auch den direkten Zusammenhang zwischen *BlyssPluss* und den *Crakern*[65], weiß allerdings nicht, dass die Menschheit mit einem Mal ausgelöscht und durch eine bessere ersetzt werden soll. Aus Wut darüber, hintergangen worden zu sein und aus Liebe zu Oryx, die von Crake vor seinen Augen getötet wird, nachdem sie ihren Dienst zwar unwissentlich aber mit Bravour gemeistert hat, erschießt er Crake, erfüllt dann aber trotzdem seine Bestimmung und übernimmt die ›Aussiedlung‹ der *Craker*.

In *Oryx and Crake* werden viele der oben angesprochenen Aspekte, die für den fiktionalen und faktualen Diskurs von Reproduktion und Geschlecht zentral sind, beleuchtet, nämlich sowohl technische Aspekte der Reproduktionstechnologien – auch wenn diese wie so häufig nicht im naturwissenschaftlichen Sinne ausformuliert sind –, als auch

---

[62] A.a.O., S. 120.
[63] A.a.O., S. 294.
[64] A.a.O., S. 305; vgl. a.a.O., 165 f.
[65] A.a.O., S. 304.

Aspekte der Macht und Autonomie, Verwandtschaft und Familie, der Eugenik sowie der individuellen Identität.[66]

Wie oben bereits angedeutet, geht die Bewertung der Romane durch Literaturkritik wissenschaftlicher Auseinandersetzung häufig voraus. Rezensenten bewerten Literatur dabei allerdings nicht nur nach formal-ästhetischen Maßstäben, sondern sie bewerten auch die Gegenstände der Werke auf der Basis der verschiedensten axiologischen Werte wie beispielsweise ethischen.[67] Auch die Betonung von Literatur als Gedankenexperiment, Argument oder These findet sich häufig in Kritiken, ebenso wie Kontextualisierung mit realen Phänomenen. Um dies zu verdeutlichen, möchte ich hier zwei Ausschnitte aus Rezensionen des Romans zitieren:

»Atwood's scenario gains great power and relevance from our current scientific preoccupation with bioengineering, cloning, tissue regeneration and agricultural hybrids. [...] This is the intention of the novel: to goad us to thought by making us screen in the mind a powerful vision of competence run amok. [...] Moving from book to newspaper, or newspaper to book, the reader realizes, with a jolt, how the threshold of difference has been lowered in recent months. The force of Atwood's imagining grows in direct proportion to our rising anxiety level. And so does the importance of her implicit caution.«[68]

Bereits im ersten Satz dieses Ausschnitts wird Atwoods Roman mit realen Entwicklungen auf dem Gebiet der Biomedizin verglichen, wodurch ihm eine gewisse Relevanz, wenn nicht gar Macht oder Einfluss zugesprochen wird. Atwoods »powerful vision« diene nach Birkerts dazu, uns den Amoklauf unserer eigenen – menschlichen – Kompetenz vor Augen zu führen und uns vor möglichen Konsequenzen unseres Handelns zu warnen. Gerade deshalb sei die »implicit caution« so wichtig. Birkerts unterstellt Atwood außerdem bestimmte Intentionen und konstatiert eine Annäherung von Fiktion und Realität – die Grenzen zwischen dem fiktionalen Erzählen des Buches und dem faktualen einer Zeitung verschwimmen seiner Meinung nach. Romane wie Atwoods *Oryx and Crake* greifen so gleichermaßen vorhandene Ängste

---

[66] Hieran anschließend wäre nun weiter zu untersuchen, inwiefern diese Aspekte mit faktualen Kontexten korrespondieren, sie ergänzen oder erweitern.
[67] Zur Wertung von Literatur vgl. einschlägig von Heydebrand/Winko (1996). In Bezug auf ethische Aspekte ist dieser Ansatz weiterentwickelt worden von Buck (2011).
[68] Birkerts (2003).

auf wie sie unser ›Angstlevel‹ selbst erhöhen können. Ähnliches lässt sich bei folgender Rezension beobachten:

»Wäre die Welt [...] nur nicht gar so garstig, wie sie es in Margaret Atwoods bemerkenswert unspekulativem Nahezukunftsroman »Oryx und Crake« leider ist. [...] Nichts, sagt Atwood, habe sie dem gegenwärtig gedachten und gemachten hinzu erfunden. Das macht »Oryx und Crake« so gruslig [...]. [...] Intelligent ist ihre schöne neue Welt zusammengesetzt aus den wissenschaftsskeptischen Apokalypsen der jüngeren und älteren Literaturgeschichte. Und was lernt man aus dieser perfekt geschnittenen [...] Geschichte? Man darf die Welt nicht ewigpubertierenden, herumspielenden, tunnelblickenden Wissenschaftlern überlassen. Ein unperfektes Lebewesen wie der Mensch ist nicht in der Lage, ein perfektes Lebewesen zu schaffen, geschweige denn eine perfekte Welt. [...] Was gemacht wird, bringt die Welt nicht in Ordnung, sondern noch mehr durcheinander, als sie seit dem Beginn der Landwirtschaft ohnehin gebracht worden ist. Der Mensch aber, das unperfekte, perfekt anpassungsfähige Wesen, wird weiter leben. Das [...] ist nicht neu. Aber es muss immer wieder gesagt werden. Am besten jede Woche, als Untertitel zu jeder neu- und hochgezüchteten Wissenschaftssensation.«[69]

Dieser Rezensent betont ebenso wie Birkerts den Möglichkeitsanspruch des Romans, indem er ihn als »bemerkenswert unspekulativ« bezeichnet. Interessant ist, dass er hier die Beschreibung des Werkes (»unspekulativ«) mit dem axiologischen Wert der Innovativität oder auch Außergewöhnlichkeit verknüpft und den Roman als »bemerkenswert« lobt – übrigens ein gängiges Verfahren der Literaturkritik, das sich auch im weiteren Verlauf der Rezension öfter findet: Die Wertung der »intelligent zusammengesetzten Welt« und der »perfekt geschnittenen Geschichte« nach ästhetischen Maßstäben wird im Folgenden verknüpft mit expliziten Wertungen der fiktiven Gegenstände: So nennt Krekeler Atwoods Welt eine »garstige«, den Mensch ein »unperfektes Lebewesen«, dessen Handlungen und Erfindungen die Welt nur zu einer »wüsten« und »leeren« machen können. Diese Wertungen sind aber nicht nur auf die Gegenstände in Atwoods Roman bezogen, sondern ebenso auf reale Gegenstände, was spätestens mit dem Verweis auf die Landwirtschaft deutlich wird. Krekeler geht davon aus, dass wir aus Atwoods Geschichte etwas ›lernen‹ können und argumentiert mit dem Roman für eine Wissenschaftsskepsis. Gleichzeitig macht er anhand der fiktiven Gegenstände des Romans eine normative, auf reale Gegenstände bezogene Aussage, nämlich »dass man die Welt

---

[69] Krekeler (2003).

›Und was lernt man aus dieser Geschichte?‹

nicht ewigpubertierenden, herumspielenden, tunnelblickenden Wissenschaftlern überlassen dürfe«. Ob seine und Birkerts' Wertungen zu teilen sind, kann ich an dieser Stelle nicht diskutieren – es dürfte nun jedoch greifbar geworden sein, was zu Beginn gemeint war, als von folgenden Verwendungsweisen literarischer Werke die Rede war: a) als Beitrag zu Argumentationen für oder gegen reale Gegenstände (bei Krekeler als Eintreten gegen ein blindes Vertrauen in Forschung und Wissenschaft beziehungsweise als Forderung für ein Begrenzen des menschlich Machbaren), b) als Hilfsmittel für Erkenntnis (bei Birkerts zum Beispiel die Erkenntnis, dass fiktive und reale Gegenstände sich immer mehr annähern) und c) als eine Möglichkeit zur Analyse und Reflexion eigener und fremder ethischer Maßstäbe (in diesem Fall die ethischen Maßstäbe der Rezensenten). Jedoch sind die drei Verwendungsweisen nicht klar voneinander zu trennen, sondern sind dynamisch verbunden: Eine gute Argumentation führt zu Erkenntnissen, die wiederum ethische Maßstäbe zum Gegenstand haben können. In einer anschließenden Analyse der gesamten Rezensionen des Romans wäre nun zu klären, ob sie sich voneinander unterscheiden und wenn ja, wie sich die Unterschiede, etwa durch verschiedene kulturelle Situierungen oder politische Einstellungen, begründen lassen. (So sind beispielsweise die Wertungen von Rezensenten, die für bürgerlich-konservative Zeitungen schreiben, expliziter und endgültiger als diejenigen von Rezensenten, die für liberale Zeitungen schreiben – hier wird statt der expliziten Wertung eines Werkes als Dystopie häufig sein Potential betont, den Leser zur Reflexion anzuregen.)

Wird Atwoods Fiktion als Teil eines Gedankenexperiments verstanden, stellt sich die Frage, ob sich zu den Szenarien des Romans reale Analogien finden lassen und ob die Folgen, die Atwood als Resultate des menschlichen Verhaltens imaginiert, real wünschenswert sind oder nicht. In einem zweiten Schritt wäre zu klären, was gegebenenfalls dafür oder dagegen getan werden könnte, dass bestimmte Folgen real (nicht) eintreten. Wir könnten uns außerdem fragen, ob und wie wir uns eine Rolle als Jimmy oder Crake vorstellen könnten, wie wir in einer solchen Welt handeln würden und was derartige Entscheidungen für unser Handeln in realen Kontexten bedeutet. In diesem Zusammenhang ist ebenfalls relevant, ob wir Atwoods Roman als Dystopie, als Schreckensvision, oder als Utopie, als Darstellung eines Idealzustandes bewerten und was diese Wertzuschreibung wiederum über unsere Werte und unser Wertsystem aussagt. Weiter bliebe zu fragen, ob der Roman als Argument für oder gegen Reproduktionstechnologien zu verstehen ist und gegebenenfalls bestehende Urteile oder normative Setzungen be- oder widerlegen kann. Interessant ist meines Erachtens in diesem Zusammenhang, dass Atwood eine gewisse Ambivalenz bis zum Ende nicht auflöst: Zwar wird die Menschheit ausgelöscht, doch dies geschieht, weil sonst der ganze Globus zugrunde gerichtet würde. Überspitzt formuliert ließe sich im Anschluss an diesen Gedanken fragen: Ist nicht vielleicht die Welt mit einer friedliebenden, vegetarisch lebenden Rasse, die keine Krankheit, keinen Tod und keinen Besitz kennt, eine bessere? Heiligt der Zweck in diesem Fall die Mittel? Oder sind Crakes Experimente lediglich als ›Heuristika der Furcht‹ im Jonas'schen Sinne zu betrachten? Atwood überlässt diese Antwort dem Urteil des Lesers. Das Besondere an diesem Roman ist damit, dass mit ihm sowohl für als auch gegen die Anwendung von Reproduktionstechnologien argumentiert werden kann.

Somit eröffnen die hier aufgespannten epistemologischen und methodischen Überlegungen eine Perspektive auf die narrativen Ethik, die Literatur als möglichen Teil von Gedankenexperimenten ernst nimmt und somit hoffentlich ein wenig neues Licht auf die Beantwortung der zukunftsbezogenen Fragen von bioethisch relevanten Komplexen wie dem der Reproduktionsmedizin wirft.

Literatur

1. Literarische Werke

Anderson, Poul (1973, orig. 1959): *Virgin Planet*. New York: Warner.
Atwood, Margaret (1985): *The Handmaid's Tale*. Toronto: McClelland.
Atwood, Margaret (2002): *Oryx and Crake*. New York: Random House.
Bradley Lane, Mary E. (2000, orig. 1880–81): *Mizora. A Prophecy*. Syracuse: Syracuse Univ. Press.
Condie, Ally (2010): *Matched*. New York: Dutton.
Corbett, Elizabeth Burgoyne (2010, orig. 1889): *New Amazonia. A Foretaste of the Future*. London: The British Library.
Frank, Pat (1948, orig. 1946): *Mr. Adam*. New York: Pocket.
Harvel, Rudolf (2007, orig. 1910): *Im Reich der Homunkuliden*. Zürich: De Jong.
Houellebecq, Michel (1998): *Les particules élémentaires*. Paris: Flammarion.
Hudson, William Henry (1929, orig. 1887): *A Crystal Age*. London: Duckworth.
Huxley, Aldous (1932): *Brave New World*. London: Chatto.
Ishiguro, Kazuo (2005): *Never Let Me Go*. London: Faber and Faber.

Jones, Alice Ilgenfritz/Merchant, Ella (1893): *Unveiling a Parallel. A Romance.* Boston: Arena.
Kerner, Charlotte (1999): *Blueprint – Blaupause.* Weinheim: Beltz.
Kron, Norbert (2002): *Autopilot.* München: Hanser.
Lessing, Doris (2007): *The Cleft.* London: Fourth Estate.
Merle, Robert (1974): *Les Hommes Protégés.* Paris: Gallimard.
Mitchison, Naomi (1995, orig. 1975): *Solution Three.* New York: Feminist Press.
Pizan, Christine de (1992, orig. 1405): *Das Buch von der Stadt der Frauen.* München: dtv.
Steel, Danielle (1998): *The Clone and I. A High-Tech Love Story.* New York: Delacorte.
Thomas, Theodore L./Wilhem, Kate (1965): *The Clone. A Science Fiction Novel.* New York: Berkley Medallion.
Weldon, Fay (1989): *The Cloning of Joanna May.* London: Collins.
Wilson, Charles (1999): *Embryo.* New York: St. Martin's.

2. *Sekundärliteratur und Rezensionen*

Barr, Marleen (1988): Blurred generic conventions: pregnancy and power in feminst science fiction. In: Reproductive and Genetic Engineering 1 (2), S. 167–174.
Barsch, Achim (2008): Fiktion/Fiktionalität. In: Ansgar Nünning (Hrsg.): Metzler Lexikon Literatur- und Kulturtheorie. Stuttgart: Metzler, S. 201–202.
Birkets, Sven (2003): Present at the re-creation. Abruf unter: http://www.nytimes.com/2003/05/18/books/present-at-the-re-creation.html [April 2011].
Brandt, Christina (2008): Cloned Lives. Literarisches Experiment und biowissenschaftliche Narration im Klondiskurs der 1970er Jahre. In: Claudia Breger et al. (Hrsg.): Engineering Life: Narrationen vom Menschen in Biomedizin, Kultur und Literatur. Berlin: Kadmos, S. 123–144.
Breger, Claudia et al. (2008): Engineering Life. Wissen und Narration im Zeitalter der Biotechnologie. In: Dies. (Hrsg.): Engineering Life: Narrationen vom Menschen in Biomedizin, Kultur und Literatur. Berlin: Kadmos, S. 7–20.
Bregermann, Ulrike et al. (Hrsg.) (2002): Techniken der Reproduktion. Medien – Leben – Diskurse. Königstein: Helmer.
Bublitz, Hannelore et al. (Hrsg.) (2000): Der Gesellschaftskörper: Zur Neuordnung von Kultur und Geschlecht um 1900. Frankfurt: Campus.
Buck, Sabine (2011): Literatur als moralfreier Raum? Zur zeitgenössischen Wertungspraxis deutschsprachiger Literaturkritik. Paderborn: Mentis.
Cohnitz, Daniel (2006): Gedankenexperimente in der Philosophie. Paderborn: Mentis.
Currie, Gregory (1990): The nature of fiction. Cambridge: University Press.
Donawerth, Jane L. (1997): Frankenstein's daughters. Women writing science fiction. Syracuse: Syracuse Univ. Press.
Gabriel, Gottfried (2007): Fiktion. In: Jan-Dirk Müller et al. (Hrsg.): Reallexikon

der deutschen Literaturwissenschaft. Neubearbeitung des Lexikons der deutschen Literaturgeschichte, Bd. 1. Berlin: De Gruyter, S. 594–598.

Genette, Gérard (1992): Fiktion und Diktion. München: Fink.

Haker, Hille (2007): Narrative Bioethik – Ethik des biomedizinischen Erzählens. In: Karen Joisten (Hrsg.): Narrative Ethik. Das Gute und das Böse erzählen. Berlin: Akademie-Verlag, S. 253–271.

Hamburger, Käte (1957): Die Logik der Dichtung. Stuttgart: Klett.

Heydebrand, Renate von/Winko, Simone (1996): Einführung in die Wertung von Literatur. Systematik – Geschichte – Legitimation. Paderborn: Schöningh.

Holland-Cunz, Barbara (2008): Mit Tentakeln gegen Gewalt. Transformationen der feministischen Dystopie seit den 1970er Jahren. In: Maltry, Karola et al. (Hrsg.): Genderzukunft. Zur Transformation feministischer Visionen in der Science Fiction. Königstein: Helmer, S. 69–88.

Jagow, Bettina von/Steger, Florian (2005): Literatur und Medizin. Ein Lexikon. Göttingen: Vandenhoeck.

Joisten, Karen (2007): Möglichkeiten und Grenzen einer narrative Ethik. Grundlagen, Grundpositionen, Anwendungen. In: Dies. (Hrsg.): Narrative Ethik. Das Gute und das Böse erzählen. Berlin: Akademie, S. 9–24.

Jonas, Hans (1984, orig. 1979): Das Prinzip Verantwortung. Versuch einer Ethik für die technologische Zivilisation. Frankfurt: Suhrkamp.

Klauk, Tobias (2007): Gedankenexperimente. Eine Familie philosophischer Verfahren. Dissertation, Göttingen.

– (2011): Thought experiments and literature. In: Dorothee Birke/Michael Butter/Tilmann Köppe (Hrsg.): Counterfactual thinking – counterfactual writing. Berlin: De Gruyter, S. 30–44.

Knecht, Michi et al. (Hrsg.) (2010): Samenbanken – Samenspender. Ethnographische und historische Perspektiven auf Männlichkeit in der Reproduktionsmedizin. Münster: LIT.

Köllhofer, Nina (2008): Bilder des Anderen: das Andere (be-)schreiben – vom Anderen erzählen. Deutungen in der aktuellen wissenschaftlichen Rezeption feministischer Science Fiction. In: Maltry, Karola et al. (Hrsg.): Genderzukunft. Zur Transformation feministischer Visionen in der Science Fiction. Königstein: Helmer, S. 17–68.

Köppe, Tilmann (2008): Literatur und Erkenntnis: Studien zur kognitiven Signifikanz fiktionaler literarischer Werke. Paderborn: Mentis.

Krekeler, Elmar (2003): Werd endlich erwachsen, Mensch! Abruf unter: http://www.welt.de/print-welt/article240097/Werd_endlich_erwachsen_Mensch.html [April 2011].

Lamarque, Peter/Olsen, Stein Haugom (1994): Truth, fiction, and literature. A philosophical perspective. Oxford: Clarendon.

Lenz, Ilse et al. (Hrsg.) (2004): Reflexive Körper? Zur Modernisierung von Sexualität und Reproduktion. Opladen: Leske & Budrich.

Lesch, Walter (2003): Narrative Ansätze in der Bioethik. In: Marcus Düwell/Klaus Steigleder (Hrsg.): Bioethik. Eine Einführung. Frankfurt: Suhrkamp, S. 184–199.

Macho, Thomas/Wunschel, Annette (Hrsg.) (2004): Science & Fiction. Über Gedankenexperimente in Wissenschaft, Philosophie und Literatur. Frankfurt: Fischer.

Nickel-Bacon, Irmgard et al. (2000): Fiktionssignale pragmatisch. Ein medienübergreifendes Modell zur Unterscheidung von Fiktion(en) und Realität(en). Poetica 32, S. 267–299.

Pethes, Nicolas (2008): Die Topik des Unvorstellbaren. Anthropotechnik und Biopolitik in medizinischer Science Fiction. In: Nicolas Pethes/Sandra Richter (Hrsg.): Medizinische Schreibweisen: Ausdifferenzierung und Transfer zwischen Medizin und Literatur (1600–1900). Tübingen: Niemeyer, S. 322–333.

Pethes, Nicolas/Schicktanz, Silke (2008): Zwischen Experiment und Imagination: Sexualität als Schlüssel zum Verständnis von Politik, Ethik und Kultur der modernen Lebenswissenschaften. In: Dies. (Hrsg.): Sexualität als Experiment. Identität, Lust und Reproduktion zwischen Science und Fiction. Frankfurt: Suhrkamp, S. 9–26.

Rehmann-Sutter, Christoph (2009): Bioethical decisions and the public sphere: a cross-cultural perspective. In: Brigitte Nerlich/Richard Elliott/Brendon Larson (Hrsg.): Communicating biological sciences: ethical and metaphorical dimensions. Farnham: Ashgate, S. 75–91.

Roß, Bettina (1998): Politische Utopien von Frauen. Von Christine de Pizan bis Karin Boye. Dortmund: Ebersbach.

Rossini, Manuela (2003): Künstliche Reproduktion (in) der Science/Fiction: Neue Technologien – alte Geschichten? In: Figurationen (2), S. 65–83.

Rühling, Lutz (2005): Fiktionalität und Poetizität. In: Heinz Ludwig Arnold/Heinrich Detering (Hrsg.): Grundzüge der Literaturwissenschaft. München: dtv, S. 25–51.

Searle, John R. (2007, orig. 1975): Der logische Status fiktionaler Rede. In: Maria E. Reicher (Hrsg.): Fiktion, Wahrheit, Wirklichkeit: philosophische Grundlagen der Literaturtheorie. Paderborn: Mentis, S. 21–36.

Stoff, Heiko (2004): Ewige Jugend: Konzepte der Verjüngung vom späten 19. Jahrhundert bis ins Dritte Reich. Köln: Böhlau.

Walton, Kendall L. (1990): Mimesis as make-believe. Cambridge: Harvard University Press.

Wisker, Gina (2010): Atwood's *The Handmaid's Tale*. London: Continuum.

Der Däumelinchen-Komplex

Kinderwunsch und künstliche Zeugung
in vormoderner Literatur

Karoline Harthun

Vorbemerkung

Historische Abhandlungen, die sich dem Phänomen des Kinderwunsches oder der Geburtenentwicklung widmen, setzen in der Regel mit dem ausgehenden 19. Jahrhundert ein, oft sogar erst mit dem Geburtenknick in den Sechzigerjahren des 20. Jahrhunderts. Es wird angenommen, dass erst mit den zuverlässig wirksamen Verhütungsmethoden der Kinderwunsch als Abstraktum greifbar geworden sei. Indem sich eine Frau für oder gegen ein Kind entscheiden könne, trete der Wunsch als solcher erst in ihr Bewusstsein, so wurde gesagt.[1] Mit der rasch fortschreitenden Reproduktionsmedizin habe sich der Kinderwunsch dann verselbstständigt und zum Lebenskonzept aufschwingen können.

Nimmt man die kulturelle Überlieferung als Spiegel gesellschaftlicher Entwicklung, so lässt sich feststellen, dass ungewollte Kinderlosigkeit und der daraus resultierende Kinderwunsch die Menschen schon immer beschäftigt haben. Es wäre töricht zu glauben, dass sich Menschen früher keine Kinder gewünscht hätten. Auch die Überlistung der Natur ist schon immer ein Thema gewesen, sei es in mythischer Gewandung, sei es in volkstümlicher oder Sachliteratur. Doch haben die Menschen früher auch aus denselben Gründen nach Kindern verlangt wie heute? Aus welchen gesellschaftlichen und mentalen Bedingungen nährte sich ihr Kinderwunsch? Welchen Nutzen hat es andererseits, im Rahmen einer interdisziplinären Sammlung von Forschungsansätzen zum Thema Kinderwunsch historisch so weit zurückzublicken, in eine Zeit, in der man Kinder ›einfach bekam‹? Und welchen Nutzen hat es, ausgerechnet fiktionale Literatur zu befragen, die bekanntlich kein exaktes Bild der Realität zeichnet?

---

[1] Vgl. Beck-Gernsheim (2006), S. 102–104.

Der Däumelinchen-Komplex

Die letzte Frage ist am leichtesten zu beantworten: Was immer der historischen Forschung an Quellen zur Verfügung steht, mentalitätsgeschichtliche Ergebnisse sind immer am schwersten zusammenzutragen. Gerade hier kann die Literatur helfen, weil sie sich mit den inneren Zuständen der Menschen beschäftigt.

Die übrigen Fragen sind sozusagen das Postulat dieses Beitrags: Eine Beschäftigung mit vormodernen, auch literarischen Quellen zum Thema Kinderwunsch ist sinnvoll, gerade um die Historizität des Kinderwunschphänomens zu untersuchen, um das Spannungsverhältnis zwischen menschlicher Imaginationskraft und biologischen Zwängen zu erforschen, um die Abhängigkeit scheinbar individueller Wünsche von sozialen und kulturellen Einflüssen aufzudecken.

Zwei Beispiele aus der Literatur des 19. Jahrhunderts, die von Kinderwünschen erzählen, sollen im Mittelpunkt dieser Untersuchung stehen.

Däumelinchen – eine Deutung

»Es war einmal eine Frau, die sich sehr nach einem kleinen Kinde sehnte, aber sie wußte nicht, woher sie es nehmen sollte. Da ging sie zu einer alten Hexe und sagte zu ihr: »Ich möchte herzlich gern ein kleines Kind haben, willst Du mir nicht sagen, woher ich das bekommen kann?«

»Ja, damit wollen wir schon fertig werden!« sagte die Hexe. »Da hast Du ein Gerstenkorn; das ist gar nicht von der Art, wie sie auf dem Felde des Landmanns wachsen, oder wie sie die Hühner zu fressen bekommen; lege das in einen Blumentopf, so wirst Du etwas zu sehen bekommen!«

»Ich danke Dir!« sagte die Frau und gab der Hexe fünf Groschen, ging dann nach Hause, pflanzte das Gerstenkorn, und sogleich wuchs da eine herrliche, große Blume; sie sah aus wie eine Tulpe, aber die Blätter schlossen sich fest zusammen, gerade als ob sie noch in der Knospe wären.

»Das ist eine niedliche Blume!« sagte die Frau und küßte sie auf die roten und gelben Blätter, aber gerade wie sie darauf küßte, öffnete sich die Blume mit einem Knall. Es war eine wirkliche Tulpe, wie man nun sehen konnte, aber mitten in der Blume saß auf dem grünen Samengriffel ein ganz kleines Mädchen, fein und niedlich, sie war nicht über einen Daumen breit und lang, deswegen wurde sie Däumelinchen genannt.« [2]

---

[2] Andersen (um 1900/1835), S. 34f.

Karoline Harthun

So beginnt Hans Christian Andersens 1835 veröffentlichtes Kunstmärchen *Däumelinchen*, eine Geschichte von Beziehung und Begierde. Wie alle Werke des Autors verdichtet auch diese Erzählung eine originelle Metaphorik zu einem psychologisch überaus wirkungsvollen, ja verstörenden Bildinventar. In diesen wenigen zitierten Zeilen entfaltet sich vor den Augen des Lesers ein Schöpfungs- oder besser Zeugungsprozess voll sexueller Anspielungen. Andersen schafft hier – und andernorts – mit seinen suggestiven literarischen Mitteln eine Art Psychoanalyse *ante litteram*.[3]

Sehen wir uns die narrativen Bausteine dieser vier Absätze genauer an: Da haben wir eine Frau, über deren Alter und sozialen Status nichts gesagt wird. Sie wünscht sich ein Kind. Bereits in der ersten Zeile wird deutlich, wie stark sich Andersen von den sogenannten Volksmärchen abgrenzt, auch wenn seine Erzählungen so populär geworden sind, dass sie oft mit jenen verwechselt werden. In einem Märchen der Brüder Grimm oder aus einer anderen der bekannten Sammlungen wäre die Frau mit Sicherheit nicht alleinstehend. Sie hätte einen Ehemann, dessen Beruf und Stand in den meisten Fällen genannt würden, oder aber sie wäre als Jungfrau oder Witwe gekennzeichnet.

Als Vergleichstexte zu *Däumelinchen* drängen sich *Daumesdick* oder auch *Rapunzel* auf, an deren Anfang ebenfalls ein unerfüllter Kinderwunsch steht.[4] Daumesdick und Rapunzel, ebenso wie *Der junge Riese*, *Hans mein Igel* und *Das Eselein*, allesamt missgestaltete Wunschkinder, sind jedoch im Unterschied zu Däumelinchen durch eine natürliche Geburt auf die Welt gekommen, ebenso wie der in allen europäischen Sprachen bekannte *Däumling*.[5] In all diesen Beispielen ist es zudem ein Ehepaar, das sich ein Kind wünscht; oft geht der Wunsch vom Mann aus.

Andersens alterslose Frau ist aus der gesellschaftlichen Sphäre gleichsam herausgehoben, ihr höchst individueller Wunsch tritt dafür umso deutlicher in den Mittelpunkt. Diesen Wunsch nach einem Kind kann sie nicht aus eigener Kraft verwirklichen. Der übliche Weg, sich einen Mann zu suchen, scheint durch ihre seltsame Naivität – »sie

---

[3] Zur psychoanalytischen Deutung von Märchen vgl. die grundlegende Arbeit von Bettelheim (1976).
[4] In *Rapunzel* fehlt allerdings die Berufsbezeichnung, weil sie für die Handlung irrelevant ist. Nicht die Armut treibt den Mann zum Diebstahl im Garten der Zauberin, sondern die speziellen Gelüste seiner Frau.
[5] Vgl. Pape (1981).

wusste nicht, woher sie es nehmen sollte« – verstellt. Natürlich kann man diese Stelle auch anders interpretieren, als versteckten Hinweis auf ihre sexuelle Orientierung. Manche Forscher, die die Homosexualität des dänischen Nationaldichters für erwiesen halten,[6] würden dies vielleicht tun. Mir scheint die Unklarheit dieser Stelle wiederum vor allem einen Zweck zu haben: auf das psychologische Kernproblem hinzulenken.

Die Frau braucht also Hilfe. Sie findet sie in einer heilkundigen Frau, einer Vertreterin der alternativen Medizin sozusagen, deren Anhängerinnen nicht zuletzt deswegen in der beginnenden Neuzeit als Hexen verfolgt wurden, weil sie der aufblühenden Schulmedizin Konkurrenz machten.

Diese Hexe ist bereit, der Frau zu helfen. Wie selbstverständlich bezahlt die Frau sie dafür. Im Volksmärchen dagegen zaubern Hexen nicht für Geld, sondern im eigenen Interesse. Wenn sie mit gewöhnlichen Menschen einen Tauschhandel eingehen, dann immer um etwas, das sie unbedingt haben wollen, aber wegen ihrer boshaften Veranlagung nicht selbst hervorbringen können: eine gute Seele, ein unschuldiges Kind oder etwas Ähnliches. Bei Andersen, in der Prämoderne, rückt die Zauberei in den Rang einer gewerblichen Dienstleistung.

Für fünf Groschen – einen auffällig hohen Preis, den die Frau klaglos zahlt – rückt die Hexe ein Gerstenkorn von besonderer Art heraus. Gerste ist ein anspruchsloses Getreide, das schon immer vor allem als Tierfutter und Grundnahrungsmittel für arme Leute sowie zum Bierbrauen angebaut wurde. Anders als der edlere Weizen und auch als Roggen ist die Gerste ein Selbstbefruchter – Zufall? Dieses Korn legt sie in einen Blumentopf und es wächst sofort zu einer prächtigen Tulpe heran, deren Blütenblätter sich allerdings nicht öffnen.

Was nun folgt, ist ein sexueller – oder sollte ich sagen: homosexueller? – Akt reinsten Wassers. Die geschlossene, knospenhafte Blüte begeistert die Frau so sehr, dass sie sie erst mit Liebesworten belegt (»Das ist eine niedliche Blume«) und dann spontan küsst. Der Belege für die sexuelle Metaphorik von Blumen, insbesondere geschlossener oder sich öffnender Blüten, sind Legion.[7] Die Tulpe ist im Vergleich zu anderen Blumen wie der Rose oder dem Veilchen eine Blume, der in der Literatur eher selten eine symbolische Funktion zugeschrieben

---

[6] Vgl. Detering (1994), S. 175–232; Meyers (2001), S. 150, 158.
[7] Vgl. u. a. Kuhn (1999).

wird.[8] Allerdings scheint sie – dies ist bisher wenig erforscht – im frühen 19. Jahrhundert größere Bedeutsamkeit zu erlangen, wie zwei Stellen aus dem Werk E. T. A. Hoffmanns belegen. In dem Kunstmärchen *Meister Floh* wohnt die Prinzessin Gamaheh, die Tochter der Blumenkönigin, in einer Tulpenblüte. Allerdings ist sie nicht in ihr geboren, sondern durch Zauberei dort hinein versetzt worden:

»*Mein Kollege hatte durch einen wissenschaftlichen Freund aus Samarkand die schönsten und seltensten Tulpen und so vollkommen frisch erhalten, als seien sie eben vom Stengel geschnitten. Es war ihm unverzüglich um die mikroskopische Untersuchung der innern Teile und zwar des Blumenstaubes zu tun. Er zergliederte deshalb eine schöne lila und gelb gefärbte Tulpe und entdeckte mitten in dem Kelch ein kleines fremdartiges Körnlein, welches ihm auffiel in ganz besonderer Weise. Wie groß war aber die Verwunderung, als er mittelst Anwendung des Suchglases deutlich gewahrte, daß das kleine Körnlein nichts anders als die Prinzessin Gamaheh, die, in den Blumenstaub des Tulpenkelchs gebettet, ruhig und süß zu schlummern schien.*«[9]

In der Erzählung *Prinzessin Brambilla* kommt eine überdimensionale Tulpenblüte vor, die einen ausgewachsenen Mann beherbergt:

»*Hinter diesen zwölf anmutigen Musikanten zogen zwei mächtige Strauße eine große auf einem Rädergestell befestigte goldgleißende Tulpe, in der ein kleiner alter Mann saß mit langem weißen Bart, in einen Talar von Silberstoff gekleidet, einen silbernen Trichter als Mütze auf das ehrwürdige Haupt gestülpt. Der Alte las, eine ungeheure Brille auf der Nase, sehr aufmerksam in einem großen Buche, das er vor sich aufgeschlagen.*«[10]

Abgesehen von diesen beiden interessanten Parallelen, die ich hier nicht näher untersuchen möchte, will ich nur auf zwei Aspekte der Tulpensymbolik hinweisen: Zum einen handelt es sich bei dieser Blume um eine beliebte Zierpflanze des Bürgertums und des Adels.[11] Möglicherweise ist dies – wie auch die hohe Geldsumme, die die Hexe für das Samenkorn in Empfang nimmt – ein versteckter, nachträglicher Hinweis auf die soziale Stellung der Frau. Zum anderen verfügt die Tulpe über einen autogamen Modus, das heißt, sie kann sich über ihre

---

[8] U. a. wird die Tulpe als Symbol der Liebe, des Frühlings, aber auch der Vergänglichkeit eingesetzt. Vgl. Wolf (2007), S. 7–8.
[9] Hoffmann (1981/1822), *Zweites Abenteuer*, Kap. 6.
[10] Hoffmann (1965/1820), Kap. 1.
[11] Aus der Flut an Literatur über die sogenannte Tulpenmanie der Barockzeit seien als repräsentative Titel herausgegriffen: Dash (1999); Van der Goes (2006).

Zwiebel eigenständig vermehren, auch wenn sie nicht wie die Gerste zu den reinen Selbstbefruchtern gehört.

Die Frau küsst also die Blütenblätter, deren rote und gelbe Färbung im Sinne der Farbsymbolik aggressiv und aufreizend wirkt, und diese öffnen sich mit einem orgastischen Knall. Im Inneren der Blüte wird erwartungsgemäß der Stempel mit dem Griffel sichtbar, das weibliche Geschlechtsorgan der Blume, und darauf sitzend, quasi von ihm penetriert, das Däumelinchen, das auf wundersame Weise ohne männlichen Beistand gezeugte weibliche Wesen, von dem man in der ganzen Geschichte nicht erfährt, ob es im eigentlichen Sinne menschlich ist.[12]

Zu dieser Geschichte – ich nannte sie eine Geschichte von Begierde und Beziehung – gäbe es viel zu sagen. Ich will hier nur einen kurzen Umriss der narrativen Grundlinie geben: Däumelinchen bleibt nicht lange bei ihrer Mutter, wenn wir diese denn so nennen mögen. Sie wird entführt und von nun an weckt sie das Begehren der unterschiedlichsten Kreaturen: Eine hässliche Kröte, ein rücksichtsloser Maikäfer und ein überheblicher Maulwurf begehren sie nacheinander zur Frau.

Auch umgänglichere Wesen fühlen sich zu ihr hingezogen: Die Fische, die Vögel, ein Schmetterling, eine Feldmaus helfen Däumelinchen, allein, weil sie ihnen gefällt. Zu all diesen Wesen kann Däumelinchen jedoch keine Beziehung eingehen, nirgendwo kann sie heimisch werden. Dies scheitert an ihrer Andersartigkeit – sie sieht nicht aus wie die Tiere, bei denen sie verweilt, obwohl sie deren Größe hat –, an der misslingenden Kommunikation – der Sohn der Kröte kann nichts als »Koax, koax, brekkerekekex« sagen –, an der emotionalen Unbedarftheit und Selbstbezogenheit ihrer potentiellen Partner. Die Feldmaus, die zunächst freundlich auftritt, enttäuscht und missbraucht Däumelinchen. Auch die Schwalbe, die sie gesund pflegt, erweist sich in erster Linie als Sehnsuchtssymbol.[13] Beim ersten Mal wagt Däume-

---

[12] Der ganze Vorgang wurde von Sidney Rosenblatt als sexueller Akt dechiffriert. Die Interaktion zwischen der kinderlosen Frau und der Tulpenknospe versteht er als Allegorie weiblicher Masturbation, Däumelinchen selbst als Imago der Klitoris. Vgl. Rosenblatt (1992), S. 122–126. Vgl. auch die sexuelle Metaphorik in Andersens Märchen *Die Blumen der kleinen Ida* sowie Robert Meyers' psychoanalytische Interpretation der *Kleinen Meerjungfrau:* Meyers (2001).
[13] Andersens Biograph Jackie Wullschlager interpretiert die Schwalbe, die ja ein Zugvogel und nur zeitweilig sesshaft ist, als Symbol der rastlosen Dichterseele, mithin als Alter Ego des Autors. Vgl. Wullschlager (2002), S. 163.

linchen nicht mit ihr zu gehen. Sie fühlt sich der egoistischen Feldmaus verpflichtet, wie überhaupt ihre Empathie für andere Lebewesen, beispielsweise den an ein Blatt gefesselten Schmetterling, stärker ist als ihr Selbsterhaltungstrieb. Erst als der Maulwurf ihr androht, sie werde für immer in Dunkelheit verkümmern, siegt ihr Mut und sie lässt sich von der Schwalbe forttragen. Der Vogel führt das Mädchen endlich einem adäquaten Partner zu: dem König der Blumenengel, einem ebenso zarten und lieblichen Wesen, wie es Däumelinchen selbst ist. So kehrt sie, die aus der Blume kam, in eine Blume zurück. Weder unter Menschen noch unter Tieren war sie zu Hause, allein in der Pflanzenwelt.

Augenscheinlich erlebt Däumelinchen ihr individuelles Happy-End, als sie die Frau des obersten Blumenelfs wird. Doch wie meist bei Andersen hat dieses Resultat seine Schattenseiten. Däumelinchen droht die physische und psychische Vernichtung durch das Begehren der anderen. Aus eigener Kraft kann sie sich nicht wehren, andere verhelfen ihr zur Flucht, ihrer einzigen Überlebenschance. Und auch das Glück, das sie schließlich findet, wählt sie nicht selbst. Die Fremdbestimmung, der Däumelinchen bis zum Schluss unterliegt, drückt sich ein letztes Mal darin aus, dass der Blumenengel ihr einen neuen Namen gibt, weil er den alten »hässlich« findet. Zugleich deutet ihr neuer Name »Maja«, die »Größere«, an, dass Däumelinchen eine neue Rolle gefunden und ihre schwächliche Kleinheit überwunden hat. Auch dies offenbart eine typische Ambivalenz in Andersens Werk: Die glückliche Fügung geht immer mit einem unwiederbringlichen Verlust einher.

Däumelinchen und Cinderella

Die unterschwelligen Implikationen dieser »Leidensgeschichte einer Andersartigen«[14] sind es, die die Lebensbedingungen Däumelinchens zu einem ontologischen Komplex oder Archetyp im tiefenpsychologischen Sinne erheben. Der Titel dieses Beitrags, der sich natürlich an den berühmten Cinderella-Komplex der US-amerikanischen Psycho-

---

[14] Ebd. Vgl. auch Tatar, S. 193–194, die Däumelinchen dem Erzähltypus der »runaway bride« bzw. »unschuldig verfolgten Frau« zuordnet.

therapeutin Colette Dowling anlehnt,[15] legt eine soziopathologische Betrachtung des Phänomens nahe: Die Gesellschaft, die eine Kreatur außerhalb der natürlichen Ordnung – wie Däumelinchen – diskriminiert, erzeugt den Komplex, der deren unbewusste Entscheidungen hervorbringt. Die Tierwelt ist ein Spiegelbild dieser Gesellschaft ebenso wie ein Repräsentant der intrapsychischen Vorgänge, von denen Andersens Märchen handelt.[16]

Im Grunde ist es eine sehr zeitgenössische Situation, die Andersen schildert: Eine alleinstehende Frau wünscht sich ein Kind, und zwar aus einem seelischen Bedürfnis, auch wenn der Kinderwunsch nicht näher spezifiziert wird. Mit dem traditionellen sozialen Modell, nach dem Kinder jahrhundertelang zu einem bestimmten Zweck in die Welt gesetzt wurden, scheint dieser Wunsch jedenfalls nicht begründbar zu sein. Weder die Sicherung der Erbfolge noch die ökonomische Versorgung durch Nachkommen motivieren Andersens Figur, auch nicht ihr Standesbewusstsein oder die Funktion des Kindes als Statussymbol. Nicht einmal aus einer Paarkonstellation oder Fremdmotivation lässt sich ihr Wunsch erklären.

Hingegen steht anscheinend eine zweckfreie Sehnsucht, vielleicht ein Gefühl der Einsamkeit, als Motiv im Vordergrund. Daran ist zunächst einmal nichts Pathologisches. Aber die Frau bricht gleich mehrere Tabus, die noch heute in der gesellschaftlichen Wahrnehmung der Kinderwunschproblematik zum Teil bestehen: Sie verzichtet auf einen Vater für ihr Kind und erst recht auf einen erwachsenen Partner in ihrem Leben, und sie wendet Magie an, um ihren Wunsch zu verwirklichen, das heißt Mittel, die nach der herrschenden Moral zumindest zweifelhaft sind – wie heute beispielsweise die Präimplantationsdiagnostik oder das Klonen. Durch diese beiden Tabubrüche wird ihr Verhalten in den Augen der Gesellschaft zum Komplex, zum Däumelinchen-Komplex, mit dem ich hier den ›übermäßigen Kinderwunsch‹ bezeichnen will. Die Frau wünscht sich etwas, nämlich ein Kind, zu sehr, statt sich ins Unvermeidliche, die Kinderlosigkeit, zu schicken.

---

[15] Vgl. Dowling (1981). Der Cinderella-Komplex bezeichnet die kulturell determinierte weibliche Angst vor der Autonomie, die wie im Märchen Cinderella (Aschenputtel) durch die sozialisierte weibliche Fürsorgepflicht und das Warten auf den männlichen ›Retter‹ kompensiert wird.

[16] Vgl. Sale (1978), S. 65–68. Sale erkennt in der Kröte, dem Maikäfer und dem Maulwurf abgespaltene Teile von Däumelinchens Persönlichkeit, die ihren ›Minderwertigkeitskomplex‹ bergen.

So ist sie gezwungen, soziale und biologische Grenzen zu missachten, um das Unmögliche möglich zu machen, und diese Überschreitung ist es, die ihren genuinen Kinderwunsch öffentlich diskreditiert. Nicht viel anders als in Däumelinchens Fall, an der das Fehlverhalten der Mutter schließlich symbolisch sanktioniert wird, sind die ethischen Fragen, die uns heute in dieser Debatte beschäftigen.

Kinderlosigkeit als Problem in der Volkskultur

Zu heutiger Zeit wäre dieser von Andersen beschriebene Kinderwunsch ganz sicher ein Fall für die Reproduktionsmedizin. Unter wesentlich anderen Bedingungen als heute kannte man aber nicht erst zu Andersens Zeiten – cum grano salis – ›reproduktionsmedizinische‹ Interventionen zur Unterstützung der Familienplanung. Die meisten dieser Techniken aus der Naturheilkunde oder der Magie führten nicht zum gewünschten Erfolg. Doch zweifellos haben sie Andersen inspiriert.

Wir müssen uns auf die heilkundliche Literatur einerseits, auf die mythische Überlieferung andererseits verlassen, um das Konzept der beeinflussten Zeugung in Antike, Mittelalter und früher Neuzeit einzukreisen. Einer der frühesten Texte, die sich mit Unfruchtbarkeit und möglichen Gegenmitteln beschäftigt, ist die Abhandlung *Passionibus mulierum curandorum* der italienischen Ärztin oder Hebamme Trotula, die im elften oder zwölften Jahrhundert an der medizinischen Hochschule von Salerno lehrte. Ihre Untersuchung galt bis weit in die Neuzeit als gynäkologisches Standardwerk, was vor allem zeigt, wie wenig sich die frühe Naturwissenschaft mit weiblichen Leiden beschäftigte.

In der sogenannten Volksliteratur spielt das Thema der ungewollten Kinderlosigkeit und der künstlichen Zeugung eine sehr viel größere Rolle. Es wimmelt von Geschichten, in denen die Einnahme bestimmter Stoffe zur ersehnten Schwangerschaft führt. Aber die Einnahme fruchtbarkeitssteigernder Mittel oder das Wirken verschiedener Zauberrituale setzen nicht die Bedingungen der natürlichen Geburt außer Kraft. Die Fantasie der Menschen konzentrierte sich auf Empfängnis und Schwangerschaft. Eine Zeugung außerhalb des Körpers lag so weit jenseits aller Erfahrungswerte und Vorstellungskraft, dass sie einem selbst in der Volksliteratur nur sehr selten begegnet. Hervorzuheben sind in unserem Zusammenhang die Findelkinder, über deren Entstehung im Allgemeinen Unklarheit herrscht. Noch heute verbreitet ist die Vorstellung, dass der Klapperstorch die Kinder aus dem Wasser holt und zu den Menschen bringt.[17] In Friesland wird erzählt, dass die Kinder statt Äpfeln auf Bäumen wüchsen und die Vorbeigehenden aufforderten, sie zu pflücken.[18] Pflanzen werden des Öfteren als Herkunftsort von Neugeborenen angegeben, zum Beispiel Rosensträucher oder hohle Baumstämme,[19] doch ist schwer zu entscheiden, ob die Pflanzen die Kinder auch hervorgebracht haben, wie es bei Däumelinchen der Fall ist.

Mythologie und Religion sind oftmals radikaler als die volkstümliche Literatur. Göttlichen Wesen wird eher die Potenz zugestanden, sich auf ganz und gar übermenschliche Weise zu vermehren.[20] Die Vorstellung von einer göttlichen Kreatur, die nicht auf natürliche Art gezeugt wird, ist so alt wie die menschliche Kultur. Der ägyptische Wüstengott Seth, der sich seinem Gefährten Horus sexuell genähert hatte, wird von ihm schwanger, nachdem er Salat verzehrt hat, der mit Horus' Samen benetzt war, und gebiert den Mond.[21] Der griechische Gott Zeus hat Kinder hervorgebracht, die nicht von einem weiblichen Wesen geboren wurden – wie Athene, die seinem Kopf entsprang, oder Dionysos, den er in seinem eigenen Oberschenkel austrug. Bei anderen göttlichen Nachkommen sind sogar die Vaterschaft und der eigentliche Akt der Zeugung von der männlichen Gestalt losgelöst: Aphrodite entstand aus dem Meerschaum, der von den Genitalien des Uranos befruchtet worden war, Perseus aus dem goldenen Regen, der auf seine Mutter Danaë niederging.

Anders gelagert ist der Fall des menschlichen Königs von Zypern, Pygmalion. Pygmalion erschuf eine Elfenbeinstatue, die durch die Göttin Aphrodite in eine Frau verwandelt wurde und ihm sogar einen Sohn schenkte. In diesem Stoff überlagern sich zwei Komplexe: die

---

[17] Vgl. Hubrich-Messow (2005); Cattermole-Tally (1987), Sp. 806.
[18] Vgl. Cattermole-Tally (1987), Sp. 805.
[19] Vgl. a.a.O., Sp. 808–807; Tally (1978), S. 25.
[20] Doch selbst die unbefleckte Empfängnis Mariens ist zum Erzähltyp der wunderbaren Empfängnis (Mot. T 510–539 in Thompsons Motiv-Index) zu zählen, weil die Zeugung im Mutterleib stattfindet. Vgl. Nörtersheuser (1981). Daneben sei noch auf den Typus der wunderbaren Geburt verwiesen; vgl. Cattermole-Tally (1987). Der Erzähltypus einer Zeugung außerhalb des Mutterleibs ist bislang nicht erfasst.
[21] Vgl. El-Shamy (1984), Sp. 1213–1214.

unnatürliche Zeugung unter dem Einfluss göttlicher Wirkmächte und die Vorstellung einer künstlich geschaffenen Mensch-Maschine. Das Motiv des künstlichen Lebens zieht sich wie das der übernatürlichen Zeugung durch die Kulturgeschichte. So wie Hephaistos Pandora an der Schmiede herstellte, soll im dritten nachchristlichen Jahrhundert Simon Magus, einer der Urväter der Alchimie, einen Menschen durch mehrfache Destillation erzeugt haben. Im späten Mittelalter setzte sich die Vorstellung vom Homunculus, die unter anderem von Albertus Magnus, Paracelsus und Agrippa wissenschaftlich untermauert wurde, endgültig durch. Bekanntestes Beispiel ist die Legende vom Golem, der von seinem Schöpfer Rabbi Löw nach dem Vorbild Adams aus Lehm geformt wird. Die Homunculi des Mittelalters und der frühen Neuzeit sind allerdings limitierte Wesen: Der Golem kann nicht sprechen und wie die meisten seiner Art ist er gezwungen, die Befehle seines Schöpfers zu befolgen.

Reflexe in Literatur und Kunst

Während im Zuge der frühen Industrialisierung die Schaffung künstlichen Lebens auch ohne die Hilfe der Schwarzen Magie immer wahrscheinlicher wurde, arbeitete die Literatur die tragische Note einer solchen Existenz heraus. Das Golem-Motiv faszinierte die deutsche Romantik.[22] Bearbeitungen existieren unter anderem von Achim von Arnim *(Isabella von Ägypten)*, Theodor Storm *(Der Staatskalender)*, Annette von Droste-Hülshoff *(Die Golems)* und E. T. A. Hoffmann *(Der Sandmann)*. In Frankreich und vor allem England hatten sogenannte Schauerromane Hochkonjunktur, die aus dem Grusel vor ihren unberechenbaren Kreaturen wie Quasimodo[23] oder Frankenstein, gepaart mit leidenschaftlicher Empathie für deren unglückliches Schicksal, Kapital schlugen. All diese berühmten Beispiele der Literaturgeschichte bleiben jedoch der mythischen und literarischen Tradition des Motivs verhaftet. Immer ist es ein Mann, der künstliches Leben erzeugt, meist ein Wissenschaftler oder Gelehrter. Die Motivation für

---

[22] Vgl. u. a. Andermatt (2002); Sauer (1983).
[23] Quasimodo, der Glöckner von Notre-Dame, ist zwar qua Geburt ein menschliches Wesen, seinem Phänotyp nach gehört er jedoch zu den Monstern, zu denen auch künstliche Wesen wie Frankenstein gezählt werden müssen.

das Experiment ist Wissbegierde, Größenwahn, übersteigerter Altruismus, Machtstreben. Das Wesen, das erschaffen wird, ist in der Regel selbst männlich und erwachsen.

Die künstlichen Menschen des 19. Jahrhunderts, die durch die romantische Literatur irren und maßgeblich die Science-Fiction des 20. Jahrhunderts inspirierten, sind der Inbegriff eines veränderten Naturbegriffs, der auch das Bild des Menschen von sich selbst und seiner genealogischen und historischen Verortung bestimmte. Im 20. Jahrhundert standen sie Pate für Marcel Duchamps *Junggesellenmaschine*, ein mechanistisches Modell, das in der Theorie erstmals Zeugung und Biologie voneinander trennte oder vielmehr eine rein geistige Zeugung visualisierte.[24] Diese Maschine, die die natürliche Reproduktion ›ersetzt‹, konzentriert sich auf das angeblich ›Wesentliche‹ des Fortpflanzungsgedankens: die Weitergabe eines sowohl individuellen als auch kulturellen Codes ohne die Verstrickungen des Begehrens und des Unbewussten. Somit steht sie am ideellen Beginn der modernen Reproduktionsmedizin, auch wenn sie technisch natürlich nicht funktionsfähig war, sondern eine halb zynische, halb totalitäre Vision ihres Schöpfers blieb. Die visionäre Überspitzung des Modells, das den Zeugungsprozess symbolisch in einen sexuellen und einen mechanischen, einen männlichen und einen weiblichen Bereich unterteilt, prophezeit jedoch zugleich die Grenzen und vielleicht das Ende der Reproduktionsmedizin: Es wird Leben hineingetan, und heraus kommt etwas Dysfunktionales.[25] Die Junggesellenmaschine verwandelt Leben in Materie, sie erzeugt ein gewissermaßen schon totes, zivilisatorisches Produkt.

---

[24] Zum Begriff der Junggesellenmaschine vgl. erstmals Carrouges (1954); mit Bezug auf die romantische Literatur, insbesondere Achim von Arnim, vgl. Hoffmann (1986).

[25] Zur bildlichen Veranschaulichung, wie diese Maschine ›funktioniert‹: Duchamp setzte sein *Großes Glas (La Mariée mise à nu par ses célibataires, même,* 1915–23) aus zwei Teilen zusammen. Die obere bemalte Glashälfte, »Braut« benannt, zeigt eine abstrakte maschinelle Konstruktion. Auf der unteren Hälfte, als »Junggesellenmaschine« bezeichnet, sind links die Junggesellen zu sehen, deren libidinöses Begehren eine rechts dargestellte Schokoladenreibe in Gang setzt. Das Begehren der Männer, die mit »Priester, Leichenträger, Stationsvorsteher, Schutzmann, Lakai, Kürassier« genau klassifiziert werden, erreicht also nicht die durch eine Fuge abgetrennte, anonyme, ja entmenschlichte Braut, sondern speist als Energiequelle einen mechanischen Vorgang, dessen Produkt selbst so etwas wie gespeicherte Energie ist: ein konzentriertes Genussmittel, das für den Körper nicht notwendig ist, aber dafür ein Inbegriff zivilisatorischer Veredelung.

Ein neuer Topos in der Literaturgeschichte

Wenn wir nun zu Andersen zurückkehren, den man üblicherweise zur Epoche des Biedermeier zählt, obwohl sein Werk durchaus auch romantische Züge trägt, fällt sofort auf, dass sich *Däumelinchen* radikal von diesem frühmodernen Konzept abhebt. Hier wird kein Monstrum geschaffen, das an einen ausgewachsenen Mann erinnern soll, sondern ein Kind, ein Mädchen. In der Volksliteratur werden im Unterschied zur ›höheren‹ Literatur häufiger Kinder auf unübliche Weise gezeugt, doch auch dort handelt es sich fast ausnahmslos um Jungen.[26] Sodann ist die Urheberin der Zeugung eine Frau. Ihre Motivation ist nicht extrinsisch, sondern ein rein auf sich selbst bezogener Kinderwunsch. Es bedarf weder ›männlicher Zutaten‹ wie im Fall der Alraunen, der Wurzelmännchen und -weibchen, die mit dem Samen der Gehenkten gezeugt werden,[27] noch einer alchimistischen Technologie wie in E. T. A. Hoffmanns *Sandmann*. Die Frau ›formt‹ ihren neuen Menschen nicht aus irgendeinem Material, sie lässt ihn einfach wachsen. Sie verhält sich weitgehend passiv, wenn man von der intuitiven pseudosexuellen Stimulation der Knospe absieht. Das Urbild der männlich konnotierten, instrumentellen Schöpfung, wie es im christlichen Kontext vom Buch Genesis, in der antiken Tradition vom Prometheus-Mythos vorgegeben ist, spielt hier keine Rolle.

Motivation, Strategie, Geschlecht, Lebensalter – in allem unterscheidet sich die Entstehung Däumelinchens so sehr von den künstlichen Menschen des Mittelalters und der frühen Neuzeit und auch von der entsprechenden literarischen Tradition der Romantik, dass man hier von einem völlig neuen Topos der Literaturgeschichte sprechen muss. Nie zuvor ist ein Autor auf die Idee gekommen, die Fantasie vom künstlich erzeugten Leben ausgerechnet mit dem Naheliegendsten in Verbindung zu bringen: mit einem unerfüllten Kinderwunsch.

50 Jahre später: Pinocchio

So bleibt Hans Christian Andersens Erzählung vom Däumelinchen rätselhaft in ihrer Zeit, weil sie die männliche Perspektive ganz und gar

---

[26] Vgl. Pape (1981), Sp. 352.
[27] Vgl. Bächtold-Stäubli (2000), Bd. 1, S. 312–324, hier S. 318.

Der Däumelinchen-Komplex

ausblendet. Ein berühmtes Kinderbuch, das ein halbes Jahrhundert später erscheint, wirkt wie ein intersexueller Reflex auf Andersens Märchen. In Carlo Collodis *Le avventure di Pinocchio* von 1882 sind die beiden Hauptfiguren, Pinocchio selbst und sein ›Vater‹ Geppetto, männlich. Was die beiden Erzählungen jedoch verbindet, ist der Wunsch des Individuums nach einem Kind. So wie sich Däumelinchens ›Mutter‹ spontan von der Schönheit der Wunderknospe zum Kuss hinreißen ließ, so begeistert sich der arme Holzschnitzer an dem sprechenden Holzklotz, aus dem er dann Pinocchio herausschält.[28] Auf struktureller Ebene gleichen sich auch die Lebenswege der beiden Wunschkinder: Beide verlassen ihr Zuhause – Pinocchio freiwillig, Däumelinchen gezwungenermaßen –, erleben fantastische Abenteuer in einer Märchenwelt und müssen sich gegen Zudringlichkeiten ihrer tierhaften Verfolger zur Wehr setzen. Beide können aber auch auf die Rettung durch ihren Schutzengel vertrauen, Däumelinchen auf die Schwalbe, Pinocchio auf die Fee mit den blauen Haaren. Am Ende findet Pinocchio endgültig in die Menschenwelt zurück, wogegen Däumelinchen Schutz in der Sphäre der vegetabilen Lebewesen sucht.

Die Motivation des Kinderwunsches unterscheidet sich nur am Anfang der Erzählungen. Bei Andersen heißt es, die Frau »sehne sich sehr nach einem Kind«. Darin klingt durchaus ein ›moderner‹, in der Psyche der Mutter begründeter Kinderwunsch an. Bei Collodi scheint noch das konventionelle Konzept durch, dass der Nachwuchs das Geld für den eigenen Lebensabend verdienen muss – besonders wenn er einen so hohen Schauwert hat wie eine tanzende Holzpuppe:

»Ich habe gedacht, dass ich mir eine schöne Holzpuppe schnitzen könnte; aber eine wunderbare Holzpuppe, die tanzen, fechten und sogar Purzelbäume schlagen kann. Mit dieser Puppe möchte ich durch die Welt ziehen, um mir damit ein Stück Brot und ein Glas Wein zu verdienen.«[29]

Als Pinocchio jedoch erst einmal auf der Welt ist, ändert sich Geppettos Verhältnis zu ihm sehr rasch. Er betrachtet ihn nicht mehr in erster Linie als wirtschaftliche Investition, sondern entwickelt starke Vater-

---

[28] Geppettos schöpferischer Akt erinnert natürlich an den Elfenbeinschnitzer Pygmalion. Die Volksliteratur kennt sogar den Werkstoff Holz als Ursprung menschlichen Lebens. In einem ukrainischen Märchen wächst ein Holzklotz, der in der Wiege geschaukelt wird, zum Sohn heran. Vgl. Gobrecht (2010), Sp. 1173.
[29] Collodi (1986/1882), S. 11.

gefühle und sein Verhalten gegenüber dem ›Sohn‹ ist fortan von wachsender Sorge und Mitgefühl bestimmt:

»*Er nahm ihn sofort auf den Arm und küsste, streichelte und liebkoste ihn, und während ihm dicke Tränen die Wangen herabflossen, schluchzte er: ›Mein lieber kleiner Pinocchio, wie konnte das nur geschehen, dass du dir die Füße verbrannt hast?‹*«[30]

Über Däumelinchens Mutter erfahren wir im Vergleich hierzu wenig, nur dass sie das Kind anfangs gut versorgt und ihm das gibt, was es vor allem zum Leben braucht: Blumen. Anders als Pinocchio kehrt Däumelinchen nie wieder zu ihr zurück, ein Ausdruck des für Andersen durchaus typischen spätromantischen Pessimismus. Im Unterschied zu Collodis »pädagogischem Zeitalter« scheint eine geglückte Eltern-Kind-Beziehung, die durch Erziehung und affektive Selbstüberwindung beider Teile reifen kann, hier noch jenseits des Vorstellbaren.

Trotz struktureller Analogien zeigen Däumelinchen und Pinocchio ganz unterschiedliche Verhaltensmuster. Die Elfe bleibt nahezu passiv. Sie wird entführt, befreit, wiederum entführt, ausgesetzt und eingesperrt, während Pinocchio durch eigene, wenn auch unüberlegte Entscheidungen in die Klemme gerät. Anders als bei Däumelinchen, deren Verfolgung schicksalhaft wirkt, wird an ihm eine systematische ›Korrektur‹ vollzogen. Nach der zeitgemäßen Vorstellung, dass Kinder genuin widerspenstig sind und sich nur durch Erziehung in gute Menschen verwandeln, verhält er sich anfangs wie ein ›böser Junge‹, der guten Rat ausschlägt und erst durch Züchtigung brav wird.

Der Grund, warum beide Kinder wie Getriebene von Ort zu Ort irren, wird von den Erzählungen nicht analytisch dargestellt. Pinocchios Vorsatz, die Schule zu schwänzen, erlahmt sehr rasch; es scheint eher, dass er sich treiben lässt und irgendwann den Heimweg nicht mehr findet. Auf der symbolischen Ebene muss wohl die Andersartigkeit der beiden als treibende Kraft angesehen werden. Sie gehören nicht dazu, sie sind Grenzgänger, Zwischenwesen, die ihre Identität erst ermitteln müssen. Pinocchio gelingt der Sprung zur Menschwerdung, während Däumelinchen bleibt, was sie schon immer war, allerdings in einem Umfeld, das ihr angemessen ist. Als Konsequenz kann auch Geppetto, anders als Däumelinchens Mutter, am Ende seine Vaterschaft antreten. Während Däumelinchen lediglich einen neuen Na-

---

[30] A. a. O., S. 28. Vgl. auch S. 16, 29, 31, 33.

men erhält, der ihre Erlösung symbolisiert, nimmt Pinocchio eine neue Gestalt an. Sein altes Ich wird ebenso wie Däumelinchens abgelegter Name als »komisch«[31] gebrandmarkt.

Individuum und Moral: Das Ende der Vormoderne

Andersens Fatalismus und Collodis Fortschrittsglauben trennen signifikante 50 Jahre. Ein halbes Jahrhundert, in dem sich der Machbarkeitsgedanke entfaltete und die Entwicklungsmöglichkeiten des Individuums einerseits umfassender verstanden, andererseits aber auch stärker bestimmten Normen unterworfen wurden. Das ausgehende 18. und beginnende 19. Jahrhundert sind die Zeit, in der der Maßstab des Individuellen erstmals an alle Dinge angelegt wurde. Bildung, Glück und Harmonie konnten sich nach damaliger Vorstellung in ihrer höchsten Form nur im Einzelnen vollenden, während sie im Mittelalter allein als Gemeinschaftsleistung, in der frühen Neuzeit nur in der Konkurrenz zwischen den sozialen Gruppen denkbar waren. Das ›Genie‹ ist die verdichtete Form dieses neu erfundenen Individualismus.

Der Blick auf den Einzelnen erfasst jedoch nicht nur das Genie, nicht nur den männlichen Universalgelehrten nach dem Vorbild Goethes. Es ist kein Zufall, dass in der Romantik erstmals eine nennenswerte Zahl schreibender, malender und komponierender Frauen ins Rampenlicht tritt. Auch der Frau wird Individualität zugestanden, gerade in ihrer Defizienz gegenüber dem Männlichen. Dass das Individuum nicht nur genial sein kann, sondern mitunter auch fehlerhaft sein muss, ist ja eines der Dogmen der Romantik, die sie dem Idealismus der klassischen Epoche abgetrotzt hat.

Und nicht nur die Frau wird interessant, sogar Kinder werden schließlich als Geschöpfe *sui generis* wahrgenommen. »Man muss den Erwachsenen als Erwachsenen und das Kind als Kind betrachten«,[32] lautet eine der berühmtesten und folgenreichsten Maximen der prämodernen Pädagogik. Das 18. und 19. Jahrhundert entdecken die Kindheit und Jugend als Steinbruch und Urzustand der erwachsenen Persönlichkeit.[33] Schauplatz dieses neuen Interesses ist zunächst der

---

[31] A.a.O., S. 190.
[32] Rousseau (1971/1762), S. 76.
[33] Vgl. Baader (1996), S. 9. Vgl. auch Alefeld (1996).

Bildungsroman mit seinen adoleszenten Protagonisten (*Wilhelm Meister, Anton Reiser, Aus dem Leben eines Taugenichts, Heinrich von Ofterdingen* u. a.). Während die Romantik utilitaristisches Denken ablehnte und die Abgründe der menschlichen Psyche mit gesellschaftlichen Zwängen kontrastierte, ohne den Widerspruch aufzulösen, gewinnt die soziale Perspektive in der Zeit der Restauration die Oberhand. Die gesellschaftlichen Umbrüche, die Auflösung der alten Familienverbände, die Aufwertung der individuellen Erwerbstätigkeit machen es erforderlich, dass der Einzelne an das System angepasst wird, weil sich die Anpassung nicht mehr automatisch aus der familiären Sozialisation ergibt. Zugleich hat die Philosophie der Aufklärung die Hoffnung geschürt, der Mensch könne moralisch perfektioniert werden. In der Kinderbuchliteratur schlägt sich die Vorstellung, der Mensch werde sich immer weiter verbessern, in einer verstärkten moralpädagogischen Stoßrichtung nieder.[34] *Der Struwwelpeter, Max und Moritz*, die *Trotzkopf*-Reihe, die Robinsonaden in der Nachfolge Daniel Defoes und nicht zuletzt *Pinocchio* sind neben der rasch anwachsenden Ratgeberliteratur bekannte Beispiele dieser Pädagogik. Bei *Pinocchio* wird die symbolische Verwandlung des unreifen Kindes – respektive Individuums – in einen mündigen Menschen am deutlichsten.

Kinderwunsch als historisches Phänomen

Die modernen Ansprüche an das Individuum haben die Beziehung zwischen Eltern und Kindern nachhaltig beeinflusst und aufgewertet, möglicherweise sogar überfrachtet. Elisabeth Beck-Gernsheim hat darauf hingewiesen, dass die Geburtenzahl komplementär zur gestiegenen Bedeutung des einzelnen Kindes abgenommen hat, weil die erzieherischen Anforderungen an die Eltern derart gestiegen sind, dass sie viel weniger Kinder ›verkraften‹ können.[35] Aber nicht nur die überlebenden Kinder, auch die Ungeborenen nehmen in diesem Beziehungsgeflecht eine neue Position ein. Polemisch überspitzt, sind sie die Manövriermasse, die in der Lebensplanung hin und her geschoben wird, die Projektionsfläche für noch unerfüllte Wünsche, die Illusion

---

[34] Vgl. Beck-Gernsheim (2006), S. 41–44.
[35] Vgl. a. a. O., S. 80–83.

einer beherrschbaren Zukunft. Wurden sie in früheren Zeiten vor allem als ökonomisch wertvolles Kapital angesehen, so sind sie heute nicht weniger Kapital, und zwar seelisches Kapital. Eine Investition in die eigene Vervollkommnung des Individuums – auf dem Umweg der Zeugung neuer Individuen. Hat dieses sehr spezielle, scheinbar egozentrische Motiv, Kinder zu haben, seine Wurzeln wirklich erst in der Reproduktionsmedizin des 20. Jahrhunderts? Oder lassen sie sich nicht doch weiter zurückverfolgen, in die Zeit, als das Individuum begann, sich einen Spiegel vorzuhalten? Die Motivation des Kinderwunsches mag kulturellen Einflüssen unterliegen, aber die Situation der ungewollten Kinderlosigkeit ist eine anthropologische Konstante, auch wenn der Anteil der gegen ihren Willen Kinderlosen möglicherweise schwankt, ob aus demografischen, biologischen oder anderen Gründen.

Um die historische Veränderung des Kinderwunsches in den Blick zu bekommen, ist es unerlässlich, verschiedene Arten des Kinderwunsches zu klassifizieren. In der ersten Hälfte des 19. Jahrhunderts scheint sich tatsächlich eine neue Art von Kinderwunsch zu formen. Während einerseits das Motiv des künstlichen Lebens menschliche, um nicht zu sagen männliche Allmachtsfantasien erahnen[36] und sich mit einem Kinderwunsch nur peripher in Verbindung bringen lässt, thematisiert die erzählende Literatur andererseits zum ersten Mal die affektive Bedürftigkeit des Individuums als Quelle des Kinderwunsches. Die beiden Texte, die hier ausführlicher vorgestellt wurden, vereint die Perspektive, dass ein Kind Sinn stiften und glücklich machen kann. Bei Däumelinchens Mutter bleibt es wegen widriger Umstände bei der Hoffnung allein, bei ihrer Projektion auf das Wunschkind. Geppetto wiederum muss seine ursprüngliche falsche Erwartung revidieren, ihm wird die Sinnstiftung zur realen und beglückenden Erfahrung.

Auch wenn sich die Autoren motivisch aus der Schatzkiste der oralen und literarhistorischen Überlieferung bedienen, ist es doch bemerkenswert, welche Motive sie auswählen und mit welcher Ausführlichkeit und Originalität sie diese ausarbeiten. Gerade Andersen hat in seinen Märchen einen starken Hang zur originellen Abwandlung herkömmlicher Motive bewiesen. Umso deutlicher stellt sich die Frage nach seinen Beweggründen und der Neuartigkeit seiner Literatur.

Viele Faktoren haben den Prozess der Individualisierung im Zeitalter der Vormoderne in Gang gesetzt und bis heute nicht abreißen

---

[36] Vgl. Hoffmann (1986), S. 4–5 (nach der URL-Veröffentlichung).

lassen. Neben den bekannten sozialen Veränderungen – der Änderung der Familienstruktur, der Kapitalisierung der Arbeitswelt etc. – sollte man ideelle Konzepte und mentale Verunsicherungen nicht unterschätzen. Die Romantik hat die Mikrokosmos-Makrokosmos-Vorstellungen des Neuplatonismus auf die individuelle Perspektive zugespitzt und das Individuum selbst zum komplexen Kosmos erklärt. Wenn die Welt jedoch von einzigartigen kosmischen Organismen bevölkert ist, wächst die Einsamkeit des Einzelnen ins Unermessliche. So entwickelten sich individuelle Begegnungen und Freundschaft zum Sehnsuchtsobjekt der Romantiker, zum unwirklichen Ideal.

Wo sich zwei ausgewachsene – männliche – Individuen ihrer Komplexität wegen kaum nahekommen können, begeben sie sich auf die Suche nach anderen möglichen Partnern und Spiegeln ihrer Einzigartigkeit. In Frage kommen hierfür Frauen, deren Individualität angeblich weniger ausgeprägt ist – so entsteht die romantische Liebe – und Kinder, deren Persönlichkeit ebenfalls nicht voll entwickelt ist. Gerade das Kind kann zum Gegenüber werden, weil es noch offen und durchlässig ist. Aus der frühen Pädagogik (Rousseau, Pestalozzi) spricht ebendieser hegemoniale Wille zur ›Einverleibung‹ eines Menschen.

Doch nicht nur die Einsamkeit treibt den vormodernen Menschen dazu, sich ein Gegenüber zu suchen. Die Komplexität des kosmischen Individuums verlangt geradezu nach einem Erguss seiner schöpferischen Kräfte wie in den Golem-Erzählungen der Romantik. Im Zeitalter der fortschreitenden Säkularisierung nimmt das Individuum die Rolle des Schöpfergottes ein. Geängstigt wird es dabei jedoch von der Endlichkeit der eigenen Existenz. Der emotional abgeleitete Kinderwunsch ist nicht zuletzt ein Versuch, diese Endlichkeit aufzuheben.

So sind also viele Züge, die auch das heutige Kinderwunschphänomen prägen – Individualisierung, unzuverlässige soziale Bindungen, Mangel an Heilsvorstellungen, Fokussierung auf die Psyche – bereits im Persönlichkeitsbild des 19. Jahrhunderts angelegt, und auch wenn die technischen Möglichkeiten zur Familienplanung damals noch nicht gegeben waren, kristallisierte sich doch ein Bewusstsein für die Nöte des modernen Menschen heraus. Es ist Hans Christian Andersens Verdienst, in diese individualpsychologische Perspektive auch die Sicht der Frauen einbezogen zu haben.[37]

Nur war seine Sichtweise auf das Phänomen fatalistisch, um nicht

---

[37] Vgl. allg.: Meyers (2001); Rosenblatt (1992).

zu sagen pessimistisch. Der Däumelinchen-Komplex als übermäßiger Drang, außerhalb einer herkömmlichen sozialen Struktur Mutter zu werden, verfehlt als unangemessener Kinderwunsch seine gesellschaftliche Akzeptanz und verwehrt dem Kind damit sein Glück in der Gemeinschaft. Weil es anders ist als andere Kinder, darf Däumelinchen sich nur mit seinesgleichen einlassen. So weit diese Geschichte.

Doch die Geschichte endet hier nicht. Der Däumelinchen-Komplex lebt. Er lebt fort in der öffentlichen Diskussion unserer Zeit, er lebt in den Restriktionen der Reproduktionsmedizin und im Standesrecht der Ärzte. Er lebt weiter im Schreckbild der sturen Maulwürfe, in einer Gesellschaft, die Angst vor dem Anderen hat.

Literatur

Alefeld, Yvonne-Patricia (1996): Göttliche Kinder. Die Kindheitsideologie in der Romantik. Paderborn: Schöningh.
Andermatt, Michael (2002): Mensch in Stücken. Zum Motiv des künstlichen Menschen im Erzählen der europäischen Romantik. In: Kurt Schärer/Erwin Sonderegger (Hrsg.): Brüche, Torsi, Unvollendetes. Über das Fragmentarische in Leben, Kunst und Wissenschaft. Zürich: Chronos, S. 51–70.
Andersen, Hans Christian (um 1900, orig. 1835): Sämmtliche Märchen (31. Aufl.). Leipzig: Abel & Müller, S. 34–48. Abruf unter: http://www.zeno.org/nid/2000 4412281 [März 2011].
Baader, Meike Sophia (1996): Die romantische Idee des Kindes und der Kindheit. Auf der Suche nach der verlorenen Unschuld. Neuwied: Luchterhand.
Bächtold-Stäubli, Hanns (Hrsg.) (2000): Handwörterbuch des deutschen Aberglaubens. 10 Bde. Berlin: De Gruyter.
Beck-Gernsheim, Elisabeth (2006): Die Kinderfrage heute. Über Frauenleben, Kinderwunsch und Geburtenrückgang. München: Beck.
Bettelheim, Bruno (1976): The uses of enchantment. The meaning and importance of fairy tales. New York: Knopf.
Brun, Gudrun/Brun, Georg C. (1946): A psychological treatise on Hans Andersen's fairy tale *Thumbelina*. In: Georg K. Stürup (Hrsg.): Opuscula psychiatrico-neurologica Hjalmaro Helweg sexagenario (= Acta psychiatrica et neurologica XXI, 1–3). Kopenhagen: Ejnar Munksgaard, S. 141–149.
Carrouges, Michel (1954): Les machines célibataires. Paris: Arcanes.
Cattermole-Tally, Frances (1987): Geburt, Geburtslegenden. In: Rolf Wilhelm Brednich (Hrsg.): Enzyklopädie des Märchens, Bd. 5. Berlin: De Gruyter, Sp. 805–816.
Collodi, Carlo (1986, orig. 1882): Pinocchio. Übers. v. Hubert Bausch. Stuttgart: Reclam.

Dash, Mike (1999): Tulipomania. The story of the world's most coveted flower and the extraordinary passions it aroused. London: Gollancz.
Detering, Heinrich (1994): Das offene Geheimnis. Zur literarischen Produktivität eines Tabus von Winckelmann bis zu Thomas Mann. Göttingen: Wallstein.
Dowling, Colette (1981): The Cinderella complex. Women's hidden fear of independence. New York: Simon & Schuster.
El-Shamy, Hasan M. (1984): Fisch: Vom Fisch geboren (AaTh 705). In: Rolf Wilhelm Brednich (Hrsg.): Enzyklopädie des Märchens, Bd. 4. Berlin: De Gruyter, Sp. 1211–1218.
Gobrecht, Barbara (2010): Unfruchtbarkeit. In: Rolf Wilhelm Brednich (Hrsg.): Enzyklopädie des Märchens., Bd. 13. Berlin: De Gruyter, Sp. 1171–1175.
Van der Goes, André (Hrsg.) (2006): Tulpomanie. Die Tulpe in der Kunst des 16. und 17. Jahrhunderts. Zwolle: Uitgeverij Waanders.
Hoffmann, E. T. A. (1965, orig. 1820): Prinzessin Brambilla. In: Walter Müller-Seidel (Hrsg.): E. T. A. Hoffmann. Späte Werke. Hamburg: Deutscher Bücherbund, S. 211–228. Abruf unter: http://gutenberg.spiegel.de/buch/3105/1 [Juni 2011].
– (1981, orig. 1822): Meister Floh. Frankfurt: Insel. Abruf unter: http://gutenberg.spiegel.de/buch/3115/1 [Juni 2011].
Hoffmann, Volker (1986): Künstliche Zeugung und Zeugung von Kunst im Erzählwerk Achim von Arnims. In: Aurora 46, S. 158–167. Abruf unter: www.goethezeitportal.de/db/wiss/arnim/hoffmann_zeugung.pdf [Juni 2011].
Hubrich-Messow, Gundula (2005): Storch. In: Rolf Wilhelm Brednich (Hrsg.): Enzyklopädie des Märchens, Bd. 12. Berlin: De Gruyter, Sp. 1333–1337.
Kuhn, Hans (1999): Geschlechtsbezogene Blumenmetaphorik in Liedern der Goethezeit. In: Jahrbuch des deutschen Volksliedarchivs 44, S. 122–126.
Meyers, Robert W. (2001): The little mermaid. Hans Christian Andersen's feminine identification. In: Journal of Applied Psychoanalytical Studies 3 (2), S. 149–159.
Pape, Walter (1981): Däumling (AaTh 700). In: Rolf Wilhelm Brednich (Hrsg.): Enzyklopädie des Märchens, Bd. 3. Berlin: De Gruyter, Sp. 349–360.
Nörtersheuser, Hans-Walter (1981): Empfängnis: Wunderbare Empfängnis. In: Rolf Wilhelm Brednich (Hrsg.): Enzyklopädie des Märchens, Bd. 3. Berlin: De Gruyter, Sp. 1395–1406.
Rölleke, Heinz (Hrsg.) (2007): Brüder Grimm: Kinder- und Hausmärchen. 3 Bde. Stuttgart: Reclam.
Rosenblatt, Sidney (1992): Thumbelina and the development of female sexuality. In: Elaine V. Siegel (Hrsg.): Psychoanalytic perspectives on women. New York: Brunner/Mazel, S. 121–129.
Rousseau, Jean-Jacques (1971, orig. 1762): Emile oder Über die Erziehung. Paderborn: Schöningh.
Sale, Roger (1978): Fairy tales and after. From *Snow White* to E. B. White. Cambridge: Harvard University Press.
Sauer, Lieselotte (1983): Marionetten, Maschinen, Automaten. Der künstliche Mensch in der deutschen und englischen Romantik. Bonn: Bouvier Verlag.

Tally, Frances (1978): From the mystery of conception to the miracle of birth. A historical survey of beliefs and ritual surrounding the pregnant woman in Germanic folk tradition, including American folklore. Diss. Los Angeles.

Tatar, Maria (2008): The annotated Hans Christian Andersen. New York: Norton & Company.

Thompson, Stith (1955–58): Motif-index of folk-literature. A classification of narrative elements in folktales, ballads, myths, fables, medieval romances, exempla, fabliaux, jest-books, and local legends. Bloomington: Indiana University Press.

Wolf, Carolin Catharina (2007): Bilder der Vergänglichkeit in der Lyrik des Andreas Gryphius. München: GRIN.

Wullschlager, Jackie (2002): Hans Christian Andersen: The life of a storyteller. Chicago: The University of Chicago Press.

Autorenverzeichnis

Reiner Anselm, Dr. theol., ist Professor für Theologische Ethik an der Universität Göttingen. Aktuelle Arbeitsschwerpunkte und Forschungsinteressen: Das Verhältnis von Institutionalität und Freiheit, insbesondere im Blick auf Familie und Lebensführung; Protestantismus und politische Ordnung in der Bundesrepublik Deutschland.

Stefan Bär, Dr. rer. pol., ist Diplomsoziologe und wissenschaftlicher Mitarbeiter am Max-Weber-Institut für Soziologie der Universität Heidelberg. Er hat Soziologie und Volkswirtschaftslehre in Heidelberg studiert und wurde 2011 an der Fakultät für Wirtschafts- und Sozialwissenschaften der Universität Heidelberg promoviert. Seine Forschung konzentriert sich auf die Soziologie der Medizin, auf Organisationssoziologie und Gesundheitswissenschaften.

Elisabeth Beck-Gernsheim studierte Soziologie, Psychologie und Philosophie in München. Sie war Professorin für Soziologie an den Universitäten Hamburg und Erlangen-Nürnberg und *fellow* am Wissenschaftskolleg Berlin, an der Universität Cardiff (Wales, Großbritannien) sowie am Hamburger Institut für Sozialforschung. Zurzeit hat sie eine Gastprofessur an der NTNU/Universität Trondheim (Norwegen). Forschungsschwerpunkte: Arbeit und Beruf, Familie und Geschlechterverhältnisse, Migration und multi-ethnische Gesellschaft, Technik und Technikfolgen.

Claudia Bozzaro, Dr. phil., studierte Philosophie, Kunstgeschichte, Theologie und Psychologie in Freiburg und Paris und promovierte mit einer Arbeit, die unter dem Titel »Das Leiden an der verrinnenden Zeit. Philosophisch-ethische Überlegungen zum Zusammenhang von Altern, Leiden und Zeit am Beispiel der Anti-Aging-Medizin« im Jahr 2013 erscheinen wird. Von 2006 bis 2010 war sie wissenschaftliche

Mitarbeiterin des Philosophischen Seminars in Freiburg. Seit 2010 ist sie wissenschaftliche Mitarbeiterin am Institut für Ethik und Geschichte der Medizin an der Universität Freiburg. Forschungsinteressen: Angewandte Ethik, Philosophische Anthropologie, Existenzphilosophie, Medizinethik (Altersforschung, Ethik am Lebensende, Reproduktionsmedizin, Ethikberatung).

Elmar Brähler, Prof. Dr., Studium der Mathematik und Physik in Gießen; 1976 Promotion zum Dr. rer. biol. hum. in Ulm, 1980 Habilitation in Medizinischer Psychologie in Gießen. 1969–1994 tätig an der Psychosomatischen Klinik in Gießen (Prof. Dr. Horst-Eberhard Richter). Seit 1994 Leiter der Abteilung für Medizinische Psychologie und Medizinische Soziologie der Universität Leipzig, 2009–2012 Medizinisch-Wissenschaftlicher Leiter des Departments für Psychische Gesundheit. Mitglied des Hochschulrates der Universität Leipzig sowie Mitglied des Rates für Sozial- und Wirtschaftsdaten. Aktuelle Forschungsinteressen und Arbeitsschwerpunkte: Geschlechtsspezifische Aspekte von Gesundheit und Krankheit, Altersforschung, Psychoonkologie, Psychodiagnostik, Migrantenforschung.

Andrea Buschner (geb. Dürnberger), Diplom-Soziologin, ist wissenschaftliche Mitarbeiterin am Staatsinstitut für Familienforschung an der Universität Bamberg. Sie studierte Soziologie mit den Schwerpunkten Statistik, Methoden der empirischen Sozialforschung und Marketing an der Universität Bamberg. In den Jahren 2006 bis 2009 war sie Mitarbeiterin im Projekt »Lebenssituation von Kindern in gleichgeschlechtlichen Lebenspartnerschaften«, welches vom Bundesministerium der Justiz in Auftrag gegeben wurde. Neben gleichgeschlechtlichen Lebensweisen zählen die Arbeitsteilungsforschung, Gender-Studies, die Berufsrückkehr von Frauen nach der Babypause sowie verschiedene Evaluationsprojekte zu ihren Forschungsschwerpunkten.

Julia Helene Diekämper, Dr. phil., studierte Germanistik und Kulturwissenschaften und promovierte 2011 mit einer Arbeit, die unter dem Titel »Reproduziertes Leben. Biomacht in Zeiten der Präimplantationsdiagnostik« erschienen ist. Sie war Promotionsstipendiatin der Hans Böckler Stiftung. An der Berlin Brandenburgischen Akademie der Wissenschaften arbeitete sie in der Arbeitsgruppe Gentechnologiebericht als wissenschaftliche Mitarbeiterin. Julia Diekämper lehrt an der Universität Bremen, der Humboldt Universität zu Berlin und der Hafen City Universität in Hamburg. Ihre Arbeitsschwerpunkte sind Bioethik, Diskurstheorie, science-and-technology-studies.

Tobias Eichinger, M.A., ist wissenschaftlicher Mitarbeiter am Institut für Ethik und Geschichte der Medizin der Universität Freiburg. Er hat Philosophie, Theater- und Filmwissenschaft sowie Neuere Deutsche Literatur in Erlangen und Berlin studiert und wurde in Freiburg über philosophisch-ethische Fragen zur wunscherfüllenden Medizin promoviert. Aktuelle Forschungsinteressen und Arbeitsschwerpunkte: Ziele und Identität der Medizin, ethische und anthropologische Aspekte der Reproduktionsmedizin, philosophisch-ethische Fragen der Synthetischen Biologie.

Tobias Fischer, Dr. rer. medic. M.A., erforscht als Mitarbeiter von »GANI_MED – Greifswald Approach to Individualized Medicine« die ethischen Implikationen der Individualisierten Medizin sowohl auf gesundheitspolitische Fragen als auch auf das Verständnis von Gesundheit und Krankheit in Zeiten von Biomarkern und genetisch-prädiktiver Medizin. Gleichzeitig koordiniert er das »Department für Ethik, Theorie und Geschichte der Lebenswissenschaften« und ist Gründungsmitglied des KEK an der Universitätsmedizin Greifswald. Nach dem Studium der Mittelalterlichen Geschichte, Philosophie und Anthropologie in Freiburg und Birmingham/UK, sowie Projektstellen in Freiburg, Greifswald und Aachen wurde er 2011 im Bereich der theoretischen Medizin über ethische Aspekte der Donogenen Insemination promoviert.

Stephanie Friebel, Dr. med., promovierte nach dem Studium der Humanmedizin in Freiburg und Tampa, Florida über die Regulation der humanen Granulosazellen (Prof. Breckwoldt). Facharztausbildung an der Universitäts-Frauenklinik Freiburg. 2006 Erlangung des Facharztes für Gynäkologie und Geburtshilfe, seit 2010 Schwerpunktbezeichnung Endokrinologie und Reproduktionsmedizin. Seit 2011 leitet Frau Dr. Friebel in einem Job-Sharing Modell mit ihrer Kollegin Frau Dr. Hanjalic-Beck die Sektion Endokrinologie und Reproduktionsmedizin an der Universitäts-Frauenklinik in Freiburg. Ihre Tätigkeitsschwerpunkte sind im Bereich der Reproduktionsmedizin die Fertilitätsprotektion vor onkologischer Therapie bei jungen Erwachsenen sowie im endokrinologischen Bereich die Kinder- und Jugendgynäkologie und die Behandlung der Transsexualität.

Franz Geisthövel, apl. Univ.-Prof. Dr. med.; Jahrgang 1950; 1969–1975 Studium der Humanmedizin in Köln, Berlin und Freiburg i. Br.; 1975 Promotion, Universitäts-Frauenklinik (UFK), Freiburg i. Br. (Prof. M. Breckwoldt), 1978–1980 DFG-Stipendiat, Max-Planck-Forschungsgruppe, Münster i. W. (Prof. E. Nieschlag); 1980–1985 Gynäkologische Facharztausbildung, UFK, Freiburg i. Br.; 1986 Habilitation, UFK, Freiburg i. Br. (Prof. M. Breckwoldt); 1986 Privatdozentur, UFK Freiburg i. Br.; 1986–1988 Oberarzt, UFK, Freiburg i. Br., 1988–1989 DFG-Stipendiat, University of California Irvine, CA, USA (Prof. F. Rojas); 1989–1991 Oberarzt UFK Freiburg i. Br.; seit 1991 Leitender Teilhaber des »Centrum für Gynäkologische Endokrinologie und Reproduktionsmedizin Freiburg (CERF)«, Freiburg i. Br.; Seit 1994 apl.-Professur der Medizinischen Fakultät, Albert-Ludwigs-Universität. Freiburg i. Br.; Autor/Co-Autor von ca. 150 wissenschaftlichen Arbeiten in anerkannten nationalen und internationalen Journals (Schwerpunkte: Ovarfunktion, Androgenisierung der Frau, deutsches Recht in der Reproduktionsmedizin); Gutachter zahlreicher nationaler und internationaler Fachzeitschriften; Mitglied zahlreicher nationaler und internationaler Fachgesellschaften; Vorstandstätigkeiten in mehreren deutschen Fachgesellschaften; Organisator und Tagungsleiter/Präsident zahlreicher nationaler und auch internationaler Fachtagungen und Kongresse.

Christian Haag, Dipl.-Soz., ist wissenschaftlicher Mitarbeiter am Staatsinstitut für Familienforschung an der Universität Bamberg. Er studierte an der Otto-Friedrich-Universität Bamberg und der National University of Ireland in Galway. Bei seinen derzeitigen Forschungstätigkeiten befasst er sich mit den Themen »Berufsrückkehr von Müttern nach einer Familienpause« sowie »Gleichgeschlechtliche Lebensweisen«. Im Rahmen seines Promotionsvorhabens beschäftigt er sich mit dem Kinderwunsch homosexueller Männer und Frauen.

Hille Haker, Richard McCormick S.J. Chair of Catholic Moral Theology an der Loyola University Chicago; sie lehrte davor als Professorin an der Goethe Universität Frankfurt, als Associate Professor an der

Harvard University, Cambridge, sowie als Wissenschaftliche Oberassistentin und Assistentin am Lehrstuhl Theologische Ethik/Sozialethik an der Universität Tübingen. Sie ist Assoziiertes Mitglied des Internationalen Zentrums für Ethik in den Wissenschaften, Universität Tübingen, Mitglied der Europäischen Beratergruppe *European Group on Ethics in Science and New Technologies*, Mitglied des Direktoriums der internationalen Zeitschrift *Concilium*, und Mitglied des *Zentralkomitees Deutscher Katholiken* für den Bereich Politische Grundfragen. Ihre Arbeitsschwerpunkte sind ethische Grundlagenfragen der Theologischen Ethik, Biomedizinische Ethik, Ethik und Literatur bzw. Narrative Ethik, Geschlechterforschung und Ethik.

Solveig Lena Hansen, M.A., ist seit Oktober 2010 Stipendiatin im DFG-Graduiertenkolleg »Dynamiken von Raum und Geschlecht« der Universitäten Kassel und Göttingen sowie wissenschaftliche Mitarbeiterin der Abteilung Ethik und Geschichte der Medizin der Universitätsmedizin Göttingen. Sie hat Komparatistik, Skandinavistik und Gender Studies in Göttingen und Uppsala (Schweden) studiert. Derzeit promoviert sie zum Thema: »Der Klon als Herausforderung. Kommunikativ-kulturelle Verhandlungen einer fiktiven Entität.« Ihre weiteren Forschungsschwerpunkte sind fiktionale Dimensionen der Organtransplantation, Literatur und Recht, Utopien, Bioethik und Kultur(wissenschaft).

Karoline Harthun, Dr. phil., arbeitet als Lektorin für geisteswissenschaftliche Fachtexte in Berlin. Sie hat in Regensburg und Berlin Latein, Germanistik und Kunstgeschichte studiert und eine Dissertation über den mittellateinischen Autor Hugo von Mâcon verfasst. Weitere ihrer Forschungsschwerpunkte waren die Wechselwirkung zwischen lateinischer und volkssprachlicher Literatur im Mittelalter, Gattungstheorie, Sprachphilosophie der Spätantike und Neuplatonismus in der italienischen Renaissance. Vor ihrer freiberuflichen Tätigkeit war sie am Institut für Klassische Philologie der Universität Potsdam und in einem Berliner Sachbuchverlag angestellt. Mehrere Jahre hatte sie Lehraufträge an der Universität Potsdam und der FU Berlin inne und unterrichtete als Vertretungslehrerin das Fach Latein an Berliner Gymnasien.

Autorenverzeichnis

Clemens Heyder, M.A., M.mel., studierte in Leipzig und Basel Philosophie und Geschichte. Nach Beendigung des Masterstudiengangs Medizin-Ethik-Recht an der Martin-Luther-Universität Halle-Wittenberg promoviert er über die ethischen Aspekte der Eizellspende an der Universität Potsdam. Interessen und Schwerpunkte: Medizinethik (insbes. Reproduktionsmedizin), normative Ethik, Kohärentismus, Grundlagen der Interdisziplinarität von Medizin-Ethik-Recht.

Ulrich H. J. Körtner, O. Univ.-Prof. Dr. Dr. h. c., Jahrgang 1957. Nach Studium der Evangelischen Theologie in Bethel, Münster und Göttingen Assistentenzeit und Vikariat an der Kirchlichen Hochschule Bethel und in Bielefeld. 1982 Promotion, 1987 Habilitation an der Kirchlichen Hochschule Bethel. 1986–1990 Gemeindepfarrer in Bielefeld, 1990–1992 Studienleiter an der Evangelischen Akademie Iserlohn. Seit 1992 Ordinarius und Vorstand des Instituts für Systematische Theologie und Religionswissenschaft an der Evangelisch-Theologischen Fakultät der Universität Wien; Vorstand des Instituts für Ethik und Recht in der Medizin der Universität Wien; Mitglied der österreichischen Bioethikkommission beim Bundeskanzleramt; Mitglied des Verwaltungsrates der v. Bodelschwinghschen Stiftungen Bethel. Österreichischer Wissenschaftler des Jahres 2001.

Giovanni Maio, Prof. Dr. med. M.A., ist Arzt und Philosoph. Seit 2005 ist er Professor für Medizinethik, seit 2006 Direktor des Instituts für Ethik und Geschichte der Medizin, Albert Ludwigs Universität Freiburg, und Direktoriumsmitglied des Interdisziplinären Ethik-Zentrums Freiburg. Er ist Berater der Deutschen Bischofskonferenz und als Mitglied in verschiedenen überregionalen Ethikgremien tätig, u. a. im Ethik-Beirat der Malteser Deutschland und im Ausschuss für ethische und juristische Grundsatzfragen der Bundesärztekammer.

Oliver Müller, PD Dr. phil., ist Principal Investigator im Freiburger Exzellenzcluster »BrainLinks – BrainTools« und leitet zwei Teilprojekte zu Fragen der Neurotechnologie und Synthetischen Biologie am Institut für Ethik und Geschichte der Medizin der Universität Freiburg. Bis September 2012 leitete er die Nachwuchsgruppe »Zur Relevanz der Natur des Menschen als Orientierungsnorm für Anwendungsfragen der biomedizinischen Ethik« (BMBF). Müller studierte in Heidelberg, Hamburg, Venedig und an der Humboldt-Universität zu Berlin Philosophie und Neuere Deutsche Literatur. 2005 wurde er mit einer Arbeit über die phänomenologische Anthropologie Hans Blumenbergs promoviert, 2012 wurde er von der Philosophischen Fakultät der Universität Freiburg habilitiert. Arbeitsschwerpunkte: Anthropologie und Anthropologiekritik, Technik- und Kulturphilosophie, Naturphilosophie, Normative Ethik, Angewandte Ethik (insbesondere: Ethik der Neurowissenschaften, Ethik der synthetischen Biologie, Ethik der Reproduktionsmedizin).

Markus Patenge, Dr. des., Diplom-Religionspädagoge (FH), ist wissenschaftlicher Mitarbeiter am Lehrstuhl für Moraltheologie der Philosophisch-Theologischen Hochschule Sankt Georgen (Frankfurt/Main) und theologischer Referent am Zentrum für ethische Bildung in den Streitkräften (Hamburg). 2013 hat er sich in Sankt Georgen mit einer Arbeit über das Grundrecht der Gewissensfreiheit promoviert. Zu seinen Forschungsinteressen und Arbeitsschwerpunkten zählen neben den ethischen Fragen des Embryonen- und Lebensschutzes, die Ansätze der Normbegründung sowie friedens- und militärethische Themen.

Martina Schmidhuber, Dr. phil., studierte Philosophie an der Katholisch-Theologischen Fakultät der Universität Salzburg, Promotion in Salzburg im April 2010. 2007–2011: wissenschaftliche Mitarbeiterin am FB Philosophie KTH der Universität Salzburg. 2010–2012: wissenschaftliche Mitarbeiterin am Institut für Geschichte, Ethik und Philosophie der Medizin an der Medizinischen Hochschule Hannover. Im Wintersemester 2012/13: Lehrkraft für besondere Aufgaben an der Universität Bielefeld, Abteilung Philosophie. Seit Februar 2013: wissenschaftliche Mitarbeiterin am Internationalen Forschungszentrum (ifz) in Salzburg.

Annekathrin Sender, Dipl. Psychologin, ist wissenschaftliche Mitarbeiterin in der Abteilung für Medizinische Psychologie und Medizinische Soziologie der Universität Leipzig. Studium der Psychologie in Leipzig und Budapest. Abschluss des Diplomstudiums 2011 mit einer Arbeit zum Stellenwert der psychosozialen Beratung in der Reproduktionsmedizin in Deutschland. Aktuelle Forschungsinteressen und Arbeitsschwerpunkte: (unerfüllter) Kinderwunsch, Partnerschaft und Familiengründung, Reproduktionsmedizin und Kinderwunsch bei Krebspatienten im jungen Erwachsenenalter.

Marlene Steininger, Mag. iuris., ist wissenschaftliche Mitarbeiterin am Institut für europäisches Schadenersatzrecht der Österreichischen Akademie der Wissenschaften sowie für die Bankwissenschaftliche Gesellschaft (Prof. Koziol). Sie studierte Rechtswissenschaften und Geschichte an der Universität Wien. Während ihrer Studien arbeitete Sie unter anderem als Studienassistentin am Institut für europäisches Schadenersatzrecht. Neben dem Rechtsgeschäfts-, Abstammung- und Reproduktionsmedizinrecht gelten ihre Forschungsinteressen auch dem Schadenersatzrecht sowie der Rechtsvergleichung und dem Familienrecht. Sie arbeitet an ihrer Dissertation »Abstammungsrecht und Reproduktionsmedizin – Fortpflanzung und Elternschaft als Rechtsgeschäft?«, die sich mit den zivilrechtlichen Aspekten der heterologen Insemination auseinander setzt.

Yve Stöbel-Richter, PD Dr. phil., Dipl.-Soz., M.A. in Psychologie, ist stellvertretende Leiterin der Abteilung für Medizinische Psychologie und Medizinische Soziologie des Universitätsklinikums Leipzig. 2004–2007 Juniorprofessorin für Medizinische Soziologie mit dem Schwerpunkt Soziodemographische Bevölkerungsentwicklung und Medizinisch-technischer Fortschritt. 2008 habilitiert in Medizinischer Soziologie und Medizinischer Psychologie. Aktuelle Forschungsinteressen und Arbeitsschwerpunkte: Prozesse der Familiengründung, soziologische Aspekte von Elternschaft in verschiedenen Kontexten, Auswirkungen von Arbeitslosigkeit auf die Gesundheit, gesellschaftliche und psychosoziale Aspekte moderner reproduktionsmedizinischer Verfahren.

Barbara Stroop ist wissenschaftliche Mitarbeiterin der Kolleg-Forschergruppe »Normenbegründung in Medizinethik und Biopolitik« der Westfälischen Wilhelms-Universität Münster und arbeitet an einem Dissertationsprojekt zum Themenbereich »Glück und Wohlergehen in der Bioethik«. Sie studierte die Fächer Englisch und Philosophie für das Lehramt an der Universität zu Köln, der Westfälischen Wilhelms-Universität Münster und der University of York (Großbritannien). Nach dem Studium arbeitete sie als wissenschaftliche Hilfskraft am Philosophischen Seminar und beim Exzellenzcluster »Religion und Politik« der Westfälischen Wilhelms-Universität Münster. Ihre Interessenschwerpunkte bilden medizinethische Themen wie z.B. ethische Aspekte der Reproduktionsmedizin, des Enhancement oder der Organtransplantation, Theorien des guten Lebens und das Konzept der Lebensqualität in der Medizin.

Petra Thorn, Dr. phil., ist promovierte Sozialarbeiterin, Sozialtherapeutin und Familientherapeutin DGSF. Sie arbeitet seit über 20 Jahren in der Kinderwunschberatung sowie in der Fort- und Weiterbildung psychosozialer Fachkräfte. Ihr wissenschaftlicher Schwerpunkt ist die Familienbildung mit Gametenspende; in diesem Bereich hat sie zahlreiche Fachartikel sowie Bücher veröffentlicht bzw. mitherausgegeben. Sie ist Vorsitzende der Deutsche Gesellschaft für Kinderwunschberatung und engagiert sich in weiteren deutschen und internationalen Fachorganisationen.

Kerstin Weidner, PD Dr. med., kommissarische Klinikdirektorin der Klinik und Poliklinik für Psychotherapie und Psychosomatik, Universitätsklinikum TU Dresden. Studium der Humanmedizin in Berlin, Promotion in der Gynäkologischen Psychosomatik, Habilitation in der Psychosomatischen Medizin und Psychotherapie mit gynäkologischem Schwerpunkt. Arbeits- und Forschungsschwerpunkte: Psychische Gesundheit in Schwangerschaft und Postpartalzeit, Interventionen bei Angst in der Schwangerschaft, Psychotherapie im ambulanten und teilstationären Setting bei Müttern mit postpartalen psychischen Störungen.

Birgit Wetzka, PD Dr. med., Fachärztin für Gynäkologie und Geburtshilfe, promovierte nach dem Studium der Humanmedizin in Freiburg über die Prostaglandinproduktion schwangerschaftsspezifischer Gewebe. Es folgte dann ein Forschungsaufenthalt im Dept. of Obstetrics & Gynaecology der University of Cambridge Medical School, UK, wo sie die Expression der Prostaglandinsynthese-Enzyme Cyclooxygenase 1 und 2, der Thromboxan- und der Prostacylinsynthetase in Plazenta und Decidua analysierte. Die Facharztausbildung erfolgte 2001 an der Universitätsfrauenklinik Freiburg gefolgt von der Schwerpunktweiterbildung in Reproduktionsmedizin und gynäkologischer Endokrinologie zunächst an der Uni-Frauenklinik, später im Centrum für Gynäkologische Endokrinologie und Reproduktionsmedizin Freiburg (CERF, seit 2002). Sie habilitierte sich 2004 über »Pathophysiologische Aspekte der hypertensiven Schwangerschaftserkrankungen«. Seit 2005 (Schwerpunkt Gynäkologische Endokrinologie und Reproduktionsmedizin) führt sie weitere Studien zur ovariellen Reserve und funktionellen Androgenisierung in der Arbeitsgruppe von Prof. Dr. med. F. Geisthövel, durch. Seit 2009 ist sie Teilhaberin der Gemeinschaftspraxis CERF.